JN261581

# セイントとフランシスの
# 総合外来診療ガイド

**SAINT-FRANCES GUIDE
CLINICAL CLERKSHIP
IN OUTPATIENT MEDICINE**

SECOND EDITION

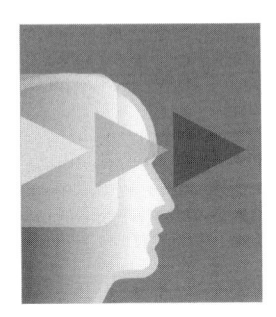

**Stephen Bent, MD**
Assistant Professor of Medicine in Residence
Department of Medicine
University of California, San Francisco
San Francisco, California

**Lianne S. Gensler, MD**
Rheumatology Clinical Fellow
Department of Medicine
University of California, San Francisco
San Francisco, California

**Craig Frances, MD**
Former Chief Resident
Department of Medicine
University of California, San Francisco
San Francisco, California

監訳
**清水郁夫** 長野赤十字病院 血液内科
**徳竹康二郎** 長野赤十字病院 消化器内科

**メディカル・サイエンス・インターナショナル**

## 献辞

永遠の愛と喜びを私にもたらしてくれる私の家族の
Christine, Blake, Chase, そして Brooke へ
Stephen Bent

Scot と私の家族，Wener 家，Gensler 家の人々へ
Lianne S. Gensler

母へ．私の知るもっとも寛大な人だ
Craig Frances

Authorized translation of the original English edition,
"Saint-Frances Guide：Clinical Clerkship in Outpatient Medicine",
Second Edition
Edited by Stephen Bent, MD, Lianne S. Gensler, MD, and
Craig Frances, MD

Copyright © 2008 by Lippincott Williams & Wilkins,
a Wolters Kluwer business
All rights reserved.

This translation is published by arrangement with Lippincott
Williams & Wilkins, Inc., 530 Walnut Street,
Philadelphia, PA 19106 U.S.A.

© First Japanese Edition 2009 by Medical Sciences International,
Ltd., Tokyo

Printed and Bound in Japan

# ▶ 推薦のことば

　今回，メディカル・サイエンス・インターナショナル社から『セイントとフランシスの総合外来診療ガイド』が刊行された．本書はサンフランシスコ退役軍人局メディカルセンターとカリフォルニア大学サンフランシスコ校の医師らが中心になって出版した Lippincott Williams & Wilkins 社の『Saint-Frances Guide : Clinical Clerkship in Outpatient Medicine』の第2版（2008年）を，長野赤十字病院血液内科の清水郁夫氏らが中心となって翻訳出版した．本書は，日本語の書名が示すように，内科系のみではなく総合外来で遭遇する精神科，婦人科，耳鼻咽喉科，眼科，整形外科などを含めた，すべての診療科の疾患を網羅した内容となっている．

　そして，各疾患の章の項目は，主要な症状，主要な疾患，検査結果など，各系統によりさまざまであるが，主要疾患の場合には疾患の概況，患者へのアプローチ，治療，フォローアップと紹介の項目で構成されている．いずれの項目も極めて"簡潔に"かつ"分かりやすく"記載されており，病院の総合外来や地域の診療所で診療に当たる際に手軽に参照できるようになっている．さらに，最後の「フォローアップと紹介」がほとんどすべての症状や疾患の項目で記載されているのも本書の大きな特徴である．

　周知のように，多くの医科大学で地域医療に関する講座がもうけられ，その講座が中心となって医学生が附属病院だけでなく，地域の診療所に赴き，そこで実習するカリキュラムが実施されるようになっている．さらに今回の卒後臨床研修の見直しの中で必修科目そのものは減ったが，地域医療保健実習は必修として残っており，その内容も保健所などではなく，地域医療の第一線で研修を積むことが推奨されている．最近になってようやく，卒前・卒後医学教育の中でのプライマリ・ケア教育の重要性が強調されるようになった．

　プライマリ・ケア教育の中で最も重要なのは，診療の第一線での実習であり，その際，今回刊行された『セイントとフランシスの総合外来診療ガイド』は最適のハンドブックとなるであろう．本書の翻訳にあたられた方々のご尽力に敬意を表するとともに，医学生，研修医に総合診療のガイドブックとしてぜひ常用されるようにお勧めしたい．

2009年10月

自治医科大学学長　**高久史麿**

# ▶ 監訳者序文

 2004年度から臨床研修制度が設けられ，私はその第一期生であった．研修病院を探す目的でさまざまな病院で実習をし，いろんな収穫を得た．その中でも大きなひとつが，本書に出会えたことである．ある病院で実習した際に，救急外来で紹介されたのが本書の初版であった．以来本書は手放せない一冊となり，今に至るまで私に知恵を提供してくれた．

 ここでいう知恵とは，序文で著者が語るとおり，単なる知識の羅列ではない．姉妹書の『セイントとフランシスの内科診療ガイド』と同様に，簡潔に的確な情報を提供してくれる．図表や「記憶のコツ」，「Hot Key」などを用い，理解させることを目的としている．内容は外来診療についてで，特に診断を重視している．「問診」すべき事項と「診察」で注意すべき事項，「検査」で調べるべき項目，どうすれば「診断」に至れるのか，どう「治療」するか，さらにほとんどの章で専門医への「紹介」のタイミングまで記載されている．『臨床力ベーシック』という著書の中で黒田俊生先生は，臨床医の礎となる諸要素をパソコンになぞらえ「基本ソフト(OS)」と称されたが，本書はまさに良質な「OS」である．

 特筆すべき点は二つあり，まず内科系のみならず眼科，耳鼻咽喉科，婦人科，整形外科，皮膚科，精神科で扱う症候まで網羅している．初見の患者を外来で診る際に，事前に疾患を選別することは一般的には困難である．幅広い判断力を養う必要性を本書は教えてくれる．まさに臨床研修制度の骨子でもあるこの特徴を明確にするため，日本語版の書名は『セイントとフランシスの総合外来診療ガイド』とした．第二に，予防医学にも配慮している．医療費配分の観点からも予防医学の実践は重要であり，これは第4章にまとめられている．

 このたび，同じく本書の愛読者である当院生え抜きの徳竹康二郎先生と協働し，当院有志とともに翻訳プロジェクトを遂行することができた．翻訳にあたっては，日本の状況に配慮し訳注を追加したほか，第20章では著者の承諾を得て大部分の記載を改めた．この素晴らしい「OS」が，研修医をはじめとするあらゆる臨床系の先生方の診療に，そして医学生の学習に役立つことを願う．

 最後に，翻訳に参加した当院研修医に最大限の賛辞を送る．彼らの情熱がこの本を作り上げたといっても過言ではない．当翻訳プロジェクトに最大限のご配慮を示していただいた，当院の清澤研道院長と和田秀一臨床研修プログラム委員長，ご意見をいただいた当院各科の先生方に謝

意を表したい．特に総合診療科，循環器内科，消化器内科には全面的なご協力をいただいた．本書の出版にご尽力いただいたメディカル・サイエンス・インターナショナルの藤堂保行さんにも感謝する．

2009 年 10 月

清水郁夫

# ▶ 序文

こんな経験をされたことはないだろうか？

いつもの外来で，頭痛を訴える患者が受診した．初めての頭痛で，約3週間持続している．あなたは，これまでに頭痛を訴える患者を何人もみてきたが，頭痛の鑑別診断をすべてわかっているのか，あるいはどうすればこの患者に最良の診療ができるのか，全く自信がもてない．診察室にある教科書を紐解き，ざっと復習しようとも考えてみたが，時計を見ると次の患者がやってくるまであと5分しかない．頭痛について本を読むのは外来が終わってからにすることにした．その日の終わりまでに，あなたはほかに4つの疾患について学習するとメモ書きしておいた．後で頭痛について本を読んでいるうちに，先ほどの患者はあなたが考慮しなかった疾患だったかもしれないことに気づいた．早く気づけばよかった，そうしたらすぐに必要な血液検査を行っていたのに，とあなたは悔やむ．頭痛について教科書を読むのは想像以上に時間のかかることだったので，書きとめておいた他の4つのトピックについては後回しにすることにした．日々遭遇するありふれた医学的問題に対して，完全で簡潔なアプローチができなかったのだ！

外来診療に携わっていると，上記のような展開はおそらくなじみ深いものである．外来診療は入院診療と同じくらいか，ときにはそれ以上の労力を要するのである！　これには次のような理由が考えられる．

- マネージドケア[訳注：米国で導入されている制度で，保険機構が医療の内容を制限するもの]が急激に成長し，医療費抑制が強調された結果，数年前ならば入院させて治療していたであろう状態の患者を外来でみるようになっている．
- 外来では，入院患者と比べると診断や治療方針を決定するための情報が限られてしまう．
- 外来でみている患者をフォローアップしていくのは通常は困難で，結果としてしばしば過失が多くなる．

これらの要素に加え，毎回の診療に割り当てられる時間が少なくなっているという現実も考え合わせると，質の高い外来診療を提供するために医療従事者に課せられる"ハードルは高くなって"きている．

　時間が限られていて患者を診療するので精一杯ならば，医学生，臨床

医，ナースプラクティショナー［訳注：診療・処方を行える上級看護職］，フィジシャンアシスタント［訳注：医師の指示の下で医療行為を行える専門職］，上級医はそれぞれが，よき医療従事者となるために必要なあらゆることを，どう学びとればよいのだろうか？　患者が受診するたびに疑問が湧き起こり，関心のある項目を復習したいと思っても，教科書を読むのにかかる時間を考えると実行しがたい．一方で，ハンドブックは"雑多な羅列"を示すだけであり，鑑別診断や患者へのアプローチ方法を提供するわけではないので，しばしば学習の好機を逃してしまう．初版の『セイントとフランシスの総合外来診療ガイド』の目標の1つは，役に立つ"記憶のコツ"，"アルゴリズム"，"図表"といった簡潔な情報源を読者に提供することにあった．調べものが生じたときに，その場で存分に活用できるように意図したのである．

　同シリーズの『セイントとフランシスの内科診療ガイド』と同様に，本書『セイントとフランシスの総合外来診療ガイド』（原著第2版）は臨床医，医学生，ナースプラクティショナー，そしてその他の医療従事者にとって実用的な情報源となるべく執筆されている．両書とも国家試験対策に有用であり，そして指導医の教育教材としても使えるであろう．入院患者の診療と外来患者の診療において，疾患の種類や，診断，治療，フォローアップへのアプローチは，しばしば明らかに異なっている．ゆえにわれわれはこれらは別ものであると断言する．

　われわれは，読者であるあなた方が外来でさまざまな疾患に出合う際に，本書を読むことで自信を深められることを祈っている．そしてなによりも，本書を読むことで患者により良い医療を提供できるようになり，臨床医学をもっと面白いと感じてもらえるならば光栄である．

**Stephen Bent**
**Lianne S. Gensler**
**Craig Frances**

# ▶ 謝 辞

San Francisco VA Medical Center と University of California, San Francisco の信じがたいほど有能な臨床医である次の方々の支援と意見に感謝している．Andy Avins, Deborah Grady, Mike Shlipak, Lawrence Tierney, Jeff Kohlwes, Jody Garber, Ken Sack, Ken Fye.

上の2施設で担当した患者さんにも感謝している．エビデンスに基づいた医療を実践させてもらい，経験を提供していただいた．

Sanjay Saint にも恩義を感じている．本書の原型の大部分は，彼の臨床技能と情報を簡潔にまとめる能力を形にしたものである．

そして本書を卓越した編集作業でまとめ上げた Cheryl Stringfellow に謝意を表したい．

**Stephen Bent**
**Lianne S. Gensler**
**Craig Frances**

## 訳者

| | |
|---|---|
| 清水　郁夫 | 長野赤十字病院 血液内科 |
| 徳竹康二郎 | 長野赤十字病院 消化器内科 |
| 星　研一 | 長野赤十字病院 神経内科 |
| 仁科　直 | 慶應義塾大学病院 内科 |
| 岩下明日香 | 信州大学医学部付属病院 小児科 |
| 酒井　貴弘 | 信州大学医学部付属病院 循環器内科 |
| 松嶋　聡 | 長野赤十字病院 臨床研修医 |
| 吉長　恒明 | 信州大学医学部付属病院 神経内科 |
| 荒井　宏 | 長野赤十字病院 臨床研修医 |
| 大島　壮生 | 長野赤十字病院 臨床研修医 |
| 佐藤　馨 | 長野赤十字病院 臨床研修医 |
| 佐藤　友香 | 長野赤十字病院 臨床研修医 |
| 菅沼　崇 | 長野赤十字病院 臨床研修医 |
| 滝沢　崇 | 信州大学医学部付属病院 整形外科 |
| 塚田　学 | 信州大学医学部付属病院 泌尿器科 |
| 望月　崇行 | 松原病院 精神科 |
| 山本　宏幸 | 長野赤十字病院 臨床研修医 |
| 山岸由起子 | 長野赤十字病院 臨床研修医 |
| 和田　秀一 | 長野赤十字病院 第一消化器内科・総合診療科部長 |
| 金児　泰明 | 長野赤十字病院 総合診療科 |
| 降旗　兼行 | 長野赤十字病院 呼吸器内科・総合診療科 |
| 鳥山　祐一 | 長野赤十字病院 眼科 |
| 宮島　正行 | 長野赤十字病院 消化器内科 |
| 呉屋　裕樹 | 長野赤十字病院 呼吸器内科 |
| 小松　大悟 | 長野赤十字病院 整形外科 |
| 両角　正義 | 長野赤十字病院 整形外科 |

## 翻訳協力者

| | | |
|---|---|---|
| 清澤　研道 | 長野赤十字病院 | 院長 |
| 市川　直明 | 長野赤十字病院 | 血液内科・緩和ケアチーム |
| 西澤　政明 | 長野赤十字病院 | 第二麻酔科部長 |
| 根津　公教 | 長野赤十字病院 | 耳鼻咽喉科部長 |
| 戸塚　信之 | 長野赤十字病院 | 第一循環器内科部長 |
| 宮沢　泉 | 長野赤十字病院 | 第二循環器内科部長 |
| 松田　至昭 | 長野赤十字病院 | 第二消化器内科部長 |
| 天野　俊康 | 長野赤十字病院 | 第二泌尿器科部長 |
| 本藤　徹 | 長野赤十字病院 | 第一産婦人科部長 |
| 出口　正男 | 長野赤十字病院 | 整形外科部長 |
| 小林　光 | 長野赤十字病院 | 血液内科部長 |
| 山内　恵史 | 長野赤十字病院 | 糖尿病内分泌内科部長 |
| 増渕　雄 | 長野赤十字病院 | 感染症内科部長 |
| 横山　伸 | 長野赤十字病院 | 精神科部長 |

長野赤十字病院循環器内科
長野赤十字病院消化器内科
長野赤十字病院総合診療科

## ▶ 執筆者一覧

Mateen Akhtar, MD
Cardiology Fellow
The Cleveland Clinic Foundation
Cleveland, Ohio
*Part III: Cardiology*

Jennifer Babik, MD, PhD
Chief Medical Resident
University of California, San Francisco
San Francisco, California
*Part XII: Infectious Diseases*

Bryan Cho, MD, PhD
Clinical Instructor in Dermatology
University of California, San Francisco
San Francisco, California
*Part XIII: Dermatology*

Allen Frances, MD
Emeritus Professor
Department of Psychiatry
Duke University
Durham, North Carolina
*Part XIV: Psychiatry*

Lianne S. Gensler, MD
Rheumatology Clinical Fellow
Department of Medicine
University of California, San Francisco
San Francisco, California
*Part VIII: Orthopedics and Rheumatology*

Samir Gupta, MD
Assistant Professor, Department of Medicine
Division of Digestive and Liver Diseases
University of Texas Southwestern
Dallas, Texas
*Part V: Gastroenterology*

S. Andrew Josephson, MD
Assistant Clinical Professor
Neurovascular and Behavioral Neurology
Department of Neurology
University of California, San Francisco
San Francisco, California
*Part IX: Neurology*


Christopher Keller, MD
Clinical Fellow, Division of Nephrology
University of California, San Francisco
San Francisco, California
*Part VI: Nephrology and Urology*


Grant Lee
UCLA School of Medicine
Los Angeles, California
*Part II: Ophthalmology*


Scott Lee
Chief Resident in Ophthalmology
UCSF School of Medicine
San Francisco, California
*Part II: Ophthalmology*


Kip Mihara, MD
Assistant Clinical Professor of Medicine
University of California, San Francisco
San Francisco, California
*Part I: General Care of the Ambulatory Patient*


Alison Oler, MD
Assistant Clinical Professor of Medicine
University of Pennsylvania
School of Medicine
Philadelphia, Pennsylvania
*Part VII: Gynecology*


Eric J. Seeley, MD
Fellow in Pulmonary and Critical Care
University of California, San Francisco
San Francisco, California
*Part IV: Pulmonology*

Eric Swagel, MD
Assistant Clinical Professor
Department of Medicine
San Francisco VA Medical Center
San Francisco, California
*Part I: General Care of the Ambulatory Patient*

Sunny Wang, MD
Fellow, Hematology/Oncology
University of California, San Francisco
San Francisco, California
*Part X: Hematology*

Melissa E. Weinberg, MD
Fellow in Endocrinology, Diabetes and Metabolism
University of California San Francisco
San Francisco, California
*Part XI: Endocrinology*

用語は「内科学用語集　第5版」(日本内科学会編)，「ステッドマン医学大辞典」，各科用語集を参考にし，また一般に使用されている用語も適宜用いた．

**薬物について**
翻訳にあたり，薬物の一般名について，原則として日本で使用されているものはカタカナ表記，日本で使用されていないもの，特殊なものは欧文表記とした．

**【注意】**
本書に記載した情報に関しては，正確を期し，一般臨床で広く受け入れられている方法を記載するよう注意を払った．しかしながら，著者(監訳者，訳者)ならびに出版社は，本書の情報を用いた結果生じたいかなる不都合に対しても責任を負うものではない．本書の内容の特定な状況への適用に関しての責任は，医師各自のうちにある．

　著者(監訳者，訳者)ならびに出版社は，本書に記載した薬物の選択，用量については，出版時の最新の推奨，および臨床状況に基づいていることを確認するよう努力を払っている．しかし，医学は日進月歩で進んでおり，政府の規制は変わり，薬物療法や薬物反応に関する情報は常に変化している．読者は，薬物の使用にあたっては個々の薬物の添付文書を参照し，適応，用量，付加された注意・警告に関する変化を常に確認することを怠ってはならない．これは，推奨された薬物が新しいものであったり，汎用されるものではない場合に，特に重要である．

# ▶ 目　次

## Part I　外来患者の一般的ケア

| 第1章 | 患者へのアプローチと臨床的判断 | 2 |
| 第2章 | 術前評価 | 10 |
| 第3章 | 疼痛管理 | 18 |
| 第4章 | 予防医療 | 24 |

## Part II　眼・耳鼻咽喉系

| 第5章 | 眼科救急 | 36 |
| 第6章 | 難　聴 | 48 |
| 第7章 | 中耳炎 | 52 |
| 第8章 | 外耳炎 | 56 |
| 第9章 | 耳垢栓塞 | 60 |
| 第10章 | 副鼻腔炎 | 62 |
| 第11章 | 感　冒 | 66 |
| 第12章 | 咽頭炎 | 71 |

## Part III　循環器系

| 第13章 | 胸　痛 | 76 |
| 第14章 | 失　神 | 83 |
| 第15章 | 高血圧 | 88 |
| 第16章 | 冠動脈疾患 | 97 |
| 第17章 | うっ血性心不全 | 108 |
| 第18章 | 心房細動 | 114 |
| 第19章 | 心雑音 | 122 |
| 第20章 | 心内膜炎の予防 | 127 |
| 第21章 | 下腿浮腫 | 132 |

## Part IV　呼吸器系

| 第22章 | 慢性咳嗽 | 138 |
| 第23章 | 呼吸困難 | 142 |

| 第24章 | 喘　息 | 147 |
| 第25章 | 慢性閉塞性肺疾患 | 153 |
| 第26章 | 肺機能検査 | 158 |
| 第27章 | 急性気管支炎 | 162 |
| 第28章 | 市中肺炎 | 165 |
| 第29章 | 孤立性肺結節影 | 171 |
| 第30章 | 睡眠時無呼吸症候群 | 174 |

## Part V 消化器系

| 第31章 | 腹　痛 | 178 |
| 第32章 | 下　痢 | 184 |
| 第33章 | 便　秘 | 194 |
| 第34章 | 胸やけ，胃食道逆流症 | 199 |
| 第35章 | ディスペプシア（心窩部不快感） | 206 |
| 第36章 | 意図しない体重減少 | 213 |
| 第37章 | 肝機能検査異常 | 218 |

## Part VI 腎・泌尿器系

| 第38章 | 腎不全 | 226 |
| 第39章 | 血　尿 | 230 |
| 第40章 | 蛋白尿とネフローゼ症候群 | 234 |
| 第41章 | 排尿困難 | 238 |
| 第42章 | 陰嚢腫瘤 | 245 |
| 第43章 | 勃起不全 | 249 |
| 第44章 | 前立腺肥大症 | 252 |

## Part VII 婦人科

| 第45章 | 無月経 | 256 |
| 第46章 | 不正性器出血 | 263 |
| 第47章 | 女性の骨盤痛と月経困難症 | 271 |
| 第48章 | 帯下の異常 | 277 |
| 第49章 | 尿失禁 | 283 |
| 第50章 | 避　妊 | 289 |

## Part VIII 整形外科・リウマチ性疾患

- 第51章 関節穿刺と関節内注射 ……………………………………… 300
- 第52章 急性足関節痛 ……………………………………………… 304
- 第53章 膝関節痛 …………………………………………………… 312
- 第54章 肩関節痛 …………………………………………………… 319
- 第55章 肘関節痛 …………………………………………………… 327
- 第56章 手関節と手の疼痛 ………………………………………… 331
- 第57章 骨関節症(変形性関節症) ………………………………… 338
- 第58章 痛 風 ……………………………………………………… 342
- 第59章 単関節炎 …………………………………………………… 347
- 第60章 少関節炎と多関節炎 ……………………………………… 351
- 第61章 腰 痛 ……………………………………………………… 359

## Part IX 神経系

- 第62章 頭 痛 ……………………………………………………… 368
- 第63章 回転性めまい ……………………………………………… 375
- 第64章 一過性脳虚血発作 ………………………………………… 381
- 第65章 認知症 ……………………………………………………… 387
- 第66章 多発ニューロパチー ……………………………………… 398
- 第67章 手根管症候群 ……………………………………………… 404
- 第68章 顔面神経麻痺 ……………………………………………… 407

## Part X 血液・腫瘍系

- 第69章 貧 血 ……………………………………………………… 412
- 第70章 赤血球増加症 ……………………………………………… 421
- 第71章 血小板減少症と血小板増加症 …………………………… 425
- 第72章 白血球増加症 ……………………………………………… 434
- 第73章 出血性疾患 ………………………………………………… 439
- 第74章 リンパ節腫脹 ……………………………………………… 448

## Part XI 内分泌系

- 第75章 糖尿病 ……………………………………………………… 456
- 第76章 甲状腺機能低下症 ………………………………………… 472
- 第77章 甲状腺機能亢進症 ………………………………………… 477

| 第78章 | 孤立性甲状腺結節 | 484 |
| 第79章 | カルシウム値の異常 | 489 |
| 第80章 | 骨粗鬆症 | 499 |

## Part XII 感染症

| 第81章 | 性感染症 | 510 |
| 第82章 | ヒト免疫不全ウイルス(HIV)/後天性免疫不全症候群(AIDS) | 530 |
| 第83章 | 結　核 | 544 |
| 第84章 | 発熱に対するアプローチ | 552 |

## Part XIII 皮膚の異常

| 第85章 | 皮膚疾患へのアプローチ | 562 |
| 第86章 | 瘙　痒 | 572 |
| 第87章 | 触知可能な紫斑 | 580 |

## Part XIV 精神科

| 第88章 | 抑うつ | 588 |
| 第89章 | アルコール乱用と依存 | 596 |
| 第90章 | 精神病 | 604 |

索　引 ……………………………………………………………… 609

# Part I

# 外来患者の一般的ケア

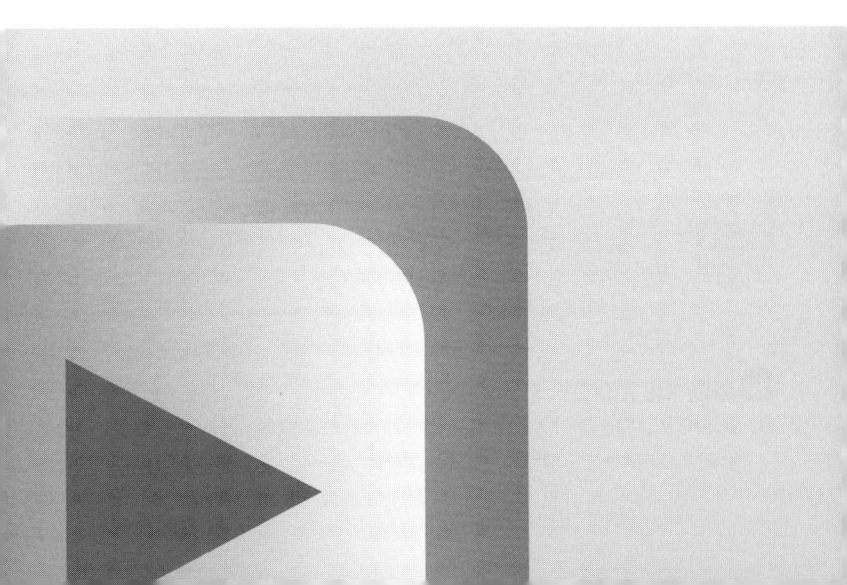

# 第1章 患者へのアプローチと臨床的判断

## I 医師-患者関係

患者と医療従事者との関係は，患者の健康にとって重要である．医療従事者は単なる優れた診断屋以上の存在でなければならない．患者と医療従事者の間の信頼関係には大きな治療効果があり，保ち続けていくべきである．医師-患者関係を向上するための原則を以下に示す．

> **記憶のコツ**
>
> **医師-患者関係を向上するには "WE CARE"**
>
> **W**armly greet patient：患者を暖かく迎える（例：患者を患者自身が好む名前で呼ぶ）．
>
> **E**qualize the relationship by avoiding condescension：関係を対等にして卑下しない．
>
> **C**are for the patient as a person, not just as a patient：単に患者としてではなく人間として対応する（例：患者の家族や仕事，趣味に対して関心を示す）．
>
> **A**llow the patient to tell her story without frequent interruptions：あまり遮らず患者自身に語ってもらう．
>
> **R**esist using jargon to explain things：説明には専門用語を使わない．
>
> **E**ncourage questions by asking "What questions can I answer?" after every visit：受診のたびに「何かご質問はありますか？」と尋ねて質問を促す．

> **HOT KEY**
>
> 医療従事者の過失によって，患者に不幸な転帰が時に生じる．医療従事者との関係が不良であると，被害を受けた患者は法的な解決を求める傾向が強くなる．

## II 診断へのアプローチ

**A．直線的アプローチ** ある疾患に特徴的な症状，徴候，そして検査所見を兼ね備えている患者がしばしばいるが，この場合は容易に診断

できる．このような症例では，臨床医がその**疾患のパターン**をよく知っているから診断を比較的容易にくだせるのである．例えば，患者が発熱，さび色の喀痰を伴った湿性咳嗽，胸膜性胸痛，そして肺葉に浸潤影を伴っていれば，臨床医は即座に肺炎の診断をくだすであろう．

**B．診断のジレンマ** 時に，容易にパターンにあてはめられない所見を呈することがある．これらの症例は診断上のジレンマであり，**系統的な方法でアプローチしなければならない**．

1. **プロブレムリストを作成する**（例：腰痛，呼吸困難，貧血）．病歴，身体所見，ルーチンの検査がリストの基本になる．

2. **考えられる原因 — 鑑別診断 — のリストをそれぞれの問題点に対して作成する**．さまざまな問題点に共通する基礎疾患を明らかにできるであろう．原因が2～3個の問題も，数の多い問題もある．次の"CHOPPED MINTS"の語呂合わせ，あるいは次頁の臓器別の"ABCDEFGHIJK"の語呂合わせは，プロブレムの根本的な原因を想起するための有用な方法である．

3. **検査の計画を立てる** 考えられる鑑別診断を検討するために必要な検査を行う．適切な手順で診断的検査を用いる方法は次のⅢ項を参照のこと．

---

**記憶のコツ**

**鑑別診断は"CHOPPED MINTS"**

**C**ongenital：先天性
**H**ematologic or vascular：血液あるいは脈管性
**O**rgan disease：臓器疾患
**P**sychiatric or **P**sychogenic：精神疾患あるいは心因性
**P**regnancy-related：妊娠関連
**E**nviromental：環境因子
**D**rugs：薬物（処方薬，市販薬，サプリメント，違法薬物）
**M**etabolic or endocrine：代謝あるいは内分泌
**I**nfection, **I**nflammatory, **I**atrogenic, or **I**diopathic：感染症，炎症性，医原性，特発性
**N**eoplasm-related（and paraneoplastic syndrome）：腫瘍関連（および腫瘍随伴症候群）
**T**rauma：外傷
**S**urgical or procedure-related：外科あるいは処置関連

> **記憶のコツ**
>
> **臓器別の鑑別診断は"ABCDEFGHIJK"**
>
> **A**irway／Pulmonary：気道／呼吸器系
> **B**rain／CNS：脳／中枢神経系
> **C**ardiac：循環器
> **D**rugs：薬物性
> **E**ndocrine／Metabolic：内分泌／代謝
> **F**luids／Electrolytes：輸液／電解質
> **G**astrointestinal：消化器系
> **H**ematologic／Oncologic：血液／腫瘍
> **I**nfectious diseases：感染症
> **J**oint related／Rheumatologic：関節由来／リウマチ性
> **K**idney／Genitourinary：腎／尿生殖器系

4. **診断をまとめる** 複雑な症例の問題点すべてを単一の疾患でうまく説明できない場合がしばしばある．それぞれの異常に対して原因を系統的にあげることで，一元的に説明できる診断が明らかになることがある．
5. **頻度を考慮する** 複雑な症例では，それぞれの疾患が患者の所属する集団で生じる頻度を考慮に入れる．診断はより一般的な疾患になるだろう．

> **HOT KEY**
>
> 高齢者やヒト免疫不全ウイルス（human immunodeficiency virus：HIV；エイズウイルス）感染者では，しばしば臨床所見すべてを単一の診断名では適切に説明できないことがある．

> **HOT KEY**
>
> 複数の説明できない訴えがある患者では，常に抑うつや家庭内暴力を考慮すること．

## III 医学的決断へのアプローチ

**A. はじめに** 診断は次のような数直線上に存在することになる．

1. はじめの鑑別診断としてあげられた疾患の可能性は，通常この数直線の中のどこかに存在する．
2. 医師の目的は，ほとんどの診断名をできるかぎり数直線上で左に

第1章 患者へのアプローチと臨床的判断　5

```
                  ある疾患が存在する確率
0%                                                      100%
疾患はない                                         疾患が存在する
```

動かし（適切に除外し），一方で1つの診断名をできるかぎり右に動かすことで，患者の所見を説明することにある．
3. 診断的検査を不適切に用いると，多くの診断名が数直線の真ん中近くにとどまり，診断を絞れなくなる．

**B. 質的評価**　診断が"妥当"であると評価するには，次のような要素が関係する．
1. 考えている病態の重症度
2. 治療できる可能性
3. 診断的検査に関わるリスク
4. 治療に関わるリスク

**C. 量的評価**　このアプローチを本当に学ぶためには，実践しなければならない．次の患者を担当するときに試してみてほしい．そうすればおのずとオッズ（odds）に慣れ親しむことができるであろう！
1. **検査前確率**とは検査前にある疾患が存在する確率である．
   a. 以下の3例を考えてみることにする．
      (1) 45歳男性．"発作性で鋭い左胸痛，安静時にも労作時にも生じる"，ということで外来を受診した．労作時の胸部圧迫感はない．この症状は2か月続いている．文献を検索すると，非典型的な胸痛を示した45歳男性が冠動脈疾患（coronary artery disease：CAD）をきたしている可能性は50％である．それゆえ，この患者が冠動脈疾患をきたしている検査前確率は50％になる．
      (2) この患者が非典型的胸痛を訴える30歳女性ならば，冠動脈疾患である検査前確率は5％になる．
      (3) この患者が60歳男性で，労作時の胸部絞扼感（典型的狭心痛）を訴えていれば，冠動脈疾患の検査前確率は95％になる．
   b. この3人すべてがトレッドミル負荷試験を受けたとする．もし結果が陽性ならば冠動脈疾患と診断できるだろうか？　もし陰性ならば，冠動脈疾患は除外できるだろうか？　これらの質問に答えるには，尤度比（likelihood ratio）も検討する必要がある．

**2. 尤度比**は診断的検査の結果が診断に与える影響の強さを表す.
  **a.** 感度と特異度は,診断的検査を説明するのに最もよく用いられる指標である.
    **(1) 感度**(sensitivity)は,"この疾患をもつ患者で,どのくらい検査が陽性になるのか?",という疑問に答えてくれる.
    **(2) 特異度**(specificity)は,"この疾患をもたない患者で,どのくらい検査が陰性になるのか?",という疑問に答えてくれる.
    **(3) 尤度比**(likelihood ratio)は,臨床的にもっと重要な次の質問に答える手助けとなる.
      **(a) 検査結果が陽性ならば,どのくらいの確率で本当に疾患が存在するのか?**
      **(b) 検査結果が陰性ならば,どのくらいの確率で本当に疾患が存在しないのか?**
  **b.** 数学的に尤度比とは,ある疾患をもつ状態で検査を施行したときと,もたない状態で施行したときの結果を対比したオッズである.
    **(1)** 例

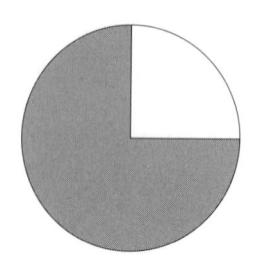

この円が検査陽性のすべての患者を表し,網かけの区域が実際に疾患をもっている患者であるとすると,尤度比は3になる.

$$\frac{検査陽性の有病者である可能性}{検査陽性であるが有病者ではない可能性} = \frac{3}{1}$$

    **(2)** 別の例を考えてみよう.トレッドミル負荷試験が陽性のときの尤度比は3.5である.これは,雑多で大規模な患者集団において,トレッドミル負荷試験が陽性だった者のうち7人が実際に冠動脈疾患をもっている一方で,2人はそれを有していないことを表している.したがって,もしある患

者がトレッドミル負荷試験で陽性ならば，冠動脈疾患のオッズが7：2，あるいは3.5：1である．つまり，陽性ならば冠動脈疾患を有する可能性は**3.5倍高くなる**.

c. 尤度比は疫学の教科書に記載してあるとおり，次の公式で求められる．

$$陽性尤度比 = \frac{真陽性率}{偽陽性率} = \frac{(感度)}{(1-特異度)}$$

$$陰性尤度比 = \frac{偽陽性率}{真陽性率} = \frac{(1-感度)}{(特異度)}$$

(1) ほとんどの診断的検査は陽性尤度比が2〜5で，陰性尤度比は0.2〜0.5である．この種の検査は，検査前確率が中程度(30〜70％)のときのみに非常に有用である．検査前確率が高いか低い場合には，尤度比の小さい検査は診断的意義は高くはならない．

(2) 優れた検査では陽性尤度比が10以上となる．この強力な診断的検査は，診断前確率がばらついていても診断を拾い上げるのを手助けしてくれる．残念ながら，この種の検査はしばしば高額であったり，リスクを伴う．

(3) 診断前確率の高低にかかわらず1つの検査によって疾患を拾い上げるためには，尤度比は100かそれ以上でなければならない．それほど高い尤度比をもつ検査はほとんどない（例：一部の組織生検，診断的腹腔鏡検査，心臓カテーテル検査）．

**3. 検査後確率を計算する** 検査後確率とは，診断的検査を施行した後で特定の疾患が存在する確率である．**検査前確率**を（臨床所見と疾患頻度のデータを用いて）決定し，診断的検査の**尤度比**を決定したならば，**検査後確率**を計算する準備は整っている．しかしまず，検査前確率はオッズへと変換しなければならない（尤度比はすでにオッズで表してある）．

a. 手順
(1) 検査前確率は検査前オッズへと変換しなければならない．

$$オッズ = \frac{(確率)}{(1-確率)}$$

（例：75％の確率は3：1のオッズである）
(2) 検査前オッズに尤度比を掛けて，検査後オッズを求める．

(3) 検査後オッズはさらに,検査前確率へと変換しなければならない.

$$確率 = \frac{(オッズ)}{(オッズ+1)}$$

### b. 例

(1) 非典型的な胸痛をきたした45歳男性がトレッドミル負荷試験陽性となった場合,検査後確率は78%になる.
  (a) 50%の検査前確率を検査前オッズに変換する.
      $(0.5)/(1 - 0.5) = (0.5)/(0.5) = 1:1$
  (b) 1:1の検査前オッズに尤度比3.5を掛けると,3.5:1という検査前オッズが得られる.
  (c) 検査後オッズを検査後確率に変換する.$(3.5)/(3.5 + 1) = (3.5)/(4.5) = 0.78 (78\%)$.この3段階の計算を図式化すると,次のようになる.

検査前確率　　　　　尤度比　　　　　検査後確率

$$50\% \longrightarrow \frac{1}{1} \times \frac{3.5}{1} = \frac{3.5}{1} \longrightarrow 78\%$$

(2) 非典型的な胸痛をきたした30歳女性がトレッドミル負荷試験陽性となった場合,検査後確率は16%となる.

検査前確率　　　　　尤度比　　　　　検査後確率

$$5\% \longrightarrow \frac{1}{19} \times \frac{3.5}{1} = \frac{3.5}{19} \longrightarrow 16\%$$

(3) 典型的な胸痛をきたした60歳男性がトレッドミル負荷試験陽性となった場合,検査後確率は98.5%となる.

検査前確率　　　　　尤度比　　　　　検査後確率

$$95\% \longrightarrow \frac{19}{1} \times \frac{3.5}{1} = \frac{66.5}{1} \longrightarrow 98.5\%$$

> **HOT KEY**
> 診断を確実なものにするためには，独立したいくつかの検査を組み合わせていく．この場合，最初の検査で得られた検査後確率は次の検査の検査前確率となる．

## 参考文献

Jaeschke R, Guyatt G, Sackett DL (for the Evidence-Based Medicine Working Group). Users' Guide to the Medical Literature: How to Use an Article about a Diagnostic Test, part A (Are the Results of the Study Valid?). *JAMA* 1994;271(5):389–391.

Jaeschke R, Guyatt G, Sackett DL (for the Evidence-Based Medicine Working Group). Users' Guide to the Medical Literature: How to Use an Article about a Diagnostic Test, part B (What are the Results and Will They Help Me in Caring for My Patients?). *JAMA* 1994;271(9):703–707.

# 第2章 術前評価

## I はじめに
A. 米国では毎年，数多くの患者が外科手術を受けている．そのうちおよそ3〜10%の患者が心臓，肺，あるいは手術に由来する感染症合併などからほとんど重症な状態となる．

B. 術前評価を行う医師の役割は，術前の医学的な重症度と安定性を評価すること，手術施行におけるリスクを評価すること，そのリスクを回避するために介入していく，ことにある．

## II ルーチンの評価
50歳未満で明らかな医学的問題点がない患者では，周術期に合併症が起こるリスクは非常に低い．患者の術前評価は次のように行う．

A. **完全な病歴と身体診察** 特に機能的な状態，運動に対する耐久力，心肺症状などに重点をおく．

B. **12誘導心電図**(12-lead electrocardiogram：EKG)は無症状の心筋虚血の有無をみるために行う(40歳以上の男性と，50歳以上の女性では必須)．

## III 既往に心疾患がある場合
高齢者では，冠動脈疾患(coronary artery disease：CAD)やうっ血性心不全(congestive heart failure：CHF)があると，術後の心疾患罹患(心筋梗塞，うっ血性心不全，心臓死など)のリスクが高い．術後に合併症を起こしやすいとされる心血管の状態は，次のとおりである．

A. **冠動脈疾患(CAD)**
 1. **リスク評価** 術後に冠動脈疾患関連合併症が発生するリスクについては，予測指標を用いるべきである．**図2-1**は患者およびその手術のリスクを評価し，次の一手につなげるためのアルゴリズムである．
 2. **周術期管理** 高リスク患者に対する$\beta$遮断薬療法は，冠動脈疾患関連の合併症を軽減することが報告されている．**表2-1**は周術期$\beta$遮断薬使用推奨の概要である．

B. **うっ血性心不全(CHF)**
 1. **リスク評価** 非代償性うっ血性心不全があると，周術期の肺うっ

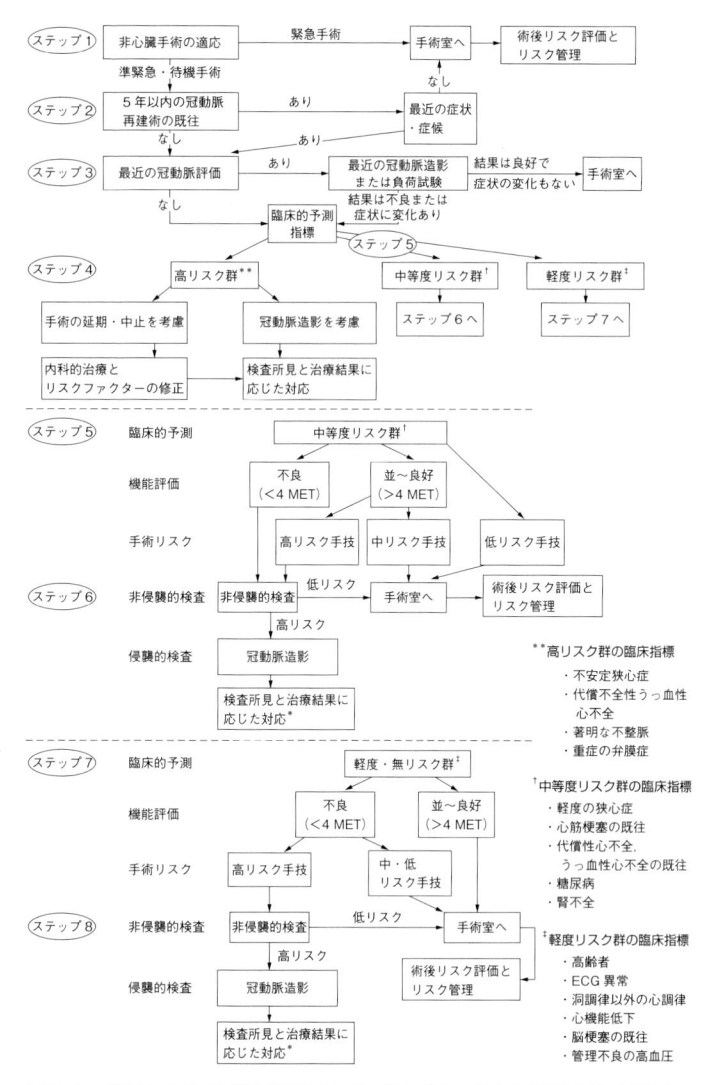

図2-1 術前に行う心機能評価のアルゴリズム．*検査所見や治療結果に応じた対応には，手術の中止や延期，心臓以外の手術を行った後に冠動脈再建を施行すること，強化療法を含む(Eagleらから許可を得て引用).

血や心臓死のリスクが高い．

 **2. 周術期管理** 術前に利尿薬や降圧薬を用いてうっ血性心不全の管理を行っておくと，周術期リスクを軽減できる可能性がある．

表2-1 周術期β遮断薬療法の推奨

| 推奨度 | 推奨 | 適応* |
| --- | --- | --- |
| クラスI | 導入済であれば継続する | 狭心症<br>症候性不整脈<br>高血圧 |
|  | 開始する | 術前検査で虚血を指摘された患者の心血管手術 |
| クラスIIa | おそらく推奨される | 冠動脈疾患患者の心血管手術<br>複数の臨床予測因子のある患者の心血管手術(図2-1参照)<br>冠動脈疾患か複数の臨床予測因子がある患者の高〜中等度リスク手術(図2-1参照) |
| クラスIIb | 考慮する | 1つの臨床予測因子のある患者の高〜中等度リスク手術<br>心リスクの低い患者の心血管手術 |

*臨床予測因子は図2-1を参照.
(ACC/AHA 2006 Guideline Update on Perioperative Cardiovascular Evaluation for Noncardiac Surgery: Focused Update on Perioperative Beta-Blocker Therapy. JACC Vol 47 No.11 2006 から引用)

### C. 弁膜症

1. **リスク評価** 重症の症候性大動脈弁狭窄症は, 心合併症のリスクを明らかに高める.
2. **周術期管理** 弁置換術やバルーン弁形成術の適応があれば, ほかの手術を行う前に施行すべきである.

### D. 不整脈

1. **リスク評価** 不整脈はその背景に器質的な心障害, 特に冠動脈疾患や左心不全などをしばしば合併している. 不整脈があっても器質的な心障害はないことが確認されていれば, 周術期心合併症のリスクは極めて低い.
2. **周術期管理** 不整脈患者への対応は, 手術予定がない場合と同じである. 永久ペースメーカの適応がある場合は, ほかの手術を行う前に留置すべきである.

### E. 高血圧

1. **リスク評価**
   a. **重症高血圧**(収縮期血圧 > 200 mmHg，または拡張期血圧 > 110 mmHg)は，周術期心合併症のリスクが高くなる．
   b. 手術前の**軽〜中等症の高血圧**は心合併症の頻度の増大には関与しない．

2. **周術期管理**
   a. 重症高血圧は術前にコントロールすべきである．
   b. 軽〜中等症の高血圧の場合，通常，術前の降圧薬変更は推奨されない．しかし長期使用中の降圧薬は，手術当日も服用を続けるべきである．

## Ⅳ 肺疾患の既往がある場合

### A. リスク評価
術後肺合併症のリスクファクターは，2つのカテゴリーに分類できる．

1. **患者因子** 60歳以上，慢性閉塞性肺疾患(chronic obstructive pulmonary disease：COPD)，米国麻酔科医学会(American Society of Anesthesiologists：ASA)分類でクラスⅡかそれ以上，介助の必要な機能障害，血清アルブミン値 35 g/L 以下，うっ血性心不全．

2. **手術内容** 3時間以上の手術．腹部大動脈瘤修復術や胸腹部，脳，血管，頭頸部の手術．緊急手術．全身麻酔．

### B. 周術期管理

1. 高リスク群の患者には次のように対応する．
   a. 術後の深呼吸運動や，器具を用いた呼吸強化訓練．
   b. 悪心・嘔吐，腹部膨満や経口摂取不能な場合には，経鼻胃管を使用する．

2. 合併症のリスクを回避するための術前の肺機能検査や胸部X線写真は，必ずしもルーチンに行う必要はない．

3. 術後肺合併症のリスクを減らす目的のためだけに右心カテーテルや完全静脈栄養を使用すべきではない．

## Ⅴ 肝疾患の既往がある場合

### A. 肝硬変
肝硬変がある場合，手術予後は肝機能不全の程度におおむね相関する．

1. **リスク評価** Child分類もしくはChild-Pugh分類で，クラスAであれば死亡率は10%以下であるが，クラスCであれば死亡率は50%近くになる．

2. **周術期管理** 重症の肝機能不全がある場合，待期的手術は避けて

保存療法を行うべきである．

## B. 肝炎

1. **急性ウイルス性肝炎もしくはアルコール性肝炎** 根拠は多くないものの，急性ウイルス肝炎やアルコール性肝炎があれば，周術期に重大な合併症（例：肝不全）が起こるリスクはかなり高い．緊急手術は，少なくとも急性期が治まるまでは遅らせるべきである．

2. **症候性の慢性肝炎** 周術期合併症や死亡のリスクが高くなる可能性がある．慎重な対応としては，これらの患者には手術は避けるべきである．一方，緊急手術や応急手術を遅らせることは，現時点のデータから推奨できない．

## Ⅵ 血液疾患の既往がある場合

### A. 貧血

1. **リスク評価** 一部の貧血（特に溶血性貧血）は周術期管理に関連する可能性が高いため，可能ならば術前に貧血の評価をしたほうがよい．術前のヘモグロビン値が低いほど（特に Hb 9 g/dL 以下），手術に関連した罹病率と周術期死亡率は増加する．

2. **周術期管理** 術前に輸血が必要かどうかについて考えるときは，ヘモグロビン値だけでなく心肺疾患の有無，手術様式，術中の予想出血量などについても考慮する．

### B. 出血性疾患

1. 異常出血の既往や出血性疾患の家族歴がなく，身体診察で出血傾向も認めない場合は，異常な不顕性出血のリスクは非常に低い．通常，凝固系の検査は必要ない．

2. 既往歴から異常出血が疑われる場合や否定できない場合は，術前にルーチンの凝固系評価を行うべきである．すなわちプロトロンビン時間（prothrombin time：PT），部分トロンボプラスチン時間（partial thromboplastin time：PTT），血小板数の検査に加え，可能ならば血小板機能分析も行いたい．

## Ⅶ 血管病変の既往がある場合

心血管や末梢血管の手術歴，症候性の重度頸動脈狭窄がある場合は，周術期脳卒中のリスクとなる．

**A.** 例えば，症候性の重度頸動脈狭窄があるなどで，すでにもう動脈内膜切除術を受ける予定がある場合は，他の緊要でない手術に先行してこの手術を行うべきである．

**B.** 無症候性の頸動脈雑音や頸動脈狭窄があれば，術後脳卒中のリスクはわずかに増すのみである．したがって，予防的に頸動脈内膜切除

術を行うことはこの場合，有益でないようである．

## Ⅷ 内分泌疾患の既往がある場合

**A. 糖尿病** 糖尿病患者には周術期に血糖コントロールが必要である．理想の周術期血糖値はわかっていないが通常，100〜200 mg/dL に保つように推奨している．

### 1. 食事療法のみでコントロールしている糖尿病患者の管理
  a. 術中は糖質を含む輸液は避ける．
  b. 経過中は4〜6時間ごとに血糖値の測定を行い，速効型インスリンの皮下注射を導入し，血糖値 200 mg/dL 以下を目標に調節する．

### 2. 経口血糖降下薬でコントロールしている糖尿病患者の管理
  a. 手術当日に経口血糖降下薬を中止する．
  b. 術前から4〜6時間ごとに血糖値の測定を行い，速効型インスリンの皮下注射を導入し，血糖値 200 mg/dL 以下を目標に調節する．
  c. 術中は4〜6時間ごと，必要ならばもっと頻繁に血糖値の測定を行う．
  d. 絶食期間は5%ブドウ糖を含む輸液をおよそ 100 mL/時間で輸液し，食事を再開するまで続ける．常食を摂取可能となれば，カロリー制限食を再開する．

### 3. インスリンでコントロールしている糖尿病患者の管理は**表2-3**に示すとおりである．

**B. 副腎皮質不全** 極めてまれであるが，原発性または続発性の副腎皮質不全が，周術期合併症をきたすことがある（通常，**低血圧**である）．

### 1. リスク評価
副腎皮質不全患者の周術期リスクに関する一定の見解はない．最も古典的な考え方として，過去1年間の間に prednisone 20 mg/日相当を1週間，または prednisone 7.5 mg/日相当を1か月投与された患者を高リスク群と捉える．[訳注：prednisone はプレドニゾロンの不活性型である．薬理学的力価は同等であるが米国では前者を用いることが多い]

### 2. 周術期管理
高リスク群へ推奨されているステロイド（グルココルチコイド）補充療法の概要を**表2-2**に示した．

**C. 甲状腺機能低下症**

### 1. 重症甲状腺機能低下症の場合
**術中低血圧**を起こす危険が高い．緊急手術でないのであれば，十分な甲状腺ホルモンが補えるまで手術を延期すべきである．十分量の甲状腺ホルモンを補うには，少なくとも1か月は必要である．

## 表2-2 副腎皮質不全のリスクがある患者への周術期の補充療法

| ストレスの程度 | 手術当日の投与量 |
| --- | --- |
| 軽度（ヘルニア修復など） | ヒドロコルチゾン25 mg，その後通常量に戻す |
| 中等度（関節置換術，開腹胆嚢摘出術，下腿血行再建術など） | ヒドロコルチゾン50〜75 mg，1日で漸減 |
| 重度（胸部手術，Whipple法，全結腸切除術など） | ヒドロコルチゾン100〜150 mg，1日で漸減 |
| 重篤な全身状態での手術（敗血症，低血圧など） | ヒドロコルチゾン100 mgを8時間ごとに使用，徐々に漸減 |

(Krasner AS. Glucocorticoid-induced Adrenal Insufficiency. *JAMA* 1999；282：671-676 から許可を得て引用)

## 表2-3 インスリン療法中の糖尿病患者の周術期管理

| 方法 | インスリンとブドウ糖点滴の管理 | 血糖測定 |
| --- | --- | --- |
| インスリンを皮下注射する場合 | 手術日の朝は通常の1/2〜2/3量のインスリンを皮下注射する．手術日の朝から食事開始まで5%ブドウ糖を含んだ輸液の点滴を100 mL/時間以上の量で行う． | 手術日の朝から2〜4時間ごとに血糖測定 |
| インスリンをブドウ糖液に混注し，持続静注する場合 | 手術当日の朝から，5〜10%ブドウ糖を含んだ輸液に5〜15単位/Lとなるよう速効型インスリンを混注し，100 mL/時間で開始する*．血糖250 mg/dL以下になるように適宜インスリンを追加する． | インスリン静注中は2〜4時間ごとに血糖測定 |
| インスリン持続静注をブドウ糖輸液と別に行う場合 | 速効型インスリンを0.15〜1.5単位/時間で投与する（血糖値が250 mg/dL以下となるように調節する）．5〜10%のブドウ糖を含んだ輸液の点滴を100 mL/時間で行う． | インスリン静注中は2〜4時間ごとに血糖測定 |

*0.5〜1.5単位/時間のインスリン投与となる．

2. **中等症または無症候性の甲状腺機能低下症の場合** 通常，手術に支障はない．このような患者では手術を延期する必要はない．

## Ⅸ 腎疾患の既往がある場合

**A．リスク評価** 術後に腎機能悪化をきたすリスクが高いのは次の場合である．
  1. 大動脈や心臓の手術
  2. 術前の黄疸
  3. 高齢者
  4. 術前の腎機能不全

**B．周術期管理**
  1. 術後腎機能の低下の高リスク群においては，周術期に適正量の補液を維持することが重要である．
  2. 末期(非代償期)の腎疾患患者では，術前24時間以内に血液透析を行うべきである．手術直前に血清電解質を確認し，術後も綿密に監視すべきである．

### 参考文献

Eagle KA, et al. ACC/AHA Guideline Update on Perioperative Cardiovascular Evaluation for Noncardiac Surgery. *J Am Coll Cardiol* 2002;39:542–553.

Fleisher LA, et al. ACC/AHA 2006 Guideline Update on Perioperative Cardiovascular Evaluation for Noncardiac Surgery: Focused update on perioperative Beta-Blocker Therapy. *J Am Coll Cardiol* 2006;47(11) 1–13.

McFalls EO, et al. Coronary Artery Revascularization before Elective Major Vascular Surgery. *N Engl J Med* 2004;351:2795–2804.

Qaseem A, et al. Risk assessment for and strategies to reduce perioperative pulmonary complications for patients undergoing noncardiothoracic surgery: a guideline from the American College of Physicians. *Ann Int Med* 2006;144(8)575–581.

# 第3章 疼痛管理

## I 患者へのアプローチ

**A. 原因を識別する** 常に痛みの原因を識別するようにつとめ，患者に説明する．

**B. 痛みの強さを評価する** 患者に痛みの強さを0〜10のスケールで評価してもらう(0が痛みのない状態，10がこれまでで最悪の痛み)．1〜4の痛みは軽度，5〜6は中等度，7〜10が重度とみなす．

> **HOT KEY**
> 痛みは完全に主観的なもので，同じ病状でも患者はさまざまな程度の痛みを体験する．

## II 治療

治療の目標は，薬物を用いて副作用を抑えつつ機能を最大限に引き出し，痛みを減らすことにある．

**A. 薬物療法** 1986年に世界保健機関(World Health Organization：WHO)は癌による慢性疼痛患者の治療ガイドラインを公表し，これが今日の標準になっている．この3段階方式はあらゆる原因による慢性疼痛の治療に有用な指針である．**表3-1〜表3-3**には最も一般的に使用される薬物を示した．これ以外の薬物も各段階で数多く用いられており，一部の患者にとって有用である．

1. **ステップ1** 軽度〜中等度の痛みがあり，未治療の場合にはステップ1の薬物から始める(**表3-1**参照)．副作用歴と患者の病歴をふまえて薬物を選択する．
2. **ステップ2** ステップ1の薬物で痛みがうまくコントロールできない場合は，ステップ2の薬物へと進み(**表3-2**参照)，再評価する．
3. **ステップ3** もしステップ2の薬物でコントロールできない場合は，ステップ3の薬物へと進む(**表3-3**参照)．

**B. 一般的ガイドライン**

1. **痛みを取り除くために迅速に対処する** 重度の痛みをきたしている患者には，ステップ2あるいはステップ3から始める．

表3-1 ステップ1の薬物:非オピオイド性鎮痛薬

| 薬物 | 鎮痛目的の投与量 | 投与間隔 | 注意事項 |
|---|---|---|---|
| アセトアミノフェン | 650 mg | 4〜6時間ごと | 1日投与量4gを超えないこと.肝疾患者は除外する<br>[訳注:わが国の保険診療上は,1回500 mg,1日1,500 mgが上限である.鎮痛目的には最大2.4g/日程度まで上乗せする場合もある] |
| アスピリン | 650 mg | 4〜6時間ごと | 妊婦,消化管出血,出血傾向,術後,18歳以下の場合は除外する<br>[訳注:安価ではあるが,わが国の状況では疼痛緩和に敢えてアスピリンを選択する必要はない] |
| 非ステロイド性抗炎症薬* | | | |
| イブプロフェン | 400 mg | 6〜8時間ごと | 胃炎,腎障害,出血傾向に注意<br>[訳注:わが国の保険診療上は,1回200 mg,1日600 mgが上限である] |
| ナプロキセン | 375 mg | 12時間ごと | [訳注:わが国の保険診療上は,1回200〜300 mg,1日600 mgが上限である] |

*この表に示した2種類以外の非ステロイド性抗炎症薬を用いてもかまわない
(World Health Organization: Cancer pain relief and palliative care: report of a WHO expert committee, technical report 804[訳注:『がんの痛みからの解放と緩和ケア』の書名で邦訳刊行]を許可を得て改変掲載)

表 3-2 ステップ 2 の薬物：軽～中等度の疼痛に対するオピオイド薬

| 薬物 | 鎮痛目的の投与量 | 投与間隔 | 通常の投与形状 |
|---|---|---|---|
| コデイン | 30～60 mg | 4～6時間ごと | Tyrenol #3®*：アセトアミノフェン 325 mg ＋コデイン 30 mg |
| hydrocodone | 5～10 mg | 4～6時間ごと | Vicodin®*：アセトアミノフェン 500 mg ＋hydrocodone 5 mg |
| オキシコドン | 5～10 mg | 6時間ごと | Percodan®*：アセチルサリチル酸 325 mg ＋オキシコドン 5 mg<br>Percocet®*：アセトアミノフェン 325 mg ＋オキシコドン 5 mg |

*訳注：わが国ではいずれも未販売．12時間ごとに内服するオキシコドン徐放薬を用いるのが一般的
(World Health Organization: Cancer pain relief and palliative care: report of a WHO expert committee, technical report series 804. Geneva, Switzerland, World Health Organization, 1990 から許可を得て改変掲載)

2. **定時投与を行う** 定時的に鎮痛薬を用いることで慢性疼痛の患者では，痛みの記憶や"そろそろ痛くなる"のではという予感をなくす手助けができる．
3. 0～10のスケールを用いて，**治療に対する反応を測る**．
4. **患者に疼痛コントロールの程度を決定させる** それは許容できる程度の痛みに緩和し，かつ副作用が最小限になる投与量とする．ステップ3(表3-3)の薬物には極量はない．
5. **医療用麻薬を使用中の患者では，便軟化薬や緩下薬をあらかじめ用いる．**
6. **患者にとって最も簡単な投与経路を選択する．**
   a. **経口投与**は簡単でかつ安価であり，そして速やかに投与量の変更が可能である．
   b. **経皮的投与**は薬物血中濃度を安定させ，頻回な内服が不要である．
   c. **直腸投与**や**舌下投与**は経口投与や経皮的投与ができない患者に用いる．

表3-3 ステップ3の薬物:中等度〜高度の疼痛に対するオピオイド薬

| 薬物 | 鎮痛目的の投与量 | 投与間隔 | 投与経路 |
|---|---|---|---|
| モルヒネ[*1] | | | |
| 　速効性 | 30 mg | 3〜4時間ごと | 経口 |
| 　徐放性 | 90 mg | 12時間ごと | 経口 |
| hydromorphone[*2] | 7.5 mg | 3〜4時間ごと | 経口 |
| フェンタニル[*3] | 25〜50 μg | 72時間ごと | 経皮パッチ |

(World Health Organization : Cancer pain relief and palliative care: report of a WHO expert committee, technical report series 804. Geneva, Switzerland, World Health Organization, 1990 から許可を得て改変)

[*1] 速効製剤から始めて,24時間必要量を2〜3分割し,徐放薬に切り替える.速効製剤は疼痛増悪時のレスキューとして引き続き用いる.
[*2] hydromorphone は作用上ではモルヒネと特に変わらない.
[*3] 使用開始24時間後に効果は最大となる.フェンタニルは半減期が長く(皮膚から吸収されて血流へゆっくりと放出されるので),内服できない患者にはよい適応となる.
[訳注:わが国では,表中に記載されているよりも少量から始める場合が多い.個々の患者に合わせ適切な投与計画を立てること]

　　　d. 皮下投与や静脈内投与は,それ以外の方法では疼痛が改善できない患者に用いる.
C. 非薬物治療　マッサージ,バイオフィードバック,リラクゼーションと視覚化[訳注:物事を心の中で強く思いうかべ精神を集中させる手法],経皮的神経電気刺激(transcutaneous electrical nerve stimulation)療法,刺鍼術などの治療法によって経口鎮痛薬の投与を減らせたり,置き換えられる場合がある.
D. 特殊な状況
　1. 神経障害性疼痛(第66章も参照)は中枢神経系ないしは末梢神経系が損傷されることで痛みが生じ,糖尿病,アルコール中毒,後天性免疫不全症候群(acquired immunodeficiency syndrome:AIDS),癌,(四肢の)切断といったさまざまな状態と関係している.
　　　a. 痛みは通常,"ズキズキ(tingling)","ヒリヒリ(burning)","ビ

### 表3-4 神経障害性疼痛に対する薬物

| 薬物 | 開始量 |
| --- | --- |
| 三環系抗うつ薬[*1] | |
| ノルトリプチリン | 10〜25 mg 就寝前,徐々に増量 |
| desipramine | 10〜25 mg 就寝前,徐々に増量 |
| 抗痙攣薬 | |
| カルバマゼピン[*2] | 200 mg 1日2回 |
| クロナゼパム | 0.5 mg 1日3回 |
| メキシレチン | 150 mg 1日3回 |
| カプサイシン 0.025％クリーム | 1日3回塗布［訳注：独自に調剤してもらう必要がある］ |
| ガバペンチン | 300 mg 就寝前(初日),その後300〜600 mg 1日3回まで,数日かけて増量 |

[*1] ノルトリプチリンとdesipramineはアミトリプチンよりも副作用が少ない.
[*2] カルバマゼピンは骨髄抑制の副作用があるため,内服中は血算を定期的に検査すること.

リビリ(electric)",あるいは"**チクチク**(needle-like)"と表現される.
b. 神経障害性疼痛は,しばしば鎮痛補助薬に反応する(**表3-4**).これらの薬物を用いることで,ステップ2やステップ3の薬物の使用量を減らすことができる.
  (1) **三環系抗うつ薬**は神経障害性疼痛の**第1選択薬**である［訳注：ガバペンチンを第1選択とするのが一般的である］.
  (2) **カプサイシンクリーム**はサブスタンスP阻害薬であり,局所に塗布すると疼痛を改善できる.この"唐辛子"由来の物質を皮膚に塗布した後は,手を洗うように患者に注意する.
2. **癌性疼痛** 癌性疼痛にはいくつかの特別な治療がある.
a. **神経圧迫と中枢神経浸潤の痛み** 非ステロイド性抗炎症薬(nonsteroidal anti-inflammatory agent：NSAID)と**ステロイド**で改善できる場合がある.
b. **骨転移** 骨転移の疼痛は**パミドロン酸,ストロンチウム塩化物,カルシトニン**で改善できる場合がある.

## Ⅲ フォローアップと紹介

患者を必要に応じて頻回に診察し，迅速かつ最大限の疼痛管理を行う．

**A.** 特異な疼痛症候群が在存し，標準的な治療法に反応しない患者は，特別な**ペインクリニック**に紹介する．

**B.** 癌性疼痛患者は化学療法，放射線療法，および鎮痛補助薬について**腫瘍内科医**(oncologist)へ助言を求める．

**C.** 癌患者が新たな背部痛をきたした場合は，脊椎転移を除外するため速やかに評価する．

### 参考文献

Pain Management: Overview of Management Options. American Medical Association CME Library, found on-line at: http://www.ama-cmeonline.com/pain_mgmt/module02/index.htm

# 第4章 予防医療

## I はじめに

**A. 予防医療の種類** 疾患の予防には3つの形式がある．1次予防，2次予防，そして3次予防である．本章では1次予防と2次予防に焦点をあてる．3次予防はそれぞれの疾患を論じた章を参照．

1. **1次予防**とは**疾患の予防**である．1次予防を目的とする介入としては，次のようなものがある．
   a. **予防接種**により，患者が感染症に罹患するリスクを減らすことができる．
   b. **カウンセリング**とは，疾患を発症前に予防するために，患者の高リスクな行動を変容することを目的とした患者教育である．
   c. **予防内服**．予防内服をすることで疾患の増悪するリスクを減らすことができる薬物もある(例：アスピリンは男性の非致死的心筋梗塞の発症率を減らすことができる)．

2. **2次予防**とは，**無症候性患者と疾患のリスクファクターを有している患者の中から疾患を発見し治療を行う**ものである．目的は疾患の治療と管理，リスクファクターの増悪による合併症を防ぐことである〔例：冠動脈疾患(coronary artery disease：CAD)をきたす前に高血圧を治療する〕．無症候の疾患とリスクファクターを**スクリーニング**する〔例：Papanicolaou(Pap)スメア(子宮頸部細胞診)は子宮頸部異形成を早期に発見し，浸潤癌への進行を防ぐ〕．

3. **3次予防**とは，すでに疾患に罹患した患者の合併症を防ぐことである(例：糖尿病患者の網膜症予防)．

**B. 推奨できる情報源**

1. **米国予防医療専門委員会**(United States Preventive Services Task Force：USPSTF) 本章で推奨している予防医療は，インターネット(www.preventiveservices.ahrq.gov)で検索できる最新のUSPSTFガイドラインに基づいている．このグループは臨床的予防サービスの効果を評価するための体系的なアプローチを行っており，彼らの推奨やエビデンスのレビューはあらかじめ決められた方法論に則っている．このエビデンスに基づいた手法を用いることで，彼らは効果の認められる予防法のみを推奨してい

る.

**2.** そのほかの2組織,**カナダ定期健康診断専門委員会**(Canadian Task Force on Periodic Health Examination:CTFPHE)と,**米国内科学会**(American College of Physicians:ACP)は,USPSTFと類似のアプローチで類似の推奨を提示している[訳注:わが国では,各学会のほか,Minds(http://minds.jcqhc.or.jp)でもガイドラインを無料公開している].

## Ⅱ 予防接種

成人に推奨されている予防接種は,本章に示す予防チェックリストに記載した(**表4-1**,**表4-2**).一部の患者は特定の疾患や合併症をきたすリスクが高く,そのような患者に予防接種は重要である.

**A. インフルエンザAウイルス** 次のような患者は高リスクである.

1. 介護施設長期入所者
2. 高リスク患者を診察した医療従事者
3. 慢性心肺疾患,代謝疾患(糖尿病など),異常ヘモグロビン(血色素)症,免疫不全,腎不全の患者
4. 65歳以上の患者

**B. 肺炎球菌による肺炎** 次のような患者は高リスクである.

1. 50歳以上の入院患者
2. 慢性心肺疾患,糖尿病,無脾症〔鎌状赤血球症(sickle cell disease:SCD)以外の〕の患者
3. 特定の高リスクな環境に住む患者(例:アメリカ原住民,アラスカ原住民)
4. 免疫不全患者
5. 65歳以上の患者

**C. A型肝炎ウイルス** 次のような患者は高リスクである.

1. 流行地への旅行者
2. 同性愛者の男性
3. 違法薬物の使用者
4. 軍人
5. 入院患者とその病院の従事者
6. 特定の病院と研究所の従事者

**D. B型肝炎ウイルス** 次のような患者は高リスクである.

1. 免疫未獲得の若年成人
2. 同性愛者の男性
3. 注射薬物常用者とそのセックスパートナー
4. 複数のセックスパートナーが過去6か月にいる患者と,最近,性

## 表4-1 無症候の女性に対する予防医療チェックリスト

| 予防接種 | | |
|---|---|---|
| □ | インフルエンザA型ワクチン | 年齢65歳以上，または高リスク患者[*1]に毎年行う |
| □ | 肺炎球菌ワクチン | 年齢65歳以上，または高リスク患者[*2]に5～10年ごとに行う |
| □ | ジフテリア/破傷風(diphtheria tetanus：DT) ワクチン | 接種完了を確認し，ブースターを10年ごとに行う |
| □ | 麻疹/流行性耳下腺炎/風疹(measles-mumps-rubeila：MMR)ワクチン | 1956年以降に出生し，免疫未獲得の女性に行う[訳注1] |
| □ | A型肝炎ワクチン | 高リスクの女性[*4]に行う |
| □ | B型肝炎ワクチン | 免疫未獲得の女性，高リスクの女性[*3]に行う |
| □ | 水痘帯状疱疹ワクチン | 水痘の既往のない健康な女性に行う |
| □ | 風疹ワクチン[訳注2] | 妊娠可能年齢の女性に行う(スクリーニングのうえで必要者に接種する方針でもよい)[訳注2] |
| カウンセリング | | |
| □ | 禁煙 | |
| □ | 定期的な運動 | |
| □ | 食事 | |
| □ | 避妊と性感染症(STD)の予防 | |
| □ | 歯科ケア | |
| □ | 交通事故の予防 | |
| □ | 屋内外での外傷の予防 | |
| 予防内服の考慮 | | |
| □ | アスピリン | 心筋梗塞のリスクの高い女性 |
| □ | マルチビタミンまたは葉酸のサプリメント | 妊娠計画中または妊娠可能な女性 |
| スクリーニング | | |
| □ | 高血圧 | 21歳以上のすべての女性に，各受診時と，少なくとも2年ごとに血圧測定を行う |
| □ | 高コレステロール血症 | 45～69歳のすべての女性に，少なくとも5年ごとに血中コレステロール値を測定する |

(つづく)

| ☐ | 乳癌 | 50〜69歳のすべての女性に，1〜2年ごとにマンモグラフィ±乳房触診を行う |
|---|---|---|
| ☐ | 大腸癌 | 便潜血検査を毎年50歳以上のすべての女性に行う．さらに3〜5年ごとにS状結腸鏡検査を施行してもよい |
| ☐ | 子宮頸癌 | Papスメアを性活動開始後と，以後3年ごとに行う |
| ☐ | 肥満 | 定期的な身長，体重測定を行う |
| ☐ | 性感染症 | |
| | クラミジア | 性活動のある思春期女性に頸部スメア培養または抗原検査を毎年行う |
| | 淋病 | 高リスクの女性に頸部擦過スメア培養を毎年行う[*5] |
| ☐ | 問題飲酒 | 飲酒歴の確認と質問法 |
| ☐ | 視聴覚障害 | 高齢者 |
| 患者固有の予防サービス | | |
| ☐ | | |
| ☐ | | |
| ☐ | | |
| ☐ | | |

[*1] 介護施設入居者，高リスク患者を担当する医療従事者，慢性心肺疾患患者，代謝疾患患者（糖尿病を含む），ヘモグロビン異常症患者，免疫不全患者，腎不全患者

[*2] 50歳以上の入院患者，慢性心肺疾患患者，糖尿病患者，無脾臓患者（鎌状赤血球症患者は除く），特定の高リスク状況にある患者，免疫不全患者

[*3] 静注薬物乱用者とそのパートナー，過去6か月間に複数のパートナーがいた患者，最近STDに罹患した患者，流行地域への旅行者，輸血を受けた患者，血液に曝露した医療従事者

[*4] 流行地域への旅行者，静注薬物乱用者，軍人，入院患者，一部の医療従事者

[*5] 風俗業従事者，最近淋菌感染をきたした女性，25歳以下で過去1年に2人以上と性交渉をもった女性

[訳注1：わが国では現在麻疹風疹ワクチンが用いられており，流行性耳下腺炎は個別接種である．現在日本人の麻疹未接種者が多いことが問題とされている]

[訳注2：わが国では，1979年4月〜1987年10月1日に出生した人の多くが風疹の予防接種を受けていない]

## 表4-2 無症候の男性に対する予防医療チェックリスト

| 予防接種 | | |
|---|---|---|
| ☐ | インフルエンザA型ワクチン | 年齢65歳以上，または高リスク患者[*1]に毎年行う |
| ☐ | 肺炎球菌ワクチン | 年齢65歳以上，または高リスク患者[*2]に5年ごとに行う |
| ☐ | ジフテリア/破傷風(DT)ワクチン | 接種完了を確認し，ブースターを10年ごとに行う |
| ☐ | 麻疹/流行性耳下腺炎/風疹(MMR)ワクチン | 1956年以降に出生し，免疫未獲得の男性に行う[**表4-1**の訳注1参照] |
| ☐ | A型肝炎ワクチン | 高リスクの男性[*3]に行う |
| ☐ | B型肝炎ワクチン | 免疫未獲得の男性，高リスクの男性[*4]に行う |
| ☐ | 水痘帯状疱疹ワクチン | 水痘の既往のない健康な男性に行う |
| カウンセリング | | |
| ☐ | 禁煙 | |
| ☐ | 定期的な運動 | |
| ☐ | 食事 | |
| ☐ | 避妊とSTDの予防 | |
| ☐ | 歯科ケア | |
| ☐ | 交通事故の予防 | |
| ☐ | 屋内外での外傷の予防 | |
| 予防内服の考慮 | | |
| ☐ | アスピリン | 心筋梗塞のリスクの高い男性 |
| スクリーニング | | |
| ☐ | 高血圧 | 21歳以上のすべての男性に，各受診時と，少なくとも2年ごとに血圧測定を行う |
| ☐ | 高コレステロール血症 | 35～65歳のすべての男性に，少なくとも5年ごとに血中コレステロール値を測定する |
| ☐ | 大腸癌 | 便潜血検査を毎年50歳以上のすべての男性に行う．さらに，3～5年ごとにS状結腸鏡検査を施行してもよい |
| ☐ | 肥満 | 定期的な身長，体重測定を行う |
| ☐ | 問題飲酒 | 飲酒歴の確認と質問法 |
| ☐ | 視聴覚障害 | 高齢者 |

(つづく)

| 患者固有の予防サービス | |
|---|---|
| ☐ | |
| ☐ | |
| ☐ | |
| ☐ | |

*¹ 介護施設入居者,高リスク患者を担当する医療従事者,慢性心肺疾患患者,代謝疾患患者(糖尿病を含む),ヘモグロビン異常症患者,免疫不全患者,腎不全患者

*² 50歳以上の入院患者,慢性心肺疾患患者,糖尿病患者,無脾症患者(鎌状赤血球症患者は除く),特定の高リスク状況にある患者,免疫不全患者

*³ 流行地域への旅行者,男性同性愛者,静注薬物乱用者,軍人,入院患者,一部の医療従事者

*⁴ 男性同性愛者,静注薬物乱用者とそのパートナー,過去6か月間に複数のパートナーがいた患者,最近STDに罹患した患者,流行地域への旅行者,輸血を受けた患者,血液に曝露した医療従事者

感染症(sexually transmitted disease：STD)に罹患した患者
5. 流行地への旅行者
6. 輸血製剤を受けた患者
7. 血液に曝露した医療従事者

## Ⅲ カウンセリング

**A. 禁煙** 患者に喫煙をやめさせるのは,成人にとっておそらく最も有効な疾病予防の手段である.すべての喫煙者と非喫煙者に対しそれぞれ,禁煙させ,喫煙を始めないためのカウンセリングを行う.

1. カウンセリングは個別でも集団でも有用であり,可能なかぎり行うべきである.
2. ニコチンガム,パッチ,吸入,あるいは経鼻スプレーは有用な補助薬である[訳注:医療用医薬品としてわが国で発売されているのは,本書刊行時点では前二者のみである].
3. ブプロピオン徐放薬,クロニジン,あるいはノルトリプチリンのような薬物が有用な場合もある.

**B. 食事** 個々の患者に対し,食事で摂取する脂肪は1日の摂取カロリーの30％以内(そして飽和脂肪酸は摂取カロリーの10％以内)に抑えるようにアドバイスする.

1. 果物,野菜,食物繊維を含んだ穀物,魚,皮を除いた鶏肉,低脂

肪食品を奨める.
2. 栄養士らによる個別カウンセリングは，食事療法の困難な患者や食事に関連したその他の状態〔冠動脈疾患(CAD)，糖尿病，肥満，高脂血症〕を合併した患者には特に有用である.

**C. 避妊と性感染症の予防** ヒト免疫不全ウイルス(human immunodeficiency virus：HIV；エイズウイルス)と，他の性感染症(STD)のリスクファクターに関するカウンセリングをすべての患者に行うべきである.
1. 生殖可能年齢のすべての患者に対し，有効な避妊法についての助言を行う(第50章参照).
2. HIVと他のSTD予防のための有効な予防法としては禁欲，HIVやSTDに罹患していないパートナーを相手に，互いに一夫一婦主義をとること，ラテックス製コンドームを使用すること，高リスクの相手と性交渉しないことがあげられる.

**D. 交通事故の予防**
1. シートベルトを着用し(エアバッグがあっても3点式のものを着用する)，適切にチャイルドシートを用いるよう，そしてアルコールや薬物摂取後の運転を行わないよう，すべての患者に対してカウンセリングを行う.
2. バイク運転者には認可されたヘルメットを着用するように助言する.

**E. 家庭内および屋外における外傷の予防**
1. **家庭内における外傷の予防**
   a. **すべての家庭** 煙検知機を設置し，定期的に検査する.
   b. **小児のいる家庭** 親はかかりつけの小児科医に安全推奨事項を確認してもらうことを奨める．安全のための方策をいくつかあげる.
   (1) 湯沸かし器の温度は48〜54℃(120〜130°F)に設定する.
   (2) 小児の寝間着は難燃性のものにする.
   (3) 内服薬，洗剤，その他の毒物は小児の手の届かないところに置き，小児には開けられない箱に収める.
   (4) 使用期限内の吐根〔訳注：催吐剤〕約30mL(1オンス)瓶を常備しておく.
   (5) 緊急時の電話番号を掲示しておく.
   (6) 外傷の危険のあるプール，窓，階段にはフェンスを設置する.
   c. **高齢者のいる家庭**
   (1) 高齢者に対し，転倒のリスクを減らすようにカウンセリン

グすることは有益である．有効な対策として手すりを設置する，照明が適切か確認する，平衡訓練を行うといったことがある．
- (2) 衰弱した患者には，個別のプログラムや家庭内での"安全確認"が有用である．
- (3) **屋外での外傷の予防**　自転車，インラインスケート，あるいはすべてのアウトドア用車両に乗る人には，ヘルメットの着用を推奨すべきである．

**F. 歯科ケア**　歯科医師の定期検診を受け，よい歯科衛生習慣を守るよう患者に推奨すべきである．

## Ⅳ 予防内服

**A.** アスピリンは 50 歳以上の男性の初回の心筋梗塞発症のリスクを軽減するが，出血のリスクが増す．米国予防医療専門委員会（USPSTF）は心筋梗塞の 1 次予防のためのアスピリン使用を推奨も否定もしていないが，心筋梗塞のリスクファクターがあり，アスピリン使用の禁忌にあたらない無症候患者には予防内服を考慮してもよい．個々のリスクを検討し，危険と利益について患者と話し合ってから治療の開始を決定するべきである．

**B. 複合ビタミン剤**や**葉酸サプリメント**は，妊娠を考慮中あるいは妊娠可能な女性に適応となりうる．
1. 神経管欠損のリスクを減らすため，USPSTF は妊娠を計画している女性は 0.4 〜 0.8 mg の葉酸を含んだ複合ビタミン剤を，少なくとも妊娠の 1 か月前から第 1 三半期をとおして毎日内服するように推奨している．
2. 妊娠可能な女性は，予期しない妊娠による神経管欠損を予防するために，0.4 mg の葉酸を含んだ複合ビタミン剤を毎日内服すべきである．

## Ⅴ スクリーニング

**A. 心血管疾患のスクリーニング**
1. **高血圧**（第 15 章も参照）　**医療用血圧計**は正確に高血圧を指摘できる．高血圧を治療することで，脳卒中と虚血性心疾患の罹患率と死亡率だけでなく，総死亡率も低下させることが示されている．
   **a.** 治療は若年者にも高齢者にも有効である．
   **b.** 高血圧によって合併症の高リスクとなる患者（例：糖尿病や高コレステロール血症の合併）は，早期の積極的な加療を考慮すべきである．

**2. 高コレステロール血症** 総コレステロールと**高比重リポ蛋白**（high-density lipoprotein：HDL）を初回スクリーニングに用いる．初回スクリーニングの結果でリスクが増えた患者は，次に現状把握のために**低比重リポ蛋白**（low-density lipoprotein：LDL）とトリグリセリドを測定するとよい．

  a. 35～65歳の無症候男性には5年おきにスクリーニングを行うのがよい．無症候女性には45歳からスクリーニングを開始し，5年おきに続ける．

  b. より若い患者では糖尿病，若年での心血管系疾患，家族性高脂血症，あるいは複数の冠動脈疾患のリスクファクターがある場合にスクリーニングを行うのがよい．

  c. 冠動脈疾患のリスクファクターが複数あったり，検査で正常上限の患者では，より頻回に検査を行ってもよい．

## B. 癌検診

**1. 子宮頸癌** 子宮頸癌スクリーニングは予防医学の偉大なサクセスストーリーの1つである．広範囲のスクリーニングが数十年前に導入されたことで，子宮頸癌で死亡する女性の数が劇的に減少した．すべての女性は**性活動開始後3年以内**，ないしは**21歳**の時点（どちらか早いほう）に**Papスメア**を受け，その後も**1～3年おきに受けるべきである．**

  a. 複数のリスクファクター〔性交渉開始年齢が若い，性交渉相手が複数である，社会経済的地位が低い，子宮頸部新生物の既往，ヒトパピローマウイルス（human papilloma virus：HPV），または他のSTD感染〕はおそらく毎年スクリーニングを受けるべきである．一方，リスクファクターのない患者は3年ごとにスクリーニングの対象とする．

  b. 子宮頸部を切除された患者にはスクリーニングは不要である（子宮頸癌による切除でないかぎりは）．

**2. 乳癌** スクリーニングの手法には，**マンモグラフィ**と**乳房触診**がある．

  a. **40～69歳の女性** 毎年ないし隔年のマンモグラフィの有効性は十分に立証されており，すべての患者に推奨すべきである．この年齢層の女性では医療従事者の裁量により，毎年ないし隔年の乳房触診も行われる場合がある．

  b. **69歳以上の女性** スクリーニングの対象とする．ほかに何らかの疾患を併発していなければ，とりわけ推奨する．

**3. 大腸癌** 50歳以上のすべての人はスクリーニングを受けるべきである．スクリーニングとして認められている手法は**便潜血反応**

（fecal occult blood test：FOBT），**定期的な軟性 S 状結腸鏡検査，大腸内視鏡検査**である．

- a. FOBT は毎年施行すべきである．軟性 S 状結腸鏡検査は 3 ～ 5 年おきに施行すべきである．大腸内視鏡検査は 10 年おき，または 55 ～ 65 歳の間に 1 回施行する［訳注：わが国の厚労省がん研究班の大腸がん検診ガイドラインは，具体的な施行時期と間隔を定めていない］．
- b. 60 歳以下で大腸癌と診断された 1 親等の患者がいる場合は，早期のスクリーニングが妥当である．
- c. スクリーニング手法や手法の組み合わせは，個々の患者におけるリスクと利益（ベネフィット）について分析と話し合いを行ったうえで用いる．
- d. 家族性大腸癌，潰瘍性大腸炎，大腸ポリープの既往，大腸癌の病歴のある患者は，より頻回にスクリーニングを行い，専門家にコンサルトすべきである．

4. **その他の癌**　その他のいくつかの癌でスクリーニング検査を施行できる（例：前立腺，肺，卵巣，精巣，膀胱，膵臓，口腔，甲状腺，皮膚の各癌）．現在の米国予防医療専門委員会（USPSTF）ガイドラインでは，スクリーニングの有効性を示すエビデンスが不十分であったり，スクリーニングが不十分であるというエビデンスがあったりすることから，これらの癌に対するスクリーニング検査を扱っていない．医療従事者は情報を吟味したうえで各自の解釈を示してもよい．

## C．その他の健康問題についてのスクリーニング

1. **肥満**　肥満者には**定期的な身長と体重の測定**が推奨される．体重減少のみで確実に死亡率が減少するわけではないが，心血管系疾患とその他の健康問題のリスクを減少させることが示唆されている．

2. **問題飲酒**　問題飲酒のスクリーニングと簡単なカウンセリングによって飲酒量を減らすことができる．いくつかの質問法がある（第 89 章を参照）．

3. **視力・聴力障害**　高齢者の視力障害と聴力障害のスクリーニングは，患者の生活の質（quality of life：QOL）を向上させて外傷を防ぐ．

4. **骨粗鬆症**　骨粗鬆症のスクリーニングは，65 歳以上のすべての女性に推奨される．スクリーニングによって無症状の女性の骨折リスクを正確に予測し，治療方針を決定できる．

5. **抑うつ**　抑うつのスクリーニングにより，患者の罹患率を減少で

きるようである.

## Ⅵ 予防医療チェックリスト

**表4-1, 表4-2**のチェックリスト(それぞれ女性と男性向け)は米国予防医療専門委員会(USPSTF)ガイドラインに基づいて作成されている. これらのチェックリストについては注意点がいくつかある.

**A. 包括的なものではない.** これらのチェックリストは包括的なものではないので,個々の患者の必要性に併せて修正する. 特定の高リスク群の患者には予防サービスの追加が必要である(例:経静脈的薬物使用者は HIV スクリーニングを行うべきである). どの予防サービスを患者に提供すべきかを決定するために,プライマリ・ケア医は USPSTF の「臨床予防サービスガイド(Guide to Clinical Preventive Service)」からの情報を得るべきである.

**B. 1次予防・2次予防のみを扱っている.** チェックリストは成人の1次予防・2次予防のみを扱っている. 既知の疾患がある患者はしばしば予防サービスを追加して受けることになり(3次予防),チェックリストはこれらの必要性を反映して変更されることがある(例:糖尿病の患者には,腎症を発見するために毎年微量アルブミン尿のスクリーニングを行う).

**C. エビデンスの確立したものだけではない.** 予防サービスの中には,臨床的に施行できるもののエビデンスが不十分なため,USPSTFが推奨していないものもいくつかある(例:定期的な診察による精巣癌のスクリーニング). これらのサービスのいくつかを患者へ提供すべきかどうかはエビデンスを検討したうえで決定する.

**D. 実際に用いる.** チェックリストは実際に用いてこそ役立つ. これらのリストや,あるいはプライマリ・ケア医が作成した類似のものは,個々の患者のカルテへ転記しておく. 電子カルテを使えるならば,チェックリストをプログラムに組み込んで,いつ予防サービスを提供すべきか思い出せるようにしてもよい.

### 参考文献

United States Preventive Services Task Force. *Guide to Clinical Preventive Services,* 2nd ed. Baltimore: Williams & Wilkins, 1996 (updates at www.preventiveservices.ahrq.gov).

# Part II

# 眼・耳鼻咽喉系

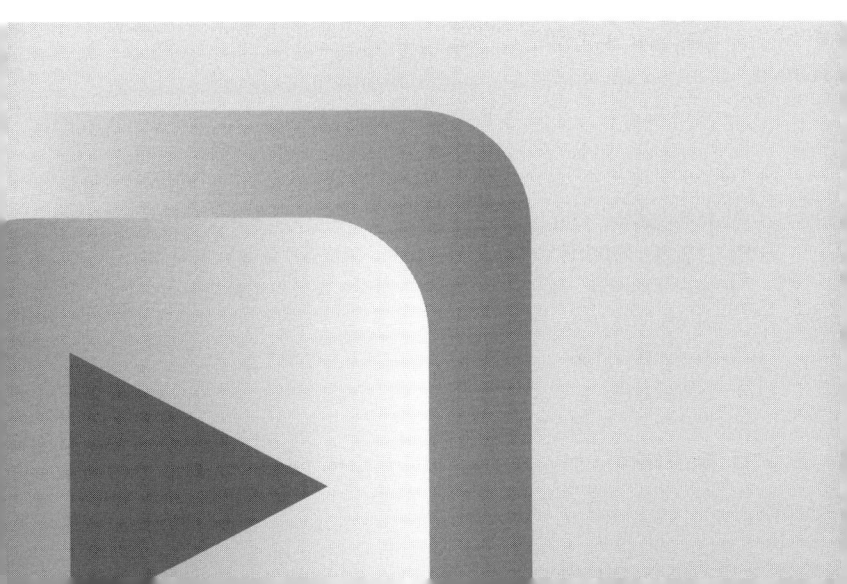

# 第5章 眼科救急

## I はじめに

眼疾患の中には視力に重大な影響を与えうるものがあるため，内科医はそれらを理解し，限られた時間の中で適切にトリアージすることが求められる．

**A. 頻度** 1次から3次救急における眼科救急疾患の占める割合は3～10%である．

**B. 主な愁訴** 視力低下，充血，眼痛，眼外傷が主であり，ほとんどの眼疾患はこれらのうち1つを主訴とする．

## II 患者へのアプローチ

**A. 問診**：次のことを確認する．

1. **症候** 主訴（見え方の変化，眼外観の変化，不快感，外傷）は何か？ 羞明（虹彩炎，角膜浮腫，緑内障）はあるか？ 光視症，飛蚊症，視野欠損（網膜剝離）はあるか？ 患者は血が流れるのがみえる（硝子体出血）か？ そのほかにどんな愁訴があるか？
2. **発症時間** いつから症状が出現したか？
3. **既往歴** 高血圧，糖尿病，そのほか眼症状をきたしうる全身疾患や，眼科手術歴の有無

**B. 身体診察**

1. **視力検査** 視力はSnellen視力表で評価する［訳注：わが国ではLandolt環を用いたLandolt視力表が一般的］．視力が20/400未満の場合は，患者の目前で指を数えさせる［指数弁（count fingers：CF）］，手を動かす［手動弁（hand motion：HM）］，光がわかる［光覚弁（perceive light：LP）］などの可否で評価する．
2. **瞳孔の評価** 瞳孔径，形状，直接および間接対光反応を評価する．
3. **付属器と眼周囲の評価** 眼瞼，睫毛，眼窩縁を評価する．
4. **神経学的所見** 綿球で軽く触れ，顔面と角膜の知覚を評価する．局所麻酔の前に行う必要がある．
5. **眼球運動の評価** 上下左右4方向の動きを評価する．
6. **視野の評価** 患者と向かい合い，上下左右4象限（分円）で検者の指を揺らして動きがわかるかどうか評価する．
7. **細隙灯検査**はフルオレセイン染色を用いた角膜の評価と，前房の

深さを評価する．

> **HOT KEY**
> 散瞳をすると視力や対光反応を評価できなくなってしまうため，散瞳は検査の最後に行う．

8. **眼圧検査** 眼圧測定は眼球穿孔，異物，外傷，活動性の感染症の患者には禁忌とされている．閉塞隅角緑内障では特に重要となる．
9. **直像検眼鏡検査**は赤色の反射，水晶体の透明度，視神経乳頭を評価する．健常な眼では，眼底からの反射が網膜血管により赤色になる．

C. **眼科医への治療とコンサルト** 一般的に急な視力低下，視野狭窄がある場合は眼科医へのコンサルトが必要となる．

> **HOT KEY**
> 眼科医にコンサルトする際に，眼のバイタルサインである矯正視力，瞳孔所見，眼圧の3つを忘れてはならない．

## Ⅲ 視力障害の原因

表5-1に急な視力低下をきたす原因の中でも，適切な診断と治療がなされない場合，失明の恐れがあるものをあげた．通常，視力低下の原因は次の6部位に分けられ，これらを"外から内へ"順に原因を探っていく．

A. **角膜** 角膜の剥離・潰瘍は，視力変化の原因として最もよくみられる．

B. **水晶体** 急激な屈折異常は，糖尿病患者の血糖値が大幅な変動をきたした際によくみられる．まれに，薬物性の水晶体浮腫を起こすことがある(例：サイアザイド系利尿薬)．

C. **網膜** 網膜の動脈または静脈の閉塞，網膜剥離，硝子体出血，加齢黄斑変性症は，視力低下をきたす原因の中でも迅速かつ適切な診断と治療がなされない場合，失明に至る可能性がある．

D. **視神経** 視神経の障害には特発性のほかに循環障害，炎症，外傷など数多くの原因がある(例：多発性硬化症/視神経炎，側頭動脈炎，前部虚血性視神経症など)．

E. **視交叉** 下垂体の腫瘍や梗塞による圧排によって両耳側半盲をきたす(図5-1)．

表5-1 眼科医へ速やかな紹介を要する視力低下の原因

| 疾患 | 病歴 | 身体所見と検査所見 | 治療 |
|---|---|---|---|
| 網膜動脈閉塞 | 急激かつ重度で痛みを伴わない片眼の視力低下<br>高齢者が典型的で、早朝発症が多い | 発症初期には異常が検出されないこともある<br>末期では蒼白乳頭、網膜の"乳白色"混濁、"cherry-red"様の黄斑部を認める | 即刻眼科医へ紹介(90分以内に不可逆的な視力障害をきたす) |
| 網膜静脈閉塞 | 糖尿病、高血圧、過粘稠症候群、緑内障の既往症、軽度の視力低下(黄斑浮腫による) | "blood and thunder"様の網膜 [訳注:"火焔"状の網膜出血](びまん性の網膜出血と血管拡張、軟性白斑) | 24～48時間以内に眼科医へ紹介<br>眼球マッサージ<br>ペーパーバッグ呼吸による $PaCO_2$ 上昇 |
| 側頭動脈炎 | 頭痛、咀嚼時痛、筋肉痛 | 側頭動脈の圧痛<br>血沈の亢進 | 側頭動脈生検が行えるまではprednisone [訳注:わが国ではプレドニゾロン] 経口投与(60 mg/日) |
| 硝子体出血 | 無痛性の視力低下<br>外傷、糖尿病、網膜裂孔などがリスクファクター | 網膜からの赤色反射の消失(血管が暗く黒色にみえるため) | 即座に眼科医へ紹介。眼圧上昇による網膜循環障害をきたしうる<br>光凝固術(増殖糖尿病網膜症の患者など) |

| | | | |
|---|---|---|---|
| 網膜剥離 | 急激な"飛蚊症"、光視症、視野欠損や霧視(視野にカーテンがかかるよう な)、加齢、近視、内眼手術や網膜変性の既往がリスクファクター | 剥離した網膜は膨隆し、浮動性の網膜皺壁を認める、黒色血管のため網膜は灰色にみえる | 即座に眼科医へ紹介 光凝固術、冷凍凝固術、焼灼術、強膜バックリング手術、空気/シリコーンオイル注入術など |
| 加齢黄斑変性症 | 突然発症の中心視力低下や中心部の変視症(線がゆがんでみえる) 突然の代償障害は黄斑出血、増殖性網膜、外傷などから生じうる | 視力障害 | 48時間以内に眼科医へ紹介 評価のうえ可能であれば光線力学療法 |

PaCO$_2$：動脈血二酸化炭素分圧

> **HOT KEY**
> 原因にかかわらず,視神経の障害は相対的求心路瞳孔障害となって現れる(健眼に光を当て縮瞳させた状態からすばやく患眼に光を移動すると,間接対光反射で縮瞳していた患眼の瞳孔が開大する).

> **HOT KEY**
> 視交叉より後方の領域は,両眼の視野のうち垂直子午線で分けたそれぞれ同側の視野を司る(同名半盲).神経学的な精密検査が必要となる(脳血管イベントや腫瘍の検索).

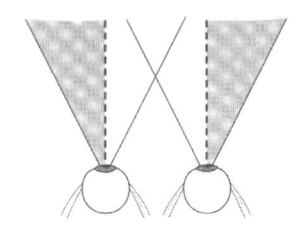

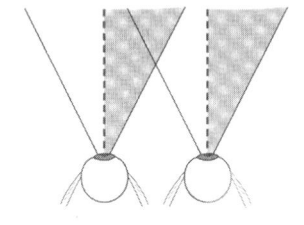

図5-1 半盲

**F. 視交叉後方の領域** 外側膝状体,視放線,視覚野の障害も視力低下をきたしうる.

## Ⅳ 充血の原因

いわゆる"眼が赤い"は多数の原因によって生じる,圧倒的に多く聞かれる愁訴である.

**A. 眼瞼,睫毛,涙嚢の炎症(眼瞼炎,麦粒腫,霰粒腫,涙嚢炎)は通常,視診のみで診断がつく.**

1. **眼瞼炎**は眼瞼縁の炎症で,通常両側性である.二大原因は,脂性の鱗屑を生じさせる脂漏と,乾燥性の鱗屑や紅斑を生じさせる黄色ブドウ球菌(*Staphylococcus aureus*)の感染である.
2. **麦粒腫**は眼瞼に並ぶ腺の限局性急性炎症である.
   a. 内麦粒腫は,マイボーム腺およびこの腺から結膜表面に至るまでの炎症である.
   b. 外麦粒腫は,眼瞼上にある Moll 腺または Zeis 腺の炎症である.
3. **霰粒腫**はマイボーム腺の慢性肉芽腫性炎症である.内麦粒腫とは期間が異なる(前者は日単位,後者は週単位).霰粒腫は通常無痛性で,急性の感染徴候を伴わない.

**4. 涙嚢炎**は涙嚢の黄色ブドウ球菌やβ溶血性レンサ球菌($\beta$-hemolytic *Streptococcus*)などによる急性感染である．涙小管下方の腫脹，疼痛，流涙を生じる．圧迫すると涙点からの排膿がみられることがある．

**B. 結膜炎**は救急の場で最もよくみられる充血の原因疾患である．その原因は多様である(**表5-2**)が，**身体所見(視力低下なし，軽度の羞明，結膜充血，眼瞼浮腫，流涙，対光反応正常)**は，その原因にかかわらず通常似ている．

**1. 化膿性結膜炎**には肺炎球菌(*Streptococcus pneumoniae*)，黄色ブドウ球菌，インフルエンザ桿菌(*Haemophilus influenzae*)，淋菌(*Neisseria gonorrhoeae*)が多い．結膜異物との鑑別を要する．

**2. クラミジア性結膜炎**は *Chlamydia trachomatis* による結膜炎である．慢性のクラミジア性結膜炎は**トラコーマ**ともよばれ，発展途上国で流行し，角膜混濁や白内障，失明の原因となる．治療は抗菌薬の全身および局所投与を6週間行う．

**3. ウイルス性結膜炎(ピンク色の充血)**はアデノウイルス，コクサッキーウイルス，ピコナウイルスが多い．ウイルス性結膜炎は**伝染性が高く**，患者はしばしば同様の症状を有する者との接触を訴える．

**4. アレルギー性結膜炎**は，一般的に季節性のアレルギーやアトピー性皮膚炎を有する患者に多い．

**C. 充血の原因のうち早急に眼科医への紹介を要するものを表5-3に示す．**

**1. 急性閉塞隅角緑内障**は狭隅角の患者に急性の房水還流ブロックが生じて発症する．発作は散瞳によって瞳孔と水晶体との接触が増大することで引き起こされる．接触の増大によって後房から前房への房水還流がブロックされ，虹彩よりも後方の内圧が上昇して虹彩が前方へと押し出される．前方へ押し出された虹彩は前房の隅角を閉塞し，房水の排出が阻害される結果，正常10～20 mmHgである眼圧は30～70 mmHgまで上昇する．眼圧の上昇は角膜や視神経を障害し，視力障害をきたす．

**2. ぶどう膜炎**(眼内炎)には結合組織疾患，感染症，外傷，悪性腫瘍などを含め多くの原因がある．再発性のぶどう膜炎は続発性緑内障や虹彩癒着を引き起こす．

　**a. 前部ぶどう膜炎**は虹彩(**虹彩炎**)，前房，後房の炎症である．

　**b. 中間部ぶどう膜炎**は硝子体の炎症である．

　**c. 後部ぶどう膜炎**は網膜と脈絡膜の炎症である．

表5-2 結膜炎

| 疾患 | 病歴 | 身体所見と検査所見 | 治療 |
|---|---|---|---|
| 細菌性結膜炎 | 起床時の厚い眼脂(片眼または両眼)、ウイルス性徴候を伴わない。淋菌性結膜炎患者は通常、淋病患者との性的交渉の既往があり、また新生児にも産道感染を生じることがある | 結膜擦過物のグラム染色による原因菌の同定(2～3日のうちに改善しない患者に適応となる) | ゲンタマイシンまたはエリスロマイシンを2時間ごとに点眼。閉瞼やステロイド局所投与は禁忌。淋菌性結膜炎にはセフトリアキソン1gの筋注または静注と、シプロフロキサシン点眼を要する。48時間以内に眼科医へ紹介 |
| クラミジア性結膜炎 | 新生児の産道感染では5～14日以内に充血を生じる。クラミジア性結膜炎患者のうち女性で90%、男性で60%の患者が性器クラミジアを合併している | 充血、耳前リンパ節腫脹、眼瞼浮腫。上皮擦過物のGiemsa(ギムザ)染色で細胞内封入体 | テトラサイクリン(250 mg)、またはドキシサイクリン(100 mg)を1日4回、14日間。妊婦にはアジスロマイシン(1 g)経口投与。48時間以内に眼科医へ紹介 |
| ウイルス性結膜炎 | しばしば両眼発症で、充血に漿液性非化膿性の眼脂や全身症状(発熱、耳前リンパ節腫脹、咽頭炎など)を伴う | アデノウイルス角結膜炎は散在性の点状角膜浸潤と結膜下出血がみられることがある | 自然軽快するが、ヘルペス性結膜炎はアシクロビル、バラシクロビル、ファムシクロビルで治療できる |

| | | | |
|---|---|---|---|
| | | 単純ヘルペスウイルス（HSV）や帯状疱疹ヘルペスではフルオレセイン染色下での細隙灯検査で樹枝状角膜炎を認める | 帯状疱疹ヘルペスが疑われる場合を除き、眼科医へ紹介の必要なし |
| アレルギー性結膜炎 | 両眼に非感染性眼脂、瘙痒、眼瞼浮腫を生じ、しばしば鼻汁、季節性アレルギーやアトピー性皮膚炎の既往を伴う | ギムザ染色での好酸球検出により診断 | アレルゲン除去<br>抗ヒスタミン薬経口投与や充血除去薬（Naphcon A®）点眼 |

表5-3 充血原因のうち早急に眼科医への紹介を要するもの

| 疾患 | 病歴 | 身体所見と検査所見 | 治療 |
|---|---|---|---|
| 急性閉塞隅角緑内障 | 充血、眼痛、霧視<br>光輪視（角膜浮腫による）<br>悪気もしくは嘔吐<br>初期症状は片頭痛と似ている | 細隙灯検査で浅前房<br>瞳孔はやや散瞳し固定<br>角膜浮腫<br>測定もしくは触診で高眼圧 | 虹彩切除のため即座に眼科医へ紹介<br>0.5%チモロールを点眼し眼圧降下と眼房水形成の減少をはかる<br>1%または2%ピロカルピンを点眼し縮瞳<br>アセタゾラミド（500 mg）やマンニトール（1 mg/kg）を静注し眼圧降下 |
| 前部ぶどう膜炎（虹彩炎） | 片眼の眼痛と毛様充血<br>羞明<br>霧視（前房混濁による） | 瞳孔は縮瞳傾向で動きが不良<br>共感性の羞明（健眼に光が入ると、患眼も共感性光反射によって縮瞳し疼痛が生じる）<br>細隙灯検査で前房内炎症細胞とフレア<br>眼窩周囲の腫脹 | 自然軽快するが、合併症を避けるため24〜48時間以内に紹介<br>眼科医は長時間作動性調節麻痺薬（アトロピンなど）や、疼痛軽減のため1％酢酸prednisone局所投与を行う |
| 眼窩蜂窩織炎 | 鈍く、うずくような眼痛<br>眼球突出、発熱、倦怠感 | 眼球運動制限<br>視野狭窄 | 即座に眼科医へ紹介<br>到着を待たずに第1、2世代セフェム系抗菌の全身投与を開始する（易感染性宿主の場合、抗真菌薬も併用する） |

| 角膜潰瘍 | 疼痛,流涙,異物の既往 | フルオレセイン染色下に細隙灯検査を行い角膜穿孔の有無を鑑別<br>眼瞼を翻転し,異物が残っていないか確認<br>培養にて原因検索 | 即座に眼科医へ紹介<br>眼科医は短時間作動性調節麻痺薬(シクロペントレートなど)やゲンタマイシン,トブラマイシン点眼を処方する |
|---|---|---|---|

3. **眼窩蜂窩織炎**
   a. 一般的な起炎菌は**インフルエンザ桿菌**, **黄色ブドウ球菌**, **化膿レンサ球菌**(*Streptococcus pyogenes*), **肺炎球菌**など.
      (1) 易感染性宿主(糖尿病患者も含む), その中でも副鼻腔炎の既往をもつ患者では**ムコール症**の鑑別を要する.
      (2) CT もしくは MRI を施行し, ドレナージを要する**膿瘍**を鑑別する.
   b. 眼窩蜂窩織炎は未治療で経過すると視力低下, 静脈洞血栓症, 頭蓋内感染などを**合併**する.
4. **角膜潰瘍**は異物, 眼瞼内反, 睫毛乱生(眼球に向かって睫毛が生える), 兎眼(閉瞼できない), 結膜炎などで 2 次的に生じる.

# Ⅴ 眼外傷の原因

かかりつけ医はしばしば眼外傷患者の初療にあたることがある.

**A. 化学的外傷**は長期間の視力障害をきたしうる. **酸とアルカリによる外傷があり, 後者のほうが重篤となる**.
1. **洗浄** 最低でも 2 L 以上の大量の生理食塩液で十分な洗浄を行う. これは身体診察よりも最優先される処置である. 洗浄後, 湿らせた綿球などで結膜円蓋部に残存した異物や化学物質を除去する.
   a. もし自宅などから相談の電話を受けた場合は, 受診前に 30 分間は眼を洗浄するように助言する.
2. **身体診察**
   a. 角膜の擦過傷の検査
   b. 眼瞼を飜転し結膜をすすぎ, 異物を検索する.
3. **紹介**
   a. 検査の結果, 正常であれば, 調節麻痺薬と抗菌薬の点眼を処方し, 軽く圧迫した状態で閉瞼処置をする. 48 時間以内に眼科を受診するように指示する.
   b. 角膜や結膜に明らかな障害を認める際は眼科医へ紹介する.

**B. 眼瞼裂傷**
1. **身体診察**
   a. 患者に上方視および下方視をさせ, 眼瞼機能を評価する.
   b. もし眼瞼裂傷が内眼角付近にあるときは, 涙管損傷の評価を要する. 損傷があれば, 慢性化しないように緊急ステント留置をする必要がある.
2. **紹介** 速やかに眼科医への紹介が必要となる. 眼瞼挙筋と涙小管の修復には, 診断的治療として手術を要する.

**C. 鈍的外傷** 細隙灯検査と視力検査で前房出血, 硝子体出血, 網膜剝

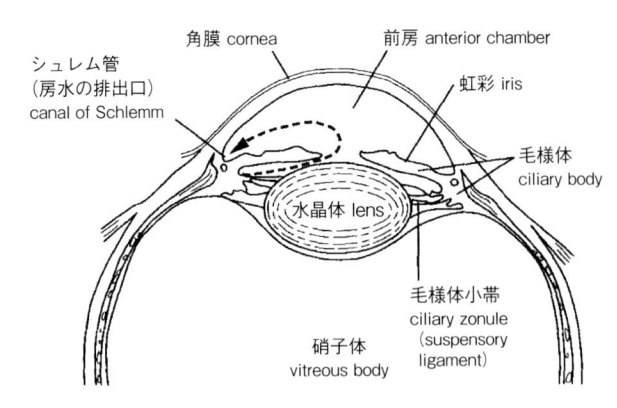

図5-2 矢印は房水の後房から前房への正常な流れを示す

離の有無を評価する．既往や身体所見から合併症が示唆される場合は眼科医に紹介する．

**D. 吹き抜け骨折**
1. **身体所見**として軟部組織腫脹，複視，鼻出血，眼窩周囲の皮下出血，捻髪音，眼窩気腫，眼球陥凹，眼球突出，眼瞼下垂，上顎上部のしびれなどがみられる．眼窩周囲の皮下捻髪音は，吹き抜け骨折による副鼻腔と眼窩との交通を示唆する．
2. **画像検査**
   a. 単純X線で"涙滴（teardrop）"像（副鼻腔に嵌頓した軟部組織）や，患側副鼻腔の空気-液面がみられることがある．
   b. CTスキャンで骨破片や嵌頓を検索する．
3. **紹介** 速やかに眼科医に紹介する．その間に，圧着氷嚢や抗菌薬の全身投与（副鼻腔からの眼窩内感染を防ぐため）を開始する．

**E. 眼球破裂**は眼球への強い衝撃で生じる．しばしば眼窩部が無傷でも眼球破裂を起こしていることがあり，その逆もある．視力低下，前房出血，硝子体出血，極端に深いか浅い前房などの徴候がみられる．
1. 眼球破裂の診断が確定した時点で，それ以上の診察は行ってはならない．**金属製の眼帯を装着させ，縫合修復術を行うため眼科医へ紹介する**．
2. 縫合修復術を困難にするため，**眼軟膏は使用しない**．眼内炎の予防のため**抗菌薬の全身投与を指示する**．

## 参考文献

Loewenstein J, Lee S. Ophthalmology, Just the Facts. New York, New York: McGraw Hill, 2004.

# 第6章　難聴

## **I** はじめに
米国では，聴覚障害は最も多い慢性障害である．
- **A.** 2,800万人のアメリカ人が種々の程度の聴覚障害をきたしているとされる［訳注：わが国でも約600万人といわれる］．
- **B.** 65歳以上になると，正常の聴覚があるのは10％程度のみと報告されている．

## **II** 難聴の原因
3種類の原因がある．伝音難聴，感音難聴，混合性難聴である．
- **A. 伝音難聴**は外耳もしくは中耳に起因する．蝸牛への伝音系が2次的に閉塞もしくは狭窄し，原因としては耳垢栓塞，体液，先天奇形，腫瘍，外傷，耳硬化症がある．
- **B. 感音難聴**は蝸牛（内耳）もしくは第Ⅷ脳神経（聴神経）の蝸牛神経部分が障害され，聴覚伝導路を妨げられたときに生じる．原因はさまざまで，耳毒性，老年性難聴，Ménière病，外傷，騒音性難聴，多発性硬化症，自己免疫疾患，腫瘍がある．
- **C. 混合性難聴**は伝音難聴，感音難聴の両方の要素を含んでいる．どちらが主因であるかは明らかにしておくべきである．原因には外傷，耳硬化症，慢性中耳炎がある．

## **III** 患者へのアプローチ
多くの患者は自身の難聴について否定したり，もしくは特徴について述べることがむずかしかったりするため，医師は患者の難聴に気づくように注意する必要がある．まず難聴の存在を明らかにし，さらに伝音難聴，感音難聴，混合性難聴の分類をする（図6-1）．
- **A. 病歴**　正しい診断のためには，詳細な経過を聞くことが重要である．
  1. **徴候と症状**　聴覚伝導路の障害される部位によって患者の難聴の表現は異なる．
     a. 高齢患者では難聴のせいで，**孤立感や認知症様の症状**がみられるかもしれない．しかし多くの場合，治療可能である．
     b. 回転性めまい，耳鳴，耳閉感（ear pressure）を伴うことがある．
  2. 次のような**質問**をする．

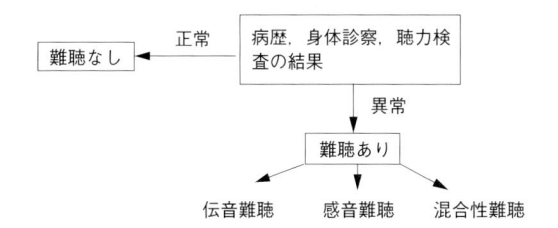

```
              正常   ┌─病歴,身体診察,聴力検─┐
  ┌─難聴なし─┐←─────│ 査の結果          │
  └─────┘      └──────────────┘
                        │異常
                        ▼
                   ┌─難聴あり─┐
              ┌────┼──────┐
              ▼    ▼      ▼
          伝音難聴 感音難聴  混合性難聴
```

**図6-1 難聴患者へのアプローチ**

a. 難聴は突然発症したか,徐々に進行しているか,それとも消長しているか?
b. 変化に気がついてからどれぐらい経過したか?
c. 難聴は片側性か,両側性か?
d. 家族歴はあるか?
e. 騒音に曝露したことはあるか?
f. どのような薬物を内服しているか?
g. 上気道感染や外傷のような難聴を増悪させるような出来事があったか?

---
**HOT KEY**
突然の難聴は緊急疾患である.

---

**B. 身体診察**は耳,鼻,咽喉に焦点を絞り,特に耳とその隣接する構造物に注意を払う.

1. **神経学的診察** 脳神経の異常所見があれば,重大な中枢神経系(central nervous system:CNS)障害を示唆する.

2. **耳鏡での診察** 外耳道と鼓膜をしっかり目視するため,外耳道の耳垢をきれいに除去しておく.
   a. **外耳道**の耳垢,外骨症,感染徴候(例:紅斑),皮膚の乾燥をよく調べる.
   b. **鼓膜**の瘢痕,穿孔,色調の変化,鼓室硬化症について詳細に調べる.

3. **音叉での診察** 音叉は通常あまり使用しないが,聴覚障害の有無を確かめたり,伝音難聴や感音難聴を鑑別するのに簡便で非常に役立つ[訳注:手技の詳細については成書を参照].
   a. **Weberテスト** 512 Hzの音叉の枝部を叩き,患者の額の中心

> **HOT KEY**
> 最近の上気道感染の既往がない成人に中耳の体液貯留(鼓膜の透過性低下,膨れ)があれば,悪性腫瘍を除外するために頭頸部の精査目的で耳鼻科へ紹介する.

  もしくは鼻梁に置く.そして音が左耳,右耳,あるいは両耳で聞こえるかどうか質問する.
  (1) **対称**(すなわち患者が両方の耳で聞こえると答える)の場合,正常か,もしくは両側性の難聴を示唆する.
  (2) **偏位**(すなわち患者がどちらか一方の耳でよく聞こえると答える)の場合.
   (a) **伝音難聴** 患側で大きく聞こえる.
   (b) **感音難聴** 健側で大きく聞こえる.
 b. **Rinne テスト** 伝音難聴を鑑別し,その重症度を推定するのに有用である.512 Hz の音叉をしっかりと乳突突起に押しつける.骨に当てた状態で音叉の枝部を叩いて骨導聴力を確かめ,次に外耳道入口部から 2 cm 離して気導聴力を確かめる.どちらが大きい音がしたかについて質問する.
  (1) **骨導が気導よりも悪い場合**,被験耳は正常もしくは感音難聴が疑われる.
  (2) **骨導が気導よりも良い場合**,被験耳は少なくとも 20 dB の伝音難聴が疑われる.

> **HOT KEY**
> 音叉を用いた検査で非対称性の難聴があれば,精査のために耳鼻科へ紹介する必要がある.

  c. 表 6-1 に基づいて,難聴の種類,発症によって鑑別診断を絞る.
C. **聴力検査**(オージオメトリー) 通常,確定診断に必要となる.

# Ⅳ 治療
中耳炎,外耳炎,耳垢栓塞の治療については,第 7,8,9 章をそれぞれ参照.

# Ⅴ フォローアップと紹介
重大な難聴がある場合は,すべて耳鼻咽喉科医へ紹介する.

### 表 6-1 難聴の鑑別診断

| 発症 | 難聴の種類 | |
|---|---|---|
| | 伝音難聴 | 感音難聴 |
| 急性<br>（< 24 時間） | 異物<br>外傷<br>火傷<br>裂傷<br>骨折<br>気圧外傷<br>鼓膜の穿孔 | 聴神経腫<br>血管閉塞<br>Ménière 病<br>迷路（内耳）炎（ウイルス，細菌感染） |
| 進行性<br>（> 24 時間） | 外耳炎<br>急性中耳炎<br>腫瘍<br>耳硬化症<br>耳垢栓塞 | 老年性難聴（加齢）<br>騒音性難聴<br>聴神経腫<br>耳毒性<br>内耳の自己免疫疾患 |

### 参考文献

Cook JA, Hawkins DB. Hearing loss and hearing aid treatment options. Mayo Clinic Proceedings. 2006;81:234–237.

Palmer CV, Ortman A. Hearing loss and hearing aids. *Neurology Clinics* 2005;23: 901–918.

# 第7章 中耳炎

## I はじめに
A. 中耳炎には4種類あるが，一連の疾患経過における異なった点を指したものである．それぞれにいくつかの段階がある．
  1. **急性化膿性中耳炎**
  2. **慢性化膿性中耳炎**
  3. **急性滲出性中耳炎**
  4. **慢性滲出性中耳炎**
B. 中耳炎は小児科医にとって最も頻度の高い疾患である．**発症年齢のピークは6か月～3歳にある．**

## II 化膿性中耳炎
A. 急性化膿性中耳炎
  1. 原因は**肺炎球菌**(*Streptococcus pneumoniae*)，**インフルエンザ桿菌**(*Haemophilus influenzae*)，*Moraxella catarrhalis*，**A群レンサ球菌**が起因菌となる．
  2. **臨床症状** 診断は次の三徴による(3つすべてがあるはずである)．①急性発症した耳痛，②中耳の体液貯留〔鼓膜(tympanic membrane：TM)の膨隆または可動性の低下〕，鼓膜内側の気液境界，耳漏，そして，③紅斑や急性疼痛といった炎症の存在である．
  3. **鑑別診断**としては**外耳炎**，**急性乳様突起炎**(つまり，乳様突起の含気蜂巣の炎症)があげられる．

> **HOT KEY** 中耳炎の患者が症状の増悪とともに乳様突起の圧痛，耳介後部の腫脹と紅斑，外耳道後壁の突出または腫脹を伴っていれば，急性乳様突起炎を考慮すること．

  4. **治療**
    a. **抗菌薬療法** 最近の研究では，急性中耳炎に罹患した小児の多くは抗菌薬を用いることなく軽快している．そのため現在のガイドラインでは，6か月以上の患児は抗菌薬なしで72時間経過観察することを推奨しており，症状が改善しない場合にのみ

治療を行う．しかし重症の場合は例外である．6か月未満の患児と重症者は初診時から治療を行う．

  (1) **アモキシシリン**(80 mg/kg/日，分3)が第1選択薬である[訳注：わが国での保険適応量は，20〜40 mg/kg/日である]．
  (2) **第2選択薬**　耐性菌感染のリスクの高い児のためにとっておく．30日以内に抗菌薬投与を受けた場合，あるいは角結膜炎を併発している場合(ペニシリン耐性インフルエンザ桿菌によりしばしば生じる)を含む[訳注：βラクタマーゼ産生菌のみならず，βラクタマーゼ非産生アンピシリン耐性菌が近年増加していることにも注意する]．
  b. **鼓膜切開**(耳鼻咽喉科医が施行すること)は疼痛と高熱が持続したり，顔面神経麻痺，急性髄膜炎，迷路(内耳)炎，乳様突起炎を生じている場合には必要である．
5. **フォローアップ**と**紹介**　片側の中耳炎を生じている成人患者は耳鼻咽喉科医に紹介し，鼻腔咽頭の評価を受ける(腫瘍性閉塞を除外するため)．

## B. 慢性化膿性中耳炎

1. **原因**
  a. **真珠腫**(コレステリン腫)は扁平上皮に裏打ちされた嚢胞様の腫瘤または良性腫瘍が鼓膜裏面に陥凹して生じる．感染と耳小骨の融解をきたし，慢性化膿性中耳炎の原因となる．
  b. **中耳粘膜の不可逆的変化の病態**や，耳管閉塞と体液貯留をきたす病態[例：アレルギー性鼻炎，副鼻腔炎，免疫不全，小児での咽頭扁桃(アデノイド)感染]には，慢性耳漏や慢性化膿性中耳炎を生じることがある．起炎菌は通常，**黄色ブドウ球菌**，**嫌気性菌**(*anaerobic bacteria*)，**緑膿菌**(*Pseudomonas*)である．
2. **臨床症状**
  a. 慢性化膿性中耳炎は，**粘液様で化膿性の無臭の滲出性慢性耳漏**(例：慢性鼓膜穿孔)を特徴とする．耳漏の増悪を伴わない段階がしばしばある．
  b. **伝音難聴**を通常認める．
  c. **疼痛はなく，患者の全身状態はよい**．
3. **鑑別診断**には**結核**と**癌**が含まれる．
4. **治療**は，慢性化膿性中耳炎が真珠腫と関連しているかどうかで異なる(図7-1参照)．
  a. **真珠腫を伴う場合**　耳鼻咽喉科へ紹介し，**外科的治療**が必要となる．
  b. **真珠腫を伴わない場合**　治療の目的は感染症を軽快させること

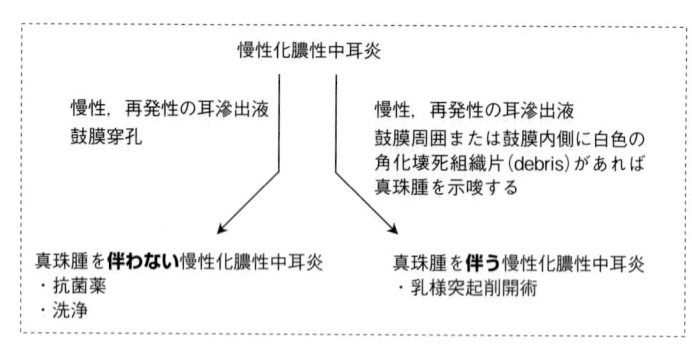

```
                    慢性化膿性中耳炎
                           │
        ┌──────────────────┴──────────────────┐
   慢性，再発性の耳滲出液              慢性，再発性の耳滲出液
   鼓膜穿孔                         鼓膜周囲または鼓膜内側に白色の
                                   角化壊死組織片(debris)があれば
                                   真珠腫を示唆する
        │                                    │
        ▼                                    ▼
   真珠腫を伴わない慢性化膿性中耳炎      真珠腫を伴う慢性化膿性中耳炎
   ・抗菌薬                          ・乳様突起削開術
   ・洗浄
```

図7-1 慢性化膿性中耳炎の治療決定アルゴリズム

にある．もし**抗菌薬**と**洗浄**で感染症を改善できれば，乳様突起削開術は避けたほうがよい．

## III 滲出性中耳炎

### A. 急性滲出性中耳炎

1. **原因** 急性滲出性中耳炎はしばしば急性化膿性中耳炎に前後して生じる．耳管の機能不全につながる病態も関連していることがある(例：上気道感染，アレルギー性鼻炎，副鼻腔炎，鼻腔咽頭の腫瘍)．

2. **臨床所見**は耳の**圧迫感や耳閉感**があり，しばしば**聴力障害**，咀嚼時の**亀裂音**(crackling)や**破裂音**(popping)を伴う．耳鏡では，**鼓膜が充血**して内部が**琥珀色**に見え，気泡を伴う場合も伴わない場合もある．

3. **鑑別診断**には**急性化膿性中耳炎**と，中耳，乳様突起の含気蜂巣への**脳脊髄液**(cerebrospinal fluid：CSF)**漏出**がある．

4. **治療**は慎重に経過観察を行うのが一般的である．80%の小児は無治療で2か月以内に滲出液が消退する．抗ヒスタミン薬，鼻閉改善薬，コルチコステロイドは改善効果が示されておらず推奨できない．抗菌薬の使用を支持するデータは限られているが，一部の専門家は著明な聴覚障害，言語障害，発語障害，その他の発達障害のある小児に対しては10～14日間抗菌薬を使用することを推奨している．

5. **フォローアップと紹介** 発症後2か月改善がみられなかった小児は，耳鼻咽喉科に紹介すべきである．著明な聴力障害，言語障害，発語障害，その他の発達障害のある小児では早期の外科的介入が必要となる．成人の急性滲出性中耳炎では，特に片側性で上

気道感染と無関係に発症している場合は，鼻咽頭の腫瘍による耳管閉塞を除外するために耳鼻咽喉科を紹介する必要がある．

**B. 慢性滲出性中耳炎**　滲出液が最低3か月存在するものと定義される．

1. **原因**　耳管の機能不全による．アレルギーやアデノイド，副鼻腔，鼻咽腔の異常が原因の場合もある．
2. **臨床症状**では**耳閉感**と**無痛性聴覚障害**を生じる．所見は急性滲出性中耳炎と類似する．
3. **鑑別診断**は鼓室内出血(**中耳出血**)と**脳脊髄液漏出**がある．
4. **治療**は耳管機能不全の原因改善が必要である．一般的にはうっ血除去薬(鼻閉改善薬)や点鼻ステロイド薬が試みられる．抗菌薬は有効性が示されていない．
5. **フォローアップと紹介**　治療しても滲出液が改善しなければ，耳鼻咽喉科医へ紹介する．

### 参考文献

American Academy of Pediatrics Subcommittee on Management of Acute Otitis Media. Diagnosis and management of acute otitis media. *Pediatrics* 2004;113: 1451–1465.

Pichichero ME, Casey JR. Acute otitis media: making sense of recent guidelines on antimicrobial treatment. *J Fam Prac* 2005;54:313–322.

# 第8章 外耳炎

## I はじめに

**A. 定義** 外耳炎("swimmer's ear")は外耳道の感染症である.

**B. 病態** 外耳炎はとりわけ夏期に多く,通常,皮膚と耳垢からなる防御構造が破綻して生じる.

1. 高温,湿度,水の進入による浸軟,アレルギー,外傷(例:物理的損傷)といった要素により,外耳道の外1/3にある皮脂腺と耳垢腺が萎縮する.
2. これらの腺から供給されていた保護層がなくなることで外耳道が乾燥し,感染を防ぐのに必要な化学的バランスが失われる.
3. 最も頻度の高い起炎菌は緑膿菌(*Pseudomonas aeruginosa*)と黄色ブドウ球菌(*Staphylococcus aureus*)である.

## II 臨床所見

**A. 四大症状**

1. 疼痛(しばしば重篤である)
2. 瘙痒
3. 難聴
4. 耳閉感(例:"耳栓をしているような"感じ)

> **HOT KEY**
> 耳珠(耳道前方にある半円形の軟骨)に圧痛がある場合,外耳炎を強く示唆する.耳介自体の炎症と腫脹は,より重篤な感染症(例:蜂窩織炎,耳介軟骨膜炎,丹毒)を示唆し,耳鼻咽喉科へのコンサルトが必要である.

**B. 病期**は2つに分けられる.

1. **急性炎症期** この時期には細菌感染が生じており,患耳に疼痛がある.感染が重篤になるに従い,疼痛と外耳道の腫脹が増悪する.
2. **慢性炎症期** この時期には,感染の遷延によって外耳道の皮膚が著明に肥厚しているのが特徴である.耳道を観察すると,乾燥した落屑を認める.外耳道はしばしば著明に狭窄している.

## III 患者へのアプローチ

外耳炎と類似した疾患は多い．そのうち必ず除外すべき疾患を以下にまとめて示す．

**A. 壊死性外耳炎(悪性外耳炎)は致死的となりうる**感染症で，通常，高齢者や免疫不全者〔例：糖尿病，HIV(ヒト免疫不全ウイルス，エイズウイルス)感染症，慢性疾患〕に生じる．一見適切な治療が行われているにもかかわらず外耳炎が増悪し続け，遷延するのが典型的経過である．

 **1. 臨床症状** しばしば耳漏と強い"深部痛"，"穿刺痛"を生じる．身体診察では新規発症の脳神経障害を認めることがある．

 **2. 治療** 耳鼻咽喉科医へ紹介しなければならない．

**B. 耳介の軟骨膜炎と軟骨炎** 耳介の軟骨膜や軟骨への感染は重篤であり，迅速な対応が必要である．

 **1. 臨床症状** しばしば耳介がびまん性に腫脹し，非常に強い圧痛がある．

 **2. 治療** 好気性菌と嫌気性菌をカバーする抗生物質を静脈内に用いる．壊死した軟骨の外科的デブリドマンが必要となる場合もある．

**C. 癤**(furunculosis)　限局性腫脹が単発または多発して外耳道軟骨部に生じる．

 **1. 臨床症状** 腫脹には波動を認め，耳珠をつまんだり耳鏡を挿入したりすると圧痛を生じる．

 **2. 治療** ドレナージと抗菌薬の局所投与からなる．抗菌薬の全身投与は，蜂窩織炎や全身症状を認めた場合にのみ必要となる．

**D. 耳の皮膚炎**と**接触性アレルギー**は急性のことも慢性のことも，その両方を伴うこともある．

 **1. 臨床症状**

  **a. 急性期**は炎症所見に瘙痒，落屑，滲出液を伴う．

  **b. 慢性期**には，外耳道の皮膚は萎縮，乾燥，鱗屑化する．

 **2. 治療**はステロイド薬のクリームまたは液剤を用いる．

  **a.** 重症例では，ベタメタゾン吉草酸エステルまたはフルオシノニドを短期的に用いる．長期間に使用すると上皮が萎縮する．

  **b.** 慢性化した場合は，1%ヒドロコルチゾンクリームまたは液剤を用いてもよい．

**E. 耳の帯状疱疹(Ramsay Hunt症候群)**は脳神経核〔訳注：顔面神経核〕に水痘帯状疱疹ウイルスが感染することで生じる．

 **1. 臨床症状** 有痛性のヘルペス病変が耳介と外耳道に生じる．重症例では顔面神経麻痺(Bell麻痺)，難聴，前庭障害を生じることもある．

2. **治療**　Bell 麻痺は顔面神経の完全麻痺に進展することもある．そのためコルチコステロイド治療と耳鼻咽喉科医への紹介が必要である．

**F. 耳の真菌症(外耳道真菌症)** は外耳道の真菌感染症である．
1. **臨床症状**　症状は外耳炎と似ているが，疼痛よりも瘙痒を生じる場合が多い．白色調の滲出液と黒色斑があれば，黒色アスペルギルス(*Aspergillus niger*)感染を示唆する．
2. **治療** は耳道の酸性化にある．

## Ⅳ 治療

> **HOT KEY**　外耳炎の程度にかかわらず頻回かつ徹底した外耳道の清掃が，効果的な治療に重要である．疼痛や腫脹のために外耳道の観察と清掃が困難であれば，耳鼻咽喉科医へ紹介する．

> **HOT KEY**　治療を成功させるためには，外耳道の乾燥を保たなければならない．入浴時には，シリコーン製の耳栓やワセリンつき綿球を外耳道に挿入しておけば外耳道の乾燥を保つことができる．

**A. 急性炎症期**　適切な治療が行えるかどうかは，感染の程度にかかっている．
1. **軽症**
   a. 滲出液を認めたら，外耳道を徹底的に清掃する(**吸引して，耳管への体液流入を避ける**)．
   b. **点耳抗菌薬とステロイド薬を併用**(例：Cortisporin® のようなポリミキシン，ネオマイシン，ヒドロコルチゾン含有点耳薬)し，緑膿菌と黄色ブドウ球菌の双方をカバーすることが推奨される．典型的な治療は1日3回の点耳薬投与を3～5日，**症状が改善するまで続ける**．経口抗菌薬は不要である．
2. **中等症～重症**　中等症～重症の感染症では，外耳道の徹底したデブリドマンが必要であり，また腫脹があると点耳薬が入りにくいため，耳鼻咽喉科医への紹介が推奨される．

**B. 慢性炎症期**　次のように治療を進める．
1. 外耳道の清掃を繰り返し行う．
2. 抗菌薬とステロイド薬の点耳薬を投与する．

3. 外耳道の培養を行い，原因菌が効果的に治療されていることを確認する．

> **HOT KEY**
> 瘙痒の改善には，ベタメタゾンクリームの外耳道塗布が必要になる場合もある．

## Ⅴ 治療
**A. 急性炎症期** ドレナージを行った患者は耳鼻咽喉科医へ紹介すべきである．より重篤な感染の場合は，大幅な改善がみられるまでは1〜3日おきに診察すべきである．

**B. 慢性炎症期** 治療による改善がみられれば耳鼻咽喉科医への紹介は必要ない．状態が軽快するまで，1〜2週おきにフォローすべきである．

### 参考文献
Block SL. Otitis externa: providing relief while avoiding complications. *J Fam Prac* 2005;54:669–676.

Rosenfeld RM, Singer M, Wasserman JM, Stinett SS. Systematic review of topical antimicrobial therapy for acute otitis externa. *Otolaryn Head Neck Surg* 2006;134 (4 Suppl):S24–S48.

# 第9章 耳垢栓塞

## I はじめに
A. 耳垢は黄茶色のろう(蠟)状物質で，皮脂腺や耳垢腺からの分泌物，脱落した上皮，毛，ほこりなどからできている．耳垢は酸性で静菌・静真菌作用をもつ．

B. 外耳道の自浄作用が障害されていなければ，耳垢や壊死組織片(debris)が蓄積することはほとんどない．外耳道をきれいにする習慣は逆効果で，最終的に慢性外耳炎を引き起こす．加えて，綿棒は耳垢を奥へ押し込んでしまい，耳垢栓塞をきたしやすくする．

## II 耳垢栓塞の臨床症状
A. 患側の伝音難聴は最もよくみられる症状である．難聴は外耳道が耳垢で詰まっていくことによって徐々に進行する．

B. 他の症状は"充満した"感じ，耳鳴，浮動性めまい，耳の不快感などがある．

## III 患者へのアプローチ
A. 異物，化膿性外耳炎，中耳炎(化膿性滲出液を認める)，**外耳道狭窄を除外する**．

B. 鼓膜が穿孔していないかどうか確認する．経過中に出血，悪臭，分泌物などを認めたか？ 鼓膜は耳鏡検査でどのように見えるか？ などを確認する．

## IV 治療(図9-1)
A. **鼓膜穿孔** 鼓膜穿孔が疑われたならば耳垢除去を試みてはならない．代わりに耳鼻咽喉科医に紹介する．

B. **鼓膜が保たれている場合**
  1. **耳垢除去**
      a. 硬く詰まった耳垢を軟らかくするために，Cortisporin® 点耳薬[訳注：抗菌薬とステロイドを含む]や鉱物油脂を1日に2〜3回，再診日まで1週間注入してもらう．
      b. 耳垢が浸軟したら，外耳道を温水(すなわち体温37℃のお湯)で洗浄する．この際，水圧を低くするために先端の口径が大き

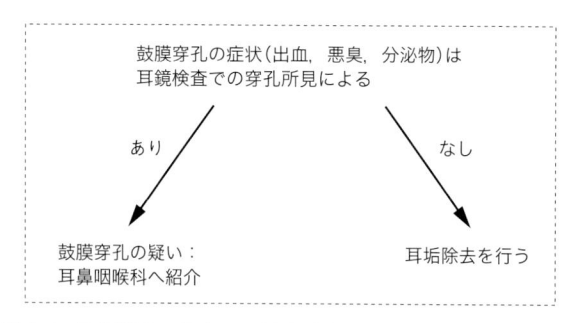

```
          鼓膜穿孔の症状(出血，悪臭，分泌物)は
              耳鏡検査での穿孔所見による

         あり                              なし

    鼓膜穿孔の疑い：                      耳垢除去を行う
    耳鼻咽喉科へ紹介
```

**図 9-1　耳垢栓塞の治療は，鼓膜が穿孔しているかどうかによる**

　　い注水器を使う．シリンジの先端は外耳道の外側 1/3 より深く進めないようにしながら，外耳道の上壁に向ける．
  c. 洗浄後，外耳炎を避けるために湿った外耳道を綿棒でやさしく乾かす．
2. **市販点耳薬**　患者が自分で耳垢に対応しようとして，耳垢を乳化して消退させる点耳薬を使うことがある(例：トリエタノールアミン)．点耳薬を外耳道に 1 回 15 〜 30 分間注入しておくと耳垢が溶解する．必要なら繰り返してもよい．

## Ⅴ フォローアップと紹介
6 〜 12 か月後に再評価する．

### 参考文献

Dimmitt P. Cerumen removal products. *J Pediatr Health Care* 2005;19:332–336.
Guest JF, Greener MJ, Robinson AC, Smith AF. Impacted cerumen: composition, production, epidemiology and management. *QJM* 2004;97:477–488.

# 第10章 副鼻腔炎

## I はじめに

**A. 急性副鼻腔炎**は副鼻腔の粘膜が何らかの原因によって炎症を起こした状態である.

1. **細菌性副鼻腔炎**は原因菌として肺炎球菌(*Streptococcus pneumoniae*),インフルエンザ桿菌(*Haemophilus influenzae*),*Moraxella catarrhalis*,A群レンサ球菌が多い.
2. **ウイルス性副鼻腔炎**は自然寛解する疾患で,感冒患者の80%に生じ,細菌感染症に進行することはまれである(およそ200人に1人).
3. **真菌性副鼻腔炎** 糖尿病,白血病,ヒト免疫不全ウイルス(human immunodeficiency virus:HIV;エイズウイルス)感染症といった免疫不全患者に生じる.頻度が高い病原体はムーコル(*Mucor*)属やアスペルギルス(*Aspergillus*)属が含まれる.これらの病原体はしばしば侵襲性で治療に抵抗性であり,速やかな外科的デブリドマンを必要とする.

**B. 慢性副鼻腔炎**は3か月以上炎症が続いた場合をいう.

1. 急性副鼻腔炎と同様の病原体が原因となるが,嫌気性菌〔例:バクテロイデス(*Bacteroides*)属,ペプトストレプトコッカス(*Peptostreptococcus*)〕も原因となる.
2. ポリープ,腫瘍,鼻中隔彎曲といった物理的閉塞で生じることもある.

## II 副鼻腔炎の臨床症状

**A. 急性副鼻腔炎**

1. 古典的な症状として,前屈すると**前頭部痛と副鼻腔痛**が増悪する.疼痛部位は炎症を起こしている副鼻腔の位置による(**表10-1**).
2. 加えて,患者は**膿性鼻汁,発熱,倦怠感**をしばしば訴える.

**B. 慢性副鼻腔炎**

1. 長期間の鼻閉があり,しばしば**後鼻漏,咳嗽,咽喉を郭清できない**ことを訴える.
2. **発熱,副鼻腔痛**はやや頻度が低い.

表10-1 副鼻腔炎の疼痛部位

| 病変 | 疼痛部位 |
|---|---|
| 上顎洞 | 頬,硬口蓋,歯 |
| 前頭洞 | 前頭部の低い部位 |
| 篩骨洞 | 眼窩後方,鼻根部 |
| 蝶形骨洞 | 眼窩後方 |

## III 副鼻腔炎の合併症

眼球や頭蓋内の構造に近接しているため,危険な合併症が生じうる.

- **A.** 顔面骨の**骨髄炎**は Pott's puffy tumor(頭蓋骨髄炎を囲む限局性浮腫)を呈する.病変部は"軟らかい感じ"がする.
- **B.** **眼窩周囲感染症**は局所の感染が広がって生じる.眼瞼は腫脹して発赤する.眼球運動に伴う疼痛,眼瞼下垂,眼球突出は**眼窩周囲蜂窩織炎**を示唆する.
- **C.** **海綿静脈洞血栓静脈炎**は篩骨洞や蝶形骨洞の静脈流出路に感染が波及すると生じる.重症感があり,眼球運動が障害され,第Ⅲ,Ⅳ,Ⅵ脳神経の麻痺により瞳孔が散大する.
- **D.** **脳膿瘍や髄膜炎**は頭蓋内への感染が波及した結果,生じる.

## IV 鑑別診断

**A. 急性副鼻腔炎**

1. 主な鑑別診断は,**ウイルス性副鼻腔炎**(つまり**感冒**,第11章参照)と**アレルギー性鼻炎**である.
2. **片頭痛,群発頭痛,歯髄膿瘍,側頭動脈炎**も急性副鼻腔炎と鑑別を要する.

**B. 慢性副鼻腔炎**

1. **アレルギー性鼻炎**と紛らわしいが,季節的症状や目,鼻,咽喉(のど)の痒みの症状に基づいて鑑別することができる.
2. 治療に反応せず,機械的な通過障害がない場合は,まれな**全身性疾患**を考慮する〔例:**嚢胞性線維症,Kartagener症候群,Wegener肉芽腫症,顎関節**(temporomandibular joint:TMJ)**症候群**〕.

## Ⅴ 患者へのアプローチ

### A. 病歴と身体診察
1. 頭部と頸部を詳細に診察する.
   a. 鼻腔は分泌物の有無, ポリープ・腫瘍・中隔偏位がないか視診する.
   b. 脳神経と眼球を詳細に診察する. 異常所見があれば, 眼窩周囲や海綿静脈洞へ感染が波及していることを示唆する.
2. 次の6つの特徴(3つは病歴, 3つは身体所見)のうち, 5つを認める場合は副鼻腔炎が強く疑われる. 副鼻腔炎の患者を診察する際は, 副鼻腔を"TAP TAP"(叩打)する.

> **記憶のコツ**
>
> **副鼻腔炎の病歴と身体所見は"TAP TAP"(叩打)**
>
> **T**oothache：歯痛(上顎)
> **A**bnormal or poor response to decongestants：うっ血除去薬の反応が異常または弱い
> **P**urulent nasal discharge in history：膿性鼻汁の病歴
> **T**enderness to palpation：圧痛
> **A**bnormal transillumination：透過性の異常
> **P**urulent nasal discharge on examination：膿性鼻汁を診察で認める

### B. 検査所見
高熱や重篤な症状, または感染合併の所見があれば, 血算, 血清生化学検査をする.

### C. 画像検査
1. **急性副鼻腔炎** 臨床所見から感染が副鼻腔の外へ広がっていると思われたら, CT または MRI で副鼻腔を評価する. 急性副鼻腔炎で合併症の徴候がなければ, 通常, 画像検査は必要ない.
2. **慢性副鼻腔炎** 慢性副鼻腔炎で治療に反応しない場合は, 物理的通過障害を除外し, 外科的治療を計画するため CT を施行する.

## Ⅵ 治療

### A. 急性細菌性副鼻腔炎
1. **抗菌薬** 最適な持続期間については意見が分かれているが, 主な病原体をカバーする抗菌薬で 3〜14 日治療すべきである〔例：倍力価スルファメトキサゾール・トリメトプリム(sulfamethoxazole-trimethoprim：ST)合剤 1 錠を 1 日 2 回〕.

2. うっ血除去薬
    a. **外用うっ血除去薬スプレー**(例:フェニレフリンを3〜4時間ごとに各鼻孔に2スプレー,またはオキシメタゾリンを1日に2回,各鼻孔に2〜3スプレー)は**3日を限度**に使う.長期の使用はリバウンド現象として鼻腔のうっ血を招く.
    b. **経口うっ血除去薬**(例:プソイドエフェドリン 60 mg を6時間ごと)は1週間まで使うことができる.

**B. 慢性副鼻腔炎**
1. **抗菌薬** 慢性副鼻腔炎はしばしば物理的通過障害が原因となるため,抗菌薬治療の有用性は定まっていない.もし抗菌薬を使うなら,嫌気性菌をカバーする.例えばアモキシシリン・クラブラン酸(500 mg を1日3回内服)を用いる[訳注:わが国の保険用量では 250 mg 1日3〜4回].患者はしばしば3週間かそれ以上の加療を必要とする.
2. **経鼻ステロイド**〔例:フルチカゾン(1回噴霧 50 μg)を1日2回,各鼻孔へ1パフ〕は腫脹と浮腫を減らし,副鼻腔の排膿を促す.

## Ⅶ フォローアップと紹介

**A.** 治療に適切に反応すれば,再診は不要である.
**B.** 治療に反応しなかった患者,物理的通過障害による慢性副鼻腔炎の患者は耳鼻咽喉科医へ紹介する.
**C.** 合併症や真菌性副鼻腔炎が疑われれば,抗菌薬点滴のため入院とし,ただちに耳鼻咽喉科医へ紹介する.眼窩の蜂窩織炎は緊急に眼科への紹介が必要である.

### 参考文献

Klossek JM, Federspil P. Update on treatment guidelines for acute bacterial sinusitis. *Int J Clin Prac* 2005;59:230–238.

Sande MA, Gwaltney JM. Acute community-acquired bacterial sinusitis: continuing challenges and current management. *Clin Infect Dis* 2004;39:S151–S158.

# 第11章 感冒

## I はじめに

**A.** 一般的な感冒(上気道ウイルス感染)は外来患者の中でも最も多い疾患の1つで,米国では欠勤の最も多い原因である.

**B.** 一般的にはライノウイルス,コロナウイルス,アデノウイルス,インフルエンザウイルス,パラインフルエンザウイルスが原因である.

> **HOT KEY**
> "flu"とは一般的にはインフルエンザウイルス感染をいうが,上気道感染症状に加え,**重篤な全身症状(severe systemic symptom)**を伴う(例:高熱,筋肉痛,倦怠感).しかし,臨床的な症候はインフルエンザと他のウイルス感染を区別するのに有効ではなく,インフルエンザという診断は流行中であるという理由によることがほとんどである[訳注:わが国の臨床現場ならば迅速診断キットも判断材料となる].

## II 感冒の臨床症状

**A. 症状** 以下のような症状のいくつかを,またはすべてを発症している.
  1. **鼻** 鼻づまり,鼻水(鼻汁のこと),くしゃみ
  2. **咽喉** のどの痒み,痛み,嗄声
  3. **耳と外耳道** 詰まり,圧迫
  4. **全身** 頭痛,発熱,筋肉痛,倦怠感

**B.** 口腔咽頭,鼻咽頭の**紅斑や粘膜の浮腫**も徴候の1つである.**一過性の中耳滲出液**がしばしばみられ,耳管からの排液が障害されたことによって生じる.

> **HOT KEY**
> 鼓膜が著明に発赤していたり可動性が損なわれている患者には,中耳炎の治療を行う(第7章参照).

## III 患者へのアプローチ

感冒症状患者の評価目的は，類似症状をもつ疾患の除外にある．主に細菌性副鼻腔炎，細菌性咽頭炎，アレルギー性鼻炎である（表11-1）．

> **HOT KEY** アレルギー性鼻炎は感冒に似た症状であるが，痒み（目，鼻，咽喉）や季節性があり，アレルゲン増加によって症状を訴える．

> **HOT KEY** 上気道に感染するウイルスの中には肺炎の原因になるものもある（例：インフルエンザウイルス）．胸部の聴診はすべての患者に行うべきで，異常があれば胸部X線写真を必ず撮る．

表11-1 感冒と間違えやすい感染症

|  | 細菌性副鼻腔炎 | 細菌性咽頭炎 | アレルギー性鼻炎 |
| --- | --- | --- | --- |
| 病歴 | 上顎歯痛<br>充血除去薬が無効<br>化膿性鼻汁 | A群レンサ球菌の最近の曝露<br>過去の咽頭培養でのA群レンサ球菌陽性<br>鼻漏や咳がない | 目，鼻，咽喉の痒み<br>流涙<br>季節性またはアレルギーパターン |
| 身体診察 | 鼻汁<br>副鼻腔の圧痛<br>透過性の低下 | 体温 >38.3℃（101°F）<br>前頸部リンパ節腫脹<br>扁桃滲出液 | 蒼白，浮腫状の鼻腔粘膜（ウイルス性の粘膜発赤と比較して） |

> **HOT KEY** 感冒はしばしばウイルス性咽頭炎やウイルス性副鼻腔炎の原因となる．しかしこれらウイルス性感染症は細菌性の感染症よりも限局しており，一般に重症になることは少ない．そして細菌感染症ほど複雑化する恐れはない．

## IV 治療

感冒に対する治療は，感冒と混同されやすい疾患の治療とともに，次にまとめた．

**A. 感冒** 感冒には**抗菌薬は効果がない**．治療は患者の症状を最小限にすることが大切である．

1. **亜鉛トローチ，またはビタミンC** 感冒症状がある患者に亜鉛トローチやビタミン剤を投与することで病期を短縮できる．
    a. **亜鉛トローチ** 亜鉛トローチを常用すれば(例：13.3 mgの亜鉛が含まれるトローチ1錠を目覚めている，つまり日中に，2時間ごとに)，数日間ほど感冒をひいている期間を短縮できる．
    b. **ビタミンC** 効果には議論の余地はあるが，ビタミンC($1g$/日)は約1日病期を短縮できるとする専門家もいる．
2. **補液**は脱水を防ぎ，分泌物を軽減する．
3. 薬物として，対症療法薬を**表11-2**に示した．
    a. 去痰薬の有効性は証明されていない．
    b. 抗ヒスタミン薬は一般的に，鼻汁を乾燥させて適度な排泄を妨げるために使われない．しかし，眠剤としては有効である．

> **HOT KEY**
> 塩酸フェニレフリンのようなα作動薬鼻スプレーは3日以上使用すべきではない．過度の使用は，薬物の服用を止めたときに再うっ滞(薬物性鼻炎)の原因になる．

**B. アレルギー性鼻炎** 病歴と身体診察でアレルギー性鼻炎に合致する所見が得られる患者は，次のように治療する(推薦される順に治療法をあげる)．

1. **局所的コルチコステロイド**(例：ベクロメタゾンを各外鼻孔に1日2回1スプレー)は鼻症状に非常によく効く．症状は通常，治療から1〜2週間で改善する．
2. **抗ヒスタミン薬** 非鎮静で，長期作用型(例：ロラタジン10 mg 1日1回，経口)の薬物は，患者の症状が鼻ステロイドでコントロールできないとき有効である．
3. **クロモグリク酸ナトリウム鼻スプレー**(1日3〜4回，各外鼻孔に1噴射)は，特に既知のアレルゲンと接触する前の投与が有効である．
4. **イプラトロピウム鼻スプレー**(0.03%を1日2〜3回，各外鼻孔に2噴射)は鼻うっ滞に効果がある．

表11-2 感冒に対する対症療法の選択

| 種類 | 薬物の例 | 処方 | 効果 | 注意 |
|---|---|---|---|---|
| 経口充血除去薬 | プソイドエフェドリン | 6時間ごとに 60 mg 経口 | 鼻うっ滞 | 血管収縮、血圧上昇、冠動脈疾患のある患者の使用には注意[訳注：わが国では市販薬の成分として用いられている] |
| 充血除去鼻スプレー | フェニレフリン | 3〜4時間ごとに外鼻孔2スプレー | 鼻うっ滞 | 長期間使用(3日間以上)すると再うっ滞を起こす |
| 鎮痛薬 | アセトアミノフェン | 4〜6時間ごとに 650 mg 経口 | 発熱、疼痛 | それぞれの薬物に特異的な禁忌があることがわかっている(例：アスピリンは18歳以下には使わないなど) |
| | イブプロフェン | 4〜6時間ごとに 400 mg 経口 | | |
| | アスピリン | 4〜6時間ごとに 650 mg 経口 | | |
| 鎮咳薬 | デキストロメトルファン | 4時間ごとに 10 mL 経口 | 夜間咳嗽による睡眠障害 | 便秘の原因になりうる |
| | コデイン | 4時間ごとに 10 mL 経口 | | |

> **HOT KEY**
> アステミゾールやテルフェナジンは代謝拮抗薬と一緒に投与すべきではない(例:エリスロマイシン,ケトコナゾール).QT延長症候群やトルサードドポアンツ(torsade de pointes)を起こす可能性がある.

  **5. 免疫療法** アレルゲン検査と免疫療法は,他の治療に反応しなかった患者に用いられる.
**C. 細菌性副鼻腔炎** 治療は第10章のⅥAを参照.
**D. 細菌性咽頭炎** 治療は第12章のⅣを参照.

# Ⅴ フォローアップと紹介

**A.** 感冒の患者を経過観察する必要はないが,症状が悪くなったり,約1週間してもよくならなかった場合は再診するようにアドバイスすべきである.
**B.** 薬物治療に抵抗性のアレルギー性鼻炎患者は,抗体検査のためアレルギー専門医に紹介するのがよい.

## 参考文献

Eccles R. Understanding the symptoms of the common cold and influenza. *Lancet Infect Dis* 2005;5:718–725.
Pratter MR. Cough and the common cold: ACCP evidence-based clinical practice guidelines. *Chest* 2006;129(1suppl):72S–74S.

# 第12章 咽頭炎

## 1 はじめに
A. 咽頭炎による"咽喉痛"は外来診療における一般的な主訴であり，**外来患者の2〜3%を占める**.
B. ウイルス性が最も一般的な原因であるが，**A群レンサ球菌**は成人の咽頭炎の原因の10%程度を占める．未治療のA群レンサ球菌感染症は多くの合併症（例：急性リウマチ熱，扁桃周囲膿瘍や急性糸球体腎炎）を引き起こすので，患者の中からこの集団を同定して治療することが重要である．

## 2 咽頭炎の原因
A. **ライノウイルス，コロナウイルス，アデノウイルス，インフルエンザウイルス，パラインフルエンザウイルス**　感冒を引き起こす上気道ウイルス感染の原因と同じウイルスが，咽頭炎の最も一般的な原因となる．通常，咽喉痛には鼻汁，咳，頭痛，倦怠感を伴う．
B. **A群レンサ球菌感染**はしばしば，発熱，嚥下痛を伴うひどい咽喉痛が特徴である．通常，咳，鼻汁，嗄声は伴わない．
C. **C群，G群，F群レンサ球菌，マイコプラズマ**（*Mycoplasma*），**クラミジア**（*Chlamydia*）**感染症**は同じような特徴をもつ咽喉痛（すなわち，重症咽喉痛，発熱，嚥下痛）を起こすが，まれな限局性の細菌性感染である．
D. **淋菌**（*Neisseria gonorrhoeae*）**による咽頭炎**は，感染者との口性器接触の後で発症する．
E. **ジフテリア菌**（*Corynebacterium diphtheriae*）**感染**は，ひどい咽喉痛や咽頭部を覆う灰白色滲出液の膜（"偽膜"）を特徴とする．免疫未獲得の患者は感染リスクが高い．
F. **Epstein-Barrウイルス感染**　伝染性単核球症による急性感染症で，子どもや青年期に最も多い．患者は咽喉痛，咽頭浮腫，滲出物，頸部リンパ節腫脹を伴う（症状としてもつ）頭痛，疲労感，発熱などの前駆症状が通常みられる．患者の約50%に脾腫を認める．

表 12-1　A群レンサ球菌感染を疑う臨床所見

```
現病歴
  最近A群レンサ球菌感染者に接触した
  過去1年間の間にA群レンサ球菌に感染した
  咳，嗄声，鼻汁を認めない
身体所見
  体温＞38.3℃（101°F）
  扁桃滲出物
  前頸部リンパ節腫脹
```

## Ⅲ 患者へのアプローチ

評価の目的は，適切な治療で合併症を回避できるA群レンサ球菌感染症患者を同定することにある．

### A．病歴と身体診察

1. 中咽頭部（oropharynx）の滲出液，紅斑，扁桃腫脹，粘膜病変を診察する．
   a. **表 12-1** のような症状があればA群レンサ球菌感染症の可能性がある．しかし，臨床所見だけでは通常，A群レンサ球菌感染症の診断はできない．
   b. 軟口蓋の非対称，波動腫瘤（fluctuant mass），口蓋垂の偏移は，扁桃周囲膿瘍の疑いがある．
   c. 身体所見と不釣合いな呼吸困難，喘鳴，嚥下痛の病歴（症状）は喉頭蓋炎を示唆している．
2. 伝染性単核球症の前駆症状をもつ青年や子どもは，脾腫がないかどうか検査する．

> **HOT KEY**　扁桃周囲膿瘍や喉頭蓋炎が疑われたら，すぐに耳鼻咽喉科医にコンサルトする．

### B．検査所見
表 12-1 の特徴がなく感冒症状のある患者はA群レンサ球菌感染症の可能性は低いので，検査をすることなく感冒として扱う．A群レンサ球菌感染症や伝染性単核球症が疑われれば，検査の適応である．

1. **A群レンサ球菌感染症**
   a. A群レンサ球菌抗原テストは表 12-1 の特徴に1つ以上あてはまる患者に施行する．大部分の"迅速診断"は感度，特異度とも

に約 80 〜 95％である.
- (1) 検査で陽性の患者には抗菌薬を使うべきであり，咽頭培養は必要ない.
- (2) 検査で陰性の患者は，もしレンサ球菌感染を疑う所見や徴候があれば咽頭培養を考慮するべきである.
- **b. 咽頭培養**の結果は 1 〜 3 日で利用はできないが，ゴールドスタンダードとして認められている.
2. **単核球増加症** 単核球増加症が疑わしい病歴や検査所見のある患者には monospot テストを行うべきである. 3 週間以内の感染では偽陰性の結果が出ることがあるので，疑わしい症状があり陰性の患者は検査を繰り返す.

# Ⅳ 治療

## A. 抗菌薬療法

1. **ジフテリア感染** **抗毒素**〔疾病管理センター(Centers for Disease Control：CDC)から提供される〕や**エリスロマイシン**(500 mg 1 日 4 回，経口投与)が勧められる.
2. 成人の**淋菌感染**には**セフトリアキソン**(125 mg 筋肉注射)の単回注射で治療できる［訳注：わが国では適応外］.
3. **A 群レンサ球菌感染症** A 群レンサ球菌による咽頭炎は限局している. 抗菌薬は症状の持続を低下させるが，いくつかの合併症への進展を予防する.

> **HOT KEY** 抗菌薬の治療は，A 群レンサ球菌による急性糸球体腎炎への進行を予防できないとされる.

- **a. 治療期間** 合併症を防ぐには 10 日間の治療が必要である.
- **b. 薬物の選択** A 群レンサ球菌感染の臨床症状(表 12-1)のうち 5 〜 6 個を満たすときは経験的な治療を考慮する. 抗原テストにより通常，治療の方針は決まるので，抗菌薬の使いすぎを減らせる. 次の抗菌薬の選択は抗原テスト陽性の患者には効果が高い.
- (1) **ベンジルペニシリンベンザチン G**(120 万単位を 1 回筋肉注射する)は重篤なアレルギー反応を高率に起こしやすいが，頑固な症状を取り除く.
- (2) **ペニシリン V**(250 mg を 1 日 3 回，経口投与で 10 日間)も使われる.

(3) **エリスロマイシン**(333 mg を 1 日 3 回，経口投与で 10 日間)はペニシリンアレルギーの患者や，高率にペニシリン抵抗性を示す地域に住んでいる患者に適応とされる．代用薬として**セファロスポリン**(例：セフロキシムアキセチル 250 mg を 1 日 2 回，経口投与で 10 日間)が使用される．

> **HOT KEY**
> C, G, F 群レンサ球菌，マイコプラズマ(*Mycoplasma*)，クラミジア(*Chlamydia*)によって咽頭炎が発症する場合，どの抗菌薬が有用かはわかっていない．

### B. 対症療法
1. **穏やかな鎮痛薬**(イブプロフェン 400 mg を 6 時間ごとか，アセトアミノフェン 650 mg を 6 時間ごと)は痛みを和らげ，解熱する．
2. **咽喉口内錠やスプレー**でも軽快する．

## Ⅴ フォローアップと紹介
**A.** 症状が完全に軽快した患者はフォローアップは必要ない．
**B.** 1 年間に 6 回以上 A 群レンサ球菌に感染した患者は，扁桃摘出術を考慮してよい．

### 参考文献
Humair JP, Revaz SA, Bovier P, Stalder H. Management of acute pharyngitis in adults: reliability of rapid streptococcal tests and clinical findings. *Arch Intern Med* 2006;166:640–644.

Vincent MT, Celesin N, Hussain AN. Pharyngitis. *Am Fam Phys* 2004;69:1465–1470.

# Part III

# 循環器系

# 第13章 胸　痛

## I はじめに
胸痛（"不快感"を含む）は一般的なものであり，生命をおびやかすような心筋梗塞（myocardial infarction：MI）から，そうでもない筋骨格系の痛みまでを含むので，シンプルかつ信頼性の高い患者へのアプローチが必要である．

> **HOT KEY**
> 胸痛を訴える患者は直ちに診察する．急性冠動脈疾患を疑うような徴候や症状があれば，速やかに救急部へ移送してモニタリングし，初期評価の間であっても治療を開始する必要がある．

## II 胸痛の原因
胸痛の原因を記憶する方法として，"外から中へ"のアプローチがある．

- **A. 皮膚**　水痘帯状疱疹ウイルス感染（帯状疱疹）により，水疱が出現する前に痛みが出ることはしばしばみられる．通常,痛みはデルマトーム（皮節）分布に沿う．
- **B. 胸壁**　筋骨格の痛みは肩関節炎や滑液包炎，肋間筋の損傷，骨や胸壁への転移性病変，肋軟骨炎などが原因となりうる．乳房の疾患（腫瘍，腺維性囊胞腫など）や神経根の圧迫（頸椎椎間板ヘルニア）も胸痛の原因となりうる．
- **C. 肺**　自然気胸，肺動脈塞栓症（pulmonary embolus：PE），感染，悪性腫瘍や結合組織の障害で胸膜炎が起こることがあり，胸膜炎性胸痛（吸気時や咳嗽時に痛みが増悪）を通常伴う．
- **D. 心臓，大血管系**　心外膜炎，心筋虚血，心筋梗塞，大動脈解離はいずれもすべての胸痛の原因となりうる．
- **E. 消化管**　食道疾患（食道炎，痙攣，破裂など）は胸痛の原因として一般的である．そのほかに胃潰瘍，十二指腸潰瘍，膵炎，胆道系疾患でも胸痛は起こりうる．

> **"死に至る"5つの胸痛**
> HOT KEY
> 心筋梗塞,心筋虚血
> 肺塞栓
> 大動脈解離
> 自然気胸
> 食道破裂

## Ⅲ 患者へのアプローチ

まず,"致命的な"胸痛について評価し,それでも原因が不明瞭ならば,次に精査を行う.

### A. "致命的な"胸痛についての評価

1. **患者を"よく観察する"** 胸を押さえ,汗をかき,蒼白な患者が部屋に入るやいなや,虚血性心疾患あるいは梗塞であると,診断を推定できる.たとえ症状が典型的でなかったとしても,具合の悪そうにみえ,モニターをしながら早急な評価が必要な患者であると判断できるかもしれない.

2. **静脈ルートの確保と心電図(心臓リズム)モニターを行い**,具合が悪そうな患者や,心疾患のリスクファクターを有する患者には直ちに行う.

3. **バイタルサインを評価する.**

> HOT KEY
> バイタルサインの異常は,胸痛が重大な原因を秘めている可能性を警告している.

   a. **両腕の血圧をチェックする** 大動脈解離の患者では 10 mmHg 以上の圧差を認めうるが,局所のアテローム性動脈硬化でも圧差は生じうる.したがって,血圧の左右差が大動脈解離において,感度・特異度ともに高いわけではない.

   b. **呼吸数と酸素飽和度をチェックする** 低酸素飽和度は気胸,肺塞栓,あるいは(肺水腫を合併した)心筋梗塞を伴っている可能性がある.

   (1) **低酸素飽和度**(例:92% 以下) ならばすぐに動脈血ガス (arterial blood gas:ABG)を測定すべきである.

   (2) **正常酸素飽和度**であっても,過換気により肺胞気−動脈血 (alveolar-to-arterial:A-a)酸素勾配をきたしている場合が

ある.そのため他の評価で不明瞭の場合,肺動脈塞栓症の可能性を評価するために動脈血ガスの検査は必要である.

4. **心電図**(electrocardiogram:EKG)**を解釈する** 心電図の検査とその解釈は直ちに行う.

   **a. 心筋梗塞や虚血を示唆する心電図異常**は常に入院の適応である.静脈路確保,心電図モニター,酸素投与が行われていること,アスピリン(325 mg を噛み砕いて内服)を投与されたことを確認する.

   **b. 正常な心電図** 正常な心電図でも心筋梗塞や虚血を除外できないので,ニトログリセリン(0.3 〜 0.6 mg 舌下あるいはエアゾールによって)を投与してもよい.さらに,診断的投与または見込み治療として服用を 3 〜 5 分ごとに繰り返す.

5. **簡単な病歴をとる**

   **a. 心疾患の既往およびリスクファクター** 最初に心血管系障害の既往について問診する.

   (1) 冠動脈疾患(coronary artery disease:CAD)の既往がある場合,他の原因が明らかになるまでは,その患者には虚血があるものとする.

---

> **HOT KEY** 冠動脈疾患(CAD)の病歴や心臓のリスクファクターがあり,注意深く評価しても,ほかに胸痛の原因がみつからないときは,通常は心筋梗塞を除外する(rule out myocardial infarction:ROMI)ために入院させるのが適切な対応である.

---

   (2) 患者の心疾患の既往がない場合,心臓のリスクファクターの評価により,すばやく心筋梗塞の検査前確率を決めることができる.

   (a) 年齢が 45 歳以上(男性),あるいは 55 歳以上(女性)
   (b) 男性
   (c) 喫煙歴
   (d) 糖尿病
   (e) 高血圧
   (f) 高コレステロール
   (g) 肥満
   (h) 1 親等内で 55 歳未満の男性,または 65 歳未満の女性に心筋梗塞の家族歴.

b. **他のリスクファクター** 簡単な病歴によって"致命的な"胸痛をきたすその他の素因が明らかになる．例えば，癌の病歴または"無活動状態"の病歴は肺動脈塞栓症が示唆される．また，コントロールされていない高血圧は，大動脈解離または心筋梗塞の可能性が高くなる．
6. **簡単な身体診察を施行する** 頸静脈の診察，心肺の聴診，圧痛の確認をするため上腹部の触診，上・下肢の脈拍の評価．
7. **胸部X線写真を評価する** できれば新しい写真と過去の写真とを比較する．
  a. **自然気胸**は所見がわずかでわかりにくい場合もあり，特に肺尖部を注意深く観察する必要がある．
  b. **食道破裂**では，縦隔に空気が漏れることがある(縦隔気腫)．
  c. **心筋梗塞**や**大動脈解離**は，それぞれ心陰影や縦隔陰影の拡大を伴うことがある．しかし，これらの臓器は前後像で拡大される．肺水腫は心筋梗塞を示唆することもある．

B. **さらに胸痛の原因を明らかにする**
1. **さらに詳細な病歴をとる**
  a. **胸痛のタイプ** 肺塞栓はしばしば胸膜性胸痛をきたす．心筋梗塞は押しつぶされるような痛みであるが，不快感程度だけのこともある．大動脈解離は背中に引き裂かれるような痛みが放散する．
  b. **胸痛の放散** 頸部，左腕または両腕に放散する痛みは，ほかの原因が証明されるまで心疾患によるものと考えるべきである．
    (1) 非典型的パターンでも虚血の場合と，腕の痛みや左外側肩痛を伴わない左手指の痛み，刺痛，しびれを示すことがある．
    (2) 頸部，上腹部，上背部のどんな痛みでも，ほかの疾患が証明されるまでは心疾患によるものと考えたほうが賢明である．
  c. **胸痛の発症** 自然気胸，大動脈解離，肺動脈塞栓症は突然の痛みであるが，心筋梗塞や虚血ではそれよりもゆっくり痛みが増強する．自然気胸や肺動脈塞栓症はしばしば安静時に起こり，大動脈解離や心筋梗塞は安静時や労作時でも起こる．
  d. **胸痛の持続時間** 数秒で治まるものや，24時間以上続く胸痛で心筋逸脱酵素が陰性である場合は通常，5つの"致命的な"胸痛疾患の1つによるものではない．心筋梗塞による胸痛では，ほとんどが常に20分以上続く．
  e. **随伴症状** 呼吸困難，発汗，頭のふらつき，失神は深刻な胸

が原因であると考えなくてはならない.
- **f. 増悪因子と寛解因子**
  - (1) **深吸気**はしばしば胸膜や心膜由来の痛みを増悪させる(例:肺動脈塞栓症による胸膜炎や心膜炎).
  - (2) **身体運動(労作)**は心筋梗塞や大動脈解離による痛みを増悪させる. **安静**は心筋虚血による痛みを徐々に和らげる.
  - (3) **姿勢** 心膜炎の患者はしばしば仰臥位になると痛みが増悪し,座位で軽快するように感じる. 筋骨格系の痛みのある患者は特定の姿勢で増悪するように感じる. 通常, 心筋梗塞の痛みは姿勢の影響を受けない.
  - (4) **食事摂取** 嚥下痛は消化管の障害によって起こる. 食後の胸痛は消化管の病変を示唆するが, これは心筋梗塞によっても起こりうる.
  - (5) **ニトログリセリン** ニトログリセリンの舌下投与による胸痛の改善は心筋虚血に特異的ではない. 食道の痙攣でもニトログリセリンの舌下投与に反応するからである.
2. **完全な身体診察を行う** 特に次の身体所見に注意する.
  - **a. 頸静脈圧**:頸静脈圧の上昇は重篤な疾患の可能性を教えてくれる(例:心筋梗塞, 肺動脈塞栓症, 緊張性気胸). しかし, 頸静脈圧が正常であるからといってこれらの疾患を除外することはできない.
  - **b. 心臓の診察**
    - (1) **心音** 3音($S_3$)と4音($S_4$)を注意深く聞く. それぞれ, 心室の収縮と拡張が障害されていることを示す. 収縮障害と拡張障害の両方が心筋虚血に随伴することがある.
    - (2) **心雑音**は胸痛の原因が心臓である可能性が高くなる. 僧帽弁の逆流性雑音は, 乳頭筋虚血を合併した心筋梗塞で聴かれることがある. 一方, 駆出性雑音は大動脈弁狭窄症や肥大型心筋症(これらの疾患があると, 心筋虚血になりやすくなる)で聴かれることがある.
    - (3) **摩擦音** 心膜摩擦音は急性心膜炎, 急性心筋梗塞, 大動脈解離のときに聴かれることがある.
  - **c. 肺の診察** ラ音(例:肺水腫を伴う心筋梗塞による), 胸膜摩擦音(例:肺動脈塞栓症, 感染やその他の胸膜の疾患による)を注意深く聞く.
  - **d. 胸壁の診察** 触診でわずかに圧痛がある程度なら特徴的ではない. しかし, 胸痛が確実にあり明らかに再現される(特に場所がはっきりとしている)場合は, 筋骨格系に原因があるであろ

う．また皮膚病変も簡単にチェックすること．
  - **e. 腹部の診察** 上腹部の圧痛がないかどうかよく触診する．胸痛の原因が消化管であることを示唆するかもしれない．
  - **f. 脈拍**：両上下肢の脈拍を確認する．
- **C. 診断の格言集(pearls)**
  1. **心筋梗塞**
     - **a.** 冠動脈疾患は頻度が高い疾患なので，もし若い患者であっても診断に少しでも疑いがあるのならば，常に心筋梗塞を除外するべきである．
     - **b.** 20分以上続く，説明できない胸痛は心筋梗塞である可能性がある．持続時間が20分以内であっても，頻度や持続時間が増したり，あるいはちょっとした活動で出現するような胸痛は不安定狭心症の可能性がある．どちらも入院が必要な症候である．
     - **c.** 胸痛患者は逆流性食道炎の可能性を評価するために，よく制酸薬とリドカインを含嗽，飲み込ませる〔"胃腸(GI)カクテル"〕．この"診断的方法"が"奏効した"患者の多くで，実際は虚血による疼痛が自然経過でよくなっていたり，安静や酸素投与で改善していることがある．
  2. **肺塞栓症** 非常に重要なことは疑うことである．しばしば深部静脈血栓(deep venous thrombosis：DVT)の徴候がなく，わずかな徴候が無視されることもある．強く肺塞栓症を疑うならば，診断的検査に進む前にヘパリンを投与すべきである．
  3. **大動脈解離**
     - **a.** 大動脈弓の大彎側は解離の好発部位である．より中枢側に解離が及んでいる場合は，右冠動脈が巻き込まれている可能性がある．もし患者が①背部への放散痛，②不均等な血圧，③右冠動脈の梗塞(すなわち下壁，右室梗塞)を伴い縦隔が拡大している場合は，大動脈解離を考えるべきである．
     - **b.** CT，経食道心エコー検査，MRIは大動脈解離の評価に用いられる．診断のための撮像手段の選択は患者に依存(例：腎障害患者ではCTの施行には慎重になるべきである，など)し，施設の方針にも左右される．もし臨床上で強く疑いがあるならば，次の評価をするために直ちに外科医にコンサルトすべきである．経胸壁心エコーは大動脈解離を除外するのに十分な感度がない．

## Ⅳ 治療は原因疾患に対して行う

- **A. "致死的"な胸痛** 患者は徹底的なモニタリングのために**入院する**必要がある．

- **B. 帯状疱疹** 初期の治療により帯状疱疹後神経痛の発生を減らし，発疹による痛みの持続を短縮する．
  1. アシクロビル(800 mg を 1 日 5 回，経口)が一般的に使われる(投与量は腎不全の患者では調節するべきである)．
  2. ステロイドは痛みを減らし患者の日常生活への復帰に役立つが，帯状疱疹後神経痛に効果はない．免疫の正常な患者では prednisone〔第 2 章のⅧB1 の訳注(p. 15)参照〕(開始量は 60 mg を 1 日 1 回，経口)を 3 週間かけて減らしていく投与法が考慮される．
- **C. 筋骨格系の痛み**は通常，激しい運動の制限や 5〜10 日間の非ステロイド性抗炎症薬(nonsteroidal anti-inflammatory agent：NSAID)の服用で好転する．痛い部位に 1 日 2〜4 回，20 分くらい氷をあてることも有用である．
- **D. 消化管疾患**
  1. **食道炎** 治療については第 34 章のⅣC1
  2. **消化性潰瘍** 治療については第 35 章のⅣA
  3. 再発性の**食道痙攣**はニトログリセリンの舌下投与(疼痛時に 0.4 mg を舌下投与，1 日 3 錠を超えない)や，経口の硝酸薬(例：硝酸イソソルビドを 1 日 3 回，10〜30 mg)やカルシウムチャネル拮抗薬(例：長時間作用型ニフェジピンを 1 日に 30〜90 mg)が効果的である．

## Ⅴ フォローアップと紹介

- **A. "致死的"な胸痛** これらの胸痛患者は経過をモニターし，長期間の治療計画を立てるために，帰宅後 2〜3 日以内に診察すべきである．専門医へのコンサルトが望ましい．
- **B. 帯状疱疹** 発疹が改善し，感染していないことを確認するために 1 週間以内に再診察すべきである．
- **C. 筋骨格系の痛み** 痛みが治癒したことを確認するために 1〜2 週間以内に診察すべきである．持続する痛みは精査が必要である．
- **D. 消化管疾患** フォローアップは疾患ごとに異なる．

## 参考文献

Chun AA, McGee SR. Bedside diagnosis of coronary artery disease: a systemic review. *Am J Med* 2004;117(5):334–343.

Swap CJ, Nagurney JT. Value and limitations of chest pain history in the evaluation of patients with suspected acute coronary syndromes. *JAMA* 2005;294(20):2623–2639.

# 第14章 失神

## **I** はじめに
**A.** 失神とは，不十分な脳血流によって生じる一過性の意識および姿勢緊張の喪失をいう．

**B.** 失神は非常にありふれた症状で，概して医療機関受診の5％，救急外来受診の3％を占めている．生存中の罹患率が50％に達する集団もある．

## **II** 失神の原因
失神にはさまざまな原因があるが，最も重要なものは"SYNCOPE"と覚えるとよい．

**A.** **状況性失神**は尿意，排便，嚥下，咳嗽，鎖骨下動脈盗血，頸動脈洞過敏症候群などを含む．

---

**記憶のコツ**

### 失神の原因は"SYNCOPE"

**S**ituational：状況性
**V**asovagal：血管迷走神経性（"V"は"Y"に似ている）
**N**eurogenic：神経原性
**C**ardiac：心原性
**O**rthostatic hypotension：起立性低血圧
**P**sychiatric：心因性
**E**verything else：その他

---

**B.** **血管迷走神経性失神**は一般的に"気絶"として知られ，若年者に最もよくみられる失神の原因であり，しばしば痛みや感情的な刺激が先行する．

**C.** **神経原性失神**は自律神経不全や一過性脳虚血発作（transient ischemic attack：TIA）を含む．

1. **自律神経不全**は高齢者や糖尿病患者によく認められる．
2. **TIA**は失神の原因としてはほとんど認められない．失神が起こるには椎骨脳底動脈循環が関与する必要がある．

### D. 心原性失神

1. **閉塞性障害** 大動脈弁，僧帽弁，肺動脈弁狭窄，閉塞性肥大型心筋症(hypertrophic obstructive cardiomyopathy：HOCM)，心房粘液腫，肺動脈塞栓は心拍出を阻害し，失神発作を引き起こす．
2. **不整脈** 徐脈(例：洞不全症候群，第二度あるいは第三度の房室ブロック)，頻脈(心室細動，心室頻拍，トルサードドポアンツ(torsade de pointes)，上室頻脈)を引き起こす障害は心拍出を障害する．
3. **虚血性障害**は失神発作を起こしうる．

### E. 起立性低血圧は失神を引き起こす．

### F. 心因性失神は除外診断である．

### G. その他

1. **処方薬**(例：血管拡張薬，睡眠薬，鎮静薬，亜硝酸薬，利尿薬，α遮断薬)
2. **薬物**(例：コカイン，アルコール)

## III 患者へのアプローチ

失神患者に対する評価は生命を脅かすような疾患を見逃さないためにも，正確かつ段階的な方法で行うべきである．

### A. 病歴と身体診察
綿密な病歴と身体診察は疾患評価において非常に重要なものであり，多くの患者で診断を確定することができる．

1. **状況性** 失神が排尿，排便，嚥下，咳嗽，上肢筋肉の激しい運動(鎖骨下動脈盗血)，あるいは頸部触診(頸動脈洞過敏症候群)で起こったかどうか？
2. **血管迷走神経性** 痛みあるいは感情刺激が失神発作に先行したかどうか？
3. **神経原性** 無感覚，脱力，視野変化，構音障害，あるいは失調といった神経機能の一時的な消失があったかどうか？ 神経学的検査におけるすべての異常は十分に評価すべきである．

> **HOT KEY**
> 痙攣や尿・便失禁，あるいは発作後状態(失神後の混乱状態など)を示唆するような徴候は失神よりも痙攣を示唆する．

4. **心原性**
   a. もし患者に心疾患を示唆するような病歴があれば，心原性失神の可能性は大きくなる．
   (1) 運動時の頭が"くらっ"とするような感覚(閉塞性疾患を示唆

する所見)を訴えたことがあるかどうか？
- (2) 動悸(不整脈原性を示唆する所見)を訴えたことがあるかどうか？
- (3) 心筋虚血を示唆するような徴候(例：胸骨下の痛みや圧迫感，腕や首に放散する胸痛，あるいは左上肢の痛み)を訴えなかったかどうか？
- (4) 心疾患(例：QT延長症候群，Brugada症候群，あるいは肥大型心筋症)の家族歴があるかどうか？

b. 循環器の検査で認められた異常は特定の診断を示唆しており(例：収縮期雑音，遅発性頸動脈波は大動脈狭窄を示唆する)，さらなる精査を必要とする．

**5. 起立性** 患者が"急に立ち上がった"と言っているかどうか？ 失神発作で来院した患者の起立時のバイタルサインは常にチェックしなければならない．

**6. 心因性** 失神における心因性要因(例：パニック障害)は，ほかの要因が除外されてから考慮すべきである．

**7. その他** 失神発作の前に患者がどんな処方薬，市販薬，あるいは違法な薬物を用いたことがあるか？

**B. 画像検査** 心電図(electrocardiogram：EKG)によって特定される失神の原因は10%以下であるが，すべての患者に対して心電図は施行すべきである．急性あるいは陳旧性心筋梗塞，早期興奮症候群，不整脈，伝導障害の徴候を探す．

**C. リスクアセスメント** 患者は2つのグループの1つに所属しているものとして分類すべきである．1つは心疾患の徴候がないグループ，もう1つは心疾患の既往がある，あるいは疑わしいと思われるグループである．

**1. 心疾患の徴候なし** 綿密な問診，身体診察，心電図の後に**次の基準すべてにあてはまる患者は**，心疾患が失神の原因であるリスクは低く，さらなる追加検査は必要ない．しかし，患者によってはさらなる評価と治療が必要なこともある．基準は次のとおりである．
- a. 50歳以下の男性
- b. 冠動脈疾患(coronary artery disease：CAD)，うっ性心不全(congestive heart failure：CHF)，不整脈の既往なし
- c. 正常心電図(EKG)

**2. 心疾患またはCADの徴候あり** 上記のⅢC1で述べた診断基準に合致しない患者全員がこのグループに含まれ，基礎にもつ心臓疾患が原因である見込みはより大きくなる．もし虚血あるいは不

整脈が原因として疑われたら，入院と心電図モニタリングが必要である．次の追加検査を行う．

a. **携帯型心電図**［訳注：Holter 心電図など］は広く用いられているが，患者の数パーセントしか診断を確立できない．イベントレコーダや異常心電図波形記録システム（loop recorder）は診断率を向上できる．

b. **運動負荷トレッドミルテスト**は，運動性あるいは虚血が誘引の失神を除外できる．

c. **心臓超音波**は左室の大きさや機能だけでなく，構造的心疾患の評価を行うこともできる．

d. **電気生理学的検査**は，診断が非侵襲的方法によって確定されないとき，心室性不整脈（すなわち，左室機能不良患者）の患者において特に有用である．

e. **受動的起立試験（tilt table test）**　血管迷走神経性失神を証明するのに有用ではあるが，この検査で陽性であったとしてもより重大な疾患（例：心室性不整脈）が存在しないとは限らない．

f. **頸動脈洞マッサージ**は頸動脈洞過敏症候群の診断に有用である．頸動脈洞マッサージには心モニタリングが必要であり，脳血管疾患や頸動脈雑音を有する場合は禁忌となる．

g. **平均加算心電図**（signal-averaged EKG：SAEKG）はリエントリー性不整脈の患者を探索するための非侵襲的な方法である．SAEKG は感度が低いなか有用性に限界がある．

> **HOT KEY**　心筋梗塞や収縮期機能不全の既往を有する患者の失神は，他の原因が証明されるまでは心室頻脈によるものと考える．

# IV 治療

**A. 心原性失神**　治療可能な心異常に対する治療をまず考えるべきである．必要であれば，恒久的なペースメーカや埋め込み型除細動器（implantable cardioverter-defibrillator：ICD）の設置が，循環器医とコンサルトして考慮すべきである．

**B. 血管迷走神経性失神**

1. 誘発するような刺激（例：静脈穿刺や長時間の立位など）を避けることが有用である．

2. 再発あるいは受動的起立試験陽性の患者は，試験的に β 遮断薬（例：アテノロール 50 〜 100 mg を 1 日 1 回，経口）によって治療

することも可能である．

**C. 起立性低血圧**
1. 患者は水分をよく摂取し〔通常飲水量に加え，1日に8回，約240 mL（8オンス）の水分摂取〕，塩分摂取を増やし，急に臥位から立位になることを避けるように指導する．
2. 弾性ストッキングは有用である．
3. フルドロコルチゾン（0.1〜1 mg／日）の投与は血管内容積を増量して症状を緩和する．この投与を開始する際には，正確な電解質および腎機能のモニタリングが必要である．

**D. 処方薬性失神** もし可能であれば，失神を起こしている可能性のある薬物療法は中止あるいは変更すべきである．

## Ⅴ フォローアップと紹介

**A.** 心疾患が疑わしい，あるいは既往のある患者は循環器科医とのコンサルトのうえでフォローすべきである．

**B.** 失神に対して神経原性要因（例：一過性脳虚血発作）が疑わしい患者では，迅速な神経内科への紹介が必要となる．

**C.** 再診および再検査は，失神発作のあった2週間以内に行うようにすべての患者に対して提案すべきである．

> **HOT KEY** 失神発作のあったすべての患者は自動車を運転しないように，また報告書を車両関連取り扱い部局（Department of Motor Vehicles）に提出するように指導すべきである．患者の免許証は，運転中に再発のリスクがないと十分な評価がされれば，再び有効になる．

### 参考文献

Benditt DG, van Dijk JG, Sutton R, et al. Syncope. *Curr Probl Cardiol* 2004;29(4):152–229.

# 第15章 高血圧

## I はじめに
A. 高血圧は極めて**頻度が高い疾患**であり，米国では約 5,000 万人が該当する(成人 4 人に 1 人の割合)．
B. **収縮期血圧 140 mmHg 以上**，または**拡張期血圧 90 mmHg 以上**は高血圧である．
C. 収縮期血圧が 120 〜 139 mmHg の間，または拡張期血圧が 80 〜 89 mmHg の間は"**高血圧予備軍**"である．
D. 高血圧は**脳血管系疾患**，**腎臓系疾患**，および**循環器系疾患**の重要な原因である．

## II 高血圧の種類
A. **本態性高血圧**は原因が特定できないもので，**高血圧症全体の 95%を占める**．
B. **二次性高血圧**は原因が存在するもので，**特徴的な徴候がある場合**，**若年者もしくは高齢者の発症の場合**，**薬物療法に反応せず**血圧が下がらない場合などの患者では，二次性高血圧の可能性が高い．二次性高血圧の原因は次のように覚えるとよい．

---

**記憶のコツ**

**二次性高血圧の原因は "1・2・3・4"**

**One anatomic cause**：1 つの解剖学的原因
**Two renal causes**：2 つの腎の原因
**Three adrenal causes**：3 つの副腎の原因
**Four CENT**：4 セント
　**C**alcium：高カルシウム血症
　**E**thanol abuse or **E**strogen：アルコール乱用やエストロゲン(経口避妊薬)
　**N**eurologic disease：神経疾患
　**T**hyrotoxicosis：甲状腺中毒

---

1. **1 つの解剖学的原因**　**大動脈縮窄症**は，左鎖骨下動脈起始部の狭窄を特徴とする先天性障害で，多くは小児または青年で発症し，

高血圧を生じる可能性がある.
## 2. 2つの腎の原因
- **a. 内因性腎疾患** ほとんどの腎実質変性は，循環血液量の増加とレニン・アンジオテンシン・アルドステロン系の活性化の結果として高血圧を生じる.
- **b. 腎動脈狭窄症**は二次性高血圧の原因として比較的頻度が高く，通常，若年者の線維筋異形成や高齢者の粥状硬化症によって引き起こされる．狭窄によって腎血流が減少し，レニン放出を促して高血圧となる.

> **HOT KEY**
> アンジオテンシン変換酵素(angiotensin-converting enzyme：ACE)阻害薬による薬物療法開始後に，血清クレアチニンの急激な増加を認めた場合は，高血圧の原因として常に腎動脈狭窄を疑う.

## 3. 3つの副腎の原因
- **a. 原発性高アルドステロン症**は二次性高血圧症の原因として頻度は高くないが，アルドステロン分泌腺腫もしくは両側副腎過形成が原因となる.

> **HOT KEY**
> 高血圧患者が低カリウム血症でかつ利尿薬を使用していなければ，原発性アルドステロン症を疑う.

- **b. Cushing症候群** グルココルチコステロイドが，(何らかの理由で)過剰に分泌されて高血圧の原因となる．通常，過剰なグルココルチコイドによって他の臨床症状も生じている.
- **c. 褐色細胞腫**(クロム親和性細胞腫)はノルアドレナリンやアドレナリンを分泌する腫瘍で，悪性腫瘍の可能性もある．その他の症状としては頭痛，糖耐性，ほてり(潮紅)である.

## 4. 4セント(CENT. 前頁の「記憶のコツ」参照)
- **a. カルシウム 高カルシウム血症**は高血圧の原因として頻度は高くないが，高カルシウム血症を生じるような基礎疾患をもつ患者では考慮すべきである.
- **b. アルコールの乱用とエストロゲンの使用** 二次性高血圧で最も頻度が高い原因は，**アルコール**と**経口避妊薬**の使用である．**妊娠**による高血圧は注意深く評価する必要がある.

- **c. 神経疾患** どんな原因でも**頭蓋内圧亢進**(increased intracranial pressure：ICP)が起きると，高血圧，徐脈，不規則な呼吸の三徴が引き起こされる(Cushingの三徴として知られている).
- **d. 甲状腺中毒** 甲状腺機能亢進症によって高血圧をきたす.

## C. 高血圧緊急症

1. **高血圧切迫症**は収縮期血圧 220 mmHg 以上，もしくは拡張期血圧 120 mmHg 以上で臓器障害がない状態を指す.
2. **高血圧緊急症**は血圧上昇によって臓器障害を生じる状態をさす．次の状態が随伴する．
   - **a. 高血圧性脳症**(精神状態の変化)
   - **b. 頭蓋内出血**
   - **c. 大動脈解離**
   - **d. 心筋梗塞**
   - **e. 不安定狭心症**
   - **f. 高血圧性腎症**(蛋白尿と血尿を伴う急速進行性糸球体腎炎)

# III 患者へのアプローチ

## A. 評価の目標は次のとおりである．

1. 現状の評価と，臓器疾患の程度を評価する(例：腎臓疾患，心血管系疾患，脳血管系疾患)．
2. 二次性高血圧を生じうる疾患を確認する(原発性高血圧は除外診断である)．
3. 合併症がないかどうか確認する．これは高血圧の管理に影響する．

## B. 病歴　以下の内容に焦点をあてる．

1. 高血圧の持続期間と重症度
2. 合併症の症状や病歴(例：心疾患，脳卒中，末梢血管疾患，糖尿病，腎疾患)
3. 内服歴(市販薬や処方薬について)
4. アルコール，タバコ，違法薬物(例：コカインなど)の使用歴
5. 生活様式や食習慣(例：定期的に運動をしているか，ストレスの程度は，食塩摂取量は)

## C. 身体診察　最初に両上肢で血圧を測り高血圧の存在を確認する．詳しい診察は次に述べる要素を確認する．

1. 心拍数と体重の評価
2. 眼底鏡検査
3. 甲状腺検査
4. 心肺機能の評価
5. 腎動脈雑音の評価

6. 四肢の評価
7. 神経学的評価

### D. 血液検査と画像検査

1. 高血圧のあるほぼ全症例で初診時に以下の検査を行う.
   a. 全血算(complete blood count：CBC)
   b. 尿検査
   c. 生化学検査(すなわち, ナトリウム, カリウム, クレアチニン, 空腹時血糖, 総コレステロール値)
   d. 心電図(electrocardiogram：EKG)
2. より特異的な検査(例：甲状腺機能検査, 心エコー)は, 二次性高血圧の原因や高血圧合併症を除外する際に必要となる.

## Ⅳ 治療

### A. 本態性高血圧
治療の目標は, 収縮期血圧と拡張期血圧をそれぞれ少なくとも 140 mmHg 以下と 90 mmHg 以下に下げることで, 脳卒中, 心血管疾患, 腎疾患のリスクを低下させることである(**図 15-1**). 糖尿病や慢性腎不全の患者には, 130/80 mmHg 以下が望ましい.

1. **生活習慣の改善** 高血圧予備軍や高血圧患者の全員に次のアドバイスをする.
   a. 1日に最低30分間の運動
   b. 禁煙(該当する場合)
   c. 体重を減らす(該当する場合)
   d. 飲酒量を1日1〜2杯以下に制限する.
   e. ナトリウム摂取量を1日 2,400 mg［訳注：食塩6ｇに相当］以下に減らす.
   f. 果物と野菜の摂取量を増やし, 飽和脂肪および総脂肪の摂取量を減らす.
2. **薬物療法**は, 生活習慣の改善を行って3か月経過しても血圧が 140/90 mmHg よりも高い, もしくは初診時の時点で 160/100 mmHg よりも高ければ, 薬物療法を開始すべきである. 5つの大きな薬物カテゴリーが血圧のコントロールに有用である(**表 15-1**). これらのカテゴリーは次頁の「記憶のコツ」"ABCDE"として簡単に記憶できる.
   a. **合併症のない高血圧患者**には, サイアザイド系**利尿薬**が**第1選択薬**として使用される. サイアザイド系利尿薬は長時間作用し, コストも安く, 併用療法に適した薬物である.
   b. **合併症**がある患者には, 他のタイプの薬物が第1選択薬となることもある(**表 15-2**).

> **記憶のコツ**
>
> ### 血圧のコントロールに有用な薬の分類は"ABCDE"
>
> **A**CE inhibitors and **A**ngiotensin Ⅱ receptor blockers：ACE阻害薬とアンジオテンシンⅡ受容体拮抗薬
> $\beta$ **b**lockers：$\beta$遮断薬
> **C**alcium channel antagonists：カルシウムチャネル拮抗薬
> **D**iuretics：利尿薬
> **E**verything else：その他（中枢性$\alpha$作動薬，$\alpha$遮断薬，併用療法）

    **c.** 初期血圧が160/100 mmHg以上のときは，2種類の薬物で治療を開始することもある（通常，そのうちの1剤は利尿薬である）．

**B. 二次性高血圧** 基礎的原因に応じて治療する．

**C. 高血圧緊急症**

  **1. 高血圧切迫症** 通常，救急室で**経口降圧薬**で治療する（例：ニフェジピン，クロニジン，カプトプリル）．血圧がいったん容認できるレベルに低下したら通常は退院させるが，短期間のうちに再受診させる必要がある．

> **HOT KEY**
>
> ニフェジピン舌下投与は不意の血圧低下をきたすことがあり，高血圧切迫症のほとんど全症例で禁忌である．

  **2. 高血圧緊急症** 通常は集中治療室（intensive care unit：ICU）管理を要する．**非経口高血圧薬**（ニトロプルシド，ニトログリセリン，ラベタロール，エスモロール，ヒドララジン）［訳注：ラベタロールはわが国では経口薬のみ］での管理が必要である．

## Ⅴ フォローアップと紹介

**A.** 家庭での血圧測定装置は血圧をモニタしし，治療効果を評価するために用いる．

  1. 血圧がコントロールされるまでは毎日血圧を測定し，その後は週単位で測定する．

  2. いったん血圧が適切にコントロールされたならば，3〜6週間ごとに受診させるのが妥当である．

**B.** 高血圧専門医への紹介は，次の状況で考慮する．

  1. 血圧が適切にコントロールできない場合．

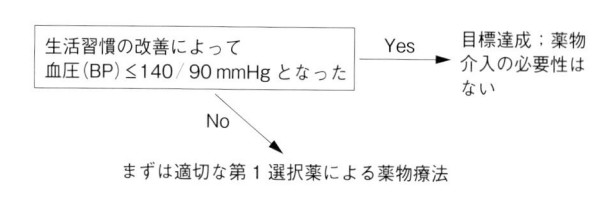

```
┌─────────────────────────┐  Yes   目標達成；薬物
│ 生活習慣の改善によって   │─────→ 介入の必要性は
│ 血圧(BP)≤140/90 mmHg となった │        ない
└─────────────────────────┘
            │ No
            ↓
    まずは適切な第1選択薬による薬物療法
```

合併症のない高血圧(HTN)：利尿薬
1型糖尿病；ACE阻害薬
うっ血性心不全(CHF)；ACE阻害薬，利尿薬，β遮断薬
収縮期高血圧；利尿薬
冠動脈疾患(CAD)や心筋梗塞の既往：β遮断薬

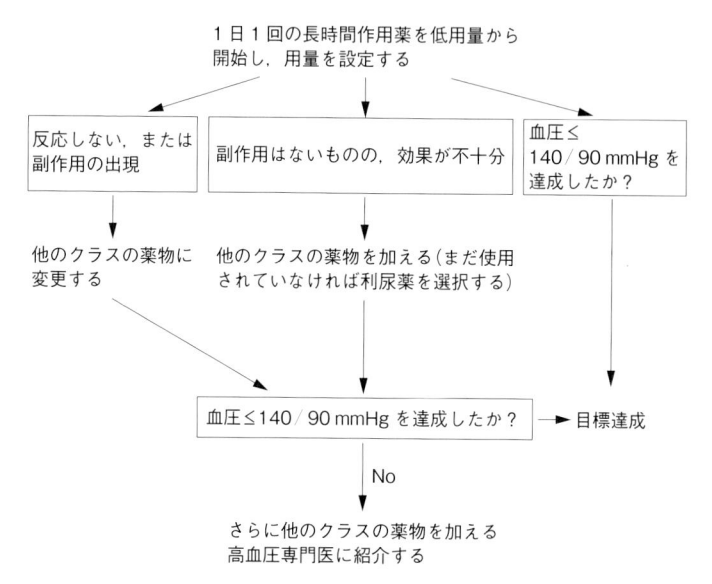

```
        ┌───────────────────────┐
        │ 1日1回の長時間作用薬を低用量から │
        │ 開始し，用量を設定する           │
        └───────────────────────┘
         ↓              ↓              ↓
┌──────────┐  ┌──────────────┐  ┌──────────┐
│反応しない，または│  │副作用はないものの，│  │血圧≤      │
│副作用の出現    │  │効果が不十分     │  │140/90 mmHg を│
│              │  │              │  │達成したか？ │
└──────────┘  └──────────────┘  └──────────┘
    ↓                  ↓                  ↓
他のクラスの薬物に  他のクラスの薬物を加える(まだ使用
変更する           されていなければ利尿薬を選択する)

            ↓        ↓         ↓
        ┌─────────────────────┐
        │ 血圧≤140/90 mmHg を達成したか？ │──→ 目標達成
        └─────────────────────┘
                    │ No
                    ↓
           さらに他のクラスの薬物を加える
           高血圧専門医に紹介する
```

**図15-1** 高血圧の管理へのアルゴリズム．ACE：angiotensin-converting enzyme(アンジオテンシン変換酵素)，BP：blood pressure(血圧)，CAD：coronary artery disease(冠動脈疾患)，CHF：congestive heart failure(うっ血性心不全)，HTN：hypertension(高血圧)．
(Joint National Commission on Prevention, Detection, Evaluation, and Treatment of High Blood Pressure：The seventh report of the joint national commission on prevention, detection, evaluation, and treatment of high blood pressure. JAMA 2003; 289(19): 2560-2572 から許可を得て改変)

**2.** 患者のコンプライアンスが悪い場合．
**3.** 二次性高血圧が強く疑われるが，原因の特定が困難な場合．

表15-1 高血圧の管理に使用される選択薬

| 一般名 | 商品名[わが国の商品名] | 通常投与量(mg/日)/分服回数[わが国の投与量〜極量] |
|---|---|---|
| **ACE 阻害薬** | | |
| カプトプリル | Capoten® [カプトリル®] | 25〜150/2〜3 [37.5〜150/3] |
| エナラプリル | Vasotec® [レニベース®] | 5〜40/1〜2 [5〜10/1] |
| リシノプリル | Zestril® [ロンゲス®, ゼストリル®] | 5〜40/1 [10〜20/1] |
| **アンジオテンシン受容体拮抗薬** | | |
| ロサルタン | Cozaar® [ニューロタン®] | 25〜100/1〜2 [25〜100/1] |
| バルサルタン | ディオバン® | 80〜320/1 [40〜160/1] |
| **β遮断薬** | | |
| メトプロロール | Lopressor® [ロプレソール®, セロケン®] | 50〜200/2 [60〜240/3] |
| アテノロール | テノーミン® | 50〜100/1 |
| **カルシウムチャネル拮抗薬** | | |
| ジルチアゼム | Cardizem SR® | 120〜360/2 |

| | | | |
|---|---|---|---|
| | ベラパミル | Cardizem CD® [ヘルベッサーR®] | 120〜360/1 [100〜200/1] |
| | | Isoptin SR® | 90〜480/2 |
| | | Calan SR® [ワソラン®] | 120〜480/1 [120〜240/3] |
| | アムロジピン | ノルバスク® | 2.5〜10/1 [2.5〜5/1] |
| | ニフェジピン | Procardia XL® | 30〜120/1 |
| | | Adalat CC® [アダラートCR®] | 30〜120/1 [10〜60/1] |
| 利尿薬 | | | |
| | ヒドロクロロチアジド | Hydrodiuril® | 12.5〜50/1 |
| | | Esidrix® [ダイクロトライド®] | 12.5〜50/1 [25〜200/1〜2] |
| その他 | | | |
| | クロニジン | カタプレス® | 0.2〜1.2/2〜3 [0.225〜0.9/3] |
| | プラゾシン | ミニプレス® | 2〜30/2〜3 [1〜15/2〜3] |

訳注:日米で商品名および投与量が異なる薬物は[ ]内に示した。

表 15-2 合併症患者の第 1 治療薬に使用される可能性のある降圧薬

| 合併症 | 第 1 選択薬 |
|---|---|
| 狭心症 | β 遮断薬やカルシウムチャネル拮抗薬 |
| 良性前立腺肥大 | プラゾシン（α 遮断薬） |
| 徐脈もしくは心ブロック | 利尿薬，ACE 阻害薬，アンジオテンシン受容体拮抗薬 |
| うっ血性心不全（拡張期） | 利尿薬や β 遮断薬，もしくはカルシウム拮抗薬 |
| うっ血性心不全（収縮期） | ACE 阻害薬や利尿薬，もしくは β 遮断薬 |
| 1 型糖尿病 | ACE 阻害薬 |
| 浮腫 | 利尿薬 |
| 痛風（再発性） | サイアザイド系以外の利尿薬 |
| 頭痛（血管性） | β 遮断薬もしくはカルシウムチャネル拮抗薬 |
| 勃起不全 | ACE 阻害薬，アンジオテンシン受容体拮抗薬，もしくはカルシウムチャネル拮抗薬 |
| 心筋梗塞（既往） | β 遮断薬 |
| 妊娠 | メチルドパ |
| 喘息（高度） | β 遮断薬以外の薬 |
| 腎不全（慢性） | ACE 阻害薬，利尿薬，アンジオテンシン受容体拮抗薬 |

ACE：angiotensin converting enzyme（アンジオテンシン変換酵素）

## 参考文献

Joint National Commission on Prevention, Detection, Evaluation, and Treatment of High Blood Pressure: The seventh report of the joint national commission on prevention, detection, evaluation, and treatment of high blood pressure. *JAMA* 2003;289(19):2560–2572.

# 第16章 冠動脈疾患

## I はじめに

冠動脈疾患(coronary artery disease：CAD)は米国における主な死因の1つである．したがって，プライマリ・ケアではCADの予防と治療が肝要である．

## II 冠動脈疾患の臨床症状

**A.** 狭心症は心筋への酸素供給が障害されて生じる胸痛であるが，大部分はアテローム性動脈硬化プラークによる冠動脈血流低下が原因である．

1. **安定狭心症**は変化がない胸痛症状である．患者は一定以上の労作(例：階段を昇ったり，家事をしたり)によって胸痛を自覚し，休息やニトログリセリン舌下錠(0.4 mgを舌下投与)によって軽快する．
2. **不安定狭心症**は頻度や持続時間が増悪する狭心痛，または安静時に生じる胸痛である．不安定狭心症は緊急入院と精密検査の適応する特殊な症候である．

**B.** "狭心症同等症"(anginal equivalents)は労作時に生じる胸痛以外の症状(例：呼吸苦，上肢・下顎への放散痛)で，心筋虚血が原因である．この症状は糖尿病患者に多い．CADを有する患者では，他の疾患が証明されないかぎり狭心症同等症を虚血症状とみなす．

## III 冠動脈疾患(CAD)のリスクファクター

> **記憶のコツ**
>
> **CADのリスクファクターは"Must Start Helping CAD Fast"**
>
> **M**ale Gender：男性
> **S**moking：喫煙
> **H**ypertension：高血圧
> **C**holesterol (hyperlipidemia)：高脂血症
> **A**ge：年齢
> **D**iabetes mellitus：糖尿病
> **F**amily history of CAD：家族歴

**A.** 男性という性は修正不能なリスクファクターである．70歳以上になるとCADに進行するリスクの男女差は小さくなる．

**B. 喫煙** 1日に1箱以上喫煙すると，非喫煙者に比べてリスクは3倍になる．1日の喫煙量に応じてリスクが高まる．

**C. 高血圧**はCADの尤度を高める．20/10 mmHg高くなるごとにリスクは2倍になる．

**D. 高脂血症** 低比重リポ蛋白(low-density lipoprotein：LDL)コレステロールが1%減るごとにCADのリスクが2%減少する．

**E.** 年齢としては，**男性では45歳以上，女性では55歳以上**がCADのリスクとなる．

**F.** 糖尿病は男性ではCADのリスクを2倍に高め，女性では3倍に高める．

**G.** CADの家族歴では，1親等以内に55歳以下の男性，または65歳以下の女性患者がいることは修正不能なリスクファクターである．

**H.** 炎症反応のバイオマーカとしてのC反応性蛋白(C-reactive protein：CRP)，リポ蛋白質(a)，ホモシステインといった炎症反応物質も心血管系疾患のリスクファクターとして認識されてきている．

## Ⅳ 患者へのアプローチ

### A. 予防

**1. 1次予防**

  **a.** 生活習慣の改善(例：禁煙，運動を増やす，健康によい食事をする)について，すべての患者に指導する(第4章Ⅲ A～C参照)．

  **b.** 成人になった20歳から5年ごとに高脂血症のスクリーニングを行う．

**2. 2次予防** 心血管系疾患へ進展することを**予防する**ため，修正可能な冠動脈疾患(CAD)のリスクファクターは積極的に治療する．

  **a. 喫煙** 完全な中止が目標である．**カウンセリングやニコチン置換療法**，正式な**禁煙**プログラムを必要に応じて行う．

  **b. 高血圧** 140/90 mmHg以下が目標である．CADの既往歴，糖尿病，慢性腎不全がある場合は130/80 mmHg以下が目標である．**生活習慣の改善**と**薬物療法**については第15章Ⅳ A1～2で述べた．

  **c. 高脂血症**には原発性と続発性があり，後者の頻度は少ないが代謝異常，薬物，アルコール(飲酒)が原因となる．

  **(1) 管理目標** リスクファクターの数がCADのコレステロール管理目標を左右する．喫煙，高血圧，高比重リポ蛋白

**表16-1 高脂血症患者の治療目標**

| CADリスクファクターの数 | LDL値の目標値(mg/dL) | 食事療法*1を開始すべきLDL値(mg/dL) | 薬物療法を開始すべきLDL値(mg/dL) |
| --- | --- | --- | --- |
| 0〜1 | <160 | ≥160 | ≥160〜190*2 |
| ≥2 | <130 | ≥130 | ≥130〜160*2 |
| 実質的なCAD | ≤70〜100 | >100 | ≥100*2 |

CAD:冠動脈疾患,LDL:低比重リポ蛋白
*1 米国心臓協会のステップ2食:1日摂取カロリーのうち,脂肪は30%未満,飽和脂肪酸からは7%未満とし,コレステロールを200 mg未満とする.
*2 CADのリスクが高い患者は,この範囲での低値が望ましい.

(high-density lipoprotein:HDL)コレステロールが40 mg/dL未満,45歳以上の男性または55歳以上の女性,糖尿病,CADの家族歴,それぞれを1ポイントとする.もしHDLが60 mg/dL以上であれば全体から1を差し引く.

(2) **治療戦略は食事療法と薬物療法**からなる.いずれを選択するかは,リスクファクターの数とLDL値で決まる(**表16-1**).リスクファクターが2以下の患者と比較し,リスクファクターが2以上の患者は低いLDL値で薬物療法が適応される.3〜6か月の食事療法で目標に達しない場合は薬物療法を開始する.

 (a) **食事療法** 米国心臓協会(American Heart Association:AHA)のステップ2食(すなわち,1日摂取カロリーのうち,**脂肪は30%未満**,**飽和脂肪酸からは7%未満**とし,**コレステロールを200 mg/日未満**とする)から開始する.

 (b) **薬物療法**は単剤から開始する(**表16-2**).LDL値が目標に達しない場合は併用療法を行う.

d. **糖尿病** 良好な**血糖コントロール**がCAD発症のリスクを低下させるか定かでない.しかし非糖尿病患者に比べ糖尿病患者では,**他のリスクファクター**(喫煙,高血圧,高脂血症)**を厳密に修正する**ことでCAD発症リスクを大きく低下させる.

表16-2 高脂血症治療薬

| 薬物 | 開始量 | 最高投与量[わが国での最高投与量] | 治療効果 | 適応 | 副作用 |
|---|---|---|---|---|---|
| **HMG-CoA還元酵素阻害薬** | | | | | |
| シンバスタチン | 5〜10 mg/日 | 80 mg/日 [20 mg] | ↓LDL ↑HDL ↓TG | ほとんどの患者で第1選択となる | 肝酵素上昇、筋障害、横紋筋融解症*1 |
| プラバスタチン | 10〜20 mg/日 | 80 mg/日 [20 mg] | | | |
| lovastatin | 20 mg/日 | 80 mg/日 | | | |
| フルバスタチン | 20 mg/日 | 40 mg/日 [60 mg] | | | |
| アトルバスタチン | 10 mg/日 | 80 mg/日 [40 mg] | | | |
| ロスバスタチン | 10 mg/日 | 40 mg/日 [20 mg] | | | |
| ニコチン酸 | 100 mg、1日2回 | 1〜2 g、1日3回 | ↓LDL ↑HDL | HDLを上昇させるには最も適した薬物である | 顔面潮紅*2、血糖コントロールの悪化(糖尿病患者)、高尿酸血症 |
| niaspan(徐放性ニコチン酸製剤) | 500 mg/日 | 2,000 mg/日 | | | |
| フィブリン酸*3 | | | | 中性脂肪が非常に高い患者には有用かもしれない | 筋肉痛、肝トランスアミナーゼ上昇、悪心、腹部不快感 |

| 薬剤 | 用量 | 効果 | 備考 |
|---|---|---|---|
| gemfibrozil | 300〜600 mg, 1日2回 | ↓ TG<br>↑ HDL | |
| クロフィブレート | 600 mg, 1日2回 | | |
| | 500 mg, 1日4回 [1,500 mg] | | |
| **胆汁酸体外排泄促進薬**[*4] | | | |
| コレスチラミン | 4 g/日 | 4 g, 1日4回[3回まで] | ↓ LDL | |
| colestipol | 2 g/日 | 4 g, 1日4回 | | |
| **コレステロール吸収阻害薬** | | | |
| エゼチミブ | 10 mg/日 | 10 mg/日 | ↓ LDL<br>↑ HDL<br>↓ TG | 通常はスタチン系薬物の補助として使用する |

↑:増加, ↓:減少
HDL:高比重リポタンパク質
HMG-CoA:3-ヒドロキシ-3-メチルグルタリル CoA 還元酵素
LDL:低比重リポタンパク質
TG:triglyceride(中性脂肪)

[*1] 肝機能とクレアチニンキナーゼを4〜6か月ごとにモニターする.
[*2] 顔面潮紅は,30分前にアスピリン(80 mg以上)を内服することで予防できる.
[*3] 筋障害が出現するリスクがあるため,このクラスの薬物はHMG-CoA阻害薬と併用すべきでない.
[*4] このクラスの薬物は,他の薬物の吸収を阻害するため注意が必要である.

(欄外)腹部膨満,便秘,ビタミン K欠乏

> **HOT KEY**
> アスピリン(325 mg／日)は中〜高リスク患者に推奨される．50歳以上の男性において，初発の心筋梗塞を40%減少させることが示されている．

**3. 3次予防** 3次予防の目標は，**心筋梗塞の既往**がある患者の**再発と死亡を防ぐ**ことである．

> **記憶のコツ**
>
> **CADの3次予防は"ABC"**
>
> **A**spirin and **A**ngiotensin converting enzyme (ACE) inhibitor and **A**ldosterone receptor antagonists：アスピリン，アンジオテンシン変換酵素阻害薬，アルドステロン受容体拮抗薬
> **β B**lockers：β遮断薬
> **C**holesterol reduction：コレステロールの低下
> 3次予防については後出のⅤ Aでさらに詳しく述べる．

**B. リスク層別化**とは，**検査結果からCADの程度を評価する**ことである．これにより**正しい治療**(血行再建または特別な薬物療法)**へ導いてくれる**．

1. **CADの程度を評価する** 患者はまず病歴，身体診察，心電図(EKG)，臨床検査バイオマーカ(生化学検査)から得られたCADの検査前確率に基づいて，"高リスク"，"中等度リスク"，"低リスク"に分けられる．

    a. **高リスク患者**はCADの病歴，心筋虚血を示唆する心電図変化(ST上昇または低下)，心原性バイオマーカや心筋逸脱酵素〔トロポニン，クレアチンキナーゼ-MBイソエンザイム(isoenzyme of creatine kinase with muscle and brain subunit：CK-MB)，クレアチンキナーゼ(creatine kinase：CK)〕の上昇，うっ血性心不全の所見，繰り返し生じる心筋虚血のエピソード，高リスクの不整脈(心室細動，心室頻拍)などを有する．これらの患者に対して**緊急心臓カテーテル検査**を行い，血行再建術の候補になるかどうかを決定する．

    b. **中リスク患者**はCADの病歴があるか，またはいくつかのリスクファクターをもつが，前述の高リスクの所見がない．**非侵襲的検査または心臓カテーテル検査**を行う．

    c. **低リスク患者**はリスクファクターが少なく，胸痛は非典型的で，

心電図変化で虚血も認めない．**非侵襲的検査**を行う．

> **HOT KEY** 中リスクの患者の中には，すぐに心臓カテーテル検査を行ったほうがよい患者もいる．これらの患者で循環器（心臓病）専門医にコンサルトすることが有用である．

## (1) 非侵襲的検査

(a) **運動負荷心電図** トレッドミルで運動しながら 12 誘導心電図を経時的にモニターする．年齢に応じた予想最大心拍数の 85％に達しないと診断的意義がない．また，虚血性変化を評価できる基礎心電図が必要である（左脚ブロックや ST の傾斜を認めない）．ST 部分が水平型または右下がりで 1 mm 以上低下する場合は虚血性変化が陽性と考える．200/110 mmHg 以上のコントロールされていない高血圧，活動性の心筋虚血，非代償性心不全，高度の大動脈弁狭窄症では運動負荷試験は禁忌である．

(b) **心筋灌流シンチグラフィ**はしばしば運動負荷心電図と併せて施行する．運動中に放射性トレーサ〔例：$^{201}$Tl〕を末梢静脈から注入し，さらに安静時に追加投与する．**正常に灌流された心筋細胞**はトレーサを取り込み，画像上で"**輝いて**"みえる．

  ( i ) **可逆性欠損**は安静時には"輝いて"みえるが，運動時には取り込みが低下する領域で，運動による虚血を示唆する．

  (ii) **固定性欠損**は運動時，安静時のどちらにも欠損を認め，以前の梗塞を表している．

(c) **薬物負荷試験**はトレッドミルによる運動ができない患者に用いる．**ジピリダモール**などの薬物は正常な冠動脈を拡張させるが，アテローム性硬化が生じている冠動脈は拡張させない．そのため障害冠動脈の支配領域ではトレーサの取り込みが低下する．

(d) **負荷心エコー検査** 運動負荷やドブタミンなどで心拍数，収縮力を増加させて負荷をかけながら心エコーを行う．部分的な壁運動異常が誘発されれば CAD が疑われる．

(e) **冠動脈造影 CT** は新たな非侵襲的検査であり，主な冠

動脈を描出することができる．CAD に関して特異度と陰性適中率が高く，CAD の低リスク患者と一部の中リスク患者に対する"除外診断"に有用である．高リスク患者では感度が一定せず，冠動脈への介入が必要そうな患者には適当でない．

**(2) 非侵襲的検査の解釈**
　**(a)** 非侵襲的検査で虚血性変化が著明な場合は心臓カテーテル検査を施行し，血行再建を行うこともある．
　**(b)** 検査結果が陰性か軽度の異常であれば，薬物療法のみで治療できるかもしれない．
　**(c)** リスク層別化が適切か判断するときは，いつも検査の特性(例：陰性適中率)を意識する．

---

**HOT KEY** CAD の検査前確率が高かった患者は，検査が陰性の場合でも CAD を否定することはできない．

---

2. **左室機能の評価**　**心エコー検査**または**マルチゲート**(multiple-gated acquisition：MUGA)**スキャン**は，心筋梗塞後の全患者に対し，左室駆出分画(ejection fraction：EF)を評価するために行う．
　**a.** 左室駆出率が 40% 未満ではアンジオテンシン変換酵素(angiotensin-converting enzyme：ACE)阻害薬とアルドステロン受容体拮抗薬を使用する．電解質と腎機能を詳しく経過観察する．
　**b.** 壁在血栓，心室瘤，左室駆出率の高度低下があれば，血栓と塞栓性脳卒中の予防のため抗凝固療法を行う．
　**c.** 虚血性心筋症や心筋梗塞に続いて左室駆出率が 30% 未満の患者ならば植え込み型心臓除細動器(implantable cardioverter-defibrillator：ICD)の適応である．

## Ⅴ 治療

**A.** 薬物治療は，冠動脈を拡張することで心筋への酸素供給を増加し，心拍数，収縮力，前負荷，後負荷を低下させることで心筋の酸素需要量を減少させ，結果的に冠動脈疾患(CAD)患者の生活の質を改善する．
1. **アスピリン**は血小板付着と冠動脈塞栓を阻害することで心筋梗塞の再発を防ぐ．アスピリン(325 mg/日)は明らかな CAD 患者の全員に推奨されている．
2. **クロピドグレル**も血小板付着を阻害する．経皮的冠動脈インター

ベンション後の一定期間内服する必要があり,治療抵抗性虚血患者には追加的な抗血小板薬として使用する.

3. **ACE阻害薬** 心筋梗塞後の致死率を低下させ,左室駆出率が40％未満の患者では心筋梗塞再発を抑制する.さらにACE阻害薬は梗塞後の心室拡張やリモデリングを防ぐ.

4. **β遮断薬**は心拍数と心収縮力を低下させることで心筋梗塞の再発を防ぐ.この薬物は心筋梗塞後の死亡率を低下させ,CAD治療の要である.

   a. **メトプロロール(25～100 mgを1日2回,経口)やアテノロール(25～100 mgを1日1回,経口)などのβ遮断薬がよく使用される**.初期投与量は低容量から開始し,目標は安静時心拍数を60回/分程度に低下させる.投与量は症状がコントロールされるか,副作用が出現するか,最大投与量に達するまで増やすことができる.

   b. **適応** β遮断薬は投薬に支障がなければ,心筋梗塞の既往がある患者全員が適応となる.

   c. **禁忌**としては徐脈性不整脈,コントロールされていないうっ血性心不全(congestive heart failure:CHF)である.コントロールされた心不全例には有益である.慢性閉塞性肺疾患(chronic obstructive pulmonary disease:COPD)や喘息患者に対しては十分に注意して使用する.

   d. **副作用**としては体位性低血圧,うつ病,性機能障害がある.

5. **3-ヒドロキシ-3-メチルグルタリル補酵素A**(3-hydroxy-3-methylglutaryl coenzyme A:**HMG-CoA**)還元酵素阻害薬とナイアシンが心筋梗塞の再発率を低下させることが示されている.CADの既往がある患者ではさらに厳密な脂質コントロールが必要で,目標の低比重リポ蛋白(LDL)コレステロール値は70 mg/dL以下である.

6. **アルドステロン受容体拮抗薬**はニューヨーク心臓協会(New York Heart Association:NYHA)分類クラスⅢまたはⅣの心不全で,左室駆出率が40％未満に低下している患者では,心筋梗塞後の死亡率を低下させる.

7. **硝酸薬**は冠動脈を拡張させることで酸素供給を増し,前負荷と後負荷を低下させることで酸素需要を低下する.硝酸薬は狭心症を緩和するが,死亡率の低下には効果がない.

   a. **短時間作用型硝酸薬**(例:ニトログリセリン0.4 mgの舌下投与かエアロゾル)は,即時治療や狭心症予防に用いられる.

   (1) **即時治療** 症状が緩和されるまで3～5分ごとにニトログ

リセリンを服用するように指導する．15分以内に治まらなければ救急車を要請する．
- **(2) 狭心症予防** 狭心症が予想される労作の5分前に服用する．
- b. **長時間作用型硝酸薬**（例：**硝酸イソソルビド** 10〜40 mgを1日3回，経口）は長時間の症状緩和に効果がある．
  - **(1)** タキフィラキシー（速成耐性）の予防のため，毎日8〜10時間は硝酸薬を休薬する時間が必要である．
  - **(2)** 硝酸薬治療を始めると頭痛が出現することがあるが，保存的に対処すれば1〜2週間後には消失する．
8. **カルシウムチャネル拮抗薬**（以下，カルシウム拮抗薬）は酸素需要を下げ（心拍数，心収縮力と後負荷の減少による），酸素供給を増す（冠動脈の拡張による）ことがある．これらの薬物は心筋梗塞後の死亡率を低下させるかどうかについては示されておらず，CAD患者にはカルシウム拮抗薬よりもまず$\beta$遮断薬を考慮する．
   - a. 以下の順に全身血管抵抗減弱作用は低下し，心筋変力および変時作用は増強する．
     - **(1) ニフェジピン**（30〜120 mg，1日1回）［訳注：わが国では最高投与量60 mgまで］
     - **(2) ジルチアゼム**（120〜540 mg，1日1回）［訳注：わが国では徐放薬として最高投与量200 mgまで］
     - **(3) ベラパミル**（120〜480 mg，1日1回）［訳注：わが国では最高投与量240 mgまで］
9. **外的動脈加圧強化法**（enhanced external counterpulsation：EECP）**は外来患者に使用できる非侵襲的治療で，慢性狭心症患者の冠動脈血流を改善することで症状を改善する．**
10. **効果が証明されていない治療**
    - a. **抗酸化ビタミン** $\beta$カロテン，ビタミンE，ビタミンCが心血管系疾患のリスクを低下させるか証明されていない．
    - b. **葉酸** ホモシステイン値が高い患者では，葉酸の投与によってCADのリスクを低下させることもある．ホモシステイン値が正常な患者での効果は不明である．

## B. 血行再建療法　経皮的冠動脈形成術（percutaneous transluminal coronary angioplasty：PTCA），または**冠動脈バイパス術**（coronary artery bypass graft：CABG）の適応は，病変の位置と狭窄血管の数によって決まる．

1. CABGは左冠動脈主幹部病変（狭窄＞50％），3枝病変（狭窄＞70％），糖尿病を合併した多枝病変，または広範囲の心筋が虚血に曝されている場合に適応となる．

2. 薬物溶出性ステントを用いたPTCAは1枝か2枝病変，またはCABGによる手術死亡率が高い高齢者への適応が理想である．

## Ⅵ フォローアップと紹介

**A. 1次予防** 患者は1年または半年ごとに受診させる．
**B. 2次予防** リスクファクターの管理のため定期受診させる．
 1. 2つ以上のリスクファクターがある場合，十分にコントロールされるまで1～3か月ごとに受診させる．
 2. 難治性の脂質異常症がある場合は，内分泌内科医へコンサルトする．
**C. 3次予防と症状コントロール** 心筋梗塞の再発と死亡のリスクが高いため厳重に治療する．
 1. 症状がコントロールされるまでは毎週通院させ，あらゆる予防的治療を導入する．その後は2～4か月ごとに定期的に通院させる．
 2. 薬物治療を行っても症状が改善しないか，非侵襲的検査や血行再建を検討するときは循環器内科医へ紹介する．

### 参考文献

National Cholesterol Education Program (NCEP) Expert Panel on Detection, Evaluation, and Treatment of High Blood Cholesterol in Adults (Adult Treatment Panel III). *Circulation* 2002;106:3143–3421.
Sleight P. Current options in the management of coronary artery disease. *Am J Cardiol* 2003;92:4N–8N.
Snow V, Barry P, Fihn SD, et al. Primary care management of chronic stable angina and asymptomatic suspected or known coronary artery disease: a clinical practice guideline from the American College of Physicians. *Ann Intern Med* 2004; 141(7):562–567.

# 第17章 うっ血性心不全

## I はじめに

**A. 定義** うっ血性心不全(congestive heart failure:CHF)は、身体の代謝需要に応えるだけの血液を、正常範囲の充満圧で十分に拍出できないときに起こる.

**B. 臨床症状**は、古典的には倦怠感、傾眠、労作時や安静時の呼吸困難、発作性夜間呼吸困難(paroxysmal nocturnal dyspnea:PND)、起座呼吸、体重増加と下腿浮腫がある.

**C. 発生率** うっ血性心不全は頻度の高い疾患で、主に高齢者にみられる(米国では65歳以上の高齢者の10%にみられる). 毎年、約50万人の新患がうっ血性心不全と診断されている.

## II 分類

うっ血性心不全の分類は多数ある. 最もよく使われるものを次に示す.

**A. ニューヨーク心臓協会(New York Heart Association:NYHA)心臓機能分類**
  1. **クラスI** 通常以上の身体活動でのみ症状がある.
  2. **クラスII** 通常の活動で症状がある.
  3. **クラスIII** 通常以下の活動で症状がある.
  4. **クラスIV** 安静時に症状がある.

**B. 左心不全と右心不全** 左心不全と右心不全は、主に身体診察で鑑別する.
  1. **左心不全** 左心不全の徴候は**低酸素症**(hypoxia)、**頻呼吸**、ラ音、胸水、喘鳴("心臓喘息"、間質性浮腫の症状)と**左心性III音($S_3$)** である.
  2. **右心不全** 右心不全の徴候は**右心性III音($S_3$)**、頸静脈圧上昇、肝頸静脈逆流、腹水、肝腫大、末梢性浮腫である.
     **a.** 右心不全を起こす原因として最も多いのが左心不全であるため、ほとんどの場合、身体診察では両室不全の所見が認められる.
     **b.** 右心不全の、ほかの原因には次のものがある.
     **(1) 肺高血圧**〔慢性閉塞性肺疾患(chronic obstructive pulmonary disease:COPD)に起因するものが最多〕

(2) **右室梗塞**(通常，下壁梗塞で出現する)
　　(3) **三尖弁または肺動脈弁の異常**
**C. 収縮機能不全と拡張機能不全**　左心不全は収縮性か拡張性のいずれかである．これらを鑑別することは，治療上で最も重要である．
  1. **収縮機能不全**は心臓のポンプ機能不全の状態で，**左室の駆出率が通常以下(40％以下)**である．収縮機能不全の原因には次のものがある．
    **a. 心筋梗塞と虚血性心疾患**
    **b.** 拡張型心筋症〔すなわち，冠動脈疾患(coronary artery disease：CAD)や高血圧，弁膜症によらない心筋細胞の障害である〕（下記の「記憶のコツ」を参照）
    **c. 心臓弁膜症**は慢性的に左室容量を増大させる(例：僧帽弁逆流症，動脈弁閉鎖不全症)
    **d. 高血圧性弁膜症**または**心臓弁膜症**が"進行したケース"では，慢性的に左室圧が上昇する(例：大動脈弁狭窄症)．初期には拡張機能不全になるが，次第に心臓が拡張して駆出率が低下する．
    **e. 心筋炎**

---

**記憶のコツ**　**拡張型心筋症の原因で頻度が高いものは"PIPED"**

**P**ost-myocarditis：心筋炎後
**I**diopathic：特発性
**P**eripartum：産褥性
**E**thanol：アルコール性(エタノール)
**D**rugs(cocaine, amphetamines and heroin)：薬物性(コカイン，アンフェタミン，ヘロイン)

---

  2. **拡張機能不全**はポンプ機能は正常であるが，拡張期の弛緩と十分な血液充満の能力が低下していることを示す．**駆出率は正常かそれ以上**である．拡張機能不全の原因には次のものがある．
    **a. 虚血**
    **b. 左室肥大をきたす疾患**　例えば，次のものがある．
      (1) 高血圧症
      (2) 大動脈弁狭窄症
      (3) 肥大型心筋症
    **c. 拘束型心筋症**　この疾患は通常，浸潤性疾患(例：ヘモクロマトーシス，アミロイドーシス，サルコイドーシス，強皮症)が原因で起こる．

3. ほとんどの患者で，拡張と収縮の両方の機能不全が共存している．しかし，患者の20％は拡張機能不全が主体である．2つの機能不全は臨床症候が似ている．

> **HOT KEY**
> 駆出率が低いうっ血性心不全＝収縮機能不全
> 左室駆出率が正常か，高いうっ血性心不全＝拡張機能不全

## Ⅲ 患者へのアプローチ

**A.** 患者の症状はどうかについて評価する．

**B.** 病歴，身体診察，胸部 X 線写真をもとに左心不全，右心不全，両心不全のいずれが主体かについて分類する．

**C.** 患者が左心不全ならば駆出率を根拠にして，収縮機能不全，拡張機能不全のどちらが主体かを確定する．駆出率は心エコー検査，マルチゲート収集（multiple gated acquisition：MUGA）スキャン，心臓カテーテル検査で評価できる．**駆出率が正常な患者が心原性肺水腫を呈した場合，機能不全は拡張機能不全であることを忘れてはならない．**

**D.** うっ血性心不全の基礎疾患を確定する（例：冠動脈疾患，弁膜症，高血圧症，心筋症）．

**E.** 治療可能な原因があれば適切に治療しなければならない（例：血行再建術，弁置換/弁形成術，原因薬物の中止）．

**F.** 患者の症状が急激に増悪しているときは，うっ血性心不全の増悪因子を確定する必要がある．

> **記憶のコツ**
>
> ### うっ血性心不全の増悪因子は"FAILURE"
>
> **F**orgot meds：薬の飲み忘れ
> **A**rrhythmia or **A**nemia：不整脈か貧血
> **I**nfections, **I**schemia, or **I**nfarction：感染症，虚血，梗塞
> **L**ifestyle：生活習慣（例：塩分過剰摂取，ストレス）
> **U**pregulators：アップレギュレーション（例：甲状腺疾患，妊娠）
> **R**heumatic valve or worsening of other valvular diseases：リウマチ性弁膜症か他の弁膜症の悪化
> **E**mbolism（pulmonary）：塞栓症（肺）

## Ⅳ 治療

**A.** うっ血性心不全の**治療目標**は(他のほとんどの疾患と同様に)2つある.
  1. **症状の軽減**
  2. **死亡率の低下**
**B. 慢性収縮機能不全** 治療には慢性うっ血性心不全に加え次のようなものがある.
  1. **血管拡張薬** うっ血性心不全の患者では高血圧を積極的に治療する必要がある. 末梢血管拡張薬(**表17-1**)は, 症状と死亡率の両方を改善することが証明されている. これらの薬物は全身の血管抵抗を低下させて後負荷を軽減する. 通常, 低用量から開始し, 患者の血圧と症状に合わせて増量する.

表17-1 収縮機能不全患者の治療に用いられる血管拡張薬

| 薬物 | 用量(mg/日) | 投与回数(回/日) | 処方例 |
| --- | --- | --- | --- |
| ACE阻害薬 | | | |
| 　カプトプリル | 6.25～150 | 3 | 50 mgを1日3回 |
| 　エナラプリル | 2.5～20 | 2 | 10 mgを1日2回 |
| 　リジノプリル | 2.5～40 | 1 | 20 mgを1日1回 |
| ヒドララジン | 10～300 | 3 | 75 mgを1日3回 |
| 硝酸イソソルビド | 5～160 | 3 | 40 mgを1日3回 |
| アムロジピン | 2.5～10 | 1 | 10 mgを1日1回 |
| ACE:アンジオテンシン変換酵素 | | | |

  2. **利尿薬**は体液過剰による症状(例:ラ音, 末梢性浮腫)を治療するのに有効である.
      **a.** 体液過剰がわずかである場合, サイアザイド系利尿薬(例:ヒドロクロロチアジド)を1日に25～50 mg投与するだけでよい.
      **b.** ほとんどのうっ血性心不全患者はループ利尿薬(例:フロセミド20～120 mgを1日1回か2回)が必要である. 用量と回数は体液過剰の程度による.
  3. **食事** 食事のナトリウム制限(1日2g以下)を指導することが,

体液過剰を予防するために重要である．
 4. **β遮断薬**は神経内分泌活動を遮断し，症状と生命予後を改善することが示されている．代表的な経口薬としてはカルベジロール（3.125 mgを1日2回．1回25 mgまで増量可能）［訳注：わが国では1日20 mgまで］や，1日1回投与の長時間作用型薬物がある．

> **HOT KEY** 収縮機能不全のあるすべての患者は，投与を避けるべき理由がない限り，ACE阻害薬（またはアンジオテンシン受容体拮抗薬）とβ遮断薬を内服すべきである．

 5. **ジゴキシン** うっ血性心不全に対するこの古典的な薬物により，症状が軽減されることはわかっているが，死亡率の改善には何ら寄与しない．
    a. ジゴキシンは，他の治療では症状が改善しない患者に用いるべきである．
    b. 投与量は患者の体重と腎機能の程度によって異なる．通常，0.125～0.375 mg/日を経口投与する．
 6. **アルドステロン受容体拮抗薬**は駆出率（ejection fraction：EF）40％未満でNYHA分類のクラスⅢまたはⅣの患者において，罹患率と死亡率を改善することが証明されている．すでにβ遮断薬とアンジオテンシン変換酵素（angiotensin-converting enzyme：ACE）阻害薬が投与された患者で，時に循環器科専門医に相談してアルドステロン受容体拮抗薬の投与を開始すべきである．一般に用いられる薬物はスピロノラクトン（25～50 mg，1日1回），エプレレノン（25～50 mg，1日1回）．副作用には高カリウム血症や女性化乳房がみられる．
 7. **機器** 循環器内科医への紹介が望ましい．
    a. 重度の心筋障害がある患者（駆出率30～35％未満）は，心臓突然死の予防のために**植え込み型心臓除細動器**（implantable cardioverter-defibrillator：ICD）が有用なことがある．
    b. ペースメーカ植え込み術による**心臓再同期療法**も特定の患者に効果がある．

**C. 慢性拡張機能不全** 治療は"3つのD"，すなわち利尿薬（diuretics），食事療法（diet），ジルチアゼム（diltiazem）からなる．ジゴキシンと血管拡張薬は，拡張機能不全が主体の患者には治療効果がない．
 1. **利尿薬**は，拡張機能不全患者では収縮機能不全と同等の用量を投与する．

2. **食事療法**は，拡張機能不全患者では収縮機能不全の患者と同様に塩分制限を行う．
3. **ジルチアゼム**(カルシウムチャネル拮抗薬)または$\beta$遮断薬は心拍数を低下させて左室の充満能を改善する．用量は患者によって異なるが，高血圧治療に推奨される量と同等である(第16章，**表16-1**参照)．

## Ⅴ 予後

治療が進歩しても，うっ血性心不全(CHF)患者全員の年間の死亡率は20%で，安静時に症状のある患者の死亡率は50%である．

## Ⅵ フォローアップと紹介

A. アンジオテンシン変換酵素(ACE)阻害薬，アンジオテンシン受容体拮抗薬，ループ利尿薬やアルドステロン受容体拮抗薬を投与されている患者は，血清電解質を6か月ごとに確認する(あるいは投与量を変更したら早めに確認する)．

B. ルーチンに使用している薬物で，最大限の治療を行っても症状が改善せず，日常生活が制限される場合は心臓病専門医へ相談すべきであろう．

### 参考文献

ACC/AHA 2005 guideline update for the diagnosis and management of chronic heart failure in the adult: a report of the American College of Cardiology/American Heart Association Task Force on Practice Guidelines. *J Am Coll Cardiol* 2005; 46(6):e1-82.

Aurigemma GP, Gaasch WH. Diastolic heart failure. *N Engl J Med* 2004;351:1097–1104.

# 第18章 心房細動

## I はじめに

**A. 疫学** 心房細動は最も頻度の高い慢性の不整脈であり，全人口の2%にみられる．発生率は年齢によって異なる．
1. 50歳未満ではまれである．
2. 60歳以上では20人に1人の割合である．
3. 80歳以上では10人に1人の割合である．

**B. 専門用語** 心房細動の種類を説明するために，いくつかの専門用語が用いられている．
1. "valvular"(弁性)は**弁疾患に続発する**心房細動に用いられ，最も多いのはリウマチ性の僧帽弁狭窄症である．過去には**リウマチ性心疾患**が多くの心房細動の原因であったが，現在ではまれである．
2. "nonvalvular"(非弁膜性)は，リウマチ性やその他の弁疾患に関連しない心房細動に用いられる．
3. "isolated"(単独性)は循環器以外の疾患に続発する心房細動を表し(例：甲状腺機能亢進症，肺炎，肺塞栓症)，その疾患が治癒すれば改善する．
4. "paroxysmal"(発作性)は急性疾患との関連がなく間欠的に出現する心房細動をいう．
5. "chronic"(慢性)または"persistent"(持続性)は，心房細動が優位なリズムになっているときをいう．
6. "lone"(孤立性)は器質的な心疾患〔例：左室肥大，うっ血性心不全(congestive heart failure：CHF)，弁疾患，心筋症〕や高血圧が認められないときの心房細動をいう．

## II 心房細動の臨床症状

**A. 病歴** 心房細動は心拍数の増加と心房収縮の低下を引き起こし，心室充満量の減少，心拍出量減少，心仕事量の増加をもたらす．最も頻度の高い症状は，こうした経過を反映したものである．
1. **動悸**
2. **倦怠感**
3. **呼吸困難**
4. **浮動性めまいまたは失神**

5. 胸痛
B. 身体診察
1. **不規則な脈拍**が心房細動の特徴である．
2. **脈拍の変化**と**脈拍の結滞**は拡張期における心室充満時間が変動し，しばしば減少するため，脈圧は激しく変化し，聴取された心室の拍動のすべてが末梢で触知されるわけではない．
3. **a 波の欠損** 頸静脈拍動は正常リズムでは心房収縮を表すとされるが，心房細動の患者では頸静脈拍動は観察されない．
4. **Ⅰ音（$S_1$）の強さのばらつき** 心室充満時間と拡張末期容量が変動するため，僧帽弁や三尖弁を閉鎖させる圧の強さも変動し，Ⅰ音（$S_1$）の強さのばらつきをもたらす．
C. 心電図
1. f 波（350〜600 拍/分の心房の細かい細動）が記録され，特に $V_1$ 誘導で明瞭である．
2. P 波は認められない．
3. 心室の反応は**不規則に不整**となるが，心拍数が高くなると認識するのはむずかしくなる．

## Ⅲ 心房細動の原因

> **記憶のコツ**
>
> **心房細動の原因は"WATCH ATRIAL Ps"**
>
> **W**PW syndrome：WPW 症候群
> **A**lcohol：アルコール（中毒，離脱症候群，"holiday heart"［訳注：休日や週末の大量飲酒後に心房細動などが発症すること］）
> **T**hyrotoxicosis：甲状腺中毒
> **C**HF（**C**ongestive **H**eart **F**ailure），**C**oronary artery disease or **C**ardiomyopathy：うっ血性心不全，冠動脈疾患，心筋症
> **H**ypertension：高血圧
> **A**trial septal defect：心房中隔欠損
> **T**heophylline and other drugs：テオフィリンとその他の薬物（β作動薬）
> **R**heumatic and other valve disease：リウマチ性弁膜症や他の弁膜症
> **I**nfections：感染症（例：心筋炎，心内膜炎）
> **A**myloid and other infiltrative diseases：アミロイドとその他の浸潤性疾患（サルコイドーシス，ヘモクロマトーシス）

（つづく）

> **L**one (idiopathic) atrial fibrillation：孤立性(特発性)心房細動（心房細動患者の約10％を占める）
> **P**ulmonary or **P**ericardial disease：肺疾患(肺塞栓，肺炎，胸水)または心膜疾患
> **S**ick sinus syndrome or **S**tress：洞不全症候群またはストレス(特に外科手術後)

> **HOT KEY**
> 心房細動の原因の多くは治療可能であるが，背景にある原因の徹底的な検索が求められる．

## IV 心房細動の合併症

心房細動患者における**脳卒中**のリスクは年間5％と推定され，心房細動のない群の5倍である．心房細動患者における脳卒中のリスクは，5つの臨床的所見と2つの心エコー所見の相違に依存する．心房細動患者において脳卒中のリスクファクターである次の「記憶のコツ」"CHASED"を減らすことが患者にとって重要であり，それにより脳卒中のリスクを認識でき，治療計画を立てることが可能となる．

> **記憶のコツ**
> **心房細動患者の脳卒中のリスクファクターは"CHASED"**
>
> **C**HF：うっ血性心不全(3か月以内に発症)
> **H**ypertension：高血圧
> **A**ge ＞ 65 years：65歳以上
> **S**troke in past：脳卒中の既往
> **E**chocardiographic abnormalities：心エコー検査での異常所見(左房径＞5 cm，僧帽弁狭窄，左室機能障害)
> **D**iabetes mellitus：糖尿病

**A.** 心房細動を有するものの，脳卒中のリスクファクターがない患者では，脳卒中を起こすリスクは健常者とほぼ同等である．

**B.** 1〜2個のリスクファクターを有する患者は，脳卒中を発症する確率は年間約5％に上昇する．

**C.** 3個以上のリスクファクターを有する患者は，脳卒中を発症する確率が年間約20％に上昇する．

## Ⅴ 治療

**A. 急性期の治療** 急性期の治療の目標は**心拍数コントロール**である．頻脈性心房細動で，生命をおびやかす合併症（例：虚血，重症の低血圧，重症な肺水腫）のある患者には，直ちに**除細動**を施行すべきである．頻脈性心房細動ではあるが，生命をおびやかす合併症のない患者は薬物療法を選択すべきである．

1. **除細動は同期下で 100 ジュール（J）から開始**するが，**360 J が必要になることもある**．緊急除細動の適応がない場合は，3 週間の抗凝固療法を達成するか，経食道エコー検査（transesophageal echocardiography：TEE）で心房内血栓の存在が除外されるまでは，心房細動の患者には除細動を施行すべきではない．

   a. このことから，新規に心房細動を発症したと考えられる患者に対して，通常，除細動は禁忌とされる．なぜならば，患者の既往歴から，心房細動に罹患している期間を推定するのは非常にむずかしいからである．

   b. 抗凝固療法を行わずに除細動を受けた患者では，30 日以内に脳卒中を発症するリスクは 3 ～ 5％である．

2. **薬物療法**

   a. 房室伝導を抑制する薬物には，**カルシウムチャネル拮抗薬**（例：ベラパミル，ジルチアゼム），**β遮断薬**（例：エスモロール），ジゴキシンがある．

   (1) 用量は**表 18-1** を参照．

   (2) カルシウムチャネル拮抗薬やβ遮断薬の静脈内投与は低血圧，徐脈，伝導障害，うっ血性心不全といった合併症を起こしうるものの，心房細動患者における心拍数の亢進を速やかにコントロールするという点で，ジゴキシンよりも効果的であると考えられている．通常は短時間作用型の薬物が好まれ，使用の際にはすべての患者に対して心電図モニタリングが必要である．

   (3) ジゴキシンは，心不全のある患者に対しては最善の選択肢である．

**B. 慢性期の治療** 心房細動の慢性期の治療の目標は，**症状の軽減**と脳

> **HOT KEY** 治療の3つのカテゴリーを考えることが有用である．**心拍数のコントロール**，**リズム（調律）コントロール**，そして**抗凝固療法**である．

表18-1 心房細動に対する薬物療法

| 薬物 | 開始量 | 維持量 |
|---|---|---|
| ジルチアゼム* | 15〜20 mg(0.25 mg/kg)2分以上かけて静脈内投与,必要に応じて15分ごとに20〜25 mgを追加 | 5〜20 mg/時間,静脈内投与 |
| ベラパミル | 2.5〜5.0 mgを1〜2分かけて経静脈的にボーラス投与,必要に応じて15〜30分ごとに5〜10 mgを追加.最大量は30 mg | 0.05〜0.2 mg/分,静脈内投与 |
| エスモロール* | 500 μg/kgを1分以上かけて静脈内投与 | 50〜200 μg/kg/分,静脈内投与 |
| ジゴキシン | 0.25〜0.5 mgを静脈内投与 | 0.25 mgを6時間ごとに投与する.そして負荷量として全体量が1 mgに達したならば,引き続き0.125〜0.25 mgを経口または経静脈的に連日投与する |

*これらの薬物は徐脈,低血圧,伝導遅延,うっ血性心不全を起こしうるため,必ず心電図モニター監視下で使用すべきである.

卒中のリスクの低下である.

1. **心拍数コントロール** 目標は,安静時の心拍数を90/分以下にすることである.**薬物療法**は,患者のほかの医学的問題点についても考慮した後に選択するべきである.例えば,次のように.

    a. 高血圧や冠動脈疾患(coronary artery disease:CAD)がある患者では,β遮断薬(例:アテノロール50〜100 mg/日)がよい選択である.なぜならば,心房細動だけでなくこれらの問題に対しても効果を有するからである.しかし,喘息や慢性閉塞性肺疾患(chronic obstructive pulmonary disease:COPD)のある患者では,β遮断薬は気管支収縮を引き起こすので,よい選

択とはいえない．
- b. CHF のある患者に対しては，ジゴキシンは CHF の症状を改善させるのと同様に心拍数のコントロールも可能である．しかし，慢性腎不全患者ではジゴキシンの濃度をこまめに測定する必要がある．
2. **リズム（調律）コントロール**　理論上は，洞調律へ復帰させることで脳卒中のリスクを健常者なみに下げ，心拍数に関連した症状を抑えることができる．

> **HOT KEY**
> 心房細動の患者において，心拍数コントロール＋抗凝固療法とリズムコントロールとを比較した研究では，前者では脳卒中のリスクが軽減される傾向が示され，よりよい治療法であることが示唆された．リズムコントロールを試みるべき状況には，①心拍数コントロール後も続く症状，②心拍数コントロールが維持できない，③患者が希望する，といった場合がある．

- a. **除細動**　電気的除細動は 3 週間の抗凝固療法を達成するか，経食道エコー検査を用いて心房内血栓の存在が除外された場合のみに施行するべきである．電気的除細動の後には 4 週間以上の抗凝固療法を行うべきである．
- b. **薬物療法**　心拍数のコントロールは，どの抗不整脈薬の投与よりも優先して行わなければならない．なぜならば，抗不整脈薬の投与は房室結節の伝導を亢進させる（さらに心房細動の心拍数を上昇させる）ためである．
    - (1) **アミオダロン**は $\beta$ 遮断作用をもつクラス Ⅲ 抗不整脈薬である．他の抗不整脈薬と異なり催不整脈作用がない．
        - (a) アミオダロンは重大な副作用（例：視神経障害，甲状腺機能亢進症あるいは甲状腺機能低下症，肺線維症）を起こしうるが，左室機能不全の患者に対して抗不整脈薬としてしばしば選択される．
        - (b) アミオダロン投与開始前には甲状腺機能検査と肝機能を検査しておくべきである．また，治療期間中は 6 か月ごとに検査するべきである．肺機能検査も投与開始前に行っておくべきである．
    - (2) **プロパフェノン**（150 〜 300 mg を 1 日 2 回，経口）［訳注：わが国では 1 日 450 mg を 3 回に分服］と，**フレカイニド**（50 〜

150 mg を 1 日 2 回，経口）［訳注：わが国では 1 日 200 mg まで］はクラス Ic の抗不整脈薬で，冠動脈疾患や左室機能障害のない患者に使用する．

(a) 発作を繰り返す心房細動患者では，症状出現時にプロパフェノン（450 ～ 600 mg），またはフレカイニド（200 ～ 300 mg）を 1 回だけ内服する"**抗不整脈薬頓服療法**"（"pill-in-the-pocket"）が用いられる場合がある．

> **HOT KEY** 抗不整脈薬の使用を開始する前に，循環器科医へのコンサルトがすすめられる．

c. 肺静脈の**高周波カテーテルアブレーション**，または**ペースメーカ植え込みを伴う房室結節のアブレーション**は，薬物療法に反応しない患者に対して考慮する．

3. **抗凝固療法** 脳卒中は心房細動患者において有病率や死亡率に影響を与える主要な合併症である．原則として患者が若年であるか（65 歳以下），前述したリスクファクターをまったく有さない，もしくはワルファリンの使用が禁忌である場合を除き，すべての**心房細動**患者は長期間の**抗凝固療法**を受けるべきである．抗凝固療法における利益とリスクは，個々の病態に合わせて評価しなければならない．

a. **アスピリン**（325 mg／日）単剤は，65 歳未満で脳卒中のリスクファクターのない患者に考慮する．

b. **ワルファリン** ワルファリン療法は患者に大出血を起こすリスクを少し高めるが，脳卒中のリスクを低下させる効果が出血のリスクを上まわる．ワルファリンは脳卒中の発生リスクを 40 ～ 90 ％低下させうる．国際標準化比（international normalized ratio：INR）値の目標値は 2.0 ～ 3.0 である．

## Ⅵ フォローアップと紹介

ほとんどの患者において，除細動，心拍数コントロールの薬物，抗不整脈療法の決定に関して助言のできる循環器内科医への相談が推奨される．

A. 新規発症の心房細動の患者は一般的に，心拍数コントロールと不整脈の原因診断のために入院が必要である．

B. 慢性心房細動で安定している患者は抗凝固療法，脈拍や症状のコントロールの評価のために，必要に応じて（通常 1 か月に 1 回）観察を

行う．抗不整脈療法は 1 〜 3 か月ごとに再評価すべきである．

### 参考文献

Falk RH. Atrial fibrillation. *N Engl J Med* 2001;344:1067–1078.
Hersi A, Wyse DG. Management of atrial fibrillation. *Curr Probl Cardiol* 2005;30(4): 175–233.

# 第19章 心雑音

## I はじめに
プライマリ・ケア医にとって心臓の聴診は重要な情報をもたらす．なかには良性の心雑音もあるが，放置すると不可逆的な障害につながる状態を示す心雑音もある．

**A. 病因** 心雑音は弁膜といった心臓の構造物を振動させる血液の乱流によって生じる．

**B. 分類** 心雑音は収縮性，拡張性，連続性に分類される．
  1. **収縮期雑音**はⅠ音($S_1$)とⅡ音($S_2$)の間に発生する．
  2. **拡張期雑音**はⅠ音($S_2$)とⅡ音($S_1$)の間に発生する．
  3. **連続性雑音**は収縮期と拡張期を通して発生する．

**C. 症状**
  1. ほとんどの心雑音は無症状の患者の定期検診において発見される．
  2. 何らかの弁疾患を示唆する症状〔例：労作時呼吸困難，胸痛，失神〕を呈し，心雑音が認められた患者は，直ちに評価が必要である．

## II 心雑音の原因
3種類の雑音の主な原因を**表19-1**に示した．

## III 患者へのアプローチ
合併症や症状発現の防止のために特に治療の必要な群から，状態のよい治療の必要ない群を区別することが目的である．

**A. 病歴** 以下の内容に注目する．
  1. **心疾患を示唆するような症状**(例：狭心症，息切れ，運動耐性の低下，失神)
  2. **心臓に影響する過去の既往歴**(例：リウマチ熱，経静脈的な薬物投与)や**血流量の増加**(例：貧血，甲状腺機能亢進症，腎不全，動静脈瘻)

**B. 身体診察**では心臓を徹底的に診察する．
  1. 鑑別診断を絞るために心雑音を収縮性，拡張性，連続性に分類する(**表19-1**参照)．
  2. 確定診断を得るために，以下の特徴的な身体所見が有用である．

表 19-1 心雑音の原因

| 心雑音の種類 | 原因 |
| --- | --- |
| 収縮性 | 血流量の増大 |
| | 　貧血 |
| | 　甲状腺中毒 |
| | 　敗血症 |
| | 　腎不全 |
| | 　動静脈瘻 |
| | 構造の異常 |
| | 　狭窄(大動脈弁または肺動脈弁) |
| | 　逆流(僧帽弁または三尖弁) |
| | 　僧帽弁逸脱 |
| | 　肥大型心筋症 |
| | 　心房中隔欠損症,心室中隔欠損症 |
| 拡張性 | 狭窄(僧帽弁または三尖弁) |
| | 逆流(大動脈弁または肺動脈弁) |
| 連続性 | 動脈管開存症 |
| | 大動脈縮窄症 |
| | 動静脈瘻 |

**a. 大動脈弁狭窄症**
  (1) 頸動脈の拍動は小さく遅くなる(**小脈と遅脈**).
  (2) 粗く,漸増-漸減する収縮期駆出性の雑音が,胸骨上部右縁で最もよく聴取され,頸動脈に放散する.
  (3) $S_2$ の強さは減弱する.

**b. 大動脈弁閉鎖不全症(大動脈弁逆流症)**
  (1) 拡張期の漸減性の雑音が $S_2$ の直後に聴取される.
  (2) 雑音は患者を座位にして前傾させ,最大呼気位で息を止めた状態のとき最もよく聴取される.

**c. 僧帽弁狭窄症**
  (1) 僧帽弁開放音(opening snap)が拡張中期の小さなランブル(低調の遠雷様雑音)に続いてしばしば聴取される.
  (2) 雑音は心尖部においてベル型聴診器を用いたときに最もよく聴取される.

**d. 僧帽弁閉鎖不全症**
  (1) 逆流性の汎収縮期雑音が心尖部で聴取され,しばしば腋下へ放散する.

(2) 雑音は患者が拳を握りしめたときに増大する.
- e. **三尖弁狭窄症** 雑音は胸骨下部左縁で最もよく聴取され, 吸気時に増大する.
- f. **三尖弁逆流症** 粗い汎収縮期雑音であり, 吸気時や, 右上腹部に軽い圧迫を加え続けたときに増強する.
- g. **肺動脈弁狭窄症**は成人ではまれである. 心雑音は第2肋間の胸骨左縁で最もよく聴取される.
- h. **肺動脈弁閉鎖不全症**(肺動脈弁逆流症)は肺高血圧症で生じる. 雑音は大動脈逆流音と区別するのがむずかしい. 胸骨左縁第2肋間で最もよく聴取される.
- i. **肥大型心筋症**
  (1) 粗く, 漸増-漸減する雑音が胸骨下部左縁で最も良好に聴取される.
  (2) 雑音はValsalva手技や起立で増強し, 下肢の受動的挙上や, 立位からしゃがみこんだときに減弱する.
- j. **僧帽弁逸脱症**は通常, 収縮期のクリック音で診断され, これに僧帽弁逆流の雑音が続くこともあれば, 続かないこともある.
- k. **心室中隔欠損症**(ventricular septal defect: VSD) 汎収縮期雑音が胸骨下部左縁で最もよく聴取され, しばしば胸骨右縁に放散する. 雑音の強さは吸気によって変化しない.
- l. **心房中隔欠損症**(atrial septal defect: ASD)は$S_2$の固定性分裂をもたらす. 雑音は胸骨左縁第2肋間で最もよく聴取される.

**C. 画像検査** 心臓超音波検査を行う.
1. **収縮期雑音**を認め, 既往歴や身体診察から診断が確定できない患者は全員が適応となる.
2. **拡張性雑音**または**連続性雑音**がある患者は全員に適応となる. これらの雑音は常に異常であり, 治療的介入を要する心臓の器質的な異常を示唆する.

## Ⅳ 治療

いったん弁の異常が診断されたら, 治療の目標は**症状の軽減**と**合併症の予防**である(表19-2).
- **A.** 心内膜炎の予防は弁疾患を有するほとんどの患者に必要であり, 次の第20章で述べる.
- **B.** 抗凝固療法は心臓の弁疾患を有する心房細動や血栓塞栓症の患者すべてに必要である.

表19-2 弁疾患・治療法の考察

| 治療 | 疾患 | | | | | |
|---|---|---|---|---|---|---|
| | 僧帽弁狭窄症 | 僧帽弁逆流閉鎖不全症 | 大動脈弁狭窄症 | 大動脈弁閉鎖不全症 | 僧帽弁逸脱 |
| 後負荷軽減 | 適応なし | 考慮 | 適応なし | 適応 | 適応なし |
| 手術 | 症状が進行すれば適応．症状が進行する前の手術適応については賛否両論がある*1 | 左室不全や拡張の証拠があれば適応 | 症状の進行があれば適応*2 | 左室不全や拡張の証拠があれば適応 | 適応なし |
| 心内膜炎の予防 | 適応 | 適応 | 適応 | 適応 | 考慮*3 |
| 凝固予防 | 考慮 | 適応なし | 適応なし | 適応なし | 適応なし |

*1 症状を有する僧帽弁狭窄症の患者では，手術により心房細動と肺高血圧を予防できる可能性がある．
*2 通常，大動脈弁口の面積が1.0〜1.5 cm²になると大動脈弁狭窄症の症状が現れる．
*3 僧帽弁逸脱症の患者では，僧帽弁逆流があるか弁尖が肥厚した場合のみ，心内膜炎の予防がすすめられる．

## Ⅴ フォローアップと紹介

**A.** 狭窄性または逆流性の雑音を有する患者には症状〔例：狭心症，労作性呼吸困難，うっ血性心不全(congestive heart failure：CHF)，失神〕の評価のために3か月ごとにフォローすべきである．経時的な心エコー検査は僧帽弁狭窄や大動脈狭窄がある患者には考慮し，僧帽弁逆流や大動脈逆流がある患者には必要である．

**B.** 心雑音の管理に関して不確定な場合はいつでも循環器内科医にコンサルトすべきである．

### 参考文献

Chizner MA. The diagnosis of heart disease by clinical assessment alone. *Curr Probl Cardiol* 2001;26(5):285–379.

Etchells E, Bell C, Robb K. Does this patient have an abnormal systolic murmur? *JAMA* 1997; 277(7):564–571.

# 第20章 心内膜炎の予防

［訳注：原著の記載の根拠となっていたガイドラインは，2007年に大幅に改訂された．このため本章は，原著者の承諾のもと，改訂された以下のガイドラインに基づき記載を変更した．

Wilson W, Taubert KA, Gewitz M, et al. Prevention of infective endocarditis : guidelines from the American Heart Association : a guideline from the American Heart Association Rheumatic Fever, Endocarditis, and Kawasaki Disease Committee, Council on Cardiovascular Disease in the Young, and the Council on Clinical Cardiology, Council on Cardiovascular Surgery and Anesthesia, and the Quality of Care and Outcomes Research Interdisciplinary Working Group. *Circulation*. 2007 ; 116(15) : 1736-1754］

## Ⅰ はじめに

**A.** 心臓の構造的異常（例：**心臓弁欠損**）があると細菌性心内膜炎のリスクが高まる（**表20-1**）．**菌血症**下において構造的異常があると細菌に曝露されやすく（"付着しやすく"）なり，それゆえ感染を生じやすくなる．

表20-1　さまざまな心疾患に関連した感染性心内膜炎のリスク

| 以下の場合に限り予防を推奨する |
|---|
| 人工弁（生体弁，同種生体弁を含む） |
| 感染性心内膜炎の既往 |
| 未治療のチアノーゼ性先天性心疾患（例：単心室症，大血管転位症，Fallot四徴症） |
| 人工物で完全に修復された先天性心疾患，ただし術後6か月以内に限る |
| 人工物で修復されたが欠損が残遺し，病変部に隣接して人工物が存在する先天性心疾患 |
| 心移植後の弁膜症 |

**B.** 菌血症の原因

  1. ある種の**医療行為**や**歯科処置**は一過性の菌血症を起こすことが知

られている．細菌性心内膜炎のリスクのある患者は，処置前の**予防的抗菌薬投与**によってリスクを減らすことができる．
2. 口腔内炎症から菌血症が生じることがある．細菌性心内膜炎のリスクのある患者には，**口腔内の清潔を厳密に保つ**ことの重要性を指導すべきである．

## 🄘 予防の適応

ある種の歯科処置や医療行為（**表20-2**，**表20-3**）には予防的抗菌薬投与が認められている．

**表20-2 歯科的処置：心内膜炎予防の推奨**

| |
|---|
| 予防推奨 |
| 　歯肉または歯根周囲の操作 |
| 　口腔粘膜の穿孔を伴う手技 |
| 予防非推奨 |
| 　感染のない部位への局所麻酔 |
| 　X線写真撮影 |
| 　歯科補綴，または取り外し可能な矯正歯科用器具の装着 |
| 　矯正歯科用器具の調整 |
| 　矯正用ブラケットの装着 |
| 　乳歯の抜歯 |
| 　外傷による口唇・口腔粘膜出血 |

**A.** 高リスクや中リスクのある患者は処置に先立って抗菌薬の**予防投与**を行うべきである（**表20-4**）．

**B.** リスクを無視できる患者集団は，標準よりもリスクが高いとは考えられていない．そのために，抗菌薬予防投与はルーチンには推奨されない．しかし，個々の患者の状況によっては予防を行うべきである．

## 🄙 処方内容

**A. 歯科，口腔，上気道処置**　経口抗菌薬の投与が推奨される（**表20-4**）．非常に高リスクの患者を治療する際には静注抗菌薬を選択する臨床医もいる．

**B. 尿生殖器，消化管処置**　静注抗菌薬が推奨される（**表20-5**）が，リスクの低い患者には経口薬を選択する臨床医もいる．

**表20-3　医科処置に伴う心内膜炎予防の推奨**

**予防推奨**
　呼吸器系
　　アデノイド除去，扁桃摘除
　　気道粘膜の切開，生検
　消化器
　　腹腔内感染症
　　心内膜炎予防の適応がある場合には，腸球菌を標的とする
　泌尿生殖器系
　　膀胱鏡
　　　尿路感染症を伴い，心内膜炎予防の適応とならない場合は，可能ならば尿路感染症を治療してから施行する
　　　尿培養結果が不明である場合，膀胱鏡操作に際して腸球菌を標的とする
　　その他の泌尿生殖器的感染症：心内膜炎予防の適応がある場合には，腸球菌を標的とする
　皮膚，筋骨格系
　　感染巣のある皮膚・軟部組織の処置：溶血性レンサ球菌，ブドウ球菌を標的とする

**予防非推奨**
　呼吸器系
　　気道粘膜の切開を伴わない気管支鏡的操作
　消化器系
　　診断的上部下部内視鏡
　泌尿生殖器系
　　経腟分娩
　　経腟的子宮摘出術
　　その他の手技
　その他
　　刺青
　　ピアス穿孔

**C．その他の処置**　一般的ガイドラインにそぐわない状況の場合には心臓病専門医へのコンサルトが推奨される．

## 表20-4 歯科処置に伴う予防投与

| 状況 | 薬物 | 用法(処置30〜60分前に単回投与) |
|---|---|---|
| 経口投与 | アモキシシリン | 成人:2g<br>小児:50 mg/kg |
| 内服不可能な患者 | アンピシリン | 成人:2g 筋注または静注<br>小児:50 mg/kg 筋注または静注 |
| | セファゾリン[*1],またはセフトリアキソン[*2] | 成人:1g 筋注または静注<br>小児:50 mg/kg 筋注または静注 |
| ペニシリンアレルギーのある患者<br>経口投与 | セファレキシン[*1,*2] | 成人:2.0 g<br>小児:50 mg/kg |
| | クリンダマイシン | 成人:600 mg<br>小児:20 mg/kg |
| | アジスロマイシン,またはクラリスロマイシン | 成人:500 mg<br>小児:15 mg/kg |
| ペニシリンアレルギーのある内服不可能な患者 | セファゾリン[*1],またはセフトリアキソン[*2] | 成人:1g 筋注または静注<br>小児:50 mg/kg 筋注または静注 |
| | クリンダマイシン | 成人:600 mg 筋注または静注<br>小児:20 mg/kg 筋注または静注 |

[*1] 同等量の第1,2世代経口セファロスポリン系でもかまわない.
[*2] セファロスポリン系で即時型アレルギー(例:じんま疹,血管浮腫)を生じた患者や,ペニシリンやアンピシリンにアレルギーのある患者には選択しない.

## 表20-5 リスクのある患者に対するその他の状況での対応

| 状況 | 対応 |
|---|---|
| 消化管・泌尿生殖器系の感染があるか,処置に伴う創感染・敗血症の予防 | ペニシリン,アンピシリン,ピペラシリン,バンコマイシンで腸球菌を標的にした治療を行う[*1] |
| 腸球菌の尿路感染や定着がある状況での待機的な膀胱鏡操作や尿路系処置 | アモキシシリンかアンピシリンで腸球菌への治療を行ってから処置を行う[*1] |
| 緊急の尿路系処置 | 腸球菌を標的に処置前の予防投与を行う[*1] |
| 感染のある皮膚や軟部組織の処置 | ブドウ球菌やβ溶血性レンサ球菌を標的に,ペニシリンやセファゾリンを使用する[*2] |

[*1] アンピシリンが使用できない場合はバンコマイシンを使用する.耐性腸球菌が検出されている,または疑われる場合は,感染症科へコンサルトする.
[*2] メチシリン耐性株であればバンコマイシンかクリンダマイシンを選択する.

## 参考文献

Dajani AS, Taubert KA, Wilson W, et al. Prevention of bacterial endocarditis—recommendations by the American Heart Association. *JAMA* 1997;277(22):1794–1801.
Seto TB, Kwiat D, Taira DA, et al. Physicians' recommendations to patients for use of antibiotic prophylaxis to prevent endocarditis. JAMA 2000;284:68–71.

# 第21章 下腿浮腫

## **I** はじめに

**A.** 浮腫, すなわち組織間質への過度の体液貯留をさし, 以下に述べる要因の単独ないし複数のものが変化することによって生じる.
  1. 静水圧
  2. 膠質浸透圧
  3. 毛細血管透過性
  4. リンパ系還流

**B.** 下腿浮腫は片側ないし両側の下肢の腫脹として現れる.

## **II** 患者へのアプローチ

**A. 病歴と身体診察** 医師は問診や診察で得られる断片的な情報に基づいて, 下腿浮腫の広範囲に及ぶ鑑別診断を早めることができる(**表21-1**).
  1. **持続期間** 急性かまたは慢性か?
  2. **分布** 片側かまたは両側か?
  3. **関連した徴候や症状** 呼吸困難, 疼痛, 皮疹, 上肢の腫脹

> **HOT KEY**
> 下腿浮腫は生命をおびやかす疾患の徴候の可能性があるため, 診断は速やかに行うべきである.

**B. 臨床検査および画像診断** 病歴や身体診察で診断がつかない場合は臨床検査を追加する必要がある. 検査は病歴や身体診察から得られた病因の糸口に基づいて組み立てるべきである.
  1. **片側性浮腫**
     a. 静脈の二重 Doppler 超音波検査を行う必要がある.
     b. 感染症やコンパートメント(筋区画)症候群の可能性があれば, 全血球計算(complete blood count:CBC)や血清クレアチンキナーゼを, それぞれ適切な臨床的症状に応じて調べる必要がある.
  2. **両側性浮腫** 表21-2に両側性浮腫の評価に必要な検査をまとめた.

表21-1 下腿浮腫の原因

| 原因 | 関連する病歴，所見，症状 |
|---|---|
| **片側性，急性[*1]発症** | |
| 深部静脈血栓症（DVT） | 凝固亢進状態，年齢50歳以上，長期臥床，外科手術・癌・外傷の既往，大腿部や下腿の痛み |
| 蜂巣炎または膿瘍 | 発熱，有痛性紅斑 |
| 膝窩嚢胞の破裂 | 痛み，膝の腫れ |
| 外傷 | 最近の外傷 |
| コンパートメント症候群 | 最近の外傷（圧挫や挫傷），または長時間の下肢圧迫 |
| 筋ないし腱の断裂 | 足関節の強い背屈 |
| 結節性紅斑 | 発熱，疼痛，斑状紅斑 |
| **片側性，緩徐な[*2]発症** | |
| 慢性静脈機能不全 | 無痛，夕方に悪化し，挙上によって軽快する浮腫，静脈瘤 |
| リンパ浮腫 | 無痛，夕方に悪化する浮腫，爪先の背側や足から始まる乾燥した鱗状の皮膚 |
| 表在静脈の圧迫 | 無痛，限局性腫大 |
| 軟部組織腫瘍，血管腫瘍 | 限局性の圧痛と腫大 |
| 先天性静脈奇形 | 小児期からの下肢長の左右差 |
| 反射性交感神経ジストロフィ | 緊満し光沢のある皮膚，極端に敏感な触覚 |
| **両側性** | |
| うっ血性心不全（CHF） | 呼吸困難，起座呼吸，発作性夜間呼吸困難（PND），頸静脈怒張 |
| ネフローゼ症候群 | 糖尿病や狼瘡の既往 |
| 糸球体腎炎 | 最近の発熱，咽頭痛の既往 |
| 肝硬変 | 黄疸，腹水，アルコール多飲や肝炎の既往 |
| 低蛋白血症 | 栄養不良や吸収不良の既往 |
| 下腿粘液水腫（Graves病） | 頻脈，振戦，体重減少，暑がり |
| 両側性の深部静脈血栓症（DVT） | 凝固亢進状態，年齢50歳以上，長期臥床，外科手術・癌・外傷の既往，大腿部や下腿部の痛み |

（つづく）

| | |
|---|---|
| 両側性蜂巣炎 | 発熱，疼痛，紅斑 |
| 慢性静脈機能不全 | 無痛，夕方悪化し，挙上によって軽快する浮腫，静脈瘤 |
| リンパ浮腫 | 鼠径部リンパ節腫脹，骨盤症状，体重減少 |
| 薬物の副反応 | 非ステロイド性抗炎症薬（NSAID） |
| | モノアミンオキシダーゼ（monoamine-oxidase：MAO）阻害薬 |
| | 降圧薬 |
| | 　β遮断薬 |
| | 　カルシウムチャネル拮抗薬 |
| | 　塩酸クロニジン |
| | 　diazoxide |
| | 　guanethidine |
| | 　塩酸ヒドララジン |
| | 　メチルドパ |
| | 　minoxidil |
| | 　レセルピン |
| | ホルモン薬 |
| | 　コルチコステロイド（副腎皮質ステロイド） |
| | 　エストロゲン |
| | 　プロゲステロン |
| | 　テストステロン |

PND：paroxysmal nocturnal dyspnea（発作性夜間呼吸困難），NSAID：nonsteroidal anti-inflammatory（非ステロイド性抗炎症薬），ほかの略語は本文参照．[*1] 急性：72時間を超えない，[*2] 緩徐な：72時間を超える．
(Ciocon JO, Fernandez BB, Ciocon DG. Leg edema : clinical clues to the differential diagnosis. *Geriatrics* 1993；48(5)：34-40, 45 の許可を得て一部改変．Advanstar Communications, Inc がすべての版権を有する)

# Ⅲ 治療

**A. 根本的治療**　原因疾患に応じた治療を行う〔例：深部静脈血栓症（deep venous thrombosis：DVT）に対する抗凝固療法やフルグモーネ（蜂巣炎）に対する抗菌薬治療など〕．

**B. 対症療法**

**1. 罹患下肢または両下肢の挙上**が有効．

**2. 薬物の中止**　浮腫を悪化させる薬物を可能なかぎり中止する．

**3. 利尿薬**はうっ血性心不全（congestive heart failure：CHF）や腎不

表 21-2 両側性浮腫の評価

| 検査 | 推測される両側性浮腫の原因 |
|---|---|
| 全血球計算（CBC） | 両側性の蜂巣炎 |
| 尿検査と腎機能検査 | 糸球体腎炎やネフローゼ症候群 |
| 肝機能検査と血清アルブミン値 | 肝疾患や栄養不良 |
| 甲状腺刺激ホルモン（thyroid-stimulating hormone：TSH）値 | 甲状腺疾患 |
| 心電図や胸部 X 線検査，可能ならば心臓超音波検査 | うっ血性心不全（CHF） |
| 静脈二重 Doppler 超音波検査 | 両側性深部静脈血栓症，下大静脈血栓症 |
| 骨盤部の超音波検査と CT 検査 | 骨盤部悪性腫瘍，後腹膜線維症 |

全，（肝）硬変，静脈不全などにおける両下肢浮腫の改善に有効である．

4. **弾性ストッキング**はうっ血性心不全や静脈不全による浮腫をきたした患者に有用である．

## Ⅳ フォローアップと紹介

**A**．壊死性筋膜炎などの感染症やコンパートメント症候群などが浮腫の原因と思われる場合は，速やかに外科医に紹介すべきである．

**B**．浮腫をきたしたすべての患者は血行障害に伴う潰瘍形成や蜂巣炎，骨髄炎などの重篤な合併症を予防するためにていねいなスキンケア，足に合った靴，小さな外傷に対する早期治療の重要性について指導すべきである．

### 参考文献

Gorman WP, Davis KR, Donnelly R. ABC of arterial and venous disease. Swollen lower limb-1: general assessment and deep venous thrombosis. *BMJ* 2000;320(7247): 1453–1456.

Topham EJ, Mortimer PS. Chronic lower limb edema. *Clin Med* 2002;2(1):28–31.

# Part IV

# 呼吸器系

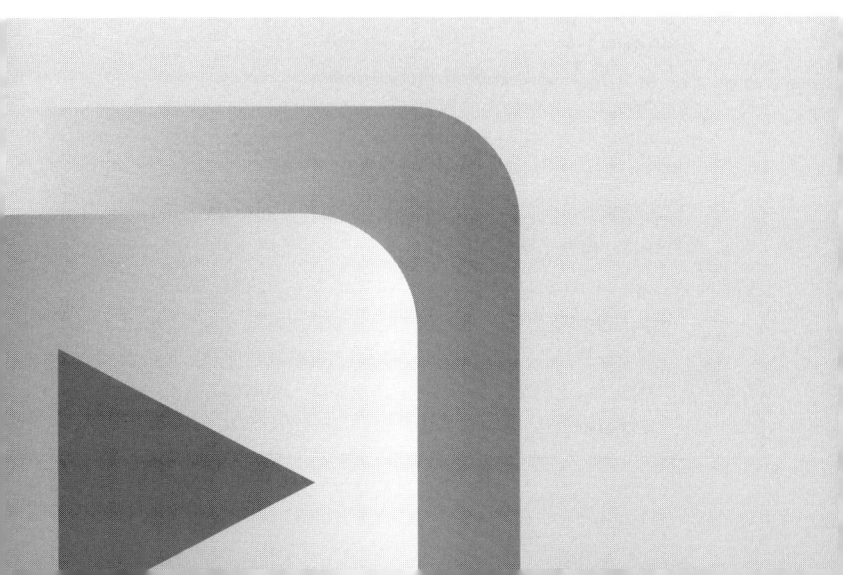

# 第22章 慢性咳嗽

## I はじめに
**A.** 慢性咳嗽とは3週間以上持続する咳嗽をいい、外来診療ではごく普通にみられる症状であるが、幸いなことに大部分の患者では原因を特定でき、治療可能である.

**B.** 慢性咳嗽は非喫煙者の10～20％で認められ、また喫煙者の80％で認められる.

## II 慢性咳嗽の原因
**A. 頻度が高い原因** 非喫煙者の90％以上は後鼻漏症候群(postnasal drip syndrome：PND)、胃食道逆流症(gastroesophageal reflux disease：GERD)、気管支喘息が原因である。慢性咳嗽の60％もの患者は、これらの原因を2つ以上有している.

1. **後鼻漏症候群**はアレルギー性またはウイルス性鼻炎、副鼻腔炎に伴って生じ、非喫煙の慢性咳嗽患者の20～50％で原因となる.
2. **GERD**は非喫煙患者の10～40％で原因となる.
3. **気管支喘息**は非喫煙患者の15～35％で原因となる.
4. **喫煙**は慢性咳嗽の原因として最も多い.

**B. 頻度が低い原因**
1. **気管支拡張症**
2. **うっ血性心不全**
3. **アンジオテンシン変換酵素**(angiotensin-converting enzyme：ACE)**阻害薬** 本薬物内服患者のうち15％もの患者で通常、治療開始1週間以内に咳嗽を生じる。しかし、治療開始1年後に生じることもある.
4. **上気道感染後の咳嗽 — ウイルス性、細菌性を問わない**
5. **悪性疾患、慢性感染**(しばしば全身症状、体重減少を伴う)

> **HOT KEY**
> 喫煙者、喫煙した者に①新たな咳嗽を認める、慢性咳嗽に変化を生じる、②禁煙後1か月以上も咳嗽が持続する、③喀血、以上のエピソードを認める際は、肺癌を考慮する必要がある.

## Ⅲ 患者へのアプローチ

慢性咳嗽の評価と治療のアプローチは**経験に基づく部分が大きい**．後鼻漏症候群（PND）の確定診断に至る検査はなく，胃食道逆流症（GERD）および気管支喘息の診断に必要な検査は，それらの治療法と比較すると費用がかかる．結果的に，慢性咳嗽に対する実践的および経済的なアプローチは，原因を確認して適切に治療を行い，初期治療の効果が乏しいときのみ侵襲的検査を考慮することである（図 22-1）．

**A. 病歴聴取**と**身体診察**は，次にあげる原因を確認することを目的とする．

   **1. 後鼻漏症候群**（PND）
      **a.** 25％もの患者が，PND の症状が咳嗽のみで，咽喉頭に分泌物が流れる感覚を訴えない．
      **b.** 身体診察は PND に対する感度は乏しい．患者の 20％に後咽頭の敷石像を認める．

   **2. ACE 阻害薬**　内服中止後，通常は 2～3 週間以内に咳嗽が落ち着く．咳嗽は ACE 阻害薬に共通の副作用であり，他の ACE 阻害薬を試みるべきではない．アンジオテンシンⅡ受容体拮抗薬（例：ロサルタンカリウム）をはじめとする他の降圧薬に切り替えたほうがよい．

   **3. 喫煙**　長期喫煙者全員に禁煙をすすめるべきである．喫煙による咳嗽は禁煙してから数日すると悪化することがあるが，1～2 か月でほとんどが落ち着く．

   **4. 胃食道逆流症**（GERD）　PND と同様，症状が咳嗽のみという場合もある．

   **5. 喘息**　いわゆる"咳"（cough variant）喘息は，喘鳴音や呼吸困難といった典型的な喘息症状を訴えない患者で認められることがある．

**B. 経験的治療**　原因をはっきりと特定できなければ，さらなる精査をする前に，最も可能性が高い原因に基づいて経験的治療を開始する（図 22-1）．

**C. 侵襲的検査**は経験的治療に対する反応が不良だった場合のみ行うべきである．

   **1. 24 時間食道 pH モニター**は GERD に伴う**咳嗽**の診断，および治療効果の判定に有用である．患者に**症状の記録**をつけてもらう．

   **2. メサコリン負荷肺機能検査**は，PND に対する経験的治療に反応がなかった患者を（気管支）**喘息**と診断する際に有用である．
      **a.** 検査結果が陰性であれば咳嗽の原因として（気管支）喘息は除外する．陽性であれば（気管支）喘息として治療する．

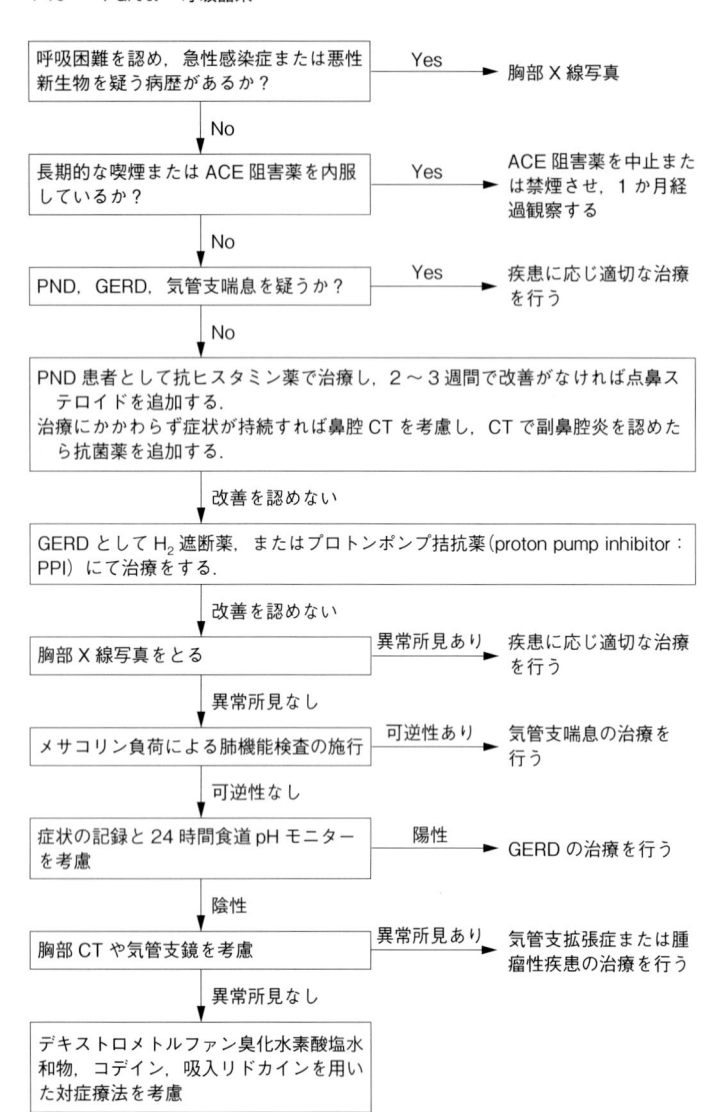

```
呼吸困難を認め,急性感染症または悪性     Yes
新生物を疑う病歴があるか?             ────▶ 胸部X線写真
        │No
長期的な喫煙またはACE阻害薬を内服      Yes   ACE阻害薬を中止また
しているか?                        ────▶ は禁煙させ,1か月経
                                       過観察する
        │No
PND, GERD, 気管支喘息を疑うか?       Yes   疾患に応じ適切な治療
                                ────▶ を行う
        │No
PND患者として抗ヒスタミン薬で治療し,2〜3週間で改善がなければ点鼻ス
テロイドを追加する.
治療にかかわらず症状が持続すれば鼻腔CTを考慮し,CTで副鼻腔炎を認めた
ら抗菌薬を追加する.
        │改善を認めない
GERDとしてH₂遮断薬,またはプロトンポンプ拮抗薬(proton pump inhibitor:
PPI)にて治療をする.
        │改善を認めない
胸部X線写真をとる                     異常所見あり  疾患に応じ適切な治療
                                ────▶ を行う
        │異常所見なし
メサコリン負荷による肺機能検査の施行    可逆性あり   気管支喘息の治療を
                                ────▶ 行う
        │可逆性なし
症状の記録と24時間食道pHモニター       陽性
を考慮                            ────▶ GERDの治療を行う
        │陰性
胸部CTや気管支鏡を考慮               異常所見あり  気管支拡張症または腫
                                ────▶ 瘍性疾患の治療を行う
        │異常所見なし
デキストロメトルファン臭化水素酸塩水
和物,コデイン,吸入リドカインを用い
た対症療法を考慮
```

**図22-1 慢性咳嗽の評価と治療に対する段階手順**
ACE:ACE阻害薬, GERD:胃食道逆流症, PND:後鼻漏症候群

# Ⅳ 治療

通常,治療に反応するまでには2〜3週間かかる.そして症状の完全寛

解には1〜2か月かかる.

> **HOT KEY**
> 治療に少し反応する場合は2つ以上の原因を有する可能性があり,複数の治療の併用が必要になることもある.

**A. 後鼻漏症候群**(PND)
1. **抗ヒスタミン薬**
   a. ジフェンヒドラミン(必要に応じて6時間ごとに25〜50 mgを内服)など市販の**抗ヒスタミン薬**で治療を開始すべきである.
   b. 古い世代の抗ヒスタミン薬で眠気が問題となる場合には,ロラタジン(10 mg/日を内服),フェキソフェナジン(60 mg/日を内服)といった選択的抗ヒスタミン薬を使用するとよい.
2. **点鼻ステロイド薬**としての**ベクロメタゾン**,flunisolide(各鼻腔に1回1〜2噴霧ずつを1日2回)は,季節性の鼻炎やアレルギー性鼻炎に有用なこともある.
3. **抗菌薬**は明らかな副鼻腔炎徴候がないかぎり,有効でない.

**B. 胃食道逆流症**(GERD)の治療については第34章を参照.
**C.** (気管支)**喘息**の治療については第24章を参照.

## Ⅴ フォローアップと紹介

**A. フォローアップ** 症状が治まるか,診断に至るまで,2〜4週間ごとの受診が望ましい.
**B. 紹介**
1. 持続性の症状のある患者で,気管支鏡が必要と思われる場合は,呼吸器内科医にコンサルトする.
2. 胃食道逆流症が強く疑われ,最大限の治療をしても症状が残っている場合は消化器内科医にコンサルトする.
3. 後鼻漏症候群が疑われ,積極的に治療しても症状が持続している場合は耳鼻咽喉科医へコンサルトする.

### 参考文献

Irwin RS, Madison JM. Primary Care: The Diagnosis and Treatment of Cough. *N Engl J Med* 2000;343:1715–1721.

Pratter MR, Brightling CE, Boulet LP, Irwin RS. An empiric integrative approach to the management of cough: ACCP evidence-based clinical practice guidelines. *Chest* 2006;129(1 Suppl):222S–231S.

# 第23章 呼吸困難

## I はじめに

呼吸困難(息切れ)は呼吸に伴う不快感を意味する．多くの呼吸困難は次の3つのサブタイプのいずれかを呈する．

**A. 発作性夜間呼吸困難**(paroxysmal nocturnal dyspnea：PND)は入眠1～2時間後に目覚めてしまう呼吸困難である．PNDはうっ血性心不全(congestive heart failure：CHF)で生じる左房圧上昇の徴候である．

**B. 起座呼吸**は患者が臥位になると突然始まる呼吸困難で，坐位になるとすぐに軽減する．起座呼吸は心不全を示唆するか，時に肺疾患を示唆することもある．

**C. 扁平呼吸**　起座呼吸の逆である．坐位で生じるが，臥位で軽減する．右左シャント〔例：肝肺症候群，心房中隔欠損症(atrial septal defect：ASD)〕が原因となる．

## II 呼吸困難の原因

**A. 慢性および亜急性呼吸困難**　一般的な原因(本章の焦点である)を表23-1にまとめた．**慢性の呼吸困難の最も一般的な原因には5つがあり，心原性の原因2つと呼吸器の原因3つを含む．**
  1. **心原性の原因**
     a. 虚血性心疾患
     b. うっ血性心不全(CHF)
  2. **呼吸器の原因**
     a. 喘息
     b. 慢性閉塞性肺疾患(chronic obstructive pulmonary disease：COPD)
     c. 間質性肺疾患

**B. 急性呼吸困難**　本章の焦点は慢性呼吸困難であるが，急性の呼吸困難の一般的な原因について認識しておくことも大切である．なぜならば，その多くが命にかかわるからである(**表23-2**)．

### 表23-1 亜急性および慢性呼吸困難の一般的な原因

| 一般的原因 | 具体的な疾患 |
|---|---|
| 肺疾患 | 喘息<br>慢性閉塞性肺疾患(COPD)<br>間質性肺疾患(例：特発性肺線維症)<br>肺炎〔主な原因は非定型病原体，結核菌(*Mycobacterium tuberculosis*)，真菌やニューモシスチス-カリニ(*Pneumocystis carinii*)〕<br>慢性肺塞栓症 |
| 心疾患 | うっ血性心不全(CHF)<br>心筋虚血<br>発作性不整脈 |
| 生理的状態 | 妊娠 |
| 代謝または内分泌疾患 | 肥満<br>甲状腺中毒症 |
| 神経筋疾患 | 筋萎縮性側索硬化症(ALS)<br>Guillain-Barré症候群<br>重症筋無力症<br>重度の脊柱後側彎症 |
| 血液疾患 | 貧血 |
| 精神疾患 | 不安障害 |

ALS：amyotrophic lateral sclerosis, CHF：congestive heart failure, COPD：chronic obstructive pulmonary disease

---

**HOT KEY**

呼吸困難が急性発症した場合，直ちに救急部を受診するべきである．例外は，軽い喘息や慢性閉塞性肺疾患(COPD)増悪の場合だけであり，こうした患者は診療所で評価，治療しうることもある．

### 表23-2 急性呼吸困難の原因

| 一般的原因 | 具体的な疾患 |
|---|---|
| 肺疾患 | 喘息<br>慢性閉塞性肺疾患（COPD）<br>肺炎（通常，定型的病原体による）<br>肺塞栓<br>気胸<br>上気道閉塞 |
| 心疾患 | うっ血性心不全（CHF）<br>心筋梗塞<br>心筋虚血<br>不整脈<br>心タンポナーデ |
| 代謝疾患 | 敗血症<br>代謝性アシドーシス |
| 血液疾患 | 貧血 |
| 精神疾患 | 不安障害<br>パニック発作 |

CHF：congestive heart failure, COPD：chronic obstructive pulmonary disease

## III 患者へのアプローチ

> **HOT KEY**
> 患者が呼吸困難の病歴について述べたならば，明らかな呼吸促迫症状がなくても徹底的に評価する必要がある．

**A. 病歴** 徹底的で詳細な病歴聴取が重要である．以下の問診を忘れないようにする．
  1. 呼吸困難状態の持続時間
  2. 増悪および寛解因子
  3. 関連する症状（例：胸痛，動悸，体重減少）
  4. 患者の服薬歴，喫煙歴，旅行歴
**B. 身体診察**は詳細に行い，以下の内容を含める．

1. **バイタルサイン**　酸素飽和度を含む.
2. **肺**　喘鳴音(wheezing)やラ音(rale), ラ音(rhonchi)などが聴取されないか？［訳注：原文では wheezing, rale, rhonchi が並列されているが，wheezing, rhonchi などの副雑音の総称をラ音(rale)とすることが多い］
3. **心臓**　頸静脈圧は上昇していないか？　拍動の最強点(the point of maximal impulse：PMI)が移動していないか？　Ⅲ音($S_3$)や病的雑音は存在しないか？
4. **筋神経系**　明らかな筋力低下や脊柱後側彎症がないか？
5. **四肢**　ばち指，浮腫，チアノーゼはないか？

**C. 臨床検査**

1. 呼吸困難の大部分の患者では次の検査を行う.
   a. 血液尿素窒素(blood urea nitrogen：BUN)やクレアチニン値を含めた生化学検査
   b. 全血算(complete blood count：CBC)
   c. 胸部 X 線写真
   d. 心電図(electrocardiogram：EKG)
2. 予想される原因に応じて，次の検査を考慮する.
   a. 肺機能検査(pulmonary function test：PFT)　閉塞性パターンでは喘息か慢性閉塞性肺疾患(COPD)を示唆し，拘束性パターンは間質性肺疾患を示唆する.
   b. 血液ガス　動脈血酸素濃度の低下は，COPD もしくは間質性肺疾患による拡散能の低下や肺組織の障害を示す.
   c. 心エコー図　うっ血性心不全(CHF)での収縮機能の低下や拡張能の障害，虚血性心疾患における限局性の壁運動の異常，弁膜機能の障害などがわかる.
   d. 運動負荷試験　虚血性心疾患における心電図(EKG)異常を明らかにする.
   e. 胸部高分解能(high-resolution computed tomography：HRCT) CT は COPD や間質性肺疾患の広がりを評価するのに有用である.
   f. 脳性ナトリウム利尿ペプチド(brain natriuretic peptide：BNP)高値は CHF を示唆する.

## Ⅳ 基礎疾患に基づいた治療

> **HOT KEY**
> 喫煙患者であれば，喫煙に関する健康問題について指導するよい機会である．

## Ⅴ フォローアップと紹介

**A. フォローアップ** 呼吸困難の原因が診断されるまでは，最初は患者を頻回に（例：ほぼ毎週）診察すること．再診時は禁煙カウンセリングを繰り返すこと．

**B. 紹介** 明確な原因が特定されないときは，呼吸器内科医へのコンサルトが適切である．

### 参考文献

Karnani NG, Reisfield GM, Wilson GR. Evaluation of chronic dyspnea. *Am Fam Physician* 2005;71(8):1529–1537.

Mahler DA, Fierro-Carrion G, Baird JC. Evaluation of dyspnea in the elderly. *Clin Geriatr Med* 2003;19(1):19–33.

# 第24章　喘　息

## I はじめに

A. 喘息は小児および若年者において，最も頻度の高い**閉塞性肺疾患**である．通常，患者は**突発的な息切れ，胸が詰まる感じ，喘鳴音**を呈し，しばしば特異的な刺激(運動，寒冷，大気汚染，アレルゲン)に反応して生じる．

1. 喘息は3つの主な要素を有する．
   a. **気道の過敏性亢進**はさまざまな刺激が原因となる．
   b. **気道の炎症**
   c. **気道の閉塞**は可逆性である．
2. 2種類のパターンがある．
   a. **急性発作**は吸入刺激物質(花粉，粉塵，ヒューム[訳注：金属蒸気の凝集物]，寒冷)または経口刺激物質(アスピリン，亜硫酸塩)に曝露されるか，もしくは運動後の数分〜数時間で発症する．
   b. **亜急性発作**は数時間〜数日で発症するもので，原因としてウイルス性の呼吸器感染症が最も多い．

B. 現在，米国では，**人口の3〜5%**が喘息を発症し，罹患率，死亡率ともに増加傾向にある．

## II 鑑別診断

A. **急性の息切れ**　鑑別は広範囲にわたるが，主に5つの分野に分けることができる(第23章の**表23-2**参照)．

B. **慢性の息切れ**(第23章の**表23-1**参照)　喘鳴があるからといって**必ずしも喘息というわけではない**．慢性の喘息患者は喘鳴の原因がほかにあるかもしれない．次の注意深い「記憶のコツ」("CARES")では内科医は別の疾患を考慮する．

## III 患者へのアプローチ

A. **急性発作**　中等度から重症の喘息発作の患者は，即座に心肺蘇生(cardiopulmonary resuscitation：CPR)ができるような緊急の環境で評価されるべきである．

1. **病歴**　患者に過去の発作と比べて今回の発作がどの程度重いかを尋ねることは常に有用である．必ず次のような質問をすること．

148　Part Ⅳ　呼吸器系

> **記憶のコツ**
>
> **喘鳴をきたす他の原因は"CARES"**
>
> **C**ardiac asthma(i.e., CHF) or **C**hurg-Strauss syndrome：心臓喘息(例：うっ血性心不全)や Churg-Strauss 症候群
> **A**llergic bronchopulmonary aspergillosis：アレルギー性気管支肺アスペルギルス症
> **R**eflux esophagitis：逆流性食道炎
> **E**xposures (irritants, medications) or **E**mbolism (pulmonary)：曝露(刺激物, 薬物), 肺塞栓症
> **S**inusitis or *Strongyloides* infection：副鼻腔炎, 糞線虫感染症

　　a. 今回の発作の**時間経過**について
　　b. 発作の**きっかけ**について
　　c. **過去の発作の頻度と重症度**(例：過去に挿管されたことがあるか, 入院したことがあるか, 経口ステロイド薬を使用したことがあるか)
　　d. 使用中の**薬物**について
　　e. **ピークフロー値**とそれを基準値と比較したときの程度について
2. **身体診察**　所見は発作の重症度によってさまざまであるが, 重症な患者ほど以下の徴候を呈する頻度が高くなる. その一方で, 重症発作の患者の半数がこれらの徴候を1つも示さないことを忘れてはならない.
　　a. 頻呼吸
　　b. 呼吸補助筋の活動
　　c. 陥没呼吸
　　d. 喘鳴音
　　e. 吸気呼気〔inspiratory-to-expiratory(Ⅰ：E)〕比の延長
　　f. 過共鳴音[訳注：胸部打診にて, 肺過膨張の所見]
　　g. 奇脈(吸気時に収縮期血圧が 12 mmHg 以上下降する)
3. **追加の検査**
　　a. **肺機能検査**(pulmonary function test：PFT)　**ピークフロー**と**1秒量**(forced expiratory volume in 1 second：$FEV_1$)は重症度の客観的な指標である. 基礎値がわかっていると急性期の治療効果を評価する助けになる.
　　b. **胸部 X 線写真**は中等症から重症発作のほとんどの患者で撮影すべきである.
　　c. **検体検査**は通常, 呼吸困難の原因が何かほかにあると疑われる

とき以外は必要ない.
- **B. 慢性喘息**
  1. **病歴** 次のことに関して質問すること.
     - **a. 発作歴**
     - **b. 誘発因子**
     - **c. 夜間症状**（夜間の喘息音や息切れは，低温や胃食道逆流などの誘発因子を示唆するか，あるいは現在の薬物治療が不適切であることを示唆する）
     - **d. 薬物の使用**
  2. **身体所見** 所見は現在の疾患活動性に左右されて変化する．軽度の増悪時や薬物治療が不適当な場合に，喘鳴音，I：E比の延長，過共鳴音が生じることがある.
  3. **追加検査**
     - **a. スパイロメトリー**および**気管支誘発試験**は診断や病状の進行をモニターするうえで役立つ．メサコリン，ヒスタミン，高濃度食塩水あるいは他の刺激物を投与して$FEV_1$が20％減少すれば陽性と定義する.
     - **b. 胸部X線写真**は一般に40歳以下の若い患者には不要である.
     - **c. 検体検査**が役に立つことは少ない.

# Ⅳ 治療

**A. 急性期治療** 急性喘息発作患者に対する治療法は，次の「記憶のコツ」"ASTHMA"と覚えるとよい.

---

**記憶のコツ**

### 急性喘息に対する治療法は"ASTHMA"

**A**lbuterol and **A**trovent：アルブテロール［訳注：サルブタモール］およびアトロベント®
**S**teroids：ステロイド薬
**T**heophylline：テオフィリン
**H**umidified Oxygen：加湿酸素
**M**agnesium：マグネシウム
**A**ntibiotics：抗菌薬

---

1. **アルブテロール**（サルブタモール）および**臭化イプラトロピウム**（アトロベント®）は，いずれも**気管支拡張薬**として効果的で，急性期治療の大黒柱である.
    - **a. アルブテロール**（サルブタモール）（2.5 mgを20分間の持続吸

入，最大3回まで)は，ほとんどの患者で初期治療として行う．
- **b. 臭化イプラトロピウム**(500 μg を 20 分ごとに吸入，最大3回まで)も，有用な補助薬として推奨されている．
2. **ステロイド薬** 急性発作の場合，遅延型炎症反応の発症を予防するためにステロイドを使用し，徐々に減量する〔例：prednisone では3日間でそれぞれ 60 mg，40 mg，そして 20 mg というように〕〔訳注：わが国ではプレドニゾン〕．
3. **テオフィリン** 喘息の急性増悪時におけるテオフィリンの使用は賛否両論があり，ほとんど用いられない〔訳注：わが国ではガイドラインにも記載され，しばしば用いられている〕．
4. **加湿酸素**は中等症から重症呼吸困難までのどのような患者であっても，症状がコントロールされるまで投与すべきである．
5. **マグネシウム** マグネシウムの静脈内投与はほとんど行われないが，小児患者の重症発作に対しての使用を提唱する人もいる．
6. **抗菌薬**は喘息の増悪に対してほとんど用いられない．というのは，ほとんどの発作はアレルゲンあるいはウイルス感染によって引き起こされているからである．

---

**HOT KEY** 速やかに薬物療法に反応しない患者，または明らかに呼吸が切迫している患者は，経過観察のために入院させるべきである．入院しない患者は，増悪時に再来院する方針を明確にしたうえで，家庭で厳密にモニタリングを行うべきである．

---

**HOT KEY** ピークフローメータはシンプルかつ安価で，発作の重症度および治療への反応性を評価するために用いられており，救急部と家庭(患者が指導された後)のどちらでも使用できる．患者は非発作時と発作時それぞれのピークフロー値を知る必要がある．正常値は性別・身長・年齢によって異なるが，200 L/分以下の場合はたいてい重症発作を示唆している．

---

### B. 慢性期治療
1. 喘息発症中の治療に用いる**薬物**を**表24-1**に示す．
   - **a. β作動薬** 軽症間欠型であればβ作動薬〔例：**アルブテロール**(サルブタモール)〕で治療を始める．週に2日以上にわたり症状が

ある場合(軽症持続型という)や,肺機能検査で異常がある場合は吸入ステロイド薬を用いる.

> **HOT KEY**
> 軽症喘息患者であっても β 作動薬を週に 4 回以上必要とする場合は,吸入ステロイド薬で治療を始めるべきである.

**表 24-1 喘息長期治療に用いる薬物**

| クラス | 例 | 用量 |
| --- | --- | --- |
| β 作動薬 | アルブテロール(サルブタモール) | 必要に応じて 4～6 時間ごとに 2 噴霧 |
| 吸入ステロイド薬 | ブデソニド | 1～2 噴霧を 1 日 2 回(1 回吸入量 200 μg / 1 噴霧) |
| 長時間作用型 β 作動薬 | サルメテロール | 2 噴霧を 1 日 2 回 |
| ヒスタミン放出阻害薬 | nedocromil | 2 噴霧を 1 日 4 回 |
| メチルキサンチン | テオフィリン | 100～300 mg を 1 日 2 回,経口 |
| ロイコトリエン拮抗薬 | ザフィルルカスト | 20 mg を 1 日 2 回 |

   b. **吸入ステロイド薬**(例:トリアムシノロンアセトニド[訳注:わが国ではブデソニド,フルチカゾン,ベクロメタゾン])は罹患率と死亡率を低下させるので,すべての持続型喘息患者にとって治療選択肢である.通常,低用量から中用量で全身性の副作用を抑えつつ,最大の利益が得られる(例:ブデソニド 200 μg を 1 日 2 回).低用量から中用量の吸入ステロイド薬でも症状が持続している場合は,長時間作用型 β 作動薬を考慮する.

   c. **長時間作用型 β 作動薬**(例:サルメテロール)は血中濃度を一定に維持する.低用量から中用量の吸入ステロイド薬で症状が持続する患者で考慮する.

> **HOT KEY**
> 長時間作用型 β 作動薬は蓄積して毒性を生じることがあるため,急性発作時には使用できない.

   d. **nedocromil** はマスト(肥満)細胞を安定化させると信じられて

おり，動物に接触するときや運動の前に予防的に使用することもある．
  e. **テオフィリン**は夜間症状があるときに役立つこともあるが，副作用の頻度が高くて使用されることは少ない．
  f. **ロイコトリエン拮抗薬**は新しいクラスの治療薬で，ロイコトリエン産生の抑制，または細胞膜受容体への結合によって，炎症反応を抑えるようにデザインされている．**ザフィルルカスト**（20 mg を 1 日 2 回）は，慢性喘息患者において症状スコアと客観的指標の両者を改善することが示されている．低用量吸入ステロイド薬を使用しても症状が続いている患者には，長時間作用型β作動薬の代替薬として考慮してよいかもしれない．
2. **吸入の仕方** 治療が不適切になる原因として特に多いのは，吸入器をうまく扱えないことである．患者には次のようなことを指導する．
  a. スペーサを使う．
  b. 容器を振り，完全に息を吐く．
  c. 容器を開け，ゆっくり吸う．
  d. 5〜10秒間，息を止める．
3. **モニタリング** ピークフローメータを患者に渡し，基準のピークフローが悪化（発作開始の徴候）していれば電話するように指導する．

# Ⅴ フォローアップと紹介

A. 救急部で治療された急性発作の患者は **1〜5日以内**に**再評価**すべきである．ほぼ致死的な喘息発作を起こした患者は早朝死亡率が非常に高く，専門医が評価して症状の経過をみるために定期的に受診させるべきである．

B. **喘息専門治療施設**があるので，コントロール困難な患者や重症の患者では考慮すべきである．

### 参考文献

Currie GP, Devereux GS, Lee DK, Ayres JG. Recent developments in asthma management. *BMJ* 2005;330(7491):585–589.

Naureckas ET, Solway J. Clinical practice. Mild asthma. *N Engl J Med* 2001;345(17):1257–1262.

O'Byrne PM. Related Articles, Pharmacologic interventions to reduce the risk of asthma exacerbations. *Proc Am Thorac Soc* 2004;1(2):105–108.

# 第25章 慢性閉塞性肺疾患

## **I** はじめに

**A.** 慢性閉塞性肺疾患(chronic obstructive pulmonary disease：COPD)は**完全には可逆的ではない気流制限**を特徴とする症候群である．気流制限は進行性で，有毒な物質やガスによる気道の炎症に関与する．基礎疾患として慢性気管支炎や肺気腫を含み，ほとんどの患者が両方の疾患を合併している．

1. **慢性気管支炎**は「喀痰を伴う咳嗽が年間に少なくとも3か月間は認められる状態で，2年間以上継続している病態」として定義される．
2. **肺気腫**は「終末細気管支の末梢における気腔の持続的な拡大と，線維化を伴わない肺胞壁の破壊」として病理学的に定義される．

**B.** ほとんどの COPD 患者は **50〜60 歳代**で，**喫煙歴**があり，**呼吸困難，慢性咳嗽，喀痰，喘鳴音**といった複数の症状を合併している．

**C.** COPD は米国では 1,500 万人以上に認められ，**米国の死亡原因の第4位**である［訳注：わが国では第10位］．

## **II** 鑑別診断

**A. 喘息**は可逆性の気道閉塞を基本とする点で慢性閉塞性肺疾患(COPD)と鑑別する．これは病歴によって示唆され，気管支拡張薬投与による気流の改善がスパイロメトリーで確認できる．喘息患者はおおむね COPD 患者よりは若年である．

**B. 気管支拡張症**は慢性湿性咳嗽，頻回の肺炎，喀血の既往がある場合に疑われる．

**C. 嚢胞性線維症**は遺伝性疾患で，幼児期や若年期から慢性湿性咳嗽および呼吸困難の原因となる．

**D. 中枢気道閉塞**は太い中枢気道を狭窄する何らかの変化(例：声門下狭窄，喉頭癌)によって起こる．患者は進行性の呼吸困難を示す．閉塞はスパイロメトリーの所見から COPD と区別される．

**E. うっ血性心不全**(congestive heart failure：CHF)は慢性呼吸困難の原因となる．COPDとの鑑別は，**スパイロメトリーや心臓超音波検査，脳ナトリウム利尿ペプチド**(brain natriuretic peptide：BNP)値で行う．BNP は脳(ここで最初に発見された)および心筋細胞から CHF

のようなストレスで放出されるホルモンである.
- **F. $\alpha_1$-アンチトリプシン欠損症**は遺伝性酵素欠損症である. 喫煙歴がそれほどないにもかかわらず重症で, 早期発症のCOPDを有する場合に疑うべきである[訳注：わが国ではまれ].

## III 患者へのアプローチ

### A. 初期診断

1. **病歴** 次の質問をすること.
   a. 呼吸困難や咳嗽の出現時期と重症度はどうか？
   b. 喫煙歴がないか？
   c. 周囲環境の汚染物質または副流煙の曝露がないか？
   d. 肺疾患の家族歴がないか？

2. **身体診察**
   a. 肺の診察では, **呼吸音の減少, 吸気/呼気比〔inspiratory-to-expiratory(I：E比)〕の延長, 喘鳴音, ラ音(rhonchus)** が認められる.
   b. 中等症から重症の患者では, 胸郭の前後径の拡大("**樽状胸**"), **ばち指, 中枢性チアノーゼ**が出現する.

3. **その他の検査**
   a. **胸部X線写真**は慢性閉塞性肺疾患(COPD)が疑われたら行う. **過膨張, 実質性ブラ, 肺動脈の拡大**(肺高血圧を示唆する)を認める.
   b. **スパイロメトリー**はCOPDが疑われた場合に行う. **1秒量**(forced expiratory volume in 1 second：$FEV_1$)**の低下**と**1秒率**($FEV_1$%)**の低下**によってCOPDが示唆される.

> **HOT KEY**
> 喫煙者, 喫煙歴のある患者, 身体所見および画像所見が慢性閉塞性肺疾患(COPD)に一致する場合は, 気管支拡張薬投与後のスパイロメトリーで $FEV_1$ が80%未満, もしくは $FEV_1$%が70%未満ならばCOPDの診断は確定的である.

   c. **臨床検査**
   (1) **全血算**(complete blood count：CBC)は慢性的な低酸素血症により**赤血球増加症**を示す.
   (2) **動脈血ガス**(arterial blood gas：ABG)は**低酸素血症**や**高炭酸ガス血症**の程度を評価するのに有用である.
   (3) $\alpha_1$-アンチトリプシン値は喫煙歴のない慢性閉塞性肺疾患

(COPD)患者,若年発症の患者で検査する.
**B**. COPDの**急性増悪**の頻度は高い.ほとんどは**ウイルス感染**が原因と思われるが,**細菌感染や刺激物の吸入**でも起こる.

> **HOT KEY**
> すべての慢性閉塞性肺疾患(COPD)患者はインフルエンザワクチンの予防接種を毎年,肺炎球菌ワクチンの予防接種を5～10年に1回は受けるべきである.加えて,空気中の有害物質や副流煙,粒状物質を極力避けなければならない.

1. **咳嗽の増加,呼吸困難の増悪,喀痰の色調や性状の変化**などを呈する.
2. COPD患者は急な息切れを呈するさまざまな病態(例:肺炎,気胸,虚血性心疾患,うっ血性心不全,薬物の副作用)のリスクを背負っている.常に病歴の把握と身体診察を詳細に行い,**息切れの潜在的な原因を考慮する**.

## Ⅳ 治療

### A. 慢性期の治療

1. **禁煙**は慢性閉塞性肺疾患(COPD)の進行を遅らせることがわかっており,予防としても最重要である.喫煙しているCOPD患者は,禁煙プログラムに加わるべきである.

> **HOT KEY**
> 禁煙は慢性閉塞性肺疾患(COPD)の進行を遅らせるうえで,最も効果かつ経済的な唯一の方法である.

2. **酸素療法** 長期間の酸素療法は生命予後の改善を示しており,安静時の動脈血酸素分圧($PaO_2$)が55 mmHg未満の患者,もしくは安静時 $PaO_2$ が 55～59 mmHg で肺性心や二次的な赤血球増加症の徴候がある患者に考慮する.
3. **薬物療法** 表25-1に示した用法で薬物を用いる.症状が続く場合は2つ目の薬物を加える.

### B. 急性増悪
COPDの急性増悪をきたした患者に対しては,次の3つの治療を考慮する.

1. **吸入器** $\beta$作動薬とイプラトロピウムの両方の吸入が,症状やスパイロメータ値の改善に効果的である.適切に用いると,定量吸入は噴霧吸入と同等の効果がある.

### 表25−1 慢性閉塞性肺疾患(COPD)治療に用いられる薬物

| クラス | 例 | 投与量 | 副作用と注意 |
| --- | --- | --- | --- |
| 抗コリン薬 | イプラトロピウム定量噴霧式吸入 | 1回4〜6噴霧，1日4回 | 副作用はほとんどない |
| β作動薬 | アルブテロール(サルブタモール)定量噴霧式吸入 | 必要に応じて4〜6時間ごとに2〜4噴霧[*1] | 振戦，興奮，頻脈をきたすことがある．心疾患のある患者には注意する |
| メチルキサンチン | テオフィリン | 100〜300 mgを1日2回[*2]．血中濃度を8〜12 μg/mLに保つ | テオフィリンと相互作用のある薬物が多い |
| コルチコステロイド | triamcinolone acetnonide | 1回2〜10噴霧，1日2回 | 経口ステロイド薬を開始する際は呼吸器内科医に紹介する．開始前後にスパイロメータを施行して効果判定を行う |

[*1] 長時間作用薬もある[訳注：long-acting β-agonist(LABA)とよばれる].
[*2] 1日1回投与のものもある．

2. **コルチコステロイド** COPD治療におけるコルチコステロイドの役割は賛否両論であるが，ステロイドの漸減治療(例：prednisoneを3日間で60 mg，40 mg，20 mgへと減量する[訳注：わが国ではプレドニゾロン])は症状軽減に効果が認められる．重症例ではより長い期間をかけて漸減するほうが適切である．
3. **抗菌薬**(例：ドキシサイクリン100 mgを1日2回，5〜10日間[訳注：わが国では初日のみ200 mg投与で，以降100 mgまで])は頻度が高い呼吸器病原体に対して用いる．喀痰が膿性になったり，量が増えた患者では効果的である．

> **HOT KEY** 入院は，中等症から重症までの症状，低酸素症，高炭酸ガス血症を伴う患者で考慮する．

## Ⅴ フォローアップと紹介

**A. フォローアップ** 病態が安定した患者では，3〜4か月ごとに症状を観察して薬物を調整する．スパイロメトリーを毎年行うことで病態の進行を評価するとともに，禁煙の動機づけにも役立つ．

**B. 紹介** 症状のコントロールが不可能な患者，コントロールのため頻回の経口ステロイド薬が必要な患者，$\alpha_1$-アンチトリプシン欠損の患者は，評価のために呼吸器内科医へ紹介する．

### 参考文献

Global Initiative for Chronic Obstructive Lung Disease, Global Strategy for the diagnosis, management and prevention of chronic obstructive pulmonary disease, Executive summary updated 2005.

Sutherland EF, Cherniack RM. Management of chronic obstructive pulmonary disease. *N Engl J Med* 2004;350(26):2689–2697.

# 第26章 肺機能検査

## I はじめに

**A. 背景** 肺機能検査(pulmonary function test：PFT)では通常，呼気流量(スパイロメトリー)，肺気量，拡散能といった3つの情報を評価する(**表26-1**).

**B. 適用** 肺機能検査は以下の評価として用いる.
1. 閉塞性肺障害と拘束性肺障害の区別(**表26-2**)
2. 肺疾患の重症度
3. 治療効果の判定

### 表26-1 肺機能検査に関する略語

| 略語 | 意味 |
|---|---|
| 呼気流量(expiratory flow rate) | |
| $FEV_1$(forced expiratory volume in 1 second) | 1秒量 |
| FVC(forced vital capacity) | 努力肺活量 |
| $FEV_1$%(ratio of the $FEV_1$ to the FVC) | 1秒率 |
| 肺気量(lung volume) | |
| TLC(total lung capacity) | 全肺気量 |
| VC(vital capacity) | 肺活量 |
| RV(residual volume) | 残気量 |
| 拡散能(diffusing capacity) | |
| $D_{LCO}$(diffusing capacity of the lungs for carbon dioxide) | 一酸化炭素拡散能 |

## II 閉塞性障害と拘束性障害

**A. 流量＝肺気量/(気道抵抗)(コンプライアンス)**

この方程式を計算することで，以下の結果が導かれる.

1. **呼気流量〔1秒間の努力呼気肺活量，1秒量**(forced expiratory volume in 1 second：$FEV_1$)〕**は以下の病態で低下する.**
   a. 肺気量の減少(拘束性肺障害でみられる)

表 26-2 肺機能検査で異常をきたす代表的な疾患

---

閉塞性肺障害
　気管支喘息
　慢性閉塞性肺疾患(chronic obstructive pulmonary disease：COPD)
　気管支拡張症
　嚢胞性線維症(cystic fibrosis)

拘束性肺障害
　胸膜線維化または胸水貯留
　肺水腫または肺胞内の炎症
　間質性肺障害(例：サルコイドーシス，特発性肺線維症，真菌感染症)
　神経筋疾患(例：重症筋無力症，筋疾患)
　胸壁あるいは胸壁外の障害(例：脊柱後側彎症，妊娠，肥満)

---

　　b. 気道抵抗の上昇(気管支喘息，慢性気管支炎でみられる)
　　c. コンプライアンスの上昇(肺気腫でみられる)
　2. したがって，**閉塞性肺障害や拘束性肺障害に関係なく呼気流量は低下し，1秒量のみで区別することはできない．**
B. **$FEV_1\% = FEV_1/FVC$** （FVC：forced vital capacity；努力肺活量）
　閉塞性肺障害と拘束性肺障害を区別するには，方程式から肺気量を除外しなければならない．方程式の両辺を FVC で割ることによって得られる．

## Ⅲ 肺機能検査を解釈する簡便なアプローチ

肺機能検査を解釈するには系統的なアプローチが必要である(図 26-1)．

> **HOT KEY**　肺機能検査を解釈するには，①実測値，②予測値に対する実測値の百分率，の両方に注目することが重要である．

A. **最初に $FEV_1$ をみる．**
B. **もし $FEV_1$ が低値ならば，$FEV_1\%$ をみる．**
　1. **閉塞性肺障害**　$FEV_1$，$FEV_1\%$ がともに低下している．
　2. **拘束性肺障害**　$FEV_1$ は低下するが，$FEV_1\%$ は正常(もしくは上昇している)．全肺気量(TLC)低下があればさらに拘束性肺障害の診断の助けとなる．

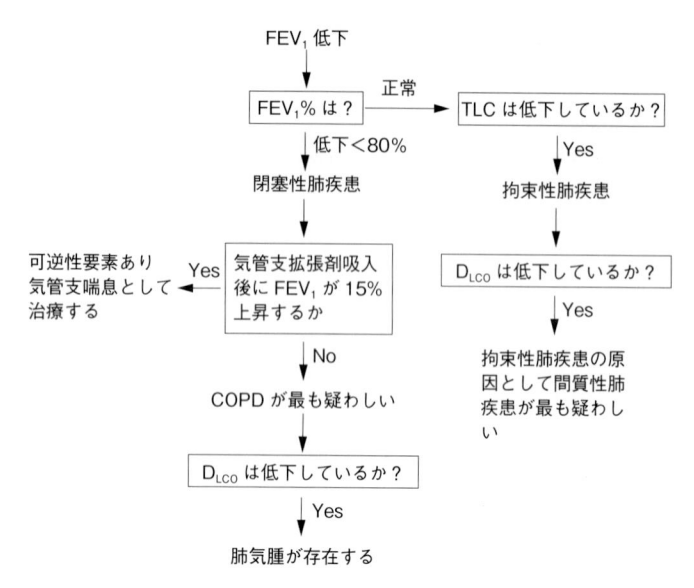

```
                    FEV₁ 低下
                        ↓
                   ┌─────────┐      正常     ┌──────────────────┐
                   │ FEV₁% は？├──────────→│ TLC は低下しているか？│
                   └─────────┘              └──────────────────┘
                        │ 低下<80%                    │ Yes
                        ↓                             ↓
                    閉塞性肺疾患                   拘束性肺疾患
                        
可逆性要素あり    Yes  ┌──────────────┐             ↓
気管支喘息として ←───│気管支拡張剤吸入│        ┌──────────────────┐
治療する              │後にFEV₁が15% │        │D_LCO は低下しているか？│
                      │上昇するか    │        └──────────────────┘
                      └──────────────┘                │ Yes
                            │ No                      ↓
                            ↓                   拘束性肺疾患の原
                    COPD が最も疑わしい          因として間質性肺
                            ↓                   疾患が最も疑わし
                    ┌──────────────────┐         い
                    │D_LCO は低下しているか？│
                    └──────────────────┘
                            │ Yes
                            ↓
                    肺気腫が存在する
```

**図 26-1 肺機能検査の解釈手順** $D_{LCO}$：diffusing capacity of the lungs for carbon dioxide(一酸化炭素拡散能), $FEV_1$：forced expiratory volume in 1 second(1秒量), $FEV_1\%$：ratio of the $FEV_1$ to the forced vital capacity (FVC)(1秒率), TLC：total lung capacity(全肺気量)

---

> **HOT KEY**　$FEV_1$ が 2.0 L/秒以下，$FEV_1\%$ が 50%以下ならば，術後の合併症が増加する傾向にある．

---

**C. 閉塞性肺障害ならば，可逆性があるかどうかについて評価する．** 可逆性は気管支拡張薬を投与してから $FEV_1$ を測定して評価する．

1. 気管支拡張薬吸入後に $FEV_1$ が 12%以上に**改善する場合は**可逆性の気道閉塞である〔例：気管支喘息〕
2. **改善がない場合は**，おそらく**慢性閉塞性肺疾患**(chronic obstructive pulmonary disease：COPD)である．

**D. 一酸化炭素拡散能($D_{LCO}$)をみる**　肺胞-血液ガス交換に障害があると，いかなるときにも $D_{LCO}$ は低下する．

1. **拘束性肺障害で $D_{LCO}$ が低下していれば，間質性肺疾患**が拘束性パターンの原因であるということを示唆している．

2. 閉塞性肺障害で $D_{LCO}$ が低下していれば，**肺気腫**の存在を示唆している．

## 参考文献

Al-Ashkar F, Mehra R, Mazzone PJ. Interpreting pulmonary functions test: recognize the pattern, and the diagnosis will follow. *Clev Clin J Med* 2003;70:866–873.

# 第27章 急性気管支炎

## I はじめに
A. 急性気管支炎は，慢性肺疾患の既往がなく，また肺炎や副鼻腔炎のエビデンスがない患者に，急性に咳嗽や喀痰が出現した状態をさす．
   1. 喀痰の出現が気管支炎の特徴である．
   2. 発熱の有無は問わない．
B. 米国では急性気管支炎のため医療機関を年間1,000万人以上の患者が受診し，直接医療費は数億ドルにのぼる．

## II 急性気管支炎の原因
A. ウイルス感染が最も多い．
B. 非定型病原体〔例：マイコプラズマ肺炎（*Mycoplasma pneumoniae*），クラミジア肺炎病原体（*Chlamydia pneumoniae*），レジオネラ菌（*Legionella*）〕がおよそ10%の原因となる．
C. 定型病原体〔例：肺炎球菌（*Streptococcus pneumoniae*），インフルエンザ桿菌（*Haemophilus influenzae*）〕はまれに関与する．
D. アレルギー反応や空気中の汚染物質が原因となることもある．

## III 鑑別診断
A. **急性湿性咳嗽** 健常者の湿性咳嗽の原因となる他の疾患，つまり肺炎や副鼻腔炎（後鼻漏が咳嗽の原因となる）と，急性気管支炎を区別する必要がある．
B. **非湿性咳嗽** 上気道感染症や喘息，胃食道逆流症（gastroesophageal reflux disease：GERD），後鼻漏といったその他の非湿性咳嗽とも区別する必要がある．

## IV 患者へのアプローチ
A. **病歴** 以下の3つの質問に焦点を当てる．
   1. **咳嗽は湿性かどうか？** 湿性でなければ上気道感染症と非湿性咳嗽の原因を考える．
   2. **肺疾患の既往があるか？** 喘息，慢性閉塞性肺疾患（chronic obstructive pulmonary disease：COPD），その他の肺疾患の既往があれば，それらの増悪を示唆する．

### 3. 重症度はどうか？
  a. 湿性咳嗽に発熱，息切れ，胸膜痛が随伴したら肺炎を疑う．
  b. 発熱に伴い副鼻腔の痛みや膿性分泌物がある場合は副鼻腔炎を疑う．
**B. 身体診察** 肺炎と副鼻腔炎を除外することに焦点を当てる．
  1. 肺炎は局所的な断続性ラ音や気管支呼吸音を呈する．
  2. 副鼻腔炎は発熱，化膿性鼻汁，触診で副鼻腔に疼痛を認める．
**C. 画像検査**
  1. **胸部 X 線写真**は胸部の診察で異常を認めたり，バイタルサインが異常な患者に行う．
  2. 副鼻腔炎を否定するため，時として**副鼻腔の CT** が必要になることもある．
**D. 臨床検査**〔例：全血算（complete blood count：CBC），喀痰グラム染色，喀痰培養〕は必ずしも必要ない．

## Ⅴ 治療
症状は 1～2 週間かけて徐々に改善する．

> **HOT KEY** 健常成人の急性気管支炎の治療に抗菌薬の使用は推奨されない．本症は抗菌薬の使用過多の主な原因の 1 つである．

**A. 鎮咳薬，のど飴，うっ血除去薬**は症状を緩和するが，病状の経過を改善することはできない．
**B. 抗ウイルス薬，オセルタミビル，アマンタジン**はインフルエンザによる急性気管支炎の場合，発症から 48 時間以内に投与すると効果がある．大流行のときにだけ使用される．
**C. 百日咳に対する抗菌薬**は 2 週間以上続く発作性咳嗽，吸気時の"笛声"（whooping），咳嗽後の嘔吐，または百日咳が流行している状況など，百日咳菌感染が臨床的に強く疑われる場合は抗菌薬投与が推奨される．診断確定には鼻咽頭の細菌培養やポリメラーゼ連鎖反応（polymerase chain reaction：PCR）が用いられるが，実際は臨床での有用性は限られている．アジスロマイシン 3 日間投与かクラリスロマイシン 7 日間投与で治療し，患者は治療開始後 5 日間は小児や乳幼児との接触を避けるようにする．

## Ⅶ フォローアップと紹介

3週間以内に症状が改善する場合は，健常者であれば経過観察も不要である．

### 参考文献

Aagaard E, Gonzales R. Management of acute bronchitis in healthy adults. *Infect Dis Clin North Am* 2004;18(4):919–937.

Braman SS. Chronic cough due to acute bronchitis: ACCP evidence-based clinical practice guidelines. *Chest* 2006;129(1 Suppl):95S–103S.

# 第28章 市中肺炎

## 🔳 はじめに
**A.** 市中肺炎は米国では主な死因の1つで，また感染症に関連した死亡原因で最も数が多い．

**B.** 市中肺炎患者の約80%は外来診療だけで治療されている．

## 🔳 市中肺炎の臨床症状
市中肺炎は原因となる病原体により"定型"と"非定型"に分けられる．臨床医は市中肺炎を患者の症状や徴候から"定型"と"非定型"に分類しようとするが，これはその原因となった起因菌の予測にはあまり役立たない．

**A.** 定型市中肺炎
1. **症状**は通常，発熱，熱感，咳嗽，喀痰，胸膜痛，呼吸困難などを認める．
2. **徴候**は通常，発熱，頻呼吸（>20回/分），肺葉浸潤の徴候（気管支呼吸音，やぎ声，打診上濁音，断続性ラ音）が含まれる．

**B.** 非定型市中肺炎は，古典的には**緩徐な発症，乾性咳嗽**（もしくは湿性咳嗽でも喀痰が少ない），顕著な**肺外症状**（例：頭痛，筋肉痛，下痢，肝脾腫，アミノトランスフェラーゼ値の上昇）で特徴づけられる．しかし"非定型"病原体は，"定型"肺炎の症状を呈することもある．

## 🔳 市中肺炎の原因
**A.** 定型市中肺炎は肺炎球菌（*Streptococcus pneumoniae*），インフルエンザ桿菌（*Haemophilus influenzae*），黄色ブドウ球菌（*Staphylococcus aureus*），またはグラム陰性桿菌〔例：クレブシエラ属（*Klebsiella*）〕が原因となる．

1. **肺炎球菌**は市中肺炎の原因として最も多い．

> **HOT KEY**　肺炎球菌性肺炎は突然に発症するが，ウイルス性呼吸器感染後の肺炎球菌感染は緩徐進行型の経過をとる．

2. **インフルエンザ桿菌**は特に**慢性閉塞性肺疾患**（chronic obstructive pulmonary disease：COPD）の患者の市中肺炎として多い．

3. **黄色ブドウ球菌**はインフルエンザ患者や免疫不全患者，介護施設などで多い．
4. **好気性グラム陰性桿菌** 60歳以上の高齢者やアルコール症患者で多い．

B. **非定型市中肺炎**は通常，マイコプラズマ肺炎(*Mycoplasma pneumoniae*)，クラミジア肺炎(*Chlamydia pneumoniae*)，レジオネラ・ニューモフィラ菌(*Legionella pneumophila*)，*Moraxella catarrhalis* が原因となる．

1. **マイコプラズマ肺炎**は成人の軽症肺炎の原因となる．他の病原体に比べて**顕著な肺外合併症**を生じることがあり，**溶血性貧血，多形性紅斑，心筋炎，結節性紅斑，水疱性鼓膜炎，神経学的異常**などがある．
2. **クラミジア肺炎**も軽症肺炎の原因である．臨床症状はほかの非定型肺炎と同じであるが，**重篤な咽頭炎による嗄声**を呈することがクラミジア肺炎の特徴である．

> **HOT KEY** マイコプラズマ肺炎とクラミジア肺炎を併せると，プライマリケア医が診療する市中肺炎の25%を占める．

3. **レジオネラ属**は重症肺炎の原因となる．グラム染色では**多形核好中球**(polymorphonuclear neutrophil：PMN)を無数に認めるにもかかわらず病原体を認めない．多くの症例で**レジオネラ属尿中抗原が陽性**になる．
4. *M. catarrhalis*，**結核菌**(*Mycobacterium tuberculosis*)，**ニューモシスチス-カリニ**(*Pneumocystis carinii*)，**呼吸器系ウイルス**(例：インフルエンザウイルス)，**真菌**もまた非定型市中肺炎の原因となる．

## IV 患者へのアプローチ

> **HOT KEY** 市中肺炎の原因病原体として同定できるのは，50%以下である．

A. **診断的検査**

1. **胸部X線写真** 市中肺炎が疑わしい患者には正面(posterior-anterior：PA)像と側面像の撮影を行う．若年で合併症がない患

者は外来で治療でき,検査は X 線写真だけで十分なこともある.

> **HOT KEY** 胸部 X 線写真では,肺炎が"非定型"病原体か"定型"病原体かを区別できない.

2. **臨床検査** 以下の検査を行う.
   a. **全血算**(complete blood count:CBC)
   b. **血清電解質**
   c. **血中尿素窒素**(blood urea nitrogen:BUN)**とクレアチニン値**
   d. **末梢血培養**は2つの異なる部位から採血することが望ましい.
   e. **動脈血液ガス**(arterial blood gas:ABG)は,特に室内空気(room air)で $SpO_2$ が92%以下なら行う.
   f. **喀痰検査**
      (1) グラム染色と培養は,適切に喀出された検体であっても原因菌を検出できないことがある.したがって,すぐに採取できない場合はこの検査を無視してもよい.
      (2) もし結核菌やカリニ感染が疑わしい場合は,特殊染色を行って検査をすべきである.
   g. **インフルエンザ直接蛍光抗体法**は流行期に抗ウイルス治療を行うかどうかの指標となる.
   h. **胸腔穿刺**:もし胸水が存在し,膿胸の徴候があれば〔例:低血圧,重症感(toxic appearance)〕,胸水穿刺を行い,胸水中の細胞数と分類,グラム染色,培養,総蛋白,乳酸脱水素酵素(lactate dehydrogenase:LDH),ブドウ糖,pH,さらに必要があれば抗酸菌染色と,真菌およびマイコバクテリアの培養も行う.

B. **入院治療の基準** 入院の絶対的基準はないが,特定のリスクファクターによっては複雑な臨床経過をたどったり,死亡率が上昇したり,あるいはその両方が起こる.以下に述べる「記憶のコツ」は,患者を入院させるうえで,最も重要な基準を記憶するのに役立つ."ADMIT NOW"(今すぐ入院).肺炎重症度指標(pneumonia severity index:PSI)を含めたいくつかの予測尺度は,死亡率を予測して入院の必要性を判断するのに役立つ(次頁の「記憶のコツ」参照).

通常,これらの基準の1つ以上が当てはまるときは入院させたほうがよい.時として,一番重要な基準は"eyeball"検査(すなわち,経験のある医師が見て,どの程度重症であるか)である.

### 記憶のコツ

**市中肺炎患者の入院基準は，"ADMIT NOW"（今すぐ入院）**

**A**ge：年齢＞65歳（患者の状態による）
**D**ecreased immunity：免疫機能低下〔例：癌，糖尿病，後天性免疫不全症候群（acquired immune deficiency syndrome：AIDS；エイズ），脾臓摘出，慢性閉塞性肺疾患〕
**M**ental status changes：意識障害
**I**ncreased A-a gradient or increased respiratory rate：肺胞気-動脈血酸素分圧較差（AaDO$_2$）の上昇
**T**wo or more lobes involved：2肺葉以上の障害
**N**o home：住む家がない（例：ホームレス患者）
**O**rgan system failure：臓器不全（クレアチニンの上昇，骨髄抑制，収縮期血圧 ≤90 mmHg，肝不全，うっ血性心不全）
**W**BC count：白血球＞30,000/mm$^3$ または＜4,000/mm$^3$

## V 治療

入院基準に当てはまらず，"eyeball"検査もパスした場合は**外来通院**で治療する．

**A．経験的治療** 過去3か月に抗菌薬投与を受けた場合（その場合は耐性菌のリスクが高く，第2選択の薬物を使用する）でなければ，第1選択の薬物を使用する．用量は**表28-1**を参照．

表28-1 市中肺炎患者の外来治療で第1選択および第2選択の薬物の用量

| 薬物 | 用量<br>〔わが国での投与量〕 |
| --- | --- |
| クラリスロマイシン | 500 mgを1日2回，経口，10〜14日間<br>〔200 mgを1日2回，経口〕 |
| アジスロマイシン | 初日は経口で500 mg，2〜5日目は経口で250 mgを1日1回<br>〔500 mgを1日1回，経口，3日間〕 |
| ドキシサイクリン | 100 mgを1日2回，経口，10〜14日間<br>〔初日200 mgを1〜2回，以後100 mgを1日1回，経口〕 |
| レボフロキサシン | 750 mgを1日1回，7〜10日間<br>〔100〜200 mgを1日3回，経口〕 |

1. **第1選択の薬物**
    a. 新しい世代のマクロライド(アジスロマイシンやクラリスロマイシン)は"定型"と"非定型",その両方の病原体に効果がある.ドキシサイクリンはマクロライドに不耐性だったりアレルギーがある場合に使用する.エリスロマイシンは胃の不調やQT延長作用のためにあまり使用されなくなった.
2. **第2選択の薬物** 過去3か月にマクロライドの投与歴のある患者に対して行う.
    a. 抗肺炎球菌作用のあるキノロン(レボフロキサシン,gatifloxacin[訳注:ガチフロキサシンは現在国内販売中止],モキシフロキサシン)は広域スペクトルの抗菌作用があり,原因として疑わしい病原体をカバーし,1日1回の服用で済む.**経口βラクタム(セフトリアキソンやアモキサシリン・クラブラン酸)**と,ドキシサイクリンやマクロライドの併用も代替治療として有用である.βラクタム単独では"非定型"病原体をカバーできない.
3. **治療期間**は通常7〜14日間である.最近のエビデンスによると,より短期間の治療でも長期間の治療と効果が変わらない.
B. **特異的治療** もし病原体が特定されたのに,臨床上で改善が認められないときは,抗菌薬の感受性試験を行って次の治療方針を立てる.

# Ⅵ フォローアップと紹介

A. フォローアップ
1. 外来診療で治療している患者には,症状が悪化して呼吸困難となったり,内服が困難となったら連絡するように指導する.
2. ほとんどの外来患者は抗菌薬投与開始後,2〜4日以内に自覚症状が改善するか,あるいは解熱する.
    a. 高齢者,または慢性閉塞性肺疾患(COPD)や糖尿病などの合併症を有する患者は,治療効果を判定するために4〜7日以内に再診させたほうがよい.
    b. 喫煙者または喫煙歴のある患者,他の症状が改善した後も咳嗽が長引く患者は,4〜6週間目に胸部X線写真でフォローアップするべきである.
3. 肺炎球菌**ワクチン接種**(5年ごと)とインフルエンザワクチン接種(毎年)は,必要のある患者には適宜行うべきである[訳注:わが国では肺炎球菌ワクチンの再接種は認可されていない].
B. **紹介** 標準的治療に反応しない患者,または重症患者の場合は呼吸

器科医または感染症医にコンサルトする．しかし，市中肺炎患者のほとんどはプライマリ・ケア医の診療で適切に治療できる．

## 参考文献

Ewig S, de Roux A, Bauer T, et al. Validation of predictive rules and indices of severity for community acquired pneumonia. *Thorax* 2004;59(5):421–427.

Niederman MS. Review of treatment guidelines for community-acquired pneumonia. *Am J Med* 2004;117 Suppl 3A:51S–57S.

# 第29章 孤立性肺結節影

## I はじめに

**A.** 孤立性肺結節影は胸部X線写真，胸部CTで見つかる**無症候性の円形陰影**のことをいう．

**B.** これらの結節影は**比較的頻度が高く，約500例の胸部X線写真に1例の割合**でみられる．しばしば良・悪性の判断が困難で，プライマリ・ケア医にとって問題となる．

## II 鑑別診断(表29-1)

**A. 悪性腫瘍**は孤立性肺結節影の全症例のおよそ40%に及ぶ．その大部分は**原発性肺腫瘍**である．

**B. 非悪性病変** 良性結節の大部分は結核や真菌感染症(例：ヒストプラスマ，コクシジオイデス症)に伴う**治癒性肉芽腫**，または過誤腫である．

表29-1 孤立性肺結節影の鑑別診断

```
悪性腫瘍
  原発性肺腫瘍(例：気管支癌，カルチノイド)
  転移性癌

非悪性腫瘍
  治癒性肉芽腫
  過誤腫
  (肺)動静脈奇形
  リウマチ結節
  偽リンパ腫
  包虫嚢胞
  Wegener肉芽腫症
```

## III 患者へのアプローチ

悪性度を判定することが評価の目標であり，それに基づいて手術のリスクと利益について，患者に十分な情報を提供したうえで治療方針を決定

する.
- **A. 病歴** 高齢者，喫煙者は悪性腫瘍の可能性が高くなる．
- **B. 画像検査**
    1. **経時的に胸部X線写真を比較すること**が評価の際に重要である．
        a. **増大速度**は過去の胸部X線写真でも結節を認め，500日以上の間に増大傾向がなければ，悪性腫瘍は考えにくい．しかし増大傾向があり，500日以内に容積が2倍以上となっている場合は，悪性腫瘍である可能性が高い．
        b. **結節のサイズ**も重要な指標で，サイズが大きいほど悪性腫瘍の可能性が高くなる．3cm以上なら悪性の可能性が80％以上となる．
    2. **CT** 結節をさらに詳細に評価するため全症例でCTを撮影することが望ましい．CTで悪性の可能性が高くなる所見は，**石灰化がない結節，辺縁不整な〔スピクラ(小棘)を伴う〕陰影，壁が肥厚した空洞を伴った結節影**である．
    3. **陽電子放射断層撮影**(positron emission tomography：PET)スキャンは結節の代謝活動性を定量評価し，悪性腫瘍に対する感度は95％になる．PET陽性例は積極的に生検もしくは切除するのが望ましい．

# Ⅳ 治療

- **A.** 治療戦略は悪性腫瘍の可能性と患者の希望に基づく．悪性の可能性は少ないとしても手術を望む患者もいる．一方，複数の合併症を有する場合は，付随するリスクのため手術に消極的な患者もいるようである．
- **B.** 悪性腫瘍の可能性に基づいて治療戦略を決めるうえで，正確な"カットオフ"(cutoffs)は存在しない．それぞれの患者に合わせて以下の選択肢を検討する．
    1. **経過観察**は結節の増大していないかどうか確認するため，ある期間ごとに胸部X線写真を撮影して時系列で評価する必要がある．増大傾向がないか，2倍以上に増大するのに500日以上かかる場合は悪性腫瘍の可能性は少ない．
        a. 一般的に，経過観察は悪性腫瘍の可能性が非常に低い場合のみである．
        b. 経過観察する場合は，呼吸器科医にコンサルトする．
    2. **生検**は**経気管支的**(例：気管支鏡検査で施行)，もしくは**経胸腔的**(例：CTガイド下で施行)に行う．
        a. 生検で陽性であれば癌の診断に有用であるが，陰性ということ

で悪性腫瘍が除外されるわけではない．
  b. 経胸腔的生検は気胸のリスクがある．経気管支的生検は経胸腔的生検と比べて診断率は低いが，気胸のリスクは低くなる．
3. **外科的切除術**は高リスク結節の第 1 選択となる．
  a. 肺野末梢の結節の手術では，開胸術に替わりビデオ補助下胸腔鏡（video-assisted thoracoscopy：VAT）による切除術が多くの症例で選択されるようになった．開胸術と比べて合併症が少なく，細針吸引（fine-needle aspiration：FNA）の代用としてもさまざまな状況で使用されている．
4. **開胸切除術**は VAT で切除不可能な肺野中枢の病変を切除する場合に選択されている．

## Ⅴ フォローアップと紹介

最良の戦略を決定するには，放射線科医，呼吸器科医，外科医と相談することが常に有用である．

### 参考文献

Detterbeck FC, Falen S, Rivera MP, Halle JS, Socinski MA. Seeking a home for a PET, part 1: Defining the appropriate place for positron emission tomography imaging in the diagnosis of pulmonary nodules or masses. *Chest* 2004;125(6):2294–2299.

Ost D, Fein AM, Feinsilver SH. Clinical practice. The solitary pulmonary nodule. *N Engl J Med* 2003;348(25):2535–2542.

# 第30章 睡眠時無呼吸症候群

## I はじめに

A. 睡眠中に呼吸停止状態(すなわち,無呼吸)を繰り返し,結果として日中の傾眠傾向を引き起こす.
  1. **無呼吸**とは10秒以上の気流の停止と定義される.1時間に5回以上の無呼吸がみられると睡眠時無呼吸症候群という.
  2. **無呼吸**は閉塞型,中枢型,混合型に分類される.
     a. **閉塞型無呼吸**は最も多い型であり,舌,口蓋垂,扁桃,鼻咽頭などの上気道閉塞によって起こる.
     b. **中枢型**はまれである.これらの患者は無呼吸時に換気努力がみられない.
     c. **混合型**は閉塞型と中枢型の合併しているものである.
B. 睡眠時無呼吸症候群はよくみられ,頻度は中年男性の約9%,女性の約4%といわれている.

## II 睡眠時無呼吸症候群の臨床症状

A. **症状**は下記のとおりである.
  1. いびき
  2. **日中の過剰な眠気**は交通事故の原因となり,仕事の能率を下げ,うつ病,性格変化も引き起こしうる.
  3. **起床時の頭痛,錯乱,口渇**
  4. インポテンス
  5. 夜間頻尿,時に**遺尿症**
  6. **足背浮腫,労作時倦怠感**は肺高血圧による右心不全徴候として生じる.

> **HOT KEY**
> いびきの既往は患者の配偶者に尋ねないとわからないこともあるので注意する.

B. **徴候** 身体診察では下記の徴候がみられる.
  1. **全身性高血圧**
  2. **特徴的身体所見**(すなわち,肥満,首が太い,赤く明るい顔貌など)

3. **右心不全の徴候**(頸静脈圧の上昇,下肢浮腫,腹水,肝脾腫大)もし肺高血圧が進行していると生じる.

**C. 検査異常値**
1. **全血算**(complete blood count:CBC)は**赤血球増加**がみられる.
2. 覚醒時の**動脈血液ガス分析**(arterial blood gas:ABG)は大多数が**正常**である.一部の肥満傾向の強い睡眠時無呼吸症候群患者では**低酸素血症**がみられる(**肥満肺胞低換気症候群**あるいは Pickwickian **症候群**とよばれている).
3. **心電図**は全身性あるいは肺高血圧の所見がみられうる.

## III 鑑別診断

睡眠時無呼吸症候群は次の疾患との鑑別が重要となる.
**A.** ナルコレプシーは活動中に突然眠ってしまうことを特徴としており,睡眠発作の前あるいはその最中には脱力発作,睡眠麻痺,幻聴,幻視などがみられる.
**B.** Klein-Levin 症候群は若年男性にみられ,年に数回睡眠発作を起こし,性欲亢進,過食,錯乱などを呈する.

## IV 患者へのアプローチ

**A. 無呼吸の原因となりうる甲状腺機能低下症,先端巨大症を除外する**
甲状腺刺激ホルモン(thyroid-stimulating hormone:TSH)はすべての患者で測定すべきである.
**B. 睡眠検査を考慮する場合**
1. **適応** 慢性のいびきがあって,日中の眠気があるもの,および日中の眠気を訴えなくても無呼吸状態がみられるものは睡眠検査を検討する.
2. **方法** 睡眠検査には2つの方法がある.
 a. **夜間睡眠ポリグラフ計**(ポリソムノグラフィ)は標準的検査で専門睡眠検査施設で行われる.
 b. **夜間酸素飽和度測定**は安価でポリソムノグラフィよりも簡単に行うことができる.また顕著な睡眠時無呼吸を除外するのに有用である.

## V 治療

**A.** 次のような生活習慣の見直し
1. **体重を減らす.**
2. **飲酒,睡眠薬を避ける.**
3. **一定の睡眠時間を確保する**(睡眠不足を避ける).

4. 側臥位で睡眠をとる．

## B. 内科的治療

1. **持続的陽圧換気療法**(continuous positive airway pressure：CPAP)はポリソムノグラフィに基づいて導入を検討する．
2. **口腔内装具**(例：舌保持装具，下顎前方固定装具など)はCPAPができない中等度の睡眠時無呼吸症候群患者に用いる．
3. **薬物療法**(protriptyline，アセタゾラミド)はもはや一般的には用いられない．

## C. 外科的治療は睡眠時無呼吸症候群の専門家にコンサルトすべきである．その方法としては次のことがある．

1. **口蓋咽頭形成術**
2. **オトガイ舌筋あるいは上下顎の前位縫合術**
3. **気管切開術**(閉塞型睡眠時無呼吸に決定的な治療)

# VI フォローアップと紹介

**A. フォローアップ** 初期は治療のアドヒアランス(指示順守度)を確認するためにも頻回(2〜4週間に1回程度)に受診させるべきである．

## B. 紹介

1. 減量のために**栄養士へ栄養指導**を依頼する．
2. 診断がはっきりしなかったり，きちんとしたポリソムノグラフィの施行，外科治療などを考える際には，**睡眠施設**や**睡眠時無呼吸症候群の専門家**へ相談すべきである．

## 参考文献

Flemons WW. Clinical practice: Obstructive sleep apnea. *N Engl J Med* 2002;347: 498–504.

Piccirillo JF, Duntley S, Schotland H. Obstructive sleep apnea. *JAMA* 2002;284: 1492–1494.

# Part V

# 消化器系

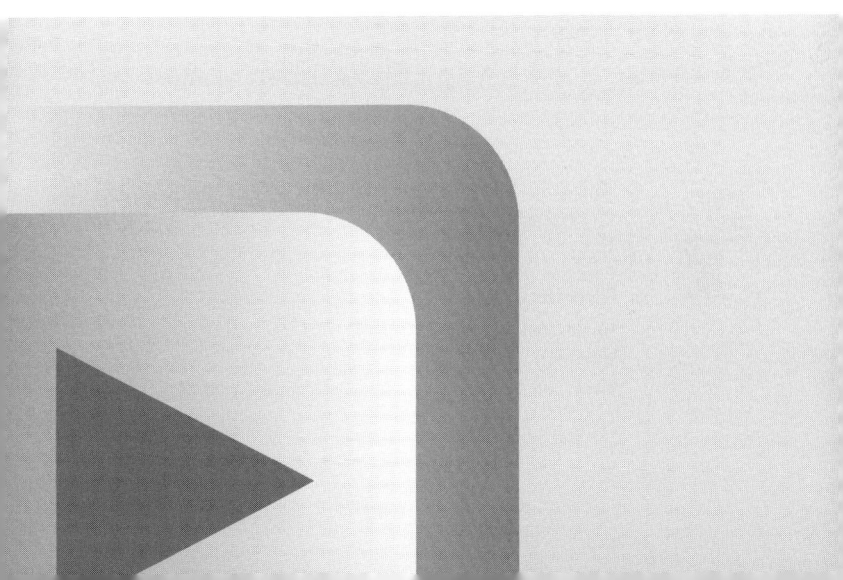

# 第31章 腹痛

## I はじめに

**A.** 以下の場合は，腹痛の評価がより複雑になる．
1. 診断が多岐にわたる可能性がある場合
2. 特異的な徴候や症状がない場合
3. X線検査に限界がある場合

**B.** 腹部では致死的な病態が容易に"隠れて"しまい，はじめは症状があってもわずかである．良性の疾患(例：胃炎)に起因する痛みであると誤診した場合に，最悪の結果になることもある．

> **HOT KEY**
> 65歳以上で急激な腹痛をきたした患者は，しばしば外科的処置が必要となる．

## II 腹痛の原因

**A. 腹痛の原因** 腹部のあらゆる臓器で**感染**，**閉塞**，**虚血**が痛みの原因となる．したがって，幅広い鑑別診断が考えられる．

**B. 関連痛** 胸部の疾患(例：心筋虚血，心筋梗塞，肺炎)，骨盤の疾患〔例：精巣捻転，骨盤炎症性疾患(pelvic inflammatory disease：PID)〕が腹痛を呈することがある．

**C.** 腹痛の原因となる**全身性疾患や代謝性疾患**は次のように記憶するとよい．

> **記憶のコツ**
>
> **腹痛を起こす全身性疾患や代謝性疾患は"Puking My Very BAD LUNCH"**(とってもまずいランチを吐き出せ)
>
> **P**orphyria：ポルフィリア症
> **M**editerranean fever：地中海熱
> **V**asculitis：血管炎
> **B**lack widow spider bite：クロゴケグモ(猛毒)の咬傷

> **A**ddison's disease or **A**ngioedema：Addison 病または血管性浮腫
> **D**iabetic ketoacidosis：糖尿病性ケトアシドーシス
> **L**ead poisoning：鉛中毒
> **U**remia：尿毒症
> **N**eurogenic (impingement on spinal nerves or roots, diabetes, syphilis)：神経原性(脊髄神経または神経根への浸潤，糖尿病，梅毒)
> **C**alcium (hypercalcemia)：カルシウム(高カルシウム血症)
> **H**erpes zoster：帯状疱疹

## Ⅲ 患者へのアプローチ

### A. 病歴

1. **既往歴** 疫学的因子と既往歴を把握することで，鑑別診断を絞ることができる．例えば，麻薬注射の乱用は肝炎の可能性が，過度のアルコール摂取は膵炎やアルコール性肝炎の可能性が，また高血圧からは心筋虚血や腹部大動脈瘤の可能性が考えられる．

2. **経過**
   a. 痛みが**急性**か**慢性**かを見分ける．慢性の疼痛であれば急性の場合よりも，軽症(例：過敏性腸症候群)である可能性が高い．
   b. **症状が複数あるときは，発現した順番が重要な手がかりとなる．**例えば，虫垂炎は痛みで始まる(通常，臍周囲痛から)が，ほとんどの場合に悪心・嘔吐が先行する．痛みは後に右下腹部に移動する．

3. **症状**
   a. **痛み** 痛みの特徴を把握する．
      (1) **性質** 痛みの性状を把握しても鑑別診断を絞り込むのに，時に役立たないことがある．
      (2) **部位** 痛みの部位が明らかになれば，原因を特定できる助けになる(表31-1)．
   b. **その他の症状** 食事によって症状の増悪，軽減があるかどうか聞くのと同じように，消化器症状に関連して心臓，肺，あるいは骨盤内の症状がなかったかも聞いておく(表31-2)．

### B. 身体診察

1. **聴診**はあまり役立たない．腸蠕動音があるかないかで鑑別診断を絞ることはできないことが多いからである．

2. **触診** 必ず病訴の部位から離れた部位から始め，徐々に痛みの部

## 表31-1 部位によって推測される腹痛の鑑別診断

| 痛みの位置 | 関連する臓器 | 頻度が高い病気 |
|---|---|---|
| 右上腹部 | 肝臓, 胆嚢, 肺 | 総胆管結石, 胆嚢炎, 上行胆管炎, 肝炎, 肝腫瘍, 肝膿瘍, AIDS関連胆管炎, 肺炎, 胸水 |
| 上腹部, 心窩部 | 胃, 食道, 膵臓, 十二指腸, 腹部大動脈 | 消化性潰瘍, 胃食道逆流症, 膵炎, 胃炎, 食物圧入, 腹部大動脈瘤, 心疾患 |
| 左上腹部 | 脾臓, 肺 | 脾腫, 脾梗塞, 脾膿瘍, 肺炎, 胸水 |
| 左右の下腹部 | 虫垂, 卵巣, 結腸, 小腸, 腎臓, 精巣, 子宮 | 虫垂炎[*1], 憩室炎, 卵巣嚢胞, 卵巣茎捻転, 子宮外妊娠, 骨盤内炎症性疾患, 虚血性腸炎, ヘルニア嵌頓, 腎結石, 腎盂腎炎, 精巣上体(副睾丸)炎, 精巣捻転 |
| 臍周囲 | 小腸, 虫垂, 腹部大動脈 | 小腸閉塞, 胃腸炎, 初期の虫垂炎, 腹部大動脈瘤, 虚血性腸炎[*2] |
| 恥骨上部 | 膀胱, 子宮, 卵巣, 卵管(ファロービウス管) | 尿路感染症, 骨盤内炎症性疾患, 子宮内膜症, 卵巣嚢胞, 異所性妊娠 |

[*1] 虫垂炎の痛みは臍周囲で始まり, その後, 右下部に限局してくる.
[*2] 腸虚血による痛みの部位は, さまざまである.
AIDS: acquired immunodeficiency syndrome(後天性免疫不全症候群, エイズ)

位に近づいていくこと. 筋性防御や反跳痛(腹膜炎を示唆する)の有無を把握すること.

3. **直腸診と婦人科的内診は必ず行うべきである**. 直腸診や内診で痛みがあるようならば, 骨盤部の異常や下腹部臓器の異常(例: 結腸後方にある虫垂など)が推察される.

表31-2 症状および関連する臓器

| 症状 | 病変があると予想される臓器 |
|---|---|
| 排尿障害,頻尿 | 腎臓,膀胱 |
| 悪心,嘔吐,下痢 | 消化管 |
| 黄疸,瘙痒感 | 肝臓,胆囊 |
| 起き上がると軽減する痛み | 膵臓 |
| 突然起こり,検査結果に釣り合わないほど強い正中部の痛み | 腸管膜の血管 |

## C. 臨床検査や画像検査

1. **基本検査** 以下の検査は鑑別診断を絞るのに有用であることが多い.
   a. **全血算**(complete blood count:CBC) 白血球増加や貧血の有無をみる.これらの所見は重症を示唆している.
   b. **腎機能** 電解質異常は腹痛の原因とも結果ともなりうる.血中尿素窒素(blood urea nitrogen:BUN)やクレアチニン値の上昇は,脱水や腎疾患を示唆する.アニオンギャップの上昇は,重症感染症や腸虚血による酸血症を示唆する.
   c. **肝機能検査**は肝臓や胆道系の異常をスクリーニングできる.
   d. **血中アミラーゼ値** 同時にリパーゼ値の測定も行えば,膵炎の検査として感度も特異度も高くなる.
   e. **尿検査**は糖尿病性ケトアシドーシスや腎臓病の評価に有用である.
   f. **尿妊娠反応検査** 妊娠可能年齢の女性であれば,妊娠の可能性の有無にかかわらず,必ず妊娠反応検査を行ったほうがよい.
2. **補助的な検査**は初期診断に従って次の検査を指示すべきである.
   a. **血清カルシウム値**は高カルシウム血症の除外に有用である.
   b. **便中白血球数**(white blood cell:WBC)は下痢を伴う炎症性腸疾患が疑われる場合に行うことがある.
   c. **腹部X線写真**は腸閉塞や腎結石を評価するのに有用である.
      (1) 小腸閉塞では鏡面像(layering air-fluid levels)がみられることがある.
      (2) 腎結石の検出における腹部X線写真の感度は,約50%で

**d. 胸部 X 線写真**
  (1) **正面**(posterior-anterior：PA)**像**と**側面像**は上腹部痛があるとき(肺下葉の肺炎を除外するため)，および腹膜炎の疑いがあるとき(遊離ガスを除外するため)に施行する．正面(PA)像ではわかりにくい遊離ガスが側面像で明らかになることもある．

> **HOT KEY**　横隔膜下のガス像を検出するには，X 線写真を撮る前に最低 5 分以上立位を保持すると感度が上がる．立位保持が不可能な患者(例：腹痛や血圧低下のため立てないとき)の場合は，左側臥位の写真で遊離ガスがわかることもある．

  **e. 腹部超音波**は胆嚢や胆管，腎臓の病変が疑われる場合，最も有用な検査である．
  **f. 腹部 CT** は胆管やことによると腎臓を除けば，腹部臓器を評価する際超音波よりも有用である．通常 **3 種類の造影法**(すなわち，経静脈造影，経口造影，注腸造影)で施行すると，より詳細な情報が得られる．血清クレアチニン値が高い患者で，腸疾患が第 1 に疑われる場合は経静脈造影は避けたほうがよい．しかし経静脈造影を行わないと膿瘍を見逃すこともある．
  **g. 腹腔穿刺**　腹水がある場合は，特発性細菌性腹膜炎を必ず除外する必要がある．
  **h. 心電図**(EKG)　腹痛(特に上腹部痛)を訴える患者で，心疾患の既往やリスクファクターのある場合は，必ず心電図をとり，心筋虚血を否定する必要がある．

## Ⅳ 腹痛の原因に応じた治療

痛みの原因ははっきりしないが，患者の具合が悪そうな場合(例：発熱，発汗，安静時の頻脈，腹部圧痛など)には，入院での経過観察が必要である．こうした場合は頻回に診察や検査を繰り返すことが重要である．

## Ⅴ フォローアップと紹介

**A.** 虫垂炎，胆嚢炎，腹膜炎，そのほか外科的な観察や処置が必要になると思われる場合は，早めに**外科医**に相談すべきである．
**B.** 精密検査を行っても診断がつかない場合は，**消化器内科医**へコンサルトする必要がある．

## 参考文献

Glasgow RE, Mulvihil SJ. Abdominal pain including the acute abdomen. In: Sleisenger and Fordtran's Gastrointestinal and Liver Disease, 7th ed. Feldman M, Friedman LS, Sleisenger MH, eds. Philadelphia: WB Saunders, 2002:71–81.

# 第32章 下痢

## I はじめに
**A.** 下痢は外来患者でよくある主訴である.
**B.** 下痢とは軟便や排便回数の増加で特徴づけられる. 加えて, 24時間の排便量が200g以上であれば下痢として矛盾しない. 患者が下痢を自覚することは必ずしも疾患の前触れではないが, 生活の質 (QOL) に影響しうることに注意が必要である.
**C.** 診断や管理を容易にするため, 一般的に急性と慢性に分ける.
  1. **急性下痢**は3〜4週間未満.
  2. **慢性下痢**は3〜4週間以上.

## II 急性下痢の原因
**A.** 急性下痢は通常, 感染性か非感染性かで特徴づけられる. 主な原因を**表32-1**に示す.
**B.** **慢性下痢** 主な種類がいくつかあり, "SOME MD FUNCTION" と覚えるとよい.

---

**記憶のコツ**

**慢性の下痢の主な種類は "SOME MD FUNCTION"**

**S**ecretory diarrhea:分泌性下痢
**O**smotic diarrhea:浸透圧性下痢
**M**otility disorder:蠕動運動の障害
**E**xudative diarrhea:滲出性下痢
**M**alabsorption:吸収不良
**D**ecreased immunity:免疫能低下
**FUNCTION**al diarrhea:機能性下痢

---

1. **分泌性下痢**は腸管から電解質や水分の分泌が活発になって生じる. 分泌性下痢は絶食中でもしばしば持続する. 原因は以下のようなものがある.
   a. 甲状腺機能亢進症
   b. 胆汁酸塩による下痢(胆嚢切除術後)
   c. 結腸癌

表32-1 急性下痢の主な原因

| 感染性の原因 | | 非感染性の原因 | |
| --- | --- | --- | --- |
| 環境性： | カンピロバクター属（*Campylobacter*）<br>赤痢菌（*Shigella*）<br>サルモネラ属（*Salmonella*）<br>*Clostridium difficile*<br>赤痢アメーバ（*Entamoeba histolytica*）<br>ランブル鞭毛虫（*Giardia lamblia*）<br>ロタウイルス（rotavirus）<br>ノロウイルス（norovirus）<br>クリプトスポリジウム属（*Cryptosporidium*） | 薬剤性： | 抗菌薬<br>緩下薬<br>制酸薬<br>コルヒチン<br>メトホルミン |
| 食中毒 | サルモネラ属<br>カンピロバクター属<br>大腸菌（*Escherichia coli*）<br>黄色ブドウ球菌（*Staphylococcus aureus*）<br>*Bacillus cereus*<br>ボツリヌス菌（*Clostridium botulinum*）<br>*Clostridium perfringens* | 虚血性腸炎<br><br>炎症性腸疾患 | |
| 院内感染 | *Clostridium difficile* | 放射線性腸炎 | |

  d. **結腸ポリープ**
  e. **薬物**（コリン作動性薬物）
  f. **カルチノイド症候群**
  g. **血管作動性腸管ポリペプチドの過分泌**［訳注：WDHA症候群は watery diarrhea-hypokalemia-achlorhydria（水様下痢低カリウム血症無胃酸症）症候群の略で，血管作動性腸管ポリペプチドの異常な分泌により，胃酸・膵外分泌抑制・腸液促進作用などから小腸の刺激となって，大量の下痢が生じる］
2. **浸透圧性下痢**は，しばしば吸収不良によって起こる．便浸透圧が血清浸透圧を超えることが多い．原因は以下のとおりである．
  a. **乳糖分解酵素欠損**（例：**乳糖不耐症**）

b. 過度な"無糖"製品の摂取
   c. セリアック病
   d. 薬物(例：マグネシウム含有制酸薬，ラクツロース)
   e. 膵機能障害(脂肪下痢)
   f. 回腸切除(100 cm 以上切除)
   g. 腸瘻
   h. 放射線性腸炎
   i. 細菌の異常増殖
   j. 短腸症候群
3. **滲出性下痢**は蛋白喪失性腸症を含む．炎症を有する腸壁から蛋白，血液，粘液が放出される状態として特徴づけられる．**便は白血球と血液を含む**．滲出性下痢の原因は以下のとおりである．
   a. 潰瘍性大腸炎
   b. Crohn 病
   c. リンパ腫
   d. 虚血性大腸炎
   e. Whipple 病
   f. コラーゲン蓄積大腸炎(collagenous colitis)

> **HOT KEY** 肝臓病や腎臓病がない低アルブミン血症は，蛋白喪失性腸炎を示唆する．

4. **蠕動運動の障害**は肛門直腸障害を含む．原因は以下のとおりである．
   a. 胃大腸反射の亢進
   b. 肛門括約筋の緊張低下
   c. 糖尿病
   d. 強皮症
   e. 外科的侵襲(すなわち，胃切除後症候群，迷走神経切除後症候群)
5. **免疫不全**　臓器移植のレシピエントやヒト免疫不全ウイルス(human immunodeficiency virus：HIV)陽性患者は，免疫正常者が通常では発病しない病原体に感染しやすい．以下の病原体を考慮する．
   a. *Cryptosporidium parvum*
   b. 小胞子菌属(*Microsporidia species*)
   c. *Isospora belli*
   d. ランブル鞭毛虫(*Giardia lamblia*)
   e. *Strongyloides stercoralis*

f. 赤痢アメーバ(*Entamoeba histolytica*)
g. *Mycobacterium avium-intracellulare* complex
h. *Clostridium difficile*
i. サイトメガロウイルス(Cytomegalovirus：CMV)
6. **機能性下痢**は**過敏性腸症候群**を含む．機能性下痢では器質的異常が特定されない．過敏性腸症候群は，排便とともによくなる腹痛や不快感，排便回数の変化，便性状の変化などがあれば確信をもって診断できる．一方，過敏性腸症候群とは合致しない他の"機能性下痢"は，詳細な検索を行ったうえでの除外診断とすべきである．

> **HOT KEY**
> 急性下痢と慢性下痢の原因はある程度重複する．通常，感染症(食中毒を含む)は急性下痢の原因として薬剤性や機能的障害よりも頻度が高く，非感染性の胃腸障害は慢性下痢の原因として，より頻度が高い．

## III 患者へのアプローチ

**A. 病歴** 下痢の期間と便の性状(量，色，硬さ，便潜血の有無，持続的か断続的か，食物や飲食との関連)を，病歴や旅行歴(糖尿病，HIVのリスクファクター，最近の旅行)と併せて聴取すべきである．

**B. 身体診察**
1. **循環状態** 起立性低血圧と安静時の頻脈は循環血流量の減少を示唆する．
2. **腹部診察** 腫瘤の有無や局所の圧痛を診察する．
3. **直腸診** 括約筋の緊張度，腫瘤，宿便，肛門痛や裂傷，便潜血を評価する．
4. **全身診察** 腸管以外の徴候は潜在する原因の手がかりとなる．
    a. 脊椎関節症や膿皮性壊疽 ― 炎症性腸疾患
    b. 下肢の浮腫 ― 蛋白喪失性腸炎
    c. 疱疹状皮膚炎 ― セリアック病

**C. 臨床検査**は下痢の期間の長さと患者の臨床症状に応じて行う．
もし患者の既往から乳糖分解酵素欠損や薬物が下痢の原因として疑われるのならば，精密検査の前に，乳糖を含まない食事や休薬を試すほうが理にかなっている．
1. **急性下痢**
    a. **3日以下のとき** 便に多量の血液を認めるとき，あるいは患者の全身状態が悪そうなときでなければ，通常，検査は不要である．

b. **3日以上続くとき，または便に多量の血液を認めるとき**
(1) カンピロバクター属，赤痢菌，サルモネラ属，大腸菌，エルシニア属を調べるために**便培養**を行う．病歴によっては，***C.difficile*** **毒素定量，便虫卵**および**虫体検査**(stool ova and parasites：O&P)，**ジアルジア属**(*Giardia*)**抗原定量**を行う．
(2) 感度と特異度は高くないが，便中の白血球を調べることで感染性あるいは炎症性の下痢が示唆されることもある．

> **HOT KEY**
> *C.difficile* の検査の際は，提出する検査の種類を記録しておく．ELISA 法(enzyme-linked immunosorbent assay．固相酵素結合免疫測定法)はトキシン A とトキシン B を検査するもので，細胞毒性の定量は最も感度が高い．

(3) もし血性の下痢，発熱，循環血液量の減少がある場合は，**全血算**(complete blood count：CBC)と**分画，電解質，アルブミン，血中尿素窒素**(blood urea nitrogen：BUN)，**クレアチニン**も検査すべきである．

2. **慢性下痢**
   a. **一般的なスクリーニングテスト**　最初に便検体を提出して以下の検査を行う．
   (1) **便の浸透圧**[訳注：と血清浸透圧]
   (2) **便中グアヤック**(炎症性腸疾患やセリアック病に関連した便潜血を評価するため)
   (3) **スダン染色**(脂肪吸収不良を評価するため)
   (4) ***C.difficile*** **毒素定量**
   (5) **ジアルジア属抗原定量**
   (6) **便虫卵および虫体検査**(O & P)

> **HOT KEY**
> 便と血清の浸透圧差は，浸透圧性下痢と分泌性下痢を区別するのに有用である．
> 便と血清の浸透圧差＝血清浸透圧－2×(便中ナトリウム濃度＋便中カリウム濃度)
> ・浸透圧差が 50 mOsm/kg 未満なら分泌性下痢
> ・浸透圧差が 125 mOsm/kg 以上なら浸透圧性下痢

b. 患者の病歴や身体診察所見に応じて，**特異的な検査**を行うこと

### 表32-2 下痢に対する検査とその解釈

| 試験 | 結果 | 可能性のある疾患 |
|---|---|---|
| 便の浸透圧差 | > 125 mOsm/kg<br>< 50 mOsm/kg | 浸透圧性下痢<br>分泌性下痢 |
| 便の浸透圧 | < 290 mOsm/kg | 便や水分の混入 |
| 便潜血 | 陽性 | セリアック病，虚血性腸炎 |
| 血清CRP | 上昇 | 炎症性腸疾患または他の炎症性病変 |
| 便のスダン染色 | 陽性 | 膵機能障害 |
| 便中のエラスターゼ | 低下 | 膵機能障害 |
| 便中の脂肪定量 | > 14 g/日 | 脂肪の吸収障害 |
| 便のpH | < 5.3 | 重炭酸吸収障害（例：ラクターゼ欠損） |
| ラクトース水素呼気試験 | 陽性 | ラクトース不足または細菌繁殖 |
| グルコース水素呼気試験 | 陽性 | 細菌繁殖 |
| ラクツロース水素呼気試験 | 陽性 | 細菌繁殖 |
| 便中 $\alpha_1$-アンチトリプシン | 上昇 | 蛋白喪失性腸炎 |
| 血清アルブミン | 低値 | 蛋白喪失性腸炎 |

も必要である（**表32-2**）．

(1) **緩下薬を乱用**していないか，便または尿の検体で緩下薬の**スクリーニング検査**（laxative screen）を行う．
(2) セリアックスプルー，**炎症性腸疾患**，**虚血性腸炎**が疑われる患者に対する**内視鏡検査**

(3) **免疫不全**が疑われたら，頻度の高い病原体に対する検査も併せて行う．
 (4) **浸透圧性下痢**が疑われたら，**便中脂肪の定量**を行い，細菌の異常増殖についても検査を考慮する．

c. **血液検査**は**全血算と分画，血清電解質，BUN，クレアチニン，アルブミン，甲状腺刺激ホルモン**(thyroid-stimulating hormone：TSH)**値**を調べる．

# Ⅳ 治療

A. ほとんどの外来患者は**経口での水分摂取**や**止痢薬**といった**飲食内容や薬物の調整で治療**できる（表32-3）．

> **HOT KEY**
> 止痢薬は軽度から中等度の下痢の患者には安全である．しかし，血性の下痢や全身状態が悪い場合には使用を避けるべきである．もし，治療にもかかわらず患者の状態が悪化した場合は，止痢薬は中止すべきである．

表32-3 止痢薬

| 一般名 | 商品名 | 容量 |
| --- | --- | --- |
| ロペラミド | Imodium®*1 | 初めに2錠を内服，その後軟便がみられるたびに1錠追加（1日8錠まで） |
| diphenoxylate | Lomotil® | 2錠×4回毎日経口で |
| bismuth subsalicylate*2 | Pepto-Bismol® | 初めに2錠か30 mL内服し，必要に応じ30〜60分ごとに反復して経口で |
| kaolin | Kaopectate® | 30 mLか1.5〜2錠(1,200〜1,500 mg)を軟便の後に経口で |
| アヘンチンキ | — | 15〜30 mLを軟便の後に経口で，1日4回まで |

*1 訳注：わが国ではロペミン®を1〜2 mg/日，1〜2回分服
*2 訳注：わが国では次硝酸ビスマスが使用可能

## B. 抗菌薬

1. **経験的治療** 全身的な疾患，50歳以上，癌の既往，免疫不全，あるいは感染巣となる病変がある患者は，経験的治療を考慮する．低リスク患者の便中に血液や膿が認められる場合は，個々の症例ごとに考慮すべきである．腸チフス以外のサルモネラ属や志賀毒素産生大腸菌は通常ならば治療すべきでない．疑わしい病原体とその耐性のパターンを知ることは，経験的治療を選択する際に有用である．*C.difficile* 感染や（例：最近抗菌薬の投与を受けた群），寄生虫感染（例：流行地域への旅行者）のリスクが高い患者には，**メトロニダゾール**がしばしば使用される．

2. **特異的治療** 特殊な病原体が判明した場合は，**表32-4**に示したいずれかの治療を行う．

**表32-4 感染性の下痢に対する特異的な治療としての抗菌薬選択**[*1]

| 病原体 | 抗菌薬 | 用量 | 期間 |
|---|---|---|---|
| 赤痢菌 | シプロフロキサシン[1] | 500 mgを1日2回 | 3日間 |
| | スルファメトキサゾール・トリメトプリム[2] | 2倍量で1日2回 | 3日間 |
| 腸チフス菌 | シプロフロキサシン[3] | 500 mgを1日2回 | 10日間 |
| | アジスロマイシン[4] | 1g内服後，500 mg 1日1回 | 6日間 |
| *Campylobacter jejuni* | アジスロマイシン[5] | 500 mg 1日1回 | 3日間 |
| | シプロフロキサシン | 500 mgを1日2回 | 3日間 |
| *Clostridium difficile* | メトロニダゾール[6] | 500 mgを1日3回 | 10～14日間 |
| | バンコマイシン[*2] | 125 mgを1日4回 | 10～14日間 |
| ランブル鞭毛虫 | チニダゾール[7] | 2g | 1回 |

（つづく）

|  |  |  |  |
|---|---|---|---|
|  | nitazoxanide | 500 mg<br>1日2回 | 3日間 |
| *Yersinia enterocolitica*（重症時） | ドキシサイクリン<br>＋<br>ゲンタマイシン<br>またはトブラマイシン | 100 mg<br>1日2回<br>5 mg/kg 1日1回 | 適宜 |
| 赤痢アメーバ | メトロニダゾール*3<br>チニダゾール*3 | 500〜750 mg<br>×3/日<br>2 g　1日1回 | 10日間<br>3日間 |
| コレラ菌（*Vibrio cholerae*） | シプロフロキサシン[8]<br>ドキシサイクリン | 1 g<br>300 mg | 1回<br>1回 |

*1 耐性のパターンは最近の旅行に基づく．特にニューキノロン系の使用では局所的な因子を処方よりも優先して考慮する．
*2 重症時の処方
*3 初期治療は，paromycin 500 mg を1日3回，7日間，あるいは iodoquine 650 mg を1日3回，20日間を継続すべきである．
［訳注：わが国では以下のとおり］
1) シプロキサン®錠（200）3T/分3　3〜5日間
2) バクシダール®錠（200）3T/分3　3〜5日間
3) シプロキサン®錠（200）4T/分2
4) ジスロマック®錠（250）7日間（第1日4錠，第2〜7日2錠，分1）
5) クラリシッド®（200）2T/分2
6) ①タゾシン　2.5 g×3/日＋ダラシン®S 0.6 g×4/日，②ユナシンS® 3.0 g×4/日＋ミノマイシン®100 mg×2/日
7) ハイシジン®（200）2T/分2　7日間
8) ①クラビット®（500）1T/分1，②オゼックス®（150）3T/分3

---

**HOT KEY**　病原体が腸チフス以外のサルモネラ属，エルニシア属，または大腸菌の場合は，抗菌薬で治療しても下痢の期間を短縮することはない．

## Ⅴ フォローアップと紹介

**A.** 以下のようなときは消化器科医への相談が適切である．

1. 一通りの検査が行われた後でも，なお下痢の原因が確定できないとき．
2. 腫瘍形成や吸収不良が原因として疑われるとき．
3. 中毒性巨大結腸や虚血性腸炎が原因として疑われるとき．
4. 炎症性腸疾患と診断した，または疑われるとき．

### 参考文献

Gilbert DN, Moellering RC, Biopoulos GM, Sande MA, eds. The Sanford Guide to Antimicrobial Therapy 2006. Hyde Park, VT: Antimicrobial Therapy Inc., 2006.

Guerrant RL, Van Gilder T, Steiner TS, et al. Practice guidelines for the management of infectious diarrhea. *Clin Infect Dis* 2001;32(3):331–351.

Longstreth GF, Thompson WG, Chey WD, et al. Functional bowel disorders. *Gastroenterology* 2006;130(5):1480–1491.

# 第33章 便秘

## I はじめに
**A.** 便秘は米国では消化器症状の愁訴として最も一般的である．60歳以上の約30%が緩下薬を常用している．

**B.** 便秘と診断されるのは，週に3回しか排便がない，しぶり腹である，便が硬い，便が出きらない感じなどの訴えがあるときである．

## II 便秘の原因
頻度が高い原因は"Obstructed AMID Stool"と覚えるとよい．

> **記憶のコツ**
>
> **便秘の原因は"Obstructed AMID Stool"（便の中で動けない）**
>
> **O**bstruction：通過障害
> **A**norectal dysfunction：肛門機能障害
> **M**otility disorders：運動障害
> **I**rritable bowel syndrome：過敏性腸症候群
> **D**iet & **D**rugs：食事と薬物
> **S**(Ps)ych：心因性

**A.** 通過障害
1. **腫瘍形成** 大腸癌は排便習慣に変化があった場合に必ず疑うべき疾患であるが，大腸内視鏡検査で発見される大腸癌の頻度は，無症状者のスクリーニングで発見される頻度と大差ない．他の腹部悪性腫瘍もS状結腸や直腸を圧迫して便秘になりうる．
2. **狭窄**は憩室炎，腸虚血，放射線治療によって生じる．
3. **術後癒着，直腸脱**もまた機械的閉塞を起こす．

**B.** 肛門機能障害では，便排出が困難になる**骨盤底機能低下**が特に原因となり，便秘の一般的な原因である．

**C.** 運動障害は多くの場合が**特発的**で経過は緩徐である．原因としてわかっていることは甲状腺機能低下症，高カルシウム血症，糖尿病，低カリウム血症，低マグネシウム血症，尿毒症，脊髄損傷，Parkinson病がある．運動障害による便秘は**低繊維食**や**低飲水量**によって増悪

する.
**D.** **過敏性腸症候群**は便秘の一般的な原因で，特に腹部膨満や腹痛はよくある症状である.
**E.** **薬物**，例えばアヘン剤，鉄剤，Caチャネル拮抗薬，抗コリン薬，三環系抗うつ薬，抗ヒスタミン薬，神経弛緩薬，利尿薬，制酸薬はしばしば便秘の原因となる.
**F.** **食事**で水分摂取が少なかったり，低繊維食は便秘の原因となる.
**G.** **精神状態**，例えば抑うつや**身体化障害**，**強迫性障害**は便秘症状と関連がある.

## Ⅲ 患者へのアプローチ

**A. 病歴**
  1. **成人では大腸癌を除外する**．患者の大腸癌リスクファクターを評価する.
      a. 長期に"正常"であったのに，最近**排便習慣に変化**がなかったか？
      b. **体重が減ったか？**
      c. **血便**がないか，あるいは**便の形や状態に変化**がなかったか？
      d. 大腸癌の**家族歴**があるか？
  2. **その他の便秘の原因について調べる**
      a. **肛門直腸機能障害**の既往がないか？ 便が出きらない感じや，軟便でも排便が困難な場合は，骨盤底の機能障害を示唆し，特に出産時の損傷の既往がある場合は考慮する.
      b. 腹痛や腹部膨満が顕著な症状か？ これは**過敏性腸症候群**の可能性がある.
      c. **甲状腺機能低下症，低カリウム血症，糖尿病，尿毒症を疑う症状**はないか？
      d. **腹部の手術**の既往はないか？
      e. **薬物**は緩下薬や市販薬を含め，現在何か内服しているか？
      f. **食習慣や運動習慣**はどうか？
**B. 身体診察** 腫瘍を触知しないかどうか腹部と直腸の診察を行う．直腸機能障害の徴候を評価するには直腸診が重要である．"私の指を排出するように"と指示されても外肛門括約筋が弛緩されない，あるいは明らかに直腸脱がある場合は，機械的な原因があると考えられる.
**C. 診断的検査**
  1. **大腸内視鏡**は，新たに便秘を生じた成人患者に対して考慮すべきである.

2. **臨床検査** 病歴によっては，以下のような検査を施行する．
      a. 甲状腺機能検査
      b. 血中尿素窒素，クレアチニン，血糖，カルシウム，マグネシウムを含めた生化学検査
   3. **画像検査** 腹部単純写真(臥位と立位)は腹痛や膨満がある患者に対して行うべきである．Sitzマーカ検査[訳注：1カプセル内に20粒のX線非透過性マーカを含有する]は結腸内容の通過速度を評価できる．

# Ⅳ 治療

治療は段階的に進めるが，疑われる病因によって異なる．

▶ **食物通過が遅いことによる便秘に対して行うこと．**

**A.** 直腸に便が嵌頓していれば，**摘便を行う**．

**B.** 可能ならば**便秘の原因となる薬物を中止する**．

**C.** 甲状腺機能低下症などの**代謝異常を治療する**．

**D. 生活習慣を変える**．患者に**運動**，**水分補給**(少なくとも1日1.5〜2L)，**食物繊維の摂取**(少なくとも1日10〜20gが望ましい)を増やすように助言する．食物繊維を含む食材としては以下ものがある．
   1. 小麦ふすま(ブラン)，高ブランシリアル
   2. 車前子(オオバコ)(商品名：Metamucil®)を1日にスプーン2〜3杯，水やジュースに混ぜる．
   3. メチルセルロース(商品名：Citrucel®)やカルシウムポリカルボフィル(商品名：Fibercon®)は腸内ガスを減らすが，オオバコよりもかなり高価である．

**E.** 緩下薬を考慮するのは，食事を変え，運動を増やしたにもかかわらず便秘が続いている場合である．

> **HOT KEY** 緩下薬で長期治療しているときの副作用に，緩下薬依存性便，失禁，腹部疝痛がある．

   1. **経口緩下剤**(効力の弱い順に)
      a. **水酸化マグネシウム水様混濁液**は15〜30 mLを1日2回服用すると，副作用が少なく，安価で効果がある．
      b. **ドキュセートナトリウム**(docusate sodium)(商品名：Colace®)は100 mgを1日1〜2回で効果を認めることがある．
      c. **ソルビトール**15〜30 mLを1日に1〜2回，あるいは**ラクツロース**を1日に15〜60 mLはどちらも効果があるが，副作用

として鼓腸による不快感がある.
   d. クエン酸マグネシウムは1日15〜30 mL.
   e. tegaserod［訳注：セロトニン5-HT$_4$受容体部分作動薬］2 mgまたは6 mgを1日に2回内服すると，1週間の排便回数を増加できる.
   f. ポリエチレングリコール3350散剤を，1日17 gかそれ以上を滴定し，水やジュースに混ぜる［訳注：平均分子量3,350 Daのポリエチレングリコールが緩下薬として市販されている．わが国では主に添加物として使われ，単独で薬物として使われることはない］．
2. 坐薬［例：ビサコジル（商品名：Dulcolax®）を1週間に3回使用］は経口緩下薬の代替や補助になる［訳注：ビサコジルはわが国では市販薬のコーラック®．Dulcolax®は内服薬と坐薬がある］．
3. 水道水浣腸500 mL，ミネラルオイル浣腸100〜250 mLは緊急的な治療にはなるが，日常使うには不便である.

---

**HOT KEY** 数日間の便秘であれば経口薬で治療を開始する．しかし5〜7日間以上の便秘の場合は経口緩下薬は効果がないばかりか，腹部膨満を悪化させる可能性があるため浣腸から始めたほうがよい．

---

▶ **直腸肛門機能不全疑いによる便秘に対して行うこと．**
A. バイオフィードバック治療が推奨される.

## Ⅴ フォローアップと紹介

A. **フォローアップ** 便秘の患者が良好な排便状態を維持するには，大幅な生活習慣の改善をする必要がある．慎重な患者教育とその継続・強化の重要性は強調しすぎることはない．
B. **紹介** 消化器科医に紹介する主な適応は，大腸癌の除外と直腸肛門機能不全または過敏性腸症候群が疑われる場合である．慢性的な便秘患者で保存的治療に反応がない場合も紹介するとよい．

### 参考文献

Jost WH, Eckardt VF. Constipation in idiopathic Parkinson's disease. *Scand J Gastroenterol* 2003;38(7):681–686.

Kamm MA, Muller-Lissner S, Talley NJ et al. Tegaserod for the treatment of chronic constipation: a randomized, double-blind, placebo-controlled multinational study. *Am J Gastro* 2005;100(2):362–372.

Locke GR, Pemberton JH, Phillips SF. American Gastroenterological Association medical position statement: guidelines on constipation. *Gastroenterology* 2000;119(6):1761–1766.

Locke GR, Pemberton JH, Phillips SF. American Gastroenterological Association technical review on constipation. *Gastroenterology* 2000;119(6):1766–1778.

# 第34章 胸やけ，胃食道逆流症

## **I** はじめに

A. **胃食道逆流症**(gastroesophageal reflux disease：GERD)は主に，**胸やけ**(胸骨後部の焼ける感じ)を主訴とするが，これは胃酸が食道内へ異常逆流することで生じると考えられている．GERDは次に示す4つの機序で説明できる．
 1. 下部食道括約筋の反復する病的な弛緩である．これによって胃酸の食道内逆流を起こす．
 2. 食道からの胃酸の排出障害(不適切な蠕動や唾液の嚥下)．
 3. 食道粘膜の胃酸に対する感受性．
 4. 食道内の胃酸曝露による痛みの増強．

B. およそ5～10%の米国の成人は毎日，GERDを経験しており，成人の40%が少なくとも月に1回はGERDを発症している．

## **II** 胃食道逆流症の合併症

A. **食道の合併症**
 1. **食道炎**は，食道の粘膜に対する持続的な胃酸曝露によって引き起こされる．痛みの程度と食道炎の重症度とはあまり相関はない．

> **HOT KEY**
> 嚥下困難は逆流性食道炎の徴候であることがある．

 2. **食道潰瘍**(すなわち，粘膜びらん)は持続的な食道炎の結果として起こりうる．通常，食道炎のときよりも強い疼痛がある．また出血や貧血を伴うこともある．
 3. **食道狭窄**は慢性炎症や潰瘍化の結果として起こることがある．管腔狭小化によって嚥下困難が起こり，特に固形物によるものが顕著である．
 4. **Barrett食道**は，遠位食道の重層扁平上皮が円柱上皮に置き換わったものである．Barrett食道は食道腺癌の高リスクファクターである．

## B. 食道以外の合併症

1. **喘息** 喘息症状が悪化することがある．さらには胃食道逆流症(GERD)によって喘息を誘発することさえある．気管支攣縮はごく少量の胃酸の誤嚥や，食道内の酸の存在による迷走神経反射によって引き起こされると考えられている．
2. **耳鼻咽喉科的合併症** 持続的な胃酸逆流は咽頭や喉頭のあらゆる組織を刺激する．慢性咳嗽，嗄声，喉頭炎，喀痰排泄困難，う蝕などの原因となる．

# III 患者へのアプローチ

## A. 病歴

> **HOT KEY**
> 胸骨後面痛のあるすべての患者，特に冠動脈疾患(coronary artery disease：CAD)のリスクファクターをもつ患者では，胸痛を起こすほかの原因を考えるべきである〔第16章「冠動脈疾患」を参照〕．

1. 胃食道逆流症(GERD)患者は通常，**胸やけ**(この症状は制酸薬で改善するが，食事や臥床，前屈みで増悪する)や**逆流**を訴える．こうした症状の90％はGERDに特徴的である．心窩部痛もGERDの症状といえる．
2. GERD合併症に伴う症状が出現することもある．嚥下困難，嚥下痛，喘息の悪化，慢性咳嗽，嗄声，喉頭炎，喀痰排泄困難，う蝕などがそうである．

> **HOT KEY**
> 運動をすることでこれらの症状が誘発されたり，心疾患のリスクファクターをもつ患者が新たに上記症状を訴えたときは，冠動脈疾患の評価を行うべきである．

## B. 身体診察ではGERDと合併するような身体徴候(例：強皮症の徴候であるRaynaud病や，アルコール依存者にみられる手掌紅斑やくも状血管腫など)に注意して診察をする．GERDを発症しうる状態を記憶するためには，次のように"ACIDS"と覚えるとよい．

> **記憶の コツ**
>
> **GERD を発症しうる状態・疾患は"ACIDS"**
>
> **A**cid hypersecretion or **A**lcohol abuse：酸分泌過多（例：Zollinger-Ellison 症候群）またはアルコール乱用
> **C**onnective tissue disease：結合組織病（例：強皮症）
> **I**ncreased weight：体重増加
> **D**iabetic gastroparesis or **D**rug therapy：糖尿病性胃蠕動不全や薬物療法（例：カルシウムチャネル拮抗薬，β作動薬，α遮断薬，テオフィリン，麻薬，プロゲスチン［訳注：黄体ホルモン活性を有する物質の総称］）
> **S**moking：喫煙

## C. その他の検査

1. **内視鏡** 合併症を示唆するような症状（例：嚥下困難，嚥下痛，早期の満腹感，体重減少，貧血，喘息の悪化，口腔咽頭病変）を有する患者や経験的治療に反応しない患者は，内視鏡検査のために消化器内科医にコンサルトする．
2. **食道生検**を内視鏡所見の結果に基づいて施行する．**食道潰瘍**や**食道狭窄**のある患者は，異形成や腺癌の除外のために食道生検は必ず行うべきである．Barrett 食道を示唆する所見がみられるときは，異形成を除外するためにも生検を行う．

## Ⅳ 治療

**A.** 軽度の胃食道逆流症（GERD）では食事療法や生活習慣の改善で治療する．制酸薬やヒスタミン $H_2$ 拮抗薬は間欠的な症状があるときに必要に応じて使用する．持続的な症状に対しては，市販のオメプラゾールなどプロトンポンプ阻害薬（proton pump inhibitor：PPI）が有用なことがある．

1. **食事** まず禁煙を勧める．根拠を示す正確なデータはないが，コーヒー，アルコール，チョコレート，高脂肪食，酸っぱいものや辛いものを控えることも有用である．少量の食事，何回にも分けた食事を行い，また食後3時間以内の仰臥位を避けるなどもまた，有用である．
2. **生活習慣の改善** 減量や禁煙が肥満患者や喫煙者にはそれぞれ必要である．ぴったりした衣服は避けるべきである．ベッドで頭を上げることで夜間の GERD の症状が軽減できる．
3. **酸分泌抑制療法（表34-1）** もし，保存的治療で改善しない，または持続的に繰り返して市販薬を使用しても改善しないときに，

表 34-1 胃食道逆流症(GERD)に対する薬物療法

| 一般名 | 商品名[わが国の商品名] | 用量[わが国の用量] |
|---|---|---|
| ヒスタミン H₂ 拮抗薬*¹ | | |
| シメチジン | タガメット | 400〜800 mg を 1 日 2 回まで[800 mg を 1 日 1〜4 回に分服] |
| ラニチジン | ザンタック | 150〜300 mg を 1 日 2 回まで[150 mg を 1 日 2 回] |
| ニザチジン | Axid®[アシノン®] | 150〜300 mg を 1 日 2 回まで[150 mg を 1 日 2 回] |
| ファモチジン | Pepcid®[ガスター®] | 20〜40 mg を 1 日 2 回まで[20 mg を 1 日 2 回] |
| プロトンポンプ阻害薬(PPI)*² | | |
| オメプラゾール | Prilosec®, Prilosec® OTC[オメプラール®] | 20〜40 mg を 1 日 1 回まで[20 mg を 1 日 1 回] |
| esomeprazole | Nexium® | 20〜40 mg を 1 日 2 回まで |
| ランソプラゾール | Prevacid®[タケプロン®] | 15〜30 mg を 1 日 2 回まで[15〜30 mg を 1 日 1 回] |
| ラベプラゾール | Aciphex®[パリエット®] | 20〜40 mg を 1 日 2 回まで[10〜20 mg を 1 日 1 回] |
| pantoprazole | Protonix® | 20〜40 mg を 1 日 2 回まで |

*¹ H₂ 拮抗薬と制酸薬は間欠的な症状がある場合に使われる。H₂ 拮抗薬や市販のオメプラゾールは持続的な症状がある場合に使われる。
*² プロトンポンプ阻害薬は中等度から重度で難治性の症状がある場合に使われる。そして食道炎がある場合は第 1 選択薬となる。
(訳注:日米で商品名および投与量が異なる場合の、わが国の薬物は [ ] 内に示した)

PPI を 4 週間試してみる(PPI 試験). 薬物療法を行ってうまくいかないときは, 消化器内科医に速やかに紹介する.

> **HOT KEY**
> プロトンポンプ阻害薬(PPI)の種類の違いによって臨床的に有意な効果の差はないと考えられている.

**B. 中等度から重度の GERD** は, 毎日症状があり消耗性のものをいう. ほかの治療や再評価を行った後, 4〜8 週間 PPI を試してみる. 症状が完全に良くならないときは, 内服量を増量するか PPI を 1 日 2 回とする. そして早めに内視鏡を行うために消化器内科医にコンサルトすることも適切な対応である.

**C. GERD の合併症**

**1. 食道炎**

 **a. 酸分泌抑制療法** 8 週間の PPI 治療が第 1 選択となる. 多くの患者は初期治療後に再発する. このため, PPI の長期療法が必要になる.

  (1) ヒスタミン $H_2$ 拮抗薬を使用していたとしても, PPI のほうがより効果的である.

  (2) PPI 維持療法の臨床的な明確な効果はまだ証明されたわけではない.

 **b. 手術**(例:腹腔鏡的 Nissen 胃底ひだ形成術)はオプション治療となる. 特に若年者で生涯にわたる薬物療法を希望しない患者が適応となる. しかし, 手術を行った患者で GERD に対する薬物療法を必要しないものは 40%にすぎない. さらに, 手術によって鼓腸や嚥下困難の罹患率が高くなると考えられている.

> **HOT KEY**
> 手術により胃食道逆流症(GERD)患者の食道腺癌の罹患率は減少しないことが証明されている.

**2. 食道潰瘍**は最低 8 週間の PPI 内服で治療する. その後, **内視鏡を繰り返し行う**ことで潰瘍治癒を確認したり, 癌の合併を除外する. 長期間の薬物療法が必要になることが多い.

**3. 食道狭窄**

 **a. 数回の食道拡張術**によりほとんどの患者は劇的に改善する. 拡張術は定期的に繰り返すことができる.

**b. PPI 維持療法**は再狭窄を予防する．

**c. 手術**は重症例や難治例，再発を繰り返す患者に対して検討する．

4. **Barrett 食道**

   a. 内視鏡でBarrett 食道と診断されたら，生検を行って異形成を除外する［訳注：Barrett 食道の診断は，米国では生検が必要であるが，わが国および英国の診断基準では生検は不要である］．

   b. 高度な異形成がある場合は，病理専門医による確認が必要であり，また手術を検討すべき場合もある．

   c. 軽度な異形成の場合には，6〜12か月ごとに内視鏡でフォローアップする．

   d. 異形成がない場合は3〜5年後の内視鏡でフォローアップでよい［訳注：わが国では*Hericobacter pylori*（ピロリ菌）感染者が多く，胃癌の頻度が高いため必ずしも該当しない］．

   e. **PPI 維持療法**は，理論的には異形成への進展を抑えるといわれている．

> **HOT KEY**　長期に胃食道逆流症（GERD）に罹患している白人男性は，Barrett 食道や食道腺癌への高リスク群である．

5. **喘息**　喘息患者に対するGERDの治療が効果的かどうか予測することはむずかしい．

   a. 喘息とGERD両疾患の症状がある患者には**PPI**を試してもよい．

   b. 喘息症状を軽減するためには薬物療法よりも，**手術**のほうが有用である．

6. **耳鼻咽喉科的合併症**　GERDに関連した症状があると考えられる場合，**PPI**の試験的投与が望ましい．

## Ⅴ フォローアップと紹介

### A. 経過観察

1. 軽度の胃食道逆流症（GERD）患者の場合は症状のコントロールができるまでは1か月ごとの経過観察とする．重度の症状が出現したら，より綿密なフォローアップを行う．

2. 食道疾患と診断されたすべての患者は消化器内科医へコンサルトすべきである．

### B. GERDの症状が，喘息や耳鼻咽喉科的疾患によるものと疑ったときは，消化器内科医への**紹介**は有用である．

## 参考文献

Fox M, Forgacs I. Gastro-oesophageal reflux disease. *BMJ* 2006;332(7533):88–93.
Peterson WL, ed. American Gastroenterological Association consensus opinion: Improving the management of GERD: evidence-based therapeutic strategies. Retrieved March 2006, from www.gastro.org/phys-sci/edu-cme/GERDmonograph.pdf.

# 第35章 ディスペプシア(心窩部不快感)

## I はじめに

**A.** ディスペプシア(心窩部不快感)とは膨満，悪心，食後充満感(すなわち，"消化不良")を伴う**慢性的**あるいは**再発性の心窩部・上腹部痛**を指す曖昧な言葉である．

**B.** 概してアメリカ人の25%がディスペプシアを訴えており，一次医療機関を訪れる主な原因の1つとなっている．

## II ディスペプシアの原因

ディスペプシアの鑑別診断リストは長く，腹部臓器すべての病理を網羅している(**表35-1**)．幸いなことに主要因のリストは短い．

表35-1 ディスペプシアの原因(抜粋)

```
主要因
  非潰瘍性ディスペプシア
  消化性潰瘍
  胃食道逆流症(gastroesophageal reflux disease：GERD)
  ピロリ菌(Helicobacter pyroli)
  薬物性副作用〔特に非ステロイド性抗炎症薬(NSAID)〕

非主要因
  胃癌
  胃不全麻痺
  胆道疾患(例：胆石症，肝胆道系悪性腫瘍)
  膵疾患(例：慢性膵炎，膵癌)
  細菌増殖
  慢性腸虚血
  寄生虫感染〔例：ジアルジア属(Giardia)，ストロンギロイデス属(Strongyloides)〕
  全身状態(例：高カルシウム血症，甲状腺疾患，糖尿病，妊娠，リウマチ性疾患)
  胃病変を伴うCrohn病
```

**A.** 消化性潰瘍はディスペプシアの患者の5～15%に認められる．十二

指腸潰瘍および胃潰瘍は発生率はほぼ同率である．大多数は *Helicobacter pylori*(ピロリ菌)感染と関連している．
  1. **消化性潰瘍疾患を有しない *H.pylori* 感染**は，患者の 20 ～ 60％においてディスペプシアと関連しうる．
  2. **非ステロイド性抗炎症薬**(nonsteroidal anti-inflammatory drug：NSAID)の使用は *H.pylori* 感染によらないほとんどの潰瘍と関連している．
B．**食道炎を含む胃食道逆流症**(gastroesophageal reflux disease：GERD)はディスペプシアの**患者の 20％程度**が有している．GERD 患者のほとんどは "胸やけ" や酸逆流感の症状を訴えるが例外も多く，曖昧な腹痛のみを訴えることもある．食道炎は内視鏡検査時にディスペプシアの 5 ～ 15％の患者で発見されている．
C．**非潰瘍性ディスペプシアあるいは "機能的" ディスペプシア**とは内視鏡によって構造的な欠陥がないとされるディスペプシアのことである．ディスペプシアを訴える患者の 60％は機能的なディスペプシアである — 痛みの実際の原因ははっきりしていない．
D．**薬物性副作用**　NSAID，テオフィリン，鉄剤投与などの多くの処方薬が原因となる．

## Ⅲ 患者へのアプローチ

A．**病歴**はディスペプシアの原因を探すうえではあまり信用できない．
  1. 常に NSAID の使用について尋ねること．
  2. GERD に関連した症状について尋ねること．そういった症状をもつ患者は GERD と同様に治療しなければならないからである(第 34 章参照)．
B．**身体診察**はすべての患者に対して綿密に行わなければならない．腹部の触診を行い，腫瘤，臓器肥大，腹水を探すべきである．
C．**臨床検査**
  1. **基本検査**　全血算(complete blood count：CBC)，血清電解質，カルシウム，アミラーゼ，リパーゼ，血糖を，同様に肝検査も，有用性は不明確であるが説明できない腹痛患者のすべてに施行する．
  2. ***H.pylori* テスト**　*H.pylori* は多くの消化性潰瘍における要因であるために，機能的ディスペプシアに重大にかかわっており，治療可能な消化器癌のリスクファクターと考えられている．*H.pylori* に対する "検査と治療" 戦略は，特に局所的な *H.pylori* の有病率が 12％を超えている場合には，有効かつ費用効果がよいと信じられている．

a. *H.pylori* に対する非侵襲的検査は**便抗原およびウレアーゼ呼吸試験**を含み,双方とも高い感度および特異性を有している.血清学的検査は感度と特異性の低さから推奨されない.
b. 内視鏡を行う場合は,**ウレアーゼ試験や組織染色**を用いて,**生検検体**を *H.pylori* について検査する.

**D. 内視鏡と画像検査**

1. 胃癌の警告症状の特異度は高くはないが,重症度や次に示す「記

**表35-2 消化性潰瘍に対する酸分泌抑制療法**

| 一般名 | 商品名[わが国の商品名] | 用量[わが国の用量] |
|---|---|---|
| ヒスタミンH₂拮抗薬 | | |
| シメチジン | タガメット® | 400 mgを1日2回[800 mgを1日1〜4回に分服] |
| ラニチジン | ザンタック® | 150 mgを1日2回 |
| ニザチジン | Axid [アシノン®] | 150 mgを1日2回 |
| ファモチジン | Pepcid [ガスター®] | 20 mgを1日2回 |
| プロトンポンプ阻害薬 | | |
| オメプラゾール | Prilosec [オメプラール®] | 20〜40 mgを1日2回まで[20 mgを1日1回] |
| ランソプラゾール | Prevacid [タケプロン®] | 15〜30 mgを1日2回まで[30 mgを1日1回] |
| pantoprazole | Protonix | 20〜40 mgを1日2回まで |
| esomeprazole | Nexium | 20〜40 mgを1日2回まで |
| ラベプラゾール | Aciphex [パリエット®] | 20 mgを1日2回まで[10〜20 mgを1日1回] |

訳注:日米で商品名および投与量が異なる場合,わが国の薬物は[ ]内に示した.

憶のコツ」のような"DANGER"サインを示す患者では上部消化管内視鏡を施行するべきである．

---

**記憶のコツ**

**上部消化管内視鏡の適応は"DANGER"**

**D**rop in weight：体重減少
**A**nemia or **A**bdominal mass：貧血あるいは腹部腫瘤
**N**ew onset of pain and age $>$ 55 years：新規の疼痛発症および55歳以上
**G**uaiac-positive stool：グアヤック便潜血反応陽性
**E**ndemic risk（patient from area with endemic gastric cancer, such as those of Asian, Hispanic, or Afro-Cuban origin）：風土性のリスク〔アジア人，ヒスパニック，アフリカ系キューバ人のような胃癌の多い地域の患者〕
**R**esponse to treatment inadequate：不適切な治療に対する対処法

---

**HOT KEY**  55歳以下の患者では，胃癌がディスペプシアの原因となることはほとんどありえない．

---

2. **上部消化管造影検査**は内視鏡よりも不正確であり，病変疑い部分の生検も不可能である．上部消化管造影は患者が内視鏡検査に耐えられない場合にのみ使用する．
3. **腹部超音波検査**は胆道疾患あるいは膵疾患が疑わしい場合には有用であるが，ルーチンに施行すべき検査ではない．
4. **CT および MRI 検査**はほとんど適応にはならないが，腹腔内の悪性腫瘍が疑われた場合には有用である．

## Ⅳ 治療法

### A. 消化性潰瘍疾患

1. *H.pylori* 陽性の患者には"3剤併用療法"を行うべきである．PPIは8週間は持続すべきである．治療の失敗が10％近くみられるため，もし症状が持続するならば *H.pylori* の再検査は妥当である．*H.pylori* 根絶のための2つの効果的なレジメンを**表35-3**に示す（両者とも平均的に90％で効果的である）．

> **HOT KEY**
> 非ステロイド性抗炎症薬(NSAID)内服中のディスペプシア患者には，投薬の中止，製剤の変更，投与量の減量，あるいはプロトンポンプ阻害薬(PPI)の追加についてアドバイスすべきである．

2. *H. pylori* 菌陰性の患者では 8 週間のプロトンポンプ阻害薬(proton-pump inhibitor：PPI)療法を受けるべきである．

> **HOT KEY**
> 著明な十二指腸潰瘍のある患者は，*H.pylori* 検査の結果にかかわらず除菌療法を施行すべきである(これらの患者は高率に感染しているため)．

**B. GERD** 治療については第 34 章のⅣに記載した．

**C. 非潰瘍性ディスペプシア，55 歳未満のディスペプシア．**

1. *H.pylori* を"検査して治療"(test and treat)することにより症状が改善し，一部では治癒する．治療に失敗したら，経験的 PPI 療法を 4 週間続ける．さらに症状が改善しなければ，上部内視鏡を施行する(未施行であれば)．

> **HOT KEY**
> PPI は食事の 30 分前に内服すると最も効果的である．

**D. 非ステロイド性抗炎症薬(NSAID)関連ディスペプシア**

1. 潰瘍が存在する場合，NSAID を継続したとしても PPI，$H_2$ 拮抗薬あるいはミソプロストールは治療開始後 4 〜 8 週間で回復を促進する．PPI は最も有力な薬物である．治療薬は，NSAID 使用中は継続すべきである．

> **HOT KEY**
> 理想としては，消化性潰瘍と関連があれば非ステロイド性抗炎症薬(NSAID)は中止すべきである．回復を最大限にして症状を緩和できる．

2. 潰瘍が存在しない場合，PPI あるいは PPI には劣るが $H_2$ 拮抗薬を症状緩和に用いる．あるいは異なる NSAID またはアセトアミ

表35-3 *H. pylori*菌根絶のためのレジメン

| レジメン | |
|---|---|
| オプション1 | 10～14日間<br>アモキシシリン：1gを2回/日<br>クラリスロマイシン：500 mgを2回/日<br>プロトンポンプ阻害薬\*：各食前 |
| オプション2 | 10～14日間<br>bismuth subsalicylate：2錠(525 mg)を4回/日<br>メトロニダゾール：250 mgを4回/日<br>テトラサイクリン：500 mgを4回/日<br>プロトンポンプ阻害薬\*：各食前 |

\*オメプラゾール20 mg，ラベプラゾール20 mg，ランソプラゾール30 mg，あるいはパントプラゾール40 mgを2回/日，あるいはエソメプラゾール40 mg/日が同様に用いられている．
[訳注：わが国ではPPI＋アモキシシリン(750 mgを2回/日)＋クラリスロマイシン(200～400 mgを2回/日)の3剤による除菌方法が保険で認められている．一次除菌が不成功の場合，疾患によっては再除菌を行う．PPI＋アモキシシリン＋メトロニダゾール(250 mgを2回/日)による再除菌が第1選択で，成功率は80～90％であるが，現在は保険未認可である]

ノフェンのような非NSAIDに切り替えてもよい．
3. NSAID誘発性潰瘍と疑われる，あるいは確定している患者で，*H.pylori*陽性の患者は感染しているものとして治療すべきである．

> **HOT KEY**
> 時に非ステロイド性抗炎症薬(NSAID)の代用薬として用いられるシクロオキシゲナーゼ2(cyclooxygenase-2：COX-2)阻害薬は潜在的な毒性があるため，特に心血管系疾患のリスクファクターを有する患者には慎重に用いるべきである．

## Ⅴ フォローアップと紹介

### A．フォローアップ

1. *H.pylori*について検査あるいは治療を受けたか経験的なPPI療法

を受けた患者は，症状評価のために4週間以内にフォローアップを受けるべきである．最初の経験的治療が奏功しなかった場合，PPIの投与量を増量するか，あるいはさらなる検索をするために内視鏡検査を考慮すること．

2. 胃潰瘍が証明されており，最初の消化管内視鏡施行時に潰瘍部の生検を行っていない患者では，潰瘍の治癒と胃癌を否定するためにフォローアップとして内視鏡検査を行うべきである．

**B. 消化器科医への紹介**は，何らかの危険な徴候が認められたり，患者が重篤なあるいは持続的な症状を訴えた場合に推奨される．

## 参考文献

Canga C, Vakil N. Upper GI malignancy, uncomplicated dyspepsia, and the age threshold for early endoscopy. *Am J Gastro* 2002;97(3):600–603.

Gupta S, McQuaid K. Management of nonsteroidal, anti-inflammatory drug-associated dyspepsia. *Gastroenterology* 2005;129(5):1711–1719.

Laine L, Hunt R, El-Zimaity H, Nguyen B, Osato M, Spenard J. Bismuth-based quadruple therapy using a single capsue of bismuth biskalcitrate, metronidazole, and tetracycline given with omeprazole versus omeprazole, amoxicillin, and clarithromycin for eradictaion of *Helicobacter pylori* in duodenal ulcer patients: a prospective, randomized, multicenter, North American trial. *Am J Gastro* 2003;98(3):562–567.

Talley NJ, Vakil NB, Moayyedi P. American Gastroenterological Association technical review on the evaluation of dyspepsia. *Gastroenterology* 2005;129(5):1756–1780.

# 第36章 意図しない体重減少

## **I** はじめに

体重減少は外来患者でしばしばみられ，重要な疾患を予見する訴えである．60歳以上で生じた体格指数(body mass index：BMI)5～10%の体重減少は，死亡率上昇の予測因子である．

BMI＝体重(kg)/身長(m$^2$)

## **II** 体重減少の原因

意図しない体重減少には多くの原因がある．最も一般的な原因として次のものがある．

**A. 癌** 消化器系の癌(例：大腸，膵臓，胃)は，新生物関連の体重減少の原因として主要なものである．卵巣癌，肺癌，前立腺癌，リンパ腫，骨髄腫も考えるべきである．

**B. 消化管疾患** 口腔から肛門まで全消化管について考えなければならない．歯の欠損，口腔潰瘍，機械的あるいは機能的食道閉塞，消化性潰瘍，膵機能障害，胆石症，肝疾患，そして小腸疾患，大腸疾患(感染，炎症，虚血，吸収不良)を検討すべきである．

**C. 精神疾患**のなかで体重減少をきたすことがあるものとしては，**抑うつ，認知症**，不安神経症，神経性食欲不振症，双極性障害などがある．

> **記憶のコツ**
>
> **体重減少の主要な要因は"Can't Get Phat"(かっこよくなれない)**［訳注：phatは素晴らしい，格好いいなどの意で，pretty hot and tempting の略］
>
> **C**ancer：癌
> **G**astrointestinal disorders：消化管疾患
> **P**sychiatric disorders：精神疾患

**D. その他の体重減少の原因**
 1. **うっ血性心不全**(congestive heart failure：CHF)
 2. **慢性閉塞性肺疾患**(chronic obstructive pulmonary disease：COPD)

3. **アルコール依存や違法薬物使用**
4. **治療目的の薬物使用**(特に腹部不快感や口内乾燥症を起こす薬物)
5. **慢性感染症**としては後天性免疫不全症(acquired immunodeficiency syndrome:AIDS, エイズ), 結核, 膿瘍, 心内膜炎, 骨髄炎など.
6. **内分泌疾患**としては甲状腺機能亢進症, 糖尿病, 高カルシウム血症, 副腎不全など.
7. **代謝性疾患**としては尿毒症, 肝硬変など.
8. **リウマチ性疾患**としては全身性エリテマトーデス(systemic lupus erythematosus:SLE), 関節リウマチなど.

## Ⅲ 患者へのアプローチ(図36-1)

**A. 病歴** 患者は通常, 体重が減少したという理由で来院する. 彼らは, しばしば症状と結びつけて考えている. 例えば, 痛み, 衰弱, 消化器系症状などであるが, これは初期診断にとってヒントとなる. まず本当に体重が減少しているかを確認し, そしてなぜ体重が減少したのかを考えなければならない.

> **HOT KEY**
> 体重減少を訴えて来院した患者の50%は, 実際には体重は減少していない.

1. **患者の記録** 来院した患者には毎回ルーチンで体重測定をすべきである. そして患者の体重をチャートに記録して現在の体重と比較すれば, 体重減少があるかどうかが証明できる.
    a. 血圧計と同じように, 厳密には体重計によって計測値は大きく異なる. そのため病院の体重計を使用して変化をみていくべきである.
    b. 体重減少は衣服のサイズ(例:パンツ, ベルト, シャツの襟)の変化によって説明できる場合がある. 家族の客観的な意見も参考になることがあり, 運転免許の写真も有用なことがある.
2. **病歴聴取**にあたっては, 意図しない体重減少の原因となる一般的な疾患の症状やリスクファクターがあるかどうかに焦点を当てる必要がある. うつ(抑うつ気分や無感動)や偏った食事, 虐待, 認知症(簡易知能評価スケールを使用. 第65章の**表65-1**参照)などのスクリーニングも忘れないこと.

**B. 身体診察** 全身くまなく診察することが大切である.
1. **主要なリンパ節群**(すなわち, 頸部-鎖骨上, 腋窩, 鼠径リンパ節)を触診する.

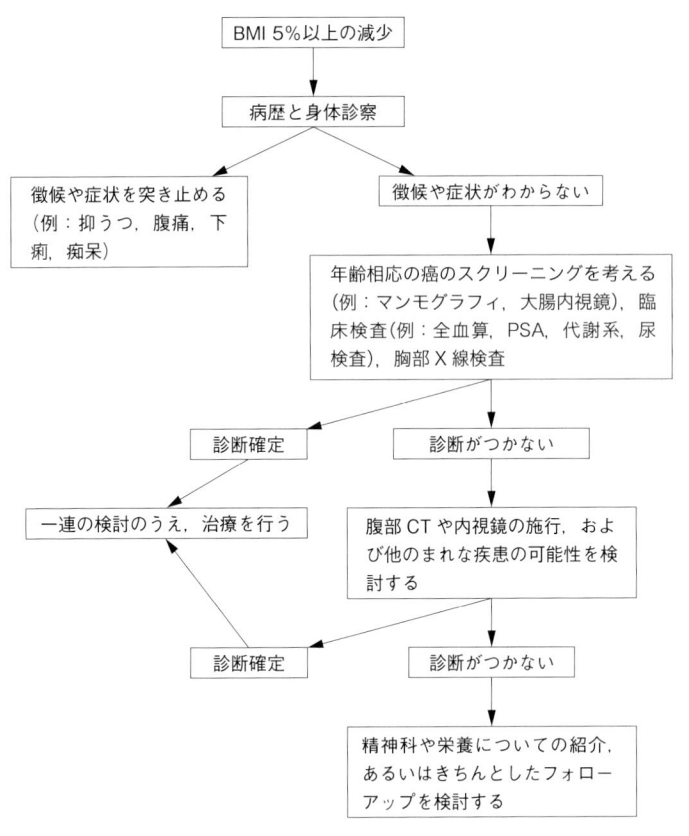

```
                    ┌─────────────────────┐
                    │  BMI 5%以上の減少    │
                    └──────────┬──────────┘
                               ↓
                    ┌─────────────────────┐
                    │    病歴と身体診察    │
                    └──────────┬──────────┘
              ┌────────────────┴────────────────┐
              ↓                                 ↓
┌───────────────────────────┐      ┌───────────────────────────┐
│ 徴候や症状を突き止める    │      │ 徴候や症状がわからない    │
│ (例:抑うつ,腹痛,下        │      └─────────────┬─────────────┘
│ 痢,痴呆)                  │                    ↓
└───────────────────────────┘      ┌───────────────────────────────┐
                                   │ 年齢相応の癌のスクリーニングを考える │
                                   │ (例:マンモグラフィ,大腸内視鏡),臨 │
                                   │ 床検査(例:全血算,PSA,代謝系,尿 │
                                   │ 検査),胸部X線検査             │
                                   └───────────────┬───────────────┘
                         ┌─────────────────────────┴──────┐
                         ↓                                ↓
              ┌──────────────────┐            ┌──────────────────┐
              │    診断確定      │            │  診断がつかない  │
              └────────┬─────────┘            └────────┬─────────┘
                       ↓                               ↓
      ┌───────────────────────────┐      ┌───────────────────────────┐
      │ 一連の検討のうえ,治療を行う│      │ 腹部CTや内視鏡の施行,およ │
      └───────────────────────────┘      │ び他のまれな疾患の可能性を検│
                       ↑                 │ 討する                    │
                       │                 └─────────────┬─────────────┘
              ┌────────┴─────────┐            ┌────────┴─────────┐
              │    診断確定      │←───────────│  診断がつかない  │
              └──────────────────┘            └────────┬─────────┘
                                                       ↓
                                         ┌───────────────────────────┐
                                         │ 精神科や栄養についての紹介,│
                                         │ あるいはきちんとしたフォロー│
                                         │ アップを検討する          │
                                         └───────────────────────────┘
```

図36-1 体重減少患者へのアプローチ法. BMI:body mass index(体格指数), PSA:prostate-specific antigen(前立腺特異抗原)

2. 注意深い**腹部診察**を行う.
3. 男性では**前立腺**の診察,女性では**乳房や骨盤内臓器**の診察を行う.

**C. 臨床検査および画像検査** 詳細な病歴聴取や身体診察にもかかわらず,体重減少の原因がはっきりしない場合は,次に示すような検査を通常行うこと.また,年齢相応の癌のスクリーニングも施行する.

  **1. 臨床検査**
   a. 血算
   b. 血清電解質
   c. 血糖,カルシウム値
   d. 肝機能

e. 甲状腺刺激ホルモン(thyroid-stimulating hormone：TSH)値
f. 赤沈(血沈；赤血球沈降速度)
g. 尿検査
h. 前立腺特異抗原〔prostate-specific antigen：PSA(男性の場合)〕

> **HOT KEY** 体重減少の患者で，ヒト免疫不全ウイルス(human immuno-deficiency virus：HIV)感染のリスクのある患者には必ずHIV検査を行うこと．

2. **画像検査および侵襲的検査**
    a. **胸部X線検査**を行う．
    b. **マンモグラフィ**は50歳以上の女性にすすめられる検査であるが，体重減少があれば50歳以下の若い女性でも考慮すべきである．
    c. **大腸内視鏡**は50歳以上の患者にすすめられるものであるが，体重減少があれば50歳以下の若い患者でも考慮すべきである．
    d. **上部消化管内視鏡**は上部消化管病変を疑う症状がある場合や，胃癌発生頻度が高い地域出身の患者，大腸内視鏡で何も発見できなかったときなどに施行する．
    e. **腹部CT**は自覚症状，徴候または臨床検査で腹部の病変が疑われる場合や，他の原因が特定できない場合に施行する．

## Ⅳ 治療

**A. 決定的な治療**は原因疾患に対する治療である．
**B. 対症療法**
1. 癌やAIDS(エイズ)に関連した悪液質の患者に対しては，食欲増進や悪心抑制のために，**megestrol acetate**(800 mg/日を経口[訳注：合成プロゲストーゲンで食欲増進作用を有する．わが国ではメドロキシプロゲステロンが使用可能])または**dronabinol**(5～10 mgを2回/日経口[訳注：マリファナ活性成分で制吐薬として用いられる])の使用を考慮する．その他の原因で生じた意図しない体重減少に対して，これらの薬物の効果は立証されていない[訳註：その他，制吐剤，ステロイド薬が用いられる]．
2. **テストステロン，成長ホルモン，サリドマイド**はAIDSに関連した体重減少に有用である．

## Ⅴ フォローアップと紹介

**A.** 意図しない体重減少が明らかで，1か月経っても診断がつかない場合は，内視鏡検査目的に消化器内科医に紹介する．

**B.** 全身検索を行っても持続的な体重減少の原因がわからない場合は，精神科へのコンサルトも考慮する．

**C.** 栄養士に相談することで，効果的な食事摂取について助言が得られるかもしれない．

### 参考文献

Bouras E, Lange S, Scolapio J. Rational approach to patients with unintentional weight loss. *Mayo Clin Proc* 2001;76:923–929.

# 第37章 肝機能検査異常

## I はじめに

**A.** 肝機能検査は肝疾患を疑う場合(例：黄疸や腹痛などの症状)や、スクリーニング検査の1つとして行われる。外来患者のスクリーニング検査において、約1/3もの患者で肝機能検査の異常が認められる。このうち、予期しない肝疾患の可能性があり臨床的に意味をもつのはわずか1%のみである。臨床医はこれらの検査異常を身体所見と照らし合わせ、疑わしい疾患のリスクファクターを踏まえ、異常値が何を意味し、どこまで精査するか決める。通常、最初の評価で診断に至らなくても患者が無症状であれば、再検査で異常値を認めるまでさらなる精密検査は保留する。

> **HOT KEY**
> 肝機能検査が正常であっても肝疾患の可能性は否定できず、肝硬変、ウイルス肝炎の可能性がある。

**B.** まず行う肝機能検査項目には、**総ビリルビン**、**アルカリホスファターゼ**(alkaline phosphatase：ALP)、**アスパラギン酸アミノトランスフェラーゼ**(aspartate aminotransferase：AST)、**アラニンアミノトランスフェラーゼ**(alanine aminotransferase：ALT)、さらに**プロトロンビン時間**(prothrombin time：PT)がある。補助検査として間接ビリルビン、直接ビリルビン、γ-グルタミルトランスフェラーゼ(γ-glutamyltransferase：γ-GTP)、血小板数などが鑑別診断を絞るうえで役立つ。

## II 患者へのアプローチ

**A.** 肝機能異常が肝疾患以外の原因である可能性をまず考える。表37-1に肝機能検査異常を起こす肝疾患以外の原因をあげる。

**B.** 異常は胆汁うっ滞か肝細胞性かに分ける。
1. 胆汁うっ滞型では ALP の上昇やビリルビンの上昇がみられる。アミノトランスフェラーゼの上昇もみられるが、ALPやビリルビンの上昇ほどではない。

表 37-1 肝機能障害を起こす肝疾患以外の原因

| 異常 | 肝疾患以外の原因 |
| --- | --- |
| AST 上昇 | 心筋梗塞,筋疾患 |
| ALP 上昇 | 骨疾患,妊娠,甲状腺機能亢進症 |
| ビリルビン上昇 | 溶血,敗血症 |
| PT 上昇 | 吸収障害,抗凝固剤あるいは抗菌薬使用,ビタミン K 欠乏 |
| アルブミン低下 | 栄養障害,蛋白喪失性胃症,ネフローゼ症候群,うっ血性心不全(CHF) |

ALP:alkaline phosphatase(アルカリホスファターゼ),AST:aspartate aminotransferase(アスパラギン酸アミノトランスフェラーゼ),CHF:congestive heart failure,PT:prothrombin time(プロトロンビン時間)

> **HOT KEY** ALP 値だけの上昇の場合,γ-GTP を測定すると鑑別診断を絞ることができる.γ-GTP は肝疾患では上昇するが,骨疾患では上昇しない.

2. **肝細胞型**では AST の上昇および ALT の上昇が指標となる.慢性肝疾患があるとビリルビン値の上昇やプロトロンビン時間(PT)の延長がみられ,疾患が進行するとアルブミン値の低下がみられてくる.
   a. AST は肝細胞壊死のとき鋭敏に変化するが,特異的ではない.
   b. ALT は主に肝臓に存在するため,肝細胞障害にとってより特異的な指標になる.

> **HOT KEY** トランスアミナーゼで肝細胞型と胆汁うっ滞とを区別するのは困難である.AST,ALT に比して ALP が不釣り合いに上昇している場合は胆汁うっ滞型を考え,逆に AST,ALT が ALP に対して上昇している場合は肝細胞型を考えることになる.

## C. 鑑別診断をさらに絞るために

**1. 胆汁うっ滞型** 図37-1は肝機能検査の結果で胆汁うっ滞が疑われる患者の，鑑別診断を絞るためのアルゴリズムを示している．

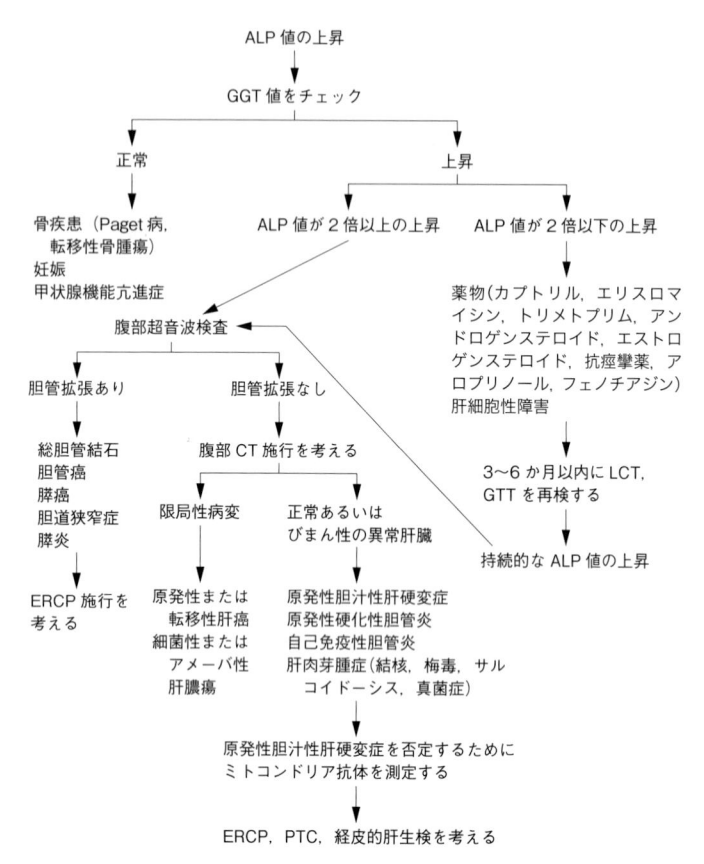

```
                        ALP値の上昇
                            ↓
                      GGT値をチェック
                    ↓              ↓
                  正常            上昇
                              ↓         ↓
                        ALP値が2倍    ALP値が2倍
                        以上の上昇    以下の上昇

骨疾患（Paget病，                   薬物（カプトリル，エリスロマ
転移性骨腫瘍）                        イシン，トリメトプリム，アン
妊娠                                 ドロゲンステロイド，エストロ
甲状腺機能亢進症                      ゲンステロイド，抗痙攣薬，ア
                                    ロプリノール，フェノチアジン）
          ↓                         肝細胞性障害
     腹部超音波検査 ←─────┐              ↓
    ↓            ↓      │         3～6か月以内にLCT，
 胆管拡張あり  胆管拡張なし  │         GTTを再検する
                ↓        │              ↓
              腹部CT施行を考える    持続的なALP値の上昇
              ↓        ↓
          限局性病変   正常あるいは
                     びまん性の異常肝臓

総胆管結石
胆管癌      原発性または      原発性胆汁性肝硬変症
膵癌        転移性肝癌        原発性硬化性胆管炎
胆道狭窄症   細菌性または      自己免疫性胆管炎
膵炎        アメーバ性       肝肉芽腫症（結核，梅毒，サル
            肝膿瘍             コイドーシス，真菌症）
  ↓
ERCP施行を          原発性胆汁性肝硬変症を否定するために
考える              ミトコンドリア抗体を測定する
                            ↓
                   ERCP，PTC，経皮的肝生検を考える
```

図 37-1 胆汁うっ滞型の肝機能障害を示す患者へのアプローチ．ALP：alkaline phosphatase（アルカリスファターゼ），ERCP：endoscopic retrograde cholangiopancreatography（内視鏡的逆行性胆管膵管造影），GGT：γ-glutamyl transferase（γ-グルタミールトランスフェラーゼ），LCT：liver chemistry tests（肝機能検査），PTC：percutaneous transhepatic cholangiogram（経皮経肝胆管造影）．
(Moseley RH : Evaluation of abnormal liver function tests. *Med Clin North Am* 80(5) : 887-906, 1996 から許可を得て改変)

> **HOT KEY**
>
> 浸潤性肝疾患の場合,ビリルビン値に比べて ALP が著しく上昇する場合がある.

**2. 肝細胞型** トランスアミナーゼの上昇は最もよくみられる肝機能検査異常である.図 37-2 は肝細胞障害を示す肝機能異常の鑑別診断をさらに進めるアルゴリズムである.

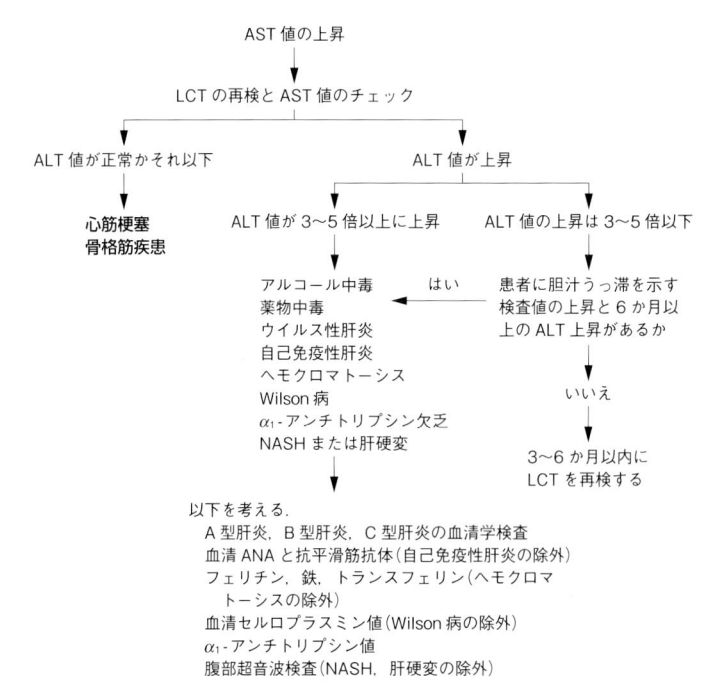

```
                    AST 値の上昇
                         │
            LCT の再検と AST 値のチェック
                    ┌────┴────┐
         ALT 値が正常かそれ以下    ALT 値が上昇
                                  ┌──────┴──────┐
           心筋梗塞          ALT 値が 3~5 倍以上に上昇    ALT 値の上昇は 3~5 倍以下
           骨格筋疾患
                            アルコール中毒    はい      患者に胆汁うっ滞を示す
                            薬物中毒       ←────     検査値の上昇と 6 か月以
                            ウイルス性肝炎             上の ALT 上昇があるか
                            自己免疫性肝炎                    │
                            ヘモクロマトーシス                いいえ
                            Wilson 病                        │
                            α₁-アンチトリプシン欠乏       3~6 か月以内に
                            NASH または肝硬変              LCT を再検する

                          以下を考える.
                            A 型肝炎,B 型肝炎,C 型肝炎の血清学検査
                            血清 ANA と抗平滑筋抗体(自己免疫性肝炎の除外)
                            フェリチン,鉄,トランスフェリン(ヘモクロマ
                              トーシスの除外)
                            血清セルロプラスミン値(Wilson 病の除外)
                            α₁-アンチトリプシン値
                            腹部超音波検査(NASH,肝硬変の除外)
```

**図 37-2** 肝細胞障害を考えさせる肝機能障害を示す患者へのアプローチ.ALT:alanine aminotransferase(アラニンアミノトランスフェラーゼ),ANA:antinuclear antibody(抗核抗体),AST:aspartate aminotransferase(アスパラギン酸アミノトランスフェラーゼ),LCT:liver chemistry tests(肝機能検査),NASH:nonalcoholic steatohepatitis(非アルコール性脂肪性肝炎).
(Kamath PS:Clinical approach to the patient with abnormal liver test results. *Mayo Clin Proc* 71(11):1089-1095,1996 から許可を得て改変)

a. 米国における**最も一般的な**トランスアミナーゼの上昇の原因は次のとおりである.
   (1) **非アルコール性脂肪性肝炎**(nonalcoholic steatohepatitis：NASH)はアルコール多飲と他の原因による肝疾患を除外したうえで臨床的あるいは生化学的に診断する. 肥満や, おそらく糖尿病が高トリグリセリド血症と関連している. 自然経過は十分にわかっていないが, およそNASH患者の15％が末期肝疾患に至ると考えられている.
      (a) NASHは軽度から中等度のAST上昇をきたす. 特に, AST：ALT比は1以下になる.
      (b) 超音波検査では脂肪沈着による高エコーな構造がしばしば認められる.
      (c) NASHが考えられた場合, 肝生検を行うと予後が推測できる(すなわち, 炎症の程度や肝硬変への進展の有無). 現在, NASHに対する特異的な治療法はない.

> **HOT KEY** 肝機能検査が異常で, ウイルス検査が正常な場合の最も頻度の高い診断は, NASHか脂肪肝である.

   (2) **ウイルス性肝炎**　B型慢性肝炎あるいはC型慢性肝炎の患者はしばしば症状がない. 患者の約20％が末期的な肝疾患に進展し, 肝細胞癌を合併する場合もある.
   (3) **アルコール性肝炎**は罹患率も死亡率も高い. AST値は500 U/L以下が多く, AST：ALT比は2以上になることが多い.
   (4) **薬物性肝炎**　肝障害を起こすことがよく知られている薬物は, アセトアミノフェン, 非ステロイド性抗炎症薬(nonsteroidal anti-inflammatory drug：NSAID), ビタミンA, サルファ剤, イソニアジド, テトラサイクリン, 肝3-メチルグルタリル補酵素A還元酵素(hepatic 3-methylglutaryl coenzyme A reductase：HMG-CoA)阻害薬, バルプロ酸, プロピルチオウラシルなどがある.

> **HOT KEY** 肝機能検査異常を引き起こす漢方薬, あるいはその他の代替薬を使っていないかどうか問診することも必要である.

b. **頻度は少ないが治療できる可能性がある原因**には，以下のものがある．
  (1) **ヘモクロマトーシス**(臨床的な鉄の過剰負荷)は常染色体劣性遺伝形式の全身疾患であり，白人男性に多い．早期診断と瀉血を含む早期治療が合併症の予防のために極めて大切である．

> **HOT KEY**
> トランスフェリン飽和度が55％以上，あるいはフェリチンが200μg/L以上(女性)，300μg/L以上(男性)であればヘモクロマトーシスを考える．

  (2) **Wilson病**は肝臓に銅が過剰に蓄積されることで生じ，30歳以下の若年者に生じることが多い．血清セルロプラスミン濃度の低下があれば本疾患を考える．
  (3) **自己免疫性肝炎**は主に若い女性に見つかることが多い．抗核抗体が陽性，あるいは抗平滑筋抗体が陽性である場合この診断を考える．
  (4) **$\alpha_1$-アンチトリプシン欠損症**　肺気腫を合併していることがある．血清$\alpha_1$-アンチトリプシン値が本症の可能性を考える際に役立つ．

## III フォローアップと紹介

**A. 胆汁うっ滞**　胆管の拡張があった場合には，消化器科医に紹介する．

### 1. 肝外胆管の拡張
  a. **内視鏡的逆行性胆管膵管造影**(endoscopic retrograde cholangio-pancreatography：ERCP)を考慮する．診断かつ治療が可能で，特に総胆管結石症の場合は有用である．
  b. 膵癌や胆管癌が考えられる場合はERCPの前に，病期診断のためにCTあるいはMRIを考慮する．転移性病変がある場合は内視鏡的治療による症状の緩和などを図るようにする．

> **HOT KEY**
> 肝機能検査で胆汁うっ滞を示し，胆管の拡張と発熱がみられた場合は，内視鏡的逆行性胆管膵管造影(ERCP)を行うために速やかに紹介する必要がある．

### 2. 肝内胆管の閉塞　肝内胆管での閉塞が考えられる場合はERCP

および経皮経肝胆管造影（percutaneous transhepatic cholangiography：PTC），**磁気共鳴胆管膵管造影**（magnetic resonance cholangiopancreatography：MRCP）を行う．**経皮的肝生検**がさらなる鑑別診断に必要な場合もある．

### B．肝細胞性疾患

1. 次の患者は経皮的肝生検の適応があるかどうか，消化器科医に相談する．
   a. B型肝炎ウイルスあるいはC型肝炎ウイルスの慢性のキャリア
   b. トランスフェリンの飽和度の高い患者
   c. 血清セルロプラスミン値の低い患者
   d. 原因不明のAST，ALTの上昇が続く患者
2. 自己免疫性肝炎あるいは$\alpha_1$-アンチトリプシン欠損症の可能性のある患者は評価と治療の目的で消化器科医に紹介する．
3. 肝硬変が疑われる患者は評価を進めるため，あるいは肝移植を行うことを考慮して消化器科医に紹介する．

---

**HOT KEY**　代償性肝硬変を含めた肝硬変患者は慎重に評価を行い，肝移植のリストに登録することを考えなくてはならない．術後に肝不全に陥ると重大な結果となる．

---

### 参考文献

Green RM, Flamm S. AGA technical review on the evaluation of liver chemistry tests. *Gastroenterology* 2002;123(4):1367–1384.

Qaseem A, Aronson M, Fitterman N, Snow V, Weiss KB, Owens DK. Screening for hereditary hemochromatosis: a clinical practice guideline from the American College of Physicians. *Ann Intern Med* 2005;143(7):517–521.

Ziser A, Plevak DJ, Wiesner RH, Rakela J, Offord KP, Brown DL. Morbidity and mortality in cirrhotic patients undergoing anesthesia and surgery. *Anesthesiology* 1999;90(1):42–53.

# Part VI

# 腎・泌尿器系

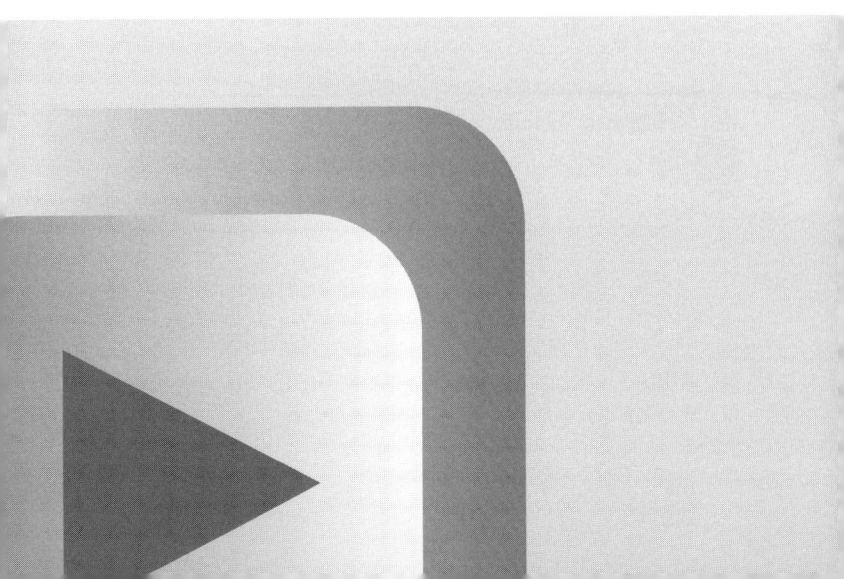

# 第38章 腎不全

## I はじめに

**A.** 血清クレアチニン値の上昇(0.8〜1.4 mg/dL以上, 年齢や筋肉量にもよる)は, しばしば他の目的で行われた生化学検査で見つかる. 患者は無症候性のこともある.

**B.** 重症の慢性腎臓病(chronic kidney disease:CKD)の患者は腎臓専門医への紹介が遅れ, 結果的に合併症や死亡率が増加しているというエビデンスがある.

**C.** 米国では1,800万以上がCKDに罹患しており, 発生率は増加している[訳註:わが国でも1,300万人と推計されている].

## II 鑑別診断

**A. 急性腎不全**(acute renal failure:ARF) 原因を腎前性, 腎性, 腎後性に分ける.

1. **腎前性**は腎臓への血流減少, つまり循環血液量減少(脱水, 失血)や有効動脈血量の減少(うっ血性心不全, 肝硬変)による.
2. **腎性**は血管(例:両側性の腎動脈の狭窄), 糸球体(糸球体腎炎), 腎間質(急性間質性腎炎), 尿細管(急性尿細管壊死)のレベルで起こる.
3. **腎後性**は尿路閉塞で起こる. 前立腺肥大, 外部からの圧迫(腫瘍, リンパ節腫大), 腎結石症などが原因となる.

> **HOT KEY**
> 腎臓の解剖学的構造に異常がなく, 腎疾患の既往もない患者でクレアチニン値が上昇している場合, 膀胱よりも上流に原因があるとすれば, 両側の尿管閉塞である.

4. さまざまな薬物が急性腎不全の原因になる. 特に非ステロイド性抗炎症薬(nonsteroidal anti-inflammatory drug:NSAID), ペニシリンやアミノグリコシドといった抗菌薬が関与する.

**B. 慢性腎臓病** 米国では糖尿病が慢性腎臓病の最も一般的な原因である. 次に高血圧, 糸球体病変, 多発性嚢胞腎と続く.

# 第38章 腎不全

## Ⅲ 患者へのアプローチ

**A.** まず最初に**クレアチニン値を再検**し，上昇したクレアチニンのこれまでの結果をみる．

**B.** 病歴と身体所見を参考にクレアチニンの上昇が，急性腎不全(ARF)によるものか慢性腎臓病によるものかを判断する．

1. **腎疾患の既往歴のない患者**は急性腎不全を考える．
2. **急性疾患**(脱水，うっ血性心不全の悪化)や発熱，新たな血尿は，急性腎不全の可能性が高い．
3. 鉄欠乏のない正球性貧血を認め，血清カルシウム値が異常，血清リン値が高値の場合は，慢性腎不全の可能性が高い．
4. 基礎に慢性腎臓病があると急性腎不全の重要なリスクファクターである．

**C.** **糸球体濾過率**(glomerular filtration rate：GFR)**の推定** 血清クレアチニン値は筋肉量や年齢によって幅があるので，GFRの信頼できる評価法ではない．クレアチニンの上昇している患者における腎不全の重症度は，推定GFRでよりはっきりする．GFRは蓄尿中クレアチニン値で評価するが，一方で簡単な代用式，Cockroft-Gaultの式がある．

$$\text{推定 GFR(mL/分)} = \frac{(140 - \text{年齢}) \times \text{体重(kg)} \times 0.85(\text{女性のみ})}{\text{血清クレアチニン(mg/dL)} \times 72}$$

1. 推定GFRは**急性腎不全患者では信頼できない**．というのは，これらの患者はクレアチニン値の変化が早いからである．
2. **表38-1**に推定GFRによる慢性腎臓病の最新の分類を示す．

**D. 基本的検査と画像検査**

1. **臨床検査**
   a. 初期検査として詳細な一般生化学検査(カリウム，カルシウム，リンを含む)，血糖値(糖尿病に対し)，顕微鏡による尿検査(沈渣)を行う．
   b. **蛋白尿**定量検査も施行すべきである．最近の報告によれば，随時尿蛋白/クレアチニン値は24時間蓄尿の代替検査として信頼できる(第40章のⅢ B 参照)．
   c. その他の検査，例えば抗核抗体(antinuclear antibody：ANA)，補体，B型肝炎・C型肝炎・ヒト免疫不全ウイルス(human immunodeficiency virus：HIV)の抗体検査，血清および尿蛋白電気泳動，抗好中球細胞質抗体(antineutrophil cytoplasmic

表 38-1 慢性腎臓病の分類

| ステージ | 推定 GFR(mL/分) | 米国の有病率(%) |
| --- | --- | --- |
| 1（正常） | ≥ 90 | 3.3 |
| 2（軽度低下） | 60 〜 89 | 3.0 |
| 3（中等度低下） | 30 〜 59 | 4.3 |
| 4（著明低下） | 15 〜 29 | 0.2 |
| 5（腎不全） | < 15 | 0.1 |

［訳注：わが国では，60 mL/分未満の人は約 1,926 万人(18.7%)，50 mL/分未満の人は 418 万人(4.1%) と，単純比較では米国よりもはるかに多い］

antibody：ANCA），抗糸球体基底膜抗体などは腎疾患が疑わしい患者では考慮すべきである．

**2. 画像検査**

  **a.** 初期画像検査として**腎の超音波検査**をすべきである．超音波は腎臓の大きさや尿管の構造を評価できる．また Doppler 超音波では血管血栓を指摘できる．

> **HOT KEY**
> 重症の慢性腎臓病では通常，腎臓は小さく，萎縮しているのが特徴である．もし腎腫大を超音波で認めたならば，慢性腎不全の原因として，糖尿病，多発性骨髄腫，ヒト免疫不全ウイルス（HIV），多発性嚢胞腎，サルコイドーシス，アミロイドーシスを考える．

  **b. 腹部単純 X 線**は通常では有用でないが，**腎結石**が写ることがある．**腹部の CT** は腎結石を評価するのに役立つ．また，血管血栓や多発性嚢胞腎を見つけるのにも役立つ．

> **HOT KEY**
> 尿酸結石は放射線透過性なので腹部単純 X 線では指摘できない．

c. MRI は腎動脈狭窄を見つけるのに感度がよく，ヨード造影剤を用いることもない．そのため今日では**腎血管造影**の代わりに使われる．

## Ⅳ フォローアップと紹介

**A.** 急性腎不全(ARF)であれば，原因を取り除くためにすぐに対策をとる(腎障害を引き起こす薬物を中止する，循環血漿量を正常化するなど)．患者は生化学検査で頻回にフォローアップし，早めに入院を考慮する．

**B.** 慢性腎臓病(CKD)であれば，合併症を改善することである(糖尿病における血糖値，高血圧，高脂血症のコントロール)．またアンジオテンシン変換酵素阻害薬などの治療薬の使用が慢性腎不全の進行を遅らせることがわかっている．

**C. 腎臓内科医への紹介**　通常，早期から腎臓内科医にみてもらうことが有益である．慢性腎不全の紹介の基準としては以下のものがある．

1. 推定 GFR は 60 mL／分未満：早期の紹介を考慮する．血液透析の永続的なアクセス(シャント造設)を確立するのには最長1年かかる．
2. 腎不全の原因を同定することができない場合．
3. ネフローゼの範囲に入る蛋白尿($> 3.5\,g/$日)．
4. 腎不全の管理がむずかしい場合．
5. 進行性のクレアチニン上昇がある場合：慢性腎不全患者では年単位で糸球体濾過率(GFR)が低下するが，週単位や月単位でクレアチニンが上昇する患者はすぐに腎臓内科医に紹介する．

### 参考文献

Snyder S, Pendergraph B. Detection and evaluation of chronic kidney disease. *Am Fam Physician* 2005;72:1733–1734.
Tremblay R. Approach to managing elevated creatinine. *Can Fam Physician* 2004;50: 735–740.

# 第39章 血尿

## Ⅰ はじめに
A. 定義として血尿とは，尿沈渣に強拡大視野で 3 個以上の赤血球（red blood cell：RBC）が観察される状態と定義される．**肉眼的血尿**（尿に血液が見える）または**顕微鏡的血尿**に分けられる．
B. 血尿について最も重要なことは，**血尿が何らかの悪性腫瘍を示唆している可能性がある**，ということである．
C. 血尿に緊急処置が必要なことはまれで，尿への失血で血行動態が不安定になることはほとんどない．しかし著しい貧血になったり，肉眼的血尿に伴い凝血塊が膀胱の排尿障害を生じ，緊急的にカテーテル挿入の必要なこともある．

## Ⅱ 鑑別診断
A. **偽性血尿**（pseudohematuria）　本当に血尿かどうかを確認することが大切である．"偽性血尿"は尿の変色を血尿と間違えることをいう．食物（赤かぶ），薬物（フェナゾピリジン，リファンピン），高ビリルビン血症，ミオグロビン尿症（横紋筋融解），ヘモグロビン尿症（溶血）が原因となる．

> **HOT KEY**　試験紙法で潜血反応が陽性であっても鏡検で赤血球を認めない場合は，横紋筋融解症を疑うべきである．

B. **血尿**　肉眼的血尿でも顕微鏡的血尿でも鑑別診断は同じであるが，泌尿器科的悪性腫瘍は肉眼的血尿を呈することが多い．多くの尿試験紙は，潜血を検出すれば黄色から緑色へと変化する．そこで血尿の原因は次の「記憶のコツ」のように "GREEN PIS（緑の尿）" と覚える．
  1. **糸球体腎炎**（例：IgA 腎症，レンサ球菌感染後糸球体腎炎，血管炎など）は血尿の原因となる．
  2. **腎嚢胞，腎外傷**　嚢胞内への出血（通常は多発性嚢胞腎）や鈍的腎外傷も血尿の原因となる．
  3. **運動誘発性血尿**は激しく運動した 24 〜 48 時間後に生じる．顕微

> **記憶のコツ**
>
> ### 血尿の原因は"GREEN PIS"(緑の尿)
>
> **G**lomerulonephritis：糸球体腎炎
> **R**enal cyst or trauma：腎囊胞または腎外傷
> **E**xercise：運動
> **E**mbolism or infarction：塞栓または梗塞
> **N**eoplasm：新生物
> **P**rostate hypertrophy：前立腺肥大
> **I**nfection：感染症
> **S**tones：結石

鏡的血尿または肉眼的血尿となる.

4. **塞栓，梗塞** 腎梗塞は塞栓(例：心内膜炎，大動脈のアテローム性動脈硬化)や，その他の細動脈性病変(例：鎌状赤血球症，悪性高血圧)が原因で生じる.
5. **新生物** 移行上皮癌，腎細胞癌，前立腺癌を検討する必要がある.
6. **前立腺肥大** 前立腺肥大症(benign prostatic hypertrophy：BPH)は血尿の原因となる.
7. **感染症** 尿路または精液路の感染症は血尿の原因となる.感染症としては尿道炎(性病と関連する)，膀胱炎，前立腺炎，精巣上体炎，腎盂腎炎，結核，住血吸虫症があげられる.
8. **結石** 泌尿生殖器の結石は血尿の原因となる.尿管結石の多くは疼痛を生じる.

## III 患者へのアプローチ

**A**. 尿鏡検で本当に血尿であることを確認する.

**B**. 診断は病歴，身体診察，最低限の臨床検査で**原因を特定するように努める**.

 1. **病歴** 次の事項を聴取する.
    a. **悪性腫瘍のリスクがあるか？** リスクファクターには泌尿器科系癌の既往，喫煙，40歳以上，化学物質への曝露(ベンゼン，芳香族アミノ酸)，骨盤内放射線照射歴がある.
    b. **排尿時痛，側腹部痛，鼠径部痛はないか？** もしあれば感染や尿路結石の可能性がある.
    c. **薬物歴，渡航歴はどうか？** 激しい運動，活発な性交渉，外傷の既往はあるか？
 2. **身体診察**は側腹部と腹部の触診，生殖器の診察，直腸診を行う.

### 3. 標準的な検査
#### a. 尿検査
(1) **顕微鏡的血尿**があり，かつ尿試験紙にて**蛋白尿**(1+ 以上)を認める場合は，糸球体疾患が疑われる．随時尿の蛋白/クレアチニン比か，あるいは 24 時間蓄尿で蛋白尿を評価する．肉眼的の血尿の場合は蛋白尿の信頼性は低くなる．

(2) **膿尿** 尿中白血球(white blood cell：WBC)の存在は感染を示唆するが，尿細管間質性腎炎などの腎炎でも認めることがある．蛋白尿があり肉眼的血尿のときは通常，白血球も少数観察される．白血球円柱は腎疾患を示唆する．

(3) **赤血球円柱**は糸球体腎炎に特徴的である．変形した赤血球も糸球体疾患と関連する．

#### b. 血中尿素窒素(blood urea nitrogen：BUN)とクレアチニン値を測定する．

#### c. 肉眼的血尿のときは**全血算**(complete blood count：CBC)，**プロトロンビン時間**(prothrombin time：PT)，**部分トロンボプラスチン時間**(partial thromboplastin time：PTT)も測定する．

**C. 初期の診断的検査は病歴，身体診察，初期の臨床検査によっても血尿の原因がはっきりしない場合に施行する．表 39-1 に示す基準のいくつかに合致する患者では評価をさらに行うべきである．**

**表 39-1 血尿に対する診断的検査の適応基準**

---
1. 悪性腫瘍のリスクファクター：泌尿器科系癌の既往，喫煙，年齢 40 歳以上，化学物質への曝露，骨盤内放射線照射

2. 腎疾患の徴候：赤血球円柱または変形赤血球，クレアチニンの上昇，蛋白尿を伴う顕微鏡的血尿

3. 泌尿器科系疾患の既往

4. 腹痛/側腹部痛，排尿時痛

5. 肉眼的血尿があり，良性で一過性血尿の明らかな原因(激しい運動，軽度の外傷，膀胱カテーテルの使用，性交渉)がないもの
---

1. **静脈性尿路造影**(intravenous urography：IVU)は精密検査として最初に行う古典的な検査である．IVU は CT に比べると安価で，長年の間に診断的価値も確立されている．しかし，腎の悪性腫瘍

を見逃すこともあるし，造影剤の投与が必要であるので腎機能が低下した患者には使用できない．
2. **腎臓および尿路のCT** も最初の検査として行う．単純CTは結石の検出に，造影CTは囊胞，腫瘍，または感染症の評価に用いる．IVUよりも高価であるが，より多くの病態を検出できる．クレアチニンが上昇している患者には造影剤はリスクが高く，使用できない．
3. **腎臓・上部尿路の超音波検査**　超音波検査は造影剤の投与が不要で，腎囊胞や上部尿路を確認するのに役立つ．
4. **膀胱鏡**は膀胱の病理組織を得るのに最適である．肉眼的血尿が続いたり，悪性腫瘍のリスクファクター(**表39-1**)がある場合に行う．
5. **尿細胞診**は他の検査が陰性でも尿細胞診で膀胱癌を指摘できることもあるが，感度は低い(40〜76％)．しかし，リスクファクターがある患者には尿細胞診は推奨できる．膀胱壁に長時間接触していた尿を採取するために早朝尿で検査し，繰り返し3回は施行する．
6. **その他の検査**としては，病歴と身体所見によって，その他の検査(例：血清学検査，腎または前立腺生検，MRI)も行う．

## Ⅳ フォローアップと紹介

A. **活動性の肉眼的血尿があり，悪性腫瘍のリスクファクターがある場合**は，迅速に泌尿器科医へ相談する．
B. **腎疾患の徴候(表39-1)がある場合**　腎臓内科医へ相談する．
C. **精密検査で陰性の場合**　6か月ごとに検尿と尿細胞診で経過観察をする．悪性腫瘍のリスクファクターがある場合，画像検査と膀胱鏡の再検査も検討する．

### 参考文献

Grossfeld GD, Wolf JS, Litwin MS, Hricak H, Shuler C, Agerter DC, Carroll PR. Asymptomatic microscopic hematuria in adults: summary of the AUA best practice policy recommendations. *Am Fam Physician* 2001;63:1145–1154.

Yun EJ, Meng MV, Carroll PR. Evaluation of the patient with hematuria. *Med Clin N Am* 2004;88:329–343.

# 第40章 蛋白尿とネフローゼ症候群

## I はじめに

**A. 蛋白尿**は，24 時間に 150 mg 以上の蛋白が尿中に排出された場合をいう．蛋白尿は**非腎性**("良性")と**腎性**に分けられる．

1. **非腎性("良性")蛋白尿**は腎疾患がなく，尿沈渣にも異常がない場合である．これらの患者では腎疾患に進行することはほとんどない．
2. **腎性蛋白尿**は腎臓の異常によって生じる．ほとんどの患者が慢性腎臓病に移行する．

**B. ネフローゼ症候群** 重度の蛋白尿(> 3.5 g/24 時間)が特徴である．低アルブミン血症，高脂血症，四肢の浮腫を合併する．患者は蛋白喪失によって"PALE"(青白く)みえる．

---

**記憶のコツ**

### ネフローゼ症候群の特徴は"PALE"(青白い)

**P**roteinuria：蛋白尿(> 3.5 g/24 時間)
**A**lbumin(low)：低アルブミン血症
**L**ipids(elevated)：高脂血症
**E**dema：浮腫

---

## II 蛋白尿の原因

**A. 非腎性("良性")蛋白尿** 良性蛋白尿は一過性か軽度(< 1 g/日)であることが多い．急病や発熱，ストレス，激しい運動が原因となる．起立性蛋白尿は起立時に検出されるが，臥床時は検出されないもので，良性である．

**B. 腎性蛋白尿** さまざまな腎疾患が蛋白尿の原因となる．

1. **ネフローゼ症候群** ネフローゼ症候群の原因としては以下の疾患があげられる．
   **a. 腎疾患** ネフローゼ症候群の 2/3 は腎疾患が原因である．ネフローゼ症候群と関連する糸球体疾患には以下のものがある．
   (1) 膜性腎症
   (2) 微小変化群

(3) 巣状糸球体硬化症
(4) 膜性増殖性糸球体腎炎
(5) 急速進行性糸球体腎炎

b. **全身性疾患**　ネフローゼ症候群は全身性疾患の2次性変化としても生じる．これらの原因は"THIS LAD HAS nephrotic syndrome"(こいつはネフローゼ症候群だ)という語呂で覚えるとよい．

---

**記憶のコツ**

**ネフローゼ症候群の2次性原因は"THIS LAD HAS nephrotic syndrome"(こいつはネフローゼ症候群だ)**

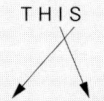

THIS
↙　　↘
LAD　　HAS　　nephrotic syndrome

("S"全身性疾患に"LAD"が，"I"感染症に"HAS"がある)

**T**umors：腫瘍(血液悪性腫瘍または固形悪性腫瘍)
**H**eroin, **H**eavy metals, toxin：ヘロイン，重金属，毒素(例：静脈造影剤)
**I**nfection：感染症
　**H**epatitis B and C：B型肝炎とC型肝炎
　**A**IDS：後天性免疫不全症(エイズ)
　**S**ubacute bacterial endocarditis, **S**yphilis, **S**chistosomiasis：亜急性細菌性心内膜炎，梅毒，住血吸虫症
**S**ystemic disorders：全身性疾患
　**L**upus：エリテマトーデス
　**A**myloid：アミロイドーシス
　**D**iabetes：糖尿病

---

**HOT KEY**　ネフローゼ症候群の原因になるこれらの疾患は，ネフローゼ症候群の範疇に至らない蛋白尿の原因にもなる．

2. 腎性蛋白尿のその他の原因としては，**腎炎症候群**，急性および慢性**腎不全**，**尿路感染症**(urinary tract infection：UTI)，**高血圧症**，**腎結石症**がある．

## III 患者へのアプローチ

蛋白尿は他の目的で行った尿検査で偶然見つかることもある．検尿で尿蛋白が陽性になったら次のようにアプローチする．

**A. 蛋白尿の確認**は，まず尿試験紙法をさらに2回行い，尿蛋白を確認する．

**B.** 原因の分類は尿蛋白が確認できたら，**非腎性か腎性かを考える**．

1. 良性蛋白尿に関連した病態（例：発熱，急性疾患）があれば，その病態が改善してから**再度尿検査をする**．
2. 蛋白尿が続いている場合は，**随時尿蛋白/クレアチニン比か，あるいは24時間尿蛋白定量を施行する**．尿蛋白/クレアチニン比は1回の尿検査で結果を得ることができ，尿蛋白とクレアチニン比から24時間に排泄される尿蛋白の量（mg）を推定できる．24時間蓄尿または尿蛋白/クレアチニン比で1日尿蛋白が異常高値（150 mg以上）の場合は，次の検査を行う．

   a. **初期検査**
      (1) **尿検査と鏡検** もし尿路感染の徴候があれば，精査を続ける前に抗菌薬の投与を開始する．
      (2) **電解質検査**は尿素窒素（blood urea nitrogen：BUN），クレアチニン，血糖を検査する．

   b. **特異的検査** ネフローゼ症候群が疑われる場合は，次の検査を行う．
      (1) **抗核抗体**（antinuclear antibody：ANA）**測定**
      (2) **肝炎血清学検査**
      (3) **迅速血漿レアギン検査**（rapid plasma reagin：RPR）
      (4) **ヒト免疫不全ウイルス**（HIV）**検査**
      (5) **血液培養**（心内膜炎診断のため）
      (6) **皮下脂肪織生検**（アミロイドーシス診断のため）

   c. **腎生検**は腎臓内科医へコンサルトしたうえで腎疾患が疑わしい場合に行う．

## IV 蛋白尿の治療とフォローアップ：基礎疾患に焦点を当てる

**A. 非腎性（良性）蛋白尿** 無症状で一過性であれば患者を安心させるだけでよい．経過観察も必要ない．

**B. 腎性蛋白尿**

1. 精査，腎生検，推奨される治療について腎臓内科医に紹介する．
2. ネフローゼ症候群の一般的な対策は次のとおりである．
   a. 低ナトリウム食，低脂肪食

**b.** 蛋白摂取制限（およそ 1 g/kg/日）
   **c.** 浮腫に対する利尿薬投与
   **d.** 水分制限（もし低ナトリウム血症があるとき）

## 参考文献

Carroll MF, Temte JL. Proteinuria in adults: a diagnostic approach. *Am Fam Physician* 2000;62(6):1333–1340.
Kashif W, Siddiqi N, Dincer AP, Dincer HE, Hirsch S. Proteinuria: how to evaluate an important finding. *Cleve Clin J Med* 2003;70(6):535–537, 541–544, 546–547.

# 第41章 排尿困難

## I はじめに
A. 排尿時の**疼痛**や**灼熱感**に代表される排尿困難は,外来患者で頻度の高い訴えである.
B. 排尿困難は尿道の炎症を示唆し,しばしば**頻尿**,**尿意促迫**,**夜間頻尿**あるいは**血尿**などの**刺激症状**に付随する.症状の期間や重症度は病理学的な程度と相関するとは限らない.

## II 鑑別診断
### A. 女性
1. **尿路感染症**(urinary tract infection:UTI)は女性に多い.罹患しやすいファクターとして,性交後に排尿を忘れたり,避妊ペッサリーの使用,閉経後などがある.
   a. **病因** 女性における尿路感染の80%は**大腸菌**(*Escherichia coli*)により起こり,残りは *Staphylococcus saprophyticus*, *Proteus mirabilis*, 黄色ブドウ球菌(*Staphylococcus aureus*),腸球菌(*Enterococcus*),クレブシエラ属(*Klebsiella*)である.
   b. **臨床症状** 急な排尿困難や頻尿,尿意促迫をきたす.診察では恥骨上の圧痛ないしは肋骨脊柱角の圧痛を認める.
2. **腟感染症**(例:**カンジダ症**や**トリコモナス症**) しばしば腟の分泌物や外陰部の不快感を訴える.診察では外陰部の分泌物や紅斑を認める.
3. **性行為感染性尿道炎** *Chlamydia trachomatis* や淋菌(*Neisseria gonorrhoeae*),単純ヘルペスウイルス(herpes simplex virus:HSV)などの感染が含まれる.
4. **原因不明の尿道神経症** 患者の5%で症状の原因が見つからない.性交後の排尿機能低下や性交疼痛症が特発性の尿道神経症の原因である可能性がある.
5. **間質性膀胱炎**は慢性かつ特発性で中年女性に多い.膀胱鏡検査では膀胱壁の炎症を認める.夜間頻尿はよくある症状で,血尿や性交疼痛も同様に多い.診察では恥骨上部に圧痛を認める.

### B. 男性
1. **尿路感染症**(UTI)は男性では少ない.原因菌の多くは大腸菌やブ

ドウ球菌属(*Staphylococcus*),腸球菌,プロテウス属(*Proteus*)やクレブシエラ属(*Klebsiella*)である.
2. 男性では**膀胱結石**や**腫瘍**がより一般的であり,疼痛と血尿をきたす.
3. **前立腺疾患**
   a. **前立腺炎**は急性細菌性感染,慢性細菌性感染あるいは慢性非細菌性感染による.
      (1) **急性細菌性** 特徴として細菌培養陽性,軟らかい前立腺を触知,しばしば全身重症感がある.シュードモナス属(*Pseudomonas*),大腸菌,腸球菌が原因となる.
      (2) **慢性細菌性** 特徴として軟らかい前立腺を触知し,全身症状は認めず,治療にもかかわらず尿培養陽性が持続する.グラム陰性桿菌によるものが多い.
      (3) **慢性非細菌性** 特徴として軟らかい前立腺を触知,前立腺マッサージ後の尿検査では白血球増加,尿培養は陰性である.クラミジア属(*Chlamydia*),ウレアプラズマ属(*Ureaplasma*),トリコモナス属(*Trichomonas*)などが原因となる.
      (4) **前立腺痛**(prostatodynia) 除外診断による.特徴として軟らかい前立腺を触知,尿培養陰性,検尿で白血球増加を認めない.
4. **尿道炎**は淋菌(35%)と非淋菌(多くは病因が不明であるが,*Chlamydia trachomatis* や *Ureaplasma urealyticum* によるものの可能性がある).患者は尿道口からの分泌物を認めるが,症状がないことも多い.不特定多数との性交や新しいパートナーとの性交があれば,尿道炎の可能性が高まる.
5. **精巣上体炎**は男性の陰嚢内感染のなかで最も多い.
   a. **原因**
      (1) **若年男性**では *C. trachomatis* や**淋菌**が最も多い.
      (2) **高齢男性**では**大腸菌型細菌**の感染がより多くなる.
   b. **臨床症状**としては陰嚢の疼痛をきたし,診察で腫大した軟らかい精巣上体を認める.

# III 患者へのアプローチ

女性および男性の患者におけるアプローチを**図41-1**と**図41-2**にそれぞれ示す.

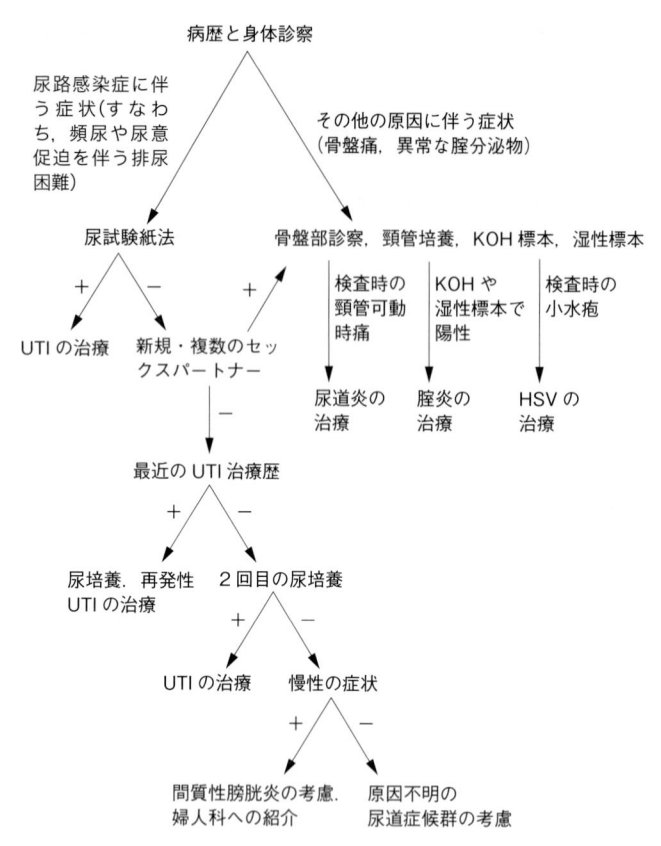

```
                        病歴と身体診察
                       ／         ＼
  尿路感染症に伴
  う症状（すなわ
  ち，頻尿や尿意        その他の原因に伴う症状
  促迫を伴う排尿        （骨盤痛，異常な膣分泌物）
  困難）
        ↓                        ↓
      尿試験紙法          骨盤部診察，頚管培養，KOH標本，湿性標本
     ／  ＼   ＋↗          ↓         ↓          ↓
    ＋    －             検査時の    KOHや      検査時の
                        頚管可動    湿性標本で   小水疱
  UTIの治療 新規・複数のセッ  時痛      陽性
           クスパートナー      ↓         ↓          ↓
                ｜－         尿道炎の   膣炎の      HSVの
                ↓           治療      治療        治療
           最近のUTI治療歴
           ／      ＼
         ＋          －
         ↓           ↓
     尿培養，再発性   2回目の尿培養
     UTIの治療       ／    ＼
                   ＋       －
                   ↓        ↓
              UTIの治療    慢性の症状
                          ／    ＼
                        ＋        －
                        ↓         ↓
                  間質性膀胱炎の考慮， 原因不明の
                  婦人科への紹介      尿道症候群の考慮
```

**図41-1 女性の排尿困難へのアプローチ．** HSV：herpes simplex virus（単純ヘルペスウイルス），KOH：potassium hydroxide（水酸化カリウム），UTI：urinary tract infection（尿路感染症）

## Ⅳ 治療

女性および男性の排尿困難における一般的な病因に対する治療選択については**表41-1**と**表41-2**にそれぞれまとめた．

## Ⅴ フォローアップと紹介

### A．女性

1. **尿路感染症**
   a. 抗菌薬投与開始から72時間以内に症状は著明に改善されるはずである．

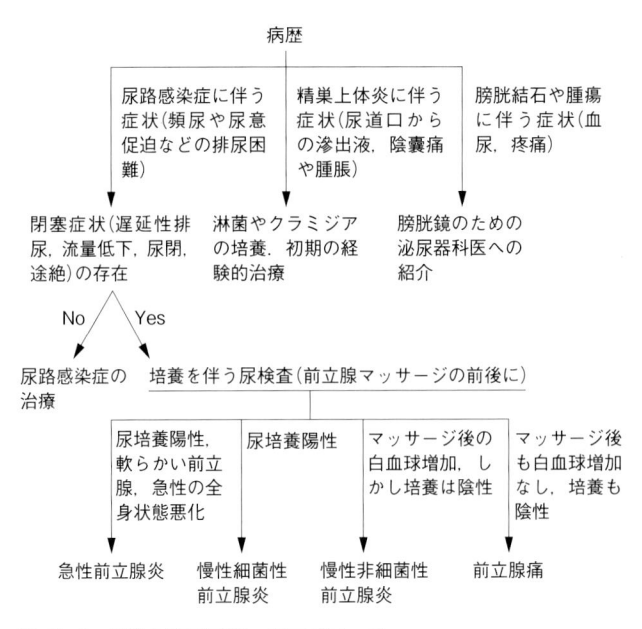

```
                                    病歴
           ┌──────────────┬──────────────┬──────────────┐
     尿路感染症に伴う    精巣上体炎に伴う    膀胱結石や腫瘍
     症状(頻尿や尿意    症状(尿道口から    に伴う症状(血
     促迫などの排尿困    の滲出液,陰嚢痛    尿,疼痛)
     難)                や腫脹)

     閉塞症状(遅延性排   淋菌やクラミジア   膀胱鏡のための
     尿,流量低下,尿閉,   の培養,初期の経   泌尿器科医への
     途絶)の存在        験的治療           紹介
        No / Yes
  尿路感染症の   培養を伴う尿検査(前立腺マッサージの前後に)
  治療
      ┌──────────┬──────────┬──────────┐
  尿培養陽性,    尿培養陽性   マッサージ後の    マッサージ後
  軟らかい前立               白血球増加,し    も白血球増加
  腺,急性の全                かし培養は陰性    なし,培養も
  身状態悪化                                  陰性

  急性前立腺炎   慢性細菌性    慢性非細菌性     前立腺痛
              前立腺炎      前立腺炎
```

**図 41-2 男性の排尿困難へのアプローチ**

   (1) もし症状が遷延する場合は尿培養を行う(もしくは再培養する)必要がある.もし細菌尿が続いていれば,アドヒアランス不良,基礎疾患の存在,耐性菌感染の可能性を考えるべきである.
   (2) 持続性ないし再発性(年に3回以上)の尿路感染をきたす女性には器質的疾患の有無について精査する.もし疾患が発見された場合は泌尿器科医に相談する.
  b. 避妊用ペッサリーの使用を禁じ,性交後に排尿するように指示することで,尿路感染を予防することが可能である.原因のわからない排尿困難を有する女性にも同様の予防策をとるべきである.
2. **腟炎** 治療に適切な反応があった腟炎患者の場合は,経過観察の必要はない.
3. **性行為感染性尿道炎** これらの患者には避妊具を使うように指導すべきである.ヒト免疫不全ウイルス(HIV)感染や梅毒感染などに対する検査を行い,パートナーも治療する.そして地域の保健所に報告しなければならない.

表41-1 女性の排尿困難の主な原因に対する治療例[*1]

| 診断 | 治療（[ ]内はわが国の投与例） |
|---|---|
| 合併症のない尿路感染症 | シプロフロキサシン（250 mg 内服，2回/日，3日間）［わが国：1回100〜200 mg，2〜3回/日］または nitrofurantoin 徐放剤（100 mg 内服，2回/日，3日間）[*2]．phenazopyridine（200 mg，3回/日，2日間）症状軽減のため |
| 再発性尿路感染症または腎盂腎炎 | 培養結果に基づき抗菌薬を選択し，7〜14日間の投与を要する．全身症状があれば入院させ，経静脈的な抗菌薬投与を行う．シプロフロキサシン（500 mg 内服，2回/日）で開始してもよい |
| 尿道炎 | 淋菌と C. trachomatis の両方を治療する．セフトリアキソン125 mg 筋注を1回［わが国：1〜2 g/日，分1〜2，静注・点滴静注］とドキシサイクリン100 mg を内服を2回/日，7日間［わが国：初回200 mg，分1〜2，2日目以降1回/日，100 mg］ |
| 腟炎 | 鵞口瘡カンジダ（Candida albicans）にはフルコナゾール150 mg を内服1回［わが国：1回/日，50〜100 mg，経口・静注］腟トリコモナス（Trichomonas vaginalis），Gardnerella vaginalis はメトロニダゾール2 g を内服，1回［わが国：1回250 mg，2回/日，10日間］ |
| 単純ヘルペス感染 | アシクロビル200 mg を内服，5回/日，7日間 |
| 間質性膀胱炎 | 泌尿器科へ紹介 |
| 原因不明の尿道症候群 | 坐浴と phenazopyridine（200 mg 内服，3回/日，3日間） |

[*1] 抗菌薬の耐性は地域ごとに異なるため，地域の抗菌薬ガイドブックにおける耐性パターンを確認しておくこと．
[*2] 大腸菌に対する耐性化率20％未満である一部の地域では，スルファメトキサゾール・トリメトプリム合剤も使用されている．

**表 41-2　男性の排尿障害の主な原因に対する治療例**[*1]

| 診断 | 治療（[　]内はわが国の投与例） |
|---|---|
| 尿路感染症 | 培養結果に基づき抗菌薬を選択し，7〜14日間の投与を要する．シプロフロキサシン 500 mg 内服，2回/日で開始［わが国：1回 100〜200 mg，2〜3回/日］ |
| 急性細菌性前立腺炎 | 培養結果判明までシプロフロキサシン 500 mg 内服，2回/日，培養結果に基づいて30日間の抗菌薬投与，全身感染症状があれば入院し，経静脈的抗菌薬投与を行う |
| 慢性細菌性前立腺炎 | シプロフロキサシン 500 mg 内服，2回/日，4〜16週間[*2] |
| 慢性非細菌性前立腺炎 | ドキシサイクリン 100 mg 内服，2回/日，7日間またはアジスロマイシン 1 g 内服を単回 |
| 若年者の尿道炎，精巣上体炎 | 淋菌（N. gonorrhoeae）と C. trachomatis の両方を治療する．セフトリアキソン 125 mg 筋注を1回とドキシサイクリン 100 mg 内服を2回/日，7日間 |
| 高齢者の尿道炎，精巣上体炎 | 培養結果に基づき抗菌薬を選択し，7〜14日間の投与を要する．シプロフロキサシン 500 mg 内服，2回/日で開始 |
| 前立腺痛 | α遮断薬が奏効する場合がある |
| 膀胱結石，腫瘍 | 膀胱鏡による精査のために泌尿器科医へ紹介 |

[*1] 抗菌薬の耐性は地域ごとに異なるため，地域の抗菌薬ガイドブックにおける耐性パターンを確認しておくこと．
[*2] 慢性細菌性前立腺炎の治癒率は50％未満と報告されている．14日間以内に治療効果が得られない場合は薬物の変更を考慮する．

**4. 間質性膀胱炎** 泌尿器科医に紹介すべきである．米国のこれらの患者は国の支援機構によって援助が受けられる．

## B. 男性

1. **尿路感染症（UTI）** 男性の場合，いかなる尿路感染症であっても器質的疾患の有無について精査すべきである．
2. **尿道炎，精巣上体炎** 避妊具の使用について指導すべきであり，パートナーも治療する．通常はHIV感染や梅毒感染に対する検査も施行する．
3. **前立腺炎** 急性細菌性前立腺炎患者は，速やかに泌尿器科医に紹介する必要がある．慢性前立腺炎や前立腺痛の場合も泌尿器科医にコンサルトするほうがよい．
4. **膀胱結石や腫瘍** 膀胱疾患が疑われる患者は泌尿器科医に紹介する必要がある．

## 参考文献

Bent S, Nallamothu BK, Simel D, Fihn SD, Saint S. Does this woman have an acute uncomplicated urinary tract infection? *JAMA* 2002;287:2701–2710.

Bremnor JD, Sadovsky R. Evaluation of dysuria in adults. *Am Fam Physician* 2002;65: 1589–1597.

# 第42章 陰嚢腫瘤

## I 鑑別診断

陰嚢腫瘤は有痛性と無痛性とに分類される(**表42-1**).

表42-1 陰嚢腫瘤の鑑別診断

| 有痛性陰嚢腫瘤 | 無痛性陰嚢腫瘤 |
| --- | --- |
| 感染(例:精巣上体炎,精巣炎,Fournier 壊疽) | 腫瘍 |
| 捻転 | 陰嚢水腫,精液瘤,精索静脈瘤 |
| 外傷 | 鼠径ヘルニア |
| 放散痛(例:腎結石,虫垂炎,腹部大動脈瘤,前立腺炎,後腹膜癌) | 結核性腫瘤 |
| | 精子肉芽腫 |

**A. 有痛性腫瘤** 主な疾患は**精巣上体炎**と**精巣捻転**である.その他の原因としては**精巣炎,蜂窩織炎,外傷**がある.
1. **精巣上体炎**は精巣捻転より 10 倍も多い.
    a. **35 歳未満の異性愛の男性**では,しばしば性行為感染症が原因であり,*Chlamydia trachomatis* や**淋菌**(*Neisseria gonorrhoeae*)によって引き起こされる.
    b. **同性愛の男性と 35 歳以上の男性**では通常,**腸内細菌科**(*Enterobacteriaceae*)によって引き起こされる[訳注:異性愛男性でも腸内細菌科による頻度のほうが高い].
2. **精巣捻転**は若年成人に起こり,40 歳以上ではまれである.痛みと腫脹は精索の周りを精巣が回転することによって起こり,静脈閉塞,浮腫,虚血へつながる.
3. **精巣炎**はムンプスに関係して起こり,耳下腺炎の 7〜10 日後に出現する.通常は片側性で,腫脹,疼痛,圧痛を伴って併発する.
4. 鼠径部の**蜂窩織炎**は通常,混合細菌感染によって引き起こされる.重篤な基礎疾患(例:糖尿病,慢性腎不全,アルコール依存)のある患者で起こりやすい.**Fournier 壊疽**は陰部の壊死性筋膜炎であり,外科的処置の必要な緊急疾患である.

**B. 無痛性腫瘤**　無痛性病変のほとんどは偶然に発見される．

1. **腫瘍**　精巣腫瘍は通常，悪性胚細胞性腫瘍で，セミノーマと非セミノーマに分類される．発症のピークは 20 〜 40 歳である．
2. **陰嚢水腫**とは精巣下降によって精巣鞘膜の層間に間隙が生じ，液体が貯留したものである．陰嚢水腫は通常，40 歳以上の男性に発症する．
3. **精液水瘤**　精液の入った嚢腫で，輸出管の閉塞によって生じる[訳注：原因は閉塞だけに限らない]．
4. **精索静脈瘤**　精索の精巣上部での静脈拡張である．若い男性に多くみられ，左側に多い．
5. **鼠径ヘルニア**　鼠径管を通って腸管がヘルニアを起こしたときに，突然発症の鼠径部腫瘤としてみられる[訳注：慢性・可逆性のほうが多い]．
6. **精子肉芽腫**　精管切除後の患者で，創部に圧痛のある結節としてみられる．
7. **結核性腫瘤**　結核菌 (*Mycobacterium tuberculosis*) が精巣に感染することがある．感染によって硬い腫瘤や排出膿瘻をきたす．

## 🔢 患者へのアプローチ

**A. 有痛性腫瘤**

1. **病歴**
   a. **精巣上体炎**では側腹部に放散する陰嚢痛として数時間から数日出現する．発熱，精巣上体の腫脹，尿道分泌物，排尿困難などがよくみられる．
   b. **精巣捻転**　患者はしばしば悪心を訴えるが，発熱や膀胱刺激症状はほとんどない．しばしば自然に軽快した疼痛エピソードの既往がある．外傷の既往があっても捻転の可能性は除外できない．

2. **身体診察**では注意深く陰嚢の視診と触診を行う．
   a. **精巣上体炎**　精巣の後方に位置している精巣上体が腫大し，自発痛を伴う．進行例では腫脹が精巣全体に及ぶこともある．

> **HOT KEY**　精巣捻転とは異なり，精巣上体炎の痛みは精巣挙上で改善する (Prehn 徴候)[訳注：感度は高くない]．

   b. **精巣捻転**では，精巣は疼痛があって腫脹しており，陰嚢の中で上昇している．

c. **蜂巣炎**は陰嚢，会陰，陰茎の有痛性腫脹を呈する．Fournier 壊疽では壊死を認めることもある．

> **HOT KEY**
> 精巣所見が正常の場合には，後腹膜(尿管結石症や腹部大動脈瘤)や前立腺からの関連痛を疑う．

3. **臨床検査**
   a. **尿検査と尿培養**　膿尿があると精巣上体炎が示唆される．
   b. **尿道培養**は性感染症が疑われた場合に行う[訳注：尿培養，ポリメラーゼ連鎖反応(polymerase chain reaction：PCR)法での検索も可能である]．
B. **無痛性腫瘤**
   1. **病歴**　次のことは診断への手がかりとなりうる．
      a. 突然の発症は鼠径ヘルニアの可能性がある．
      b. 精管切除を行った患者は精子肉芽腫のリスクがある．
      c. 瘻孔からの液体や分泌物を認めれば，結核性腫瘤の可能性も考慮する．
   2. **身体診察**
      a. 触診を行い腫瘤が精巣の内部にあるのか外部にあるのかを確定する．精巣の外部にある腫瘤や透光性のある腫瘤は良性の場合が多い．すべての精巣腫瘤がそうでないとわかるまでは悪性腫瘍とみなして対応する．
      b. 精索静脈瘤はしばしば，Valsalva 手技で大きくなり，臥位になると小さくなる．触診すると，精索静脈瘤は"虫の入った袋"のように感じることがある．

> **HOT KEY**
> 右側精索静脈瘤または急速に腫大する左側精索静脈瘤を認めたら，静脈閉塞を伴う後腹膜腫瘍の検索を行う．

   3. **画像検査**　精巣外に腫瘤のある患者には，**超音波**と**泌尿器科へのコンサルト**を行う．多くの場合，ほとんどの精巣外腫瘤は癌と関係しているので，超音波で評価すべきである．

# III 治療
A. **有痛性腫瘤**
   1. **精巣上体炎**　抗菌薬治療は起炎菌に的を絞って行う．

a. 35歳未満の異性愛の患者には *C.trachomatis* と淋菌の両方に対して治療する（適切なレジメンはセフトリアキソン 125 mg を筋注で 1 回，さらにドキシサイクリン 100 mg を経口で 2 回/日を 7 日間）［訳注：わが国ではセフトリアキソン筋注は保険適応外である］．
   b. 同性愛の男性や 35 歳以上の男性は腸内細菌科に対してシプロフロキサシン（500 mg を経口で 2 回/日を 10 ～ 14 日間）で治療する．
 2. **精巣捻転は外科的緊急疾患**である．6 時間以内に捻転を解除できれば精巣を救える可能性があるので，直ちに外科へコンサルトする．
 3. Fournier 壊疽もまた**外科的緊急疾患**で，直ちにデブリドマンを必要とする．
 4. **外傷**は経口鎮痛薬で様子をみることができるが，精巣破裂が疑われた場合は手術が必要となる．

**B. 無痛性腫瘤**
 1. **精巣癌**の治療は外科的切除である．放射線療法と化学療法の追加が必要となる場合もある．

> **HOT KEY**
> 陰嚢水腫は癌が除外されるまで穿刺吸引しない．悪性細胞が穿刺針を通して播種する恐れがある．

 2. **陰嚢水腫**は穿刺吸引する．しかし液体はしばしば再貯留する．
 3. その他の**無痛性腫脹**は癌が否定されたならば経過観察とする．不快なままの状況であれば，手術を考慮する．

# Ⅳ フォローアップと紹介

**A.** 精巣癌患者は初期に精巣上体炎にかかることがあるので，精巣上体炎の患者は腫瘤が残っていないかどうか再評価しなければならない．

**B.** 悪性腫瘍が疑われる腫瘤のある患者はすべて，泌尿器科医にコンサルトする．

## 参考文献

Albers P, Albrecht W, Algaba F, Bokemeyer C, Cohn-Cedermark G, Horwich A, Klepp O, Laguna MP, Pizzocaro G. Guidelines on testicular cancer. *Eur Urol* 2005;48(6):885–894.

Sandlow J. Pathogenesis and treatment of varicoceles. *BMJ* 2004;328:967–968.

# 第43章 勃起不全

## I はじめに

**A.** 勃起不全(erectile dysfunction：ED)とは**性交時に継続的に勃起を維持することができないこと**をいう．男性の勃起には，**十分な性欲**，陰茎への**神経伝達の保持**，および**適切な血流**が必要である．

**B.** 米国ではおよそ2,000万〜3,000万人の男性がEDである［訳注：わが国でも約1,200万人のED患者がいると推定されている］．

**C.** 男性はしばしばこの症状を報告しない．このため，**ルーチンの問診の最中に質問する**ことが重要である．たまに勃起しなくなるようなことはよくあるので，安心させてよい．

## II 勃起不全の原因

EDは**機能的原因**(例：神経，血管，ホルモン，薬物性)または**心理的原因**によって生じる．**表43-1**に最も一般的なEDの原因を示す．

**表43-1 勃起不全の原因**

| 原因の分類 | 具体例 | 発生率 |
|---|---|---|
| 神経原性 | 糖尿病ニューロパチー，骨盤神経への外科的損傷 | 30% |
| 血管性 | 動脈硬化，高血圧，喫煙に関係 | 20% |
| 薬物性 | アルコール，麻薬，選択的セロトニン再取り込み阻害薬(SSRI)，クロニジン | 15% |
| 心因性 | 全般性不安，抑うつ，動作不安 | 10% |
| ホルモン性 | 性機能低下症，甲状腺疾患 | 5% |
| 多因子性 | 上記疾患の合併症 | 20% |
| SSRI：selective serotonin reuptake inhibitor | | |

## Ⅲ 患者へのアプローチ

**A. 病歴** 次のことを尋ねる.
1. EDの原因となりうる基礎疾患があるか(例:高血圧,動脈硬化,糖尿病).
2. EDに関連しやすい薬物を使用しているか[訳注:降圧薬,向精神薬など].
3. 骨盤領域の外科手術歴があるか.
4. EDの経過
5. 就寝時や早朝に勃起するか(しない場合,器質的因子が示唆される).

**B. 身体診察**
1. 二次性徴の欠落に注意する.
2. 下肢の体表の血管の拍動を評価する.
3. 精巣の大きさと固さに注意する.

> **HOT KEY** ほとんどの勃起不全の患者では,身体所見は比較的正常である.

**C. 臨床検査**には,糖尿病の鑑別のための**空腹時血糖**や,**総テストステロン量**を含める.
1. もしテストステロン量が減少しているならば卵胞刺激ホルモン(follicle-stimulating hormone:FSH),黄体化ホルモン(luteinizing hormone:LH),プロラクチン量を測定する.
2. 臨床的な疑いがあれば,追加検査〔甲状腺刺激ホルモン(thyroid-stimulating hormone:TSH)など〕を行う.

## Ⅳ 治療

**A. 根治的治療**は原因による.しかし多くの患者で原因を特定するのはしばしば困難である.
1. **心因性の勃起不全** 精神科へのコンサルテーションや**性心理療法**が有用である[訳注:まず薬物療法を開始する場合が多い].
2. **著明なアンドロゲン欠乏による性腺機能低下症** テストステロン筋注で補充するかテストステロンパッチを使う[訳注:貼付薬はわが国では使用できない.市販薬として軟膏がある].
3. **血管機能不全** 保存的療法が奏効しなかった患者では,**血行再建**

> **HOT KEY** テストステロンを処方する前に，前立腺特異抗原(prostate-specific antigen：PSA)や直腸診で前立腺癌のスクリーニングを行う．

術が適応する場合もある．

### B. 対症療法

1. **第1選択の経口薬**はホスホジエステラーゼ5型阻害薬で，一時的な勃起が得られる．薬物としてはシルデナフィル，バルデナフィル，タダラフィルがある．性交の1時間前に服用し，薬物にもよるが通常，勃起は 24 〜 72 時間持続する．これらの薬物はニトロ製剤を使用している患者には使用できない．また α 遮断薬を処方されている患者への投与は慎重に行う．
2. **注射療法**は陰茎へのプロスタグランジンの注入が必要となるが，泌尿器科へコンサルトしたうえで考慮する．尿道内へのプロスタグランジンの投与も有用である［訳注：わが国ではいずれも保険未認可である］．
3. **勃起補助具**も泌尿器科へコンサルトしたうえで考慮する．

## Ⅴ フォローアップと紹介

A. 心理的な勃起不全の場合は，精神科医への紹介が必要である．
B. 以下のような場合は，泌尿器科や勃起不全専門の施設へ紹介する．

1. 経口薬に反応しない，テストステロン量が基準値である，勃起不全が明らかに精神的な原因によらない場合．
2. 注射療法や外科手術を希望する場合．

### 参考文献

Lue TF. Erectile dysfunction. *N Engl J Med* 2000;342(24):1802–1813.
Mikhail N. Management of erectile dysfunction by the primary care physician. *Cleve Clin J Med* 2005;72(4):293–294, 296–297, 301–305.

# 第44章 前立腺肥大症

## I はじめに
前立腺肥大症(benign prostatic hyperplasia：BPH)は前立腺の上皮成分と間質成分が増殖したものである．

## II 臨床症状
患者はしばしば閉塞症状と刺激症状の両方を呈する．
- **A. 閉塞症状**は尿道前立腺部の閉塞で引き起こされ，尿勢低下や排尿躊躇，残尿感などがある．
- **B. 刺激症状**は残尿と膀胱の過敏によって引き起こされ，頻尿，尿意促迫，夜尿，排尿障害などがある．

## III 鑑別診断
前立腺肥大症(BPH)に似た他の病態を除外することが重要である(**表44-1**)．

**表44-1 前立腺肥大症の鑑別診断**

| 鑑別診断 | 前立腺肥大症に似た症状や徴候 |
| --- | --- |
| **全身性疾患** | |
| うっ血性心不全(CHF) | 夜間尿 |
| 糖尿病 | 頻尿と夜間尿 |
| アルコール依存症 | 頻尿と夜間尿 |
| 神経疾患 | 尿失禁，頻尿，残尿 |
| 薬物の副作用 | 頻尿，閉塞症状 |
| **泌尿生殖器疾患** | |
| 感染症 | 頻尿，尿意切迫，夜間尿，排尿障害 |
| 前立腺炎 | |
| 性行為感染症(STD) | |
| 尿路感染症(UTI) | |
| 腎・膀胱・前立腺の悪性腫瘍 | 排尿障害 |
| 尿道狭窄 | 残尿，刺激症状 |

## Ⅳ 患者へのアプローチ

### A. 病歴
1. 患者には，**糖尿病**，**うっ血性心不全**(congestive heart failure：CHF)，**アルコール依存症**，**神経疾患**といった**病歴**やそれらを疑う症状があるか？
2. 患者の**泌尿器科的既往**はどうか？ 狭窄，性行為感染症，尿路感染症，経尿道的手術の既往はあるか？
3. 患者の**服薬歴**はどうか？ うっ血除去薬，抗コリン薬，利尿薬は前立腺肥大症(BPH)の症状を悪化させることがある．

### B. 身体診察
1. 腹部の触診．膀胱が触知できれば，これは重症の閉塞を示唆している．
2. 前立腺の大きさ，圧痛(前立腺炎を示唆する)，結節(前立腺癌を示唆する)を調べる．
3. その他の検査においてうっ血性心不全(CHF)，糖尿病，アルコール依存症を示唆する徴候がないか注意する．

### C. 臨床検査
1. **尿検査と尿培養**は感染症，血尿，糖尿を除外する．
2. **血清クレアチニン値** 上昇していれば，閉塞を否定するために上部尿路画像検査(例：超音波)が適応となる．
3. **血清前立腺特異抗原**(prostate-specific antigen：PSA)は前立腺癌のスクリーニングとしてオーダーしてもよい．

### D. その他の検査
1. **排尿後残尿**(post-void residual：PVR)**検査**は重症の閉塞が疑われるときにオーダーする．PVR が約 200 mL 以上ならば閉塞は重症の可能性があり，泌尿器科医へ紹介するのが妥当である．

> **HOT KEY**
> 重症の尿症状や恥骨上の圧痛/膨満がある患者では，Foley カテーテルを使って排尿後残尿(PVR)検査を行うことができる．PVR が 250 mL 以上であれば，カテーテルをバッグにつないだままにして留置しておき，泌尿器科にコンサルトする．

2. **最大尿流率**は重症度の指標として使われる．全排尿量が 150 mL 以上のときに最大尿流率が 10 mL/秒未満ならば低値と考えられる．

## V 治療

3つの主要な選択肢がある．経過観察，薬物治療，手術の3つである．

**A. 経過観察**は軽症患者に適している．患者の約50％は治療せずに改善すると報告されている．

**B. 薬物治療**

1. **α遮断薬**は前立腺平滑筋の緊張を低下させ，前立腺肥大症（BPH）の第1選択薬である．**テラゾシン**はよく使われる（1 mg経口を就寝前に初期治療として開始して週ごとに増量する．最大量は20 mg）．起立性（体位性）低血圧が時に起こることを，患者に注意しておく．

2. **5α-還元酵素阻害薬**はα遮断薬に反応しない患者で考慮する．**フィナステリド**（1日5 mg）はよく使われる［訳注：わが国では適応外］．

**C. 手術**は重症で薬物療法でも症状が残っている患者に対して考慮する．経尿道的前立腺切除術，経尿道的切除，レーザー，マイクロ波，バルーン，ステント処置はいずれも有効である．

## VI フォローアップと紹介

**A.** 経過観察を選んだ軽症患者は3〜6か月間隔でフォローアップする．

**B.** α遮断薬使用中は治療効果と副作用を評価するために，2か月間に数回は診察する．

**C.** 切迫した閉塞（例：多量の残尿，重症）の患者や手術を考慮する患者は泌尿器科医にコンサルトする．

### 参考文献

Dull P, Reagan RW, Bahnson RR. Managing benign prostatic hyperplasia. *Am Fam Physician* 2002;66:77–84, 87–88.

Thorpe A, Neal D. Benign prostatic hyperplasia. *Lancet* 2003;361:1359–1367.

# Part VII

# 婦人科

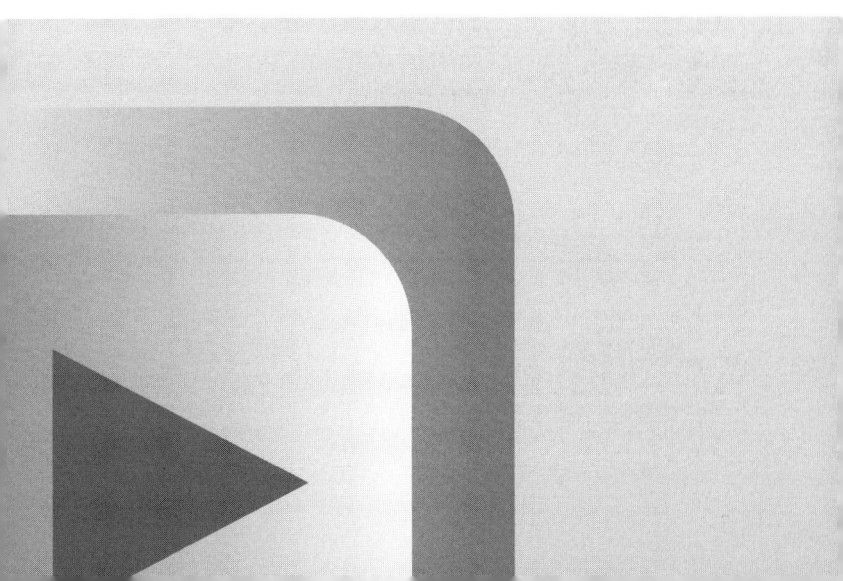

# 第45章 無月経

## I はじめに
**A.** **原発性無月経**は16歳以上で初経のないことをいう．14歳になっても二次性徴の徴候がみられなければ，精査を始める．

**B.** **続発性無月経**は初経後，3周期もしくは6か月間の月経がないことをいう．

## II 無月経の原因

### A. 原発性無月経

1. 子宮，子宮頸部，腟の**先天異常**が原発性無月経の原因となる場合がある．

2. **仮性半陰陽**

    **a. 女性仮性半陰陽**とは，外観は男性であるが卵巣組織を有している．**先天性副腎過形成**はこの典型例である．副腎ホルモン（例：21-ヒドロキシラーゼ，11β-ヒドロキシラーゼ）の欠如が副腎のヒドロコルチゾンの産生を減らす．その結果，副腎皮質刺激ホルモン（adrenocorticotropic hormone：ACTH）産生が亢進し，副腎過形成とアンドロゲン過剰を生じる．

    **b. 男性仮性半陰陽**とは，外観は女性であるが精巣組織を有している．**テストステロン抵抗性（アンドロゲン不応症）**や**テストステロン欠乏症**をきたす．

3. **視床下部や下垂体の異常**

    **a.** Kallmann症候群のような性腺刺激ホルモン放出因子（gonadotropin-releasing factor：GnRH）の遺伝的欠損では，性腺刺激ホルモン（luteinizing hormone-releasing hormone：LHRH）が欠損しているため，黄体化ホルモン（luteinizing hormone：LH）や卵胞刺激ホルモン（follicle-stimulating hormone：FSH）が産生されなくなり，結果として原発性無月経を引き起こす．

    **b.** その他の原因として視床下部・下垂体腫瘍，Cushing症候群，甲状腺機能低下症，過度のダイエット・運動・ストレスによってLHRHやゴナドトロピンの律動的分泌異常を生じ，原発性・続発性無月経をきたすこともある．

4. **卵巣障害**
   a. 原発性卵巣障害は性腺発育異常や卵巣発育不全によって生じる．Turner 症候群(45,XO 核型)，染色体のモザイク現象(45X／46X, X)を含む．Y 染色体を有している場合もあり，性腺腫瘍のリスク増加に関与する．
   b. その他の原因として自己免疫的破壊や特発性卵巣機能障害がある．

B．**続発性無月経**

> **記憶のコツ**
>
> **続発性無月経の7つの主な原因は"3＋2＋1＋1"**
>
> **3**つの内分泌疾患(視床下部・下垂体機能不全，高プロラクチン血症，甲状腺疾患)
> **2**つの卵巣疾患(多嚢胞卵巣症候群，早発閉経)
> **1**つの子宮疾患(Asherman 症候群)
> **1**つの産科的原因(妊娠)

1. **内分泌疾患**
   a. **視床下部機能不全や下垂体機能不全**
      (1) 視床下部の機能障害(LHRH の律動的分泌障害)はストレスや激しい運動，極端な体重減少(神経性食欲不振症)を生じる．視床下部腫瘍はまれである．
      (2) 下垂体腫瘍や Sheehan 症候群(低血圧や分娩後出血による下垂体壊死)により続発性無月経を生じる．下垂体腫瘍の患者は頭痛や視野障害も伴うことがある．
   b. **高プロラクチン血症**は，LH と FSH の律動的分泌障害による下垂体と卵巣の機能障害が原因となる．薬物(三環系抗うつ薬，フェノチアジンなど)や下垂体腫瘍が高プロラクチン血症を引き起こす場合もある．症状として乳汁漏出がしばしばみられる．
   c. **甲状腺機能障害** 甲状腺機能低下症は(まれであるが甲状腺機能亢進症も)，続発性無月経を生じる．
2. **卵巣疾患**
   a. **多嚢胞卵巣症候群**は慢性無排卵から無月経となる．少なくともインスリン抵抗性が部分的には関与している．一般的な所見として，不規則または欠落する月経，肥満，多毛症，耐糖能異常，不妊，LH／FSH 比 2 倍以上，がある．
   b. **早発性卵巣機能不全**は 40 歳以下の卵巣障害であり，ゴナドトロピン濃度の上昇を伴う．30 歳の女性の約 0.1％，40 歳の 1％

に生じる．よくある原因として自己免疫，化学療法，放射線がある．30歳以下の女性では，性腺腫瘍のリスクのあるY染色体を除外するために核型を調べる必要がある．
   c. **無月経**は生理的に卵巣機能が低下し，結果として無排卵や無月経となる．米国での平均閉経年齢は51歳である［訳注：日本人も約50歳で同様である］．
3. **子宮疾患** Asherman症候群（拡張，掻爬，子宮内膜炎によって起こる子宮内瘢着）は流出路閉塞によって続発性無月経をきたす．
4. **妊娠**は生殖年齢のすべての女性で除外すべきである．

## III 患者へのアプローチ

A. **原発性無月経** 身体診察で**二次性徴を評価**し，次の3つのいずれかに分類する．
1. **正常な二次性徴** 正常な二次性徴を迎えていれば，エストロゲン，プロゲステロン，アンドロゲンの分泌は正常である．**子宮，子宮頸部，腟の先天異常**は最も考えられる原因である．
   a. **病歴** 子宮の欠損は症状を伴わないが，腟異常や子宮頸部の障害があると**周期的な痙攣痛**（cyclic crampy pain）を伴うことがある．
   b. **内診，双合診**で先天異常の評価をした後，経腟超音波検査を施行する．子宮欠損や子宮異常があれば核型分析を行う．無孔処女膜や腟中隔がなく，正常な子宮であれば続発性無月経について精査を行う．
2. **外性器形成不全**（男性と女性の特徴を併せ持つ）．これは胎内での過剰なアンドロゲン曝露を示唆する．
   a. 胎内でのアンドロゲン過剰曝露が**先天性副腎過形成**の主な原因である．**血清デヒドロエピアンドロステロン硫酸塩**（dehydroepiandrosterone sulfate：DHEAS）と **17-OHプロゲステロン濃度**の上昇によって確定診断となる．
   b. 頻度の低い外性器異常の原因として**男性半陰陽，女性半陰陽**がある．診断は核型で行う．
3. **女性の二次性徴の欠落** エストロゲン曝露がないことを表す．血清FSH濃度によって卵巣性か視床下部性かを鑑別できる．
   a. **FSH濃度**（すなわち，< 20 IU/L）が低濃度もしくは正常で**視床下部異常，下垂体異常**を示唆する．
   b. **FSH濃度の上昇**（すなわち，> 20 IU/L）で**卵巣異常**を示唆する．核型分析を行う．
      (1) **XY核型**は性腺腫瘍のリスクが増加する．性腺摘出術やホ

ルモン代替療法(hormone replacement therapy:HRT)で治療する.
(2) XX核型は卵巣不応,早発卵巣不全,副腎酵素欠損,副腎過形成がある.

### B. 続発性無月経

> **HOT KEY**
> 妊娠は続発性無月経の最も多い原因になっている.無月経の精密検査に着手する前に,妊娠反応を調べる.

1. **病歴** 患者の月経周期をはっきりさせることから始める.続発性無月経の7つの原因について考慮し,問診の参考にする.
   a. **妊娠** 性活動は? 避妊をしているなら,どんな方法か?
   b. **視床下部機能不全,下垂体機能不全** ストレス,体重減少,激しい運動の既往歴があるか?
   c. **高プロラクチン血症** 乳汁漏出があるか? 薬物歴はどうか?
   d. **甲状腺障害** 寒冷不耐,倦怠感,抑うつ,体重増加があるか? これらはすべて甲状腺機能低下症の症状である.
   e. **多囊胞卵巣症候群** 無月経は慢性か? 肥満や多毛症の既往があるか?
   f. **早発性卵巣機能不全** "顔面潮紅"(hot flush)や萎縮性腟炎があるか?
   g. **Asherman症候群** 子宮内膜炎,妊娠,妊娠中絶,流産の既往は?
2. **身体診察**
   a. 乳汁漏出,多毛症,甲状腺腫大について身体診察で検索する.
   b. 二次性徴(エストロゲンやプロゲステロンの産生を示唆する)を記載する.
   c. 内診は腟の開存や子宮病変や卵巣病変の評価のために必要である.
3. **臨床検査** 続発性無月経を評価するためのアルゴリズムを**図45-1**に示す.

> **HOT KEY**
> 経口避妊薬の使用を中止しても6か月以上持続する無月経では,経口避妊薬は無関係と考える.これらの患者では続発性無月経の精査を行う.

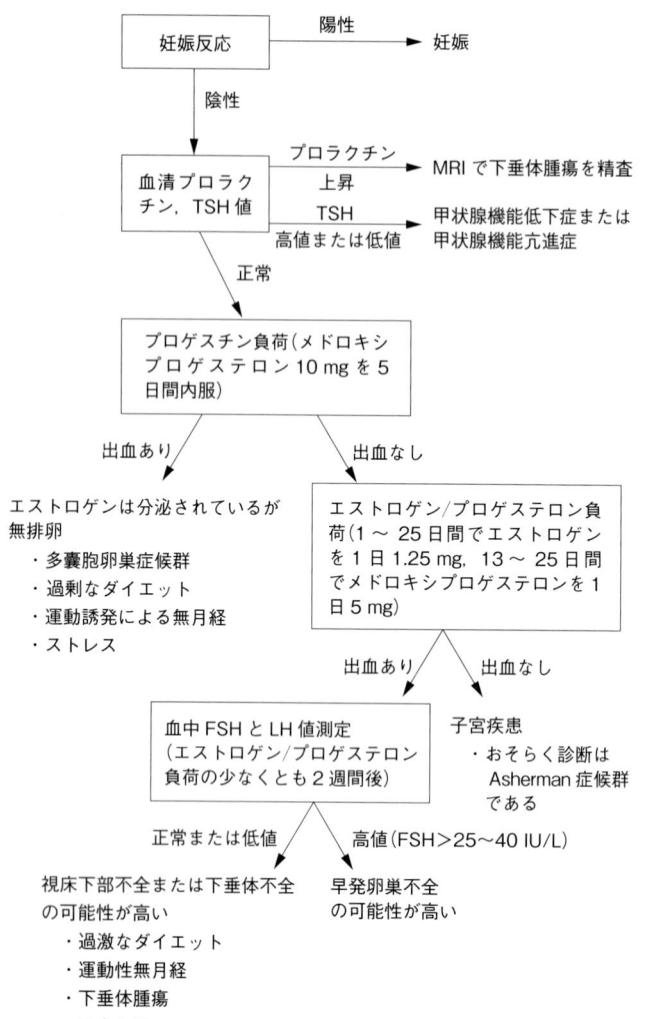

```
                  妊娠反応  ─陽性→  妊娠
                    │陰性
                    ↓
                              プロラクチン
     血清プロラクチン,TSH値  ─上昇→   MRIで下垂体腫瘍を精査
                              TSH
                              高値または低値 → 甲状腺機能低下症または
                                             甲状腺機能亢進症
                    │正常
                    ↓
     プロゲスチン負荷(メドロキシ
     プロゲステロン10 mgを5
     日間内服)
          │出血あり              │出血なし
          ↓                     ↓
  エストロゲンは分泌されているが    エストロゲン/プロゲステロン負荷
  無排卵                         (1〜25日間でエストロゲン
   ・多嚢胞卵巣症候群              を1日1.25 mg, 13〜25日間
   ・過剰なダイエット              でメドロキシプロゲステロンを1
   ・運動誘発による無月経          日5 mg)
   ・ストレス
                         │出血あり      │出血なし
                         ↓             ↓
                  血中FSHとLH値測定     子宮疾患
                  (エストロゲン/プロゲステロン   ・おそらく診断は
                   負荷の少なくとも2週間後)     Asherman症候群
                                                である
              │正常または低値     │高値(FSH>25〜40 IU/L)
              ↓                  ↓
        視床下部不全または下垂体不全   早発卵巣不全
        の可能性が高い              の可能性が高い
         ・過激なダイエット
         ・運動性無月経
         ・下垂体腫瘍
         ・ストレス
```

**図45-1** 続発性無月経に対するアプローチ. FSH:卵胞刺激ホルモン, LH:黄体化ホルモン, TSH:甲状腺刺激ホルモン.

## Ⅳ 治療は基礎疾患に基づく

### A. 原発性無月経

1. **子宮，子宮頸部，腟の先天性異常（奇形）** これらは外科的に治療可能である．
2. **先天性副腎過形成**はデキサメタゾン少量投与によってアンドロゲン前駆物質の産生を抑える．
3. **卵巣不全** XY核型をもつ患者は，卵巣癌のリスクを減らすために卵巣摘出を考慮する．卵巣不全では全例でホルモン代替療法（HRT）を施行する．

### B. 続発性無月経

1. **視床下部機能不全，下垂体機能不全**
   a. プロラクチン産生腫瘍では，プロラクチンの産生を抑えるためにブロモクリプチンで治療する．薬物療法に抵抗性の下垂体腫瘍やプロラクチン産生腫瘍は切除を考慮すべきである．経蝶形骨的アプローチもしくは，まれではあるが，開頭術による．
   b. 腫瘍による下垂体機能不全，Sheehan症候群，その他の原因の患者では，ステロイド（ヒドロコルチゾン15 mgを朝，10 mgを夕それぞれ投与），甲状腺ホルモン，エストロゲン/プロゲステロンによる代替療法を必要とする．

2. **多嚢胞卵巣症候群** テストステロン，デヒドロエピアンドロステロン硫酸塩（DHEAS）濃度の上昇と関係するため，全例でアンドロゲン産生腫瘍を除外する．体重減量によって，末梢でのエストロゲン産生とインスリン抵抗性を改善するといった数多くのメリットが得られる．加えて，次の3つのホルモン治療を行う．
   a. **経口避妊薬**は卵巣のアンドロゲン産生を減らす．また子宮内膜増殖症を防ぐためにも使用され，消退出血を誘発する作用がある．
   b. **クロミフェン**は妊娠を望む女性の卵胞刺激ホルモン（FSH）産生を増加させる．
   c. **末梢プロゲステロン**は消退出血を誘発する．

3. **早発卵巣不全**は卵巣切除（もし患者がXY核型なら）やホルモン代替療法（HRT）で治療する．骨粗鬆症や加えて心臓病のリスクファクターがないか精査する．カルシウム補助食品やビタミンDを補給する．

4. **Asherman症候群**は子宮内容除去術（dilatation and curettage：D & C）や子宮内癒着の溶解によって治療する．その後，小児用のFoleyカテーテルの短期間留置や子宮内避妊具（intrauterine de-

vice:IUD)の留置により,子宮内腔を保つ.子宮内膜上皮を保つためにエストロゲンを投与する.

## 参考文献

Master-Hunter T, Herman D. Amenorrhea: Evaluation and Treatment. *Am Fam Physician* 2006;73(8):1374–1382.

Practice Guideline of the American Society for Reproductive Medicine: Current Evaluation of Amenorrhea. *Fertility and Sterility* 2004;82 supp 1: s3–9.

# 第46章 不正性器出血

## Ⅰ はじめに

**A.** 正常月経は21～35日間の周期で,出血が2～7日間続く.正常周期での総出血量は25～80 mLである.これらの基準を外れる出血はすべて異常であり,精査を要する.

**B.** 月経異常の種類を表す一般的な用語を表46-1にまとめた.用語は混同されることがあるので,常に周期の長さ,出血の日数,あるいは出血量の点からの異常のみを表すのがよい.

**表46-1 異常な性器出血の種類**

---
過多月経(menorrhagia):周期的に生じて持続する,高度の性器出血

不正性器出血(metrorrhagia):頻回かつ不規則に生じる,さまざまな量の性器出血

不規則な機能性性器出血(menometrorrhagia):不規則に生じて持続する,高度の性器出血

頻発月経(polymenorrhea):21日以内の周期で生じる性器出血

稀発月経(oligomenorrhea):35日～6か月周期で生じる性器出血

無月経(amenorrhea):6か月以上の性器出血の欠如

中間期出血(intermenstrual bleeding):正常月経周期の間に生じるさまざまな量の性器出血

機能性性器出血(dysfunctional uterine bleeding):子宮内膜由来の異常な性器出血で,解剖学的原因はなく,ほとんどがしばしば慢性無排卵による

---

## Ⅱ 鑑別診断

不正出血は**妊娠由来**か機能性かに分けるが,機能性は**排卵性**か**無排卵性**かで分ける(表46-2).

**A. 妊娠由来の出血**は,妊娠中あるいは最近まで妊娠していた患者にみられる.

**B. 排卵性出血**は,正常に排卵している患者に生じる不正出血をさす.排卵には内分泌系の機能が必要なため,視床下部,下垂体,卵巣はこれらの患者では通常,正常である.子宮内膜周期は正常で,増殖

表46-2 異常な性器出血の主な原因

妊娠による出血
　子宮外妊娠
　切迫流産，自然流産
　稽留流産
　妊娠絨毛性疾患

排卵性出血
　子宮の異常
　　子宮癌
　　子宮類線維腫
　　子宮ポリープ
　　アデノミオーシス
　　異物〔例：子宮内避妊具（intrauterine device：IUD）〕
　　肉腫
　子宮頸部の異常
　　子宮頸癌
　　頸部ポリープ
　　子宮頸管炎
　　コンジローム
　　骨盤炎症性疾患（pelvic inflammatory disease：PID）
　　びらん
　　子宮頸外傷
　腟の異常
　　腟癌
　　腟感染症（例：腟炎，ヘルペス）
　　腟異物
　　腟外傷
　　腺疾患
　出血性疾患

無排卵性出血
　視床下部-下垂体機能不全
　　生理的無排卵性出血（初経前後，閉経前後）
　　甲状腺疾患
　　高プロラクチン血症
　　ストレス
　　Cushing症候群（コルチゾール過剰）
　　副腎腫瘍，卵巣腫瘍（アンドロゲン過剰）
　卵巣機能不全
　　卵巣不全

卵巣腫瘍
多嚢胞性卵巣症候群

期(エストロゲン依存)と分泌期(プロゲステロン依存)がある．排卵性出血は通常，子宮，子宮頸部，腟の**解剖学的異常**か**出血性疾患**によるものである(第73章参照)．

C. **無排卵性出血**は正常に排卵していない患者に生じる．通常，内分泌系の臓器のいずれかの異常を示唆する．排卵がうまく起こらない場合，エストロゲンがしばしば長期間にわたりプロゲステロンを欠いた状態で存在しており，"無抑制のエストロゲン作用"を発現する．無抑制のエストロゲン作用によって子宮内膜は増殖期が続き，組織が周期的に脱落する．出血のパターンはさまざまであるが，しばしば間隔と出血量が異常になる．

1. **視床下部-下垂体機能不全**　甲状腺疾患，高プロラクチン血症，アンドロゲン過剰，コルチゾール過剰，ストレス(感情，体重減少に関連する，あるいは労作に関連する)は視床下部リズムを妨げ，無排卵となる．
2. **卵巣機能不全**　卵巣腫瘍，多嚢胞性卵巣症候群，卵巣不全(閉経，早期卵巣不全)は，無排卵性性器出血の原因となる場合がある．

> **HOT KEY**　初経前後および閉経前後の患者には，正常加齢に伴う生理的無排卵性出血が生じる．思春期の少女が初経後1〜2年間に無排卵，月経過多，月経不順を経験するのはよくあることである．同様に閉経前後の女性は無排卵となり，数年間月経不順を生じることがある．

## III 患者へのアプローチ

図46-1では，不正性器出血の患者を評価するための順を追ったアプローチを示した．

### A. 病歴をとり，全身を診察する
1. 現在の月経のパターンはどうなっているか？　以前のパターンはどうか？　性交後出血の既往はあるか？
2. 関連症状はあるか？
3. 体重の変化，定期的な運動，過度のストレスに関して何か気づいたことがあるか？

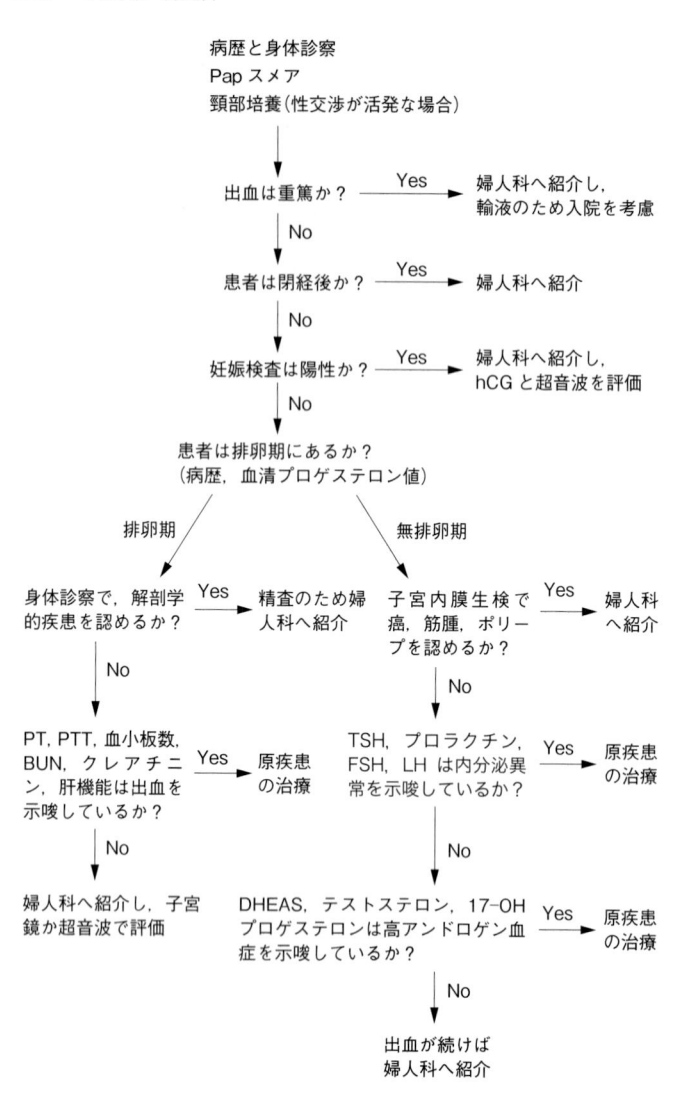

```
病歴と身体診察
Pap スメア
頸部培養（性交渉が活発な場合）
              │
              ▼
        出血は重篤か？ ──Yes──▶ 婦人科へ紹介し，
              │                  輸液のため入院を考慮
              No
              ▼
        患者は閉経後か？ ──Yes──▶ 婦人科へ紹介
              │
              No
              ▼
        妊娠検査は陽性か？ ──Yes──▶ 婦人科へ紹介し，
              │                    hCG と超音波を評価
              No
              ▼
     患者は排卵期にあるか？
     （病歴，血清プロゲステロン値）
         │                │
       排卵期            無排卵期
         ▼                ▼
```

排卵期側:
- 身体診察で，解剖学的疾患を認めるか？ ──Yes──▶ 精査のため婦人科へ紹介
  - No
- PT, PTT, 血小板数, BUN, クレアチニン, 肝機能は出血を示唆しているか？ ──Yes──▶ 原疾患の治療
  - No
- 婦人科へ紹介し，子宮鏡か超音波で評価

無排卵期側:
- 子宮内膜生検で癌，筋腫，ポリープを認めるか？ ──Yes──▶ 婦人科へ紹介
  - No
- TSH, プロラクチン, FSH, LH は内分泌異常を示唆しているか？ ──Yes──▶ 原疾患の治療
  - No
- DHEAS, テストステロン, 17-OH プロゲステロンは高アンドロゲン血症を示唆しているか？ ──Yes──▶ 原疾患の治療
  - No
- 出血が続けば婦人科へ紹介

**図 46-1** 異常な性器出血を伴う患者へのアプローチ．BUN：blood urea nitrogen（血中尿素窒素），DHEAS：dehydroepiandrosterone sulfate（デヒドロエピアンドロステロン硫酸塩），FSH：follicle-stimulating hormone（卵胞刺激ホルモン），hCG：human chorionic gonadotropin（ヒト絨毛性ゴナドトロピン），LH：luteinizing hormone（黄体化ホルモン），PT：prothrombin time（プロトロンビン時間），PTT：partial thromboplastin time（部分トロンボプラスチン時間），TSH：thyroid-stimulating hormone（甲状腺刺激ホルモン）．

> **HOT KEY** 月経前症状（例：乳房圧痛，気分変調，腹満，疝痛）は排卵に伴って生じ，排卵性出血を示唆する．無排卵性の患者はしばしば月経前症状がない．

> **HOT KEY** 身体所見上で高度の出血が考えられる患者（例：起立性低血圧，蒼白，活動性出血）は輸液を行い，入院のうえ，婦人科医による緊急な治療が必要である．

4. 妊娠出産歴，手術歴，内科的既往，服薬歴は？ Pap スメア（頸部細胞診）で異常を指摘されたことがあるか？ 新しい性交渉相手ができたか？

**B. 出血の解剖学的原因を精査する．**

1. 内診をし，Pap スメア（頸部細胞診）を施行する．
2. 性的に活発な（sexually active）患者であれば，骨盤炎症性疾患（pelvic inflammatory disease：PID）を除外するために**頸管培養**を施行すべきである．

**C. 鑑別診断を絞る**

1. **妊娠関連出血を除外**するために**妊娠反応検査**を施行する．生殖可能年齢の女性に生じた不正性器出血は，全例妊娠反応検査を施行すべきである．陽性ならば産婦人科医へ紹介する．これらの患者はヒト絨毛性ゴナドトロピン（human chorionic gonadotropin：hCG）定量と超音波検査を評価し，流産，子宮外妊娠，絨毛性疾患を除外する必要がある．
2. 医原性出血を除外する．抗凝固薬，選択的セロトニン再取り込み阻害薬（selective serotonin reuptake inhibitor：SSRI），タモキシフェン，経口避妊薬やホルモン代替療法でのホルモン薬は，出血のパターンを変化させることがある．これらの薬物や，イチョウや大豆製品のような栄養補助食品を用いていないかどうか患者に尋ねる．
3. **排卵の状態を判断する** 排卵の状態について検査すべきかどうかを判断するには，**病歴**がしばしば有用である．しかし排卵の状態が不明瞭であれば，次の月経周期（分泌期を通して）の 1 週間前に**血清プロゲステロン値**を検査する．5 ng/mL 以上であれば排卵している．

**D. 追加の臨床検査と画像検査を適切にオーダーする．**

1. **排卵性出血** 腟，頸部，子宮，出血素因について異常がないかど

うか評価する．病歴，身体診察，臨床検査所見から診断がつかなければ婦人科医へ紹介し，子宮の画像検査を依頼する（子宮鏡，超音波）．

2. **無排卵性出血** 閉経後の女性は，精査と子宮内容除去術の適応について婦人科医へ紹介する．

   a. **子宮内膜生検** 1年以上無排卵の患者では，無抑制のエストロゲンは子宮内膜過形成や子宮内膜癌の強いリスクファクターであるため，全例で子宮内膜生検を考慮すべきである．
      (1) 生検で癌，ポリープ，筋腫を認めることがある．この場合は婦人科医へ紹介する．
      (2) エストロゲン高値の患者は通常，子宮内膜が肥厚しており，一方エストロゲン低値の患者では菲薄化している．子宮内膜の菲薄化は内分泌系の異常を示唆している．

   b. **内分泌系機能不全の評価** 子宮内膜生検で癌，ポリープ，筋腫を認めなければ，慢性無排卵の患者であれば内分泌的異常によってホルモン系が障害されていないかどうか評価する．以下の検査を施行すべきである．
      (1) **甲状腺刺激ホルモン**（thyroid-stimulating hormone：TSH）値は甲状腺機能亢進症または甲状腺機能低下症の評価に用いる．
      (2) **プロラクチン値**は高プロラクチン血症の評価に用いる．
      (3) **卵胞刺激ホルモン**（follicle-stimulating hormone：FSH）値と**黄体化ホルモン**（luteinizing hormone：LH）値を測定する．
         (a) FSH が 40 IU/L 以上であれば卵巣不全を示唆している．
         (b) LH/FSH 比が 2：1 以上であれば多嚢胞性卵巣症候群である．

   c. **高アンドロゲン血症の評価** 内分泌系に異常を認めない，あるいは高アンドロゲン血症の所見（例：多毛症，男性化）のある患者では，**デヒドロエピアンドロステロン硫酸塩**（dehydroepiandrosterone sulfate：**DHEAS）値，テストステロン値，17-OH プロゲステロン値**を測定すべきである．
      (1) 急性発症の高アンドロゲン血症では，テストステロン値の増加ないしは DHEAS 値の上昇があれば，副腎か卵巣のアンドロゲン産生腫瘍の可能性があり，婦人科医へ紹介する．
      (2) DHEAS や 17-OH プロゲステロンの上昇があれば，副腎酵素欠損症を示唆している．

## Ⅳ 治療

**A. 排卵性出血** 月経過多の内科的治療として,非ステロイド性抗炎症薬(nonsteroidal anti-inflammatory drug:NSAID)やプロゲステロン放出性の子宮内避妊具(intrauterine device:IUD)がある.外科的治療としては,解剖学的異常の整復がある.特別な出血性疾患がある場合には血液内科医へ紹介する.

**B. 無排卵性出血** 根本的治療は個々の疾患ごとによって異なる.

1. **経過観察** 初経前後の軽度の出血は数か月以内に正常化する.
2. **経口避妊薬**
   a. **軽度〜中等度の出血**は通常,複合経口避妊薬(すなわち,エストロゲンとプロゲステロンが含まれている避妊薬)で対応可能である.1日1剤を内服する.
   b. **中等度〜重度**の出血であるが初経前後の場合には,21日分を1パッケージとした複合経口避妊薬を用いる.一錠に30 μgのエストロゲンを含む.1錠を1日3回内服し,7日間継続する.その後7日間中断する.消退出血(しばしば重篤である)の後,新たなパッケージを開始する.これは1日1錠を連日内服する.3〜6か月後に正常周期が始まれば,患者の希望によって経口避妊薬の治療を終了する.
   c. 慢性無排卵患者の月経周期を調節するのに,経口避妊薬は有効な手法である.副作用ではあるが,想定される有益な副作用として避妊と高アンドロゲン血症の改善がある.
3. **プロゲステロン補充療法**
   a. 毎月のアンドロゲン補充療法は,慢性無排卵で経口避妊薬が禁忌または希望しない場合に用いる.酢酸メドロキシプロゲステロン10 mgを連日またはミクロ化プロゲステロン200 μgを毎月12日間同時期に内服する.この方法では避妊できない.
   b. 毎月のプロゲステロン補充療法は,閉経前後の非排卵性出血患者に適応となる.消退出血が軽快(通常,治療開始後3〜12か月後)したら,完全閉経(卵巣不全)を迎えたことになる.

> **HOT KEY** 閉経前後の女性にプロゲステロン補充療法を開始する前に,子宮内膜生検(癌,ポリープ,筋腫を除外するため)を施行すべきである.

   c. 1回の無排卵(妊娠以外の)で重度の出血を生じている患者に対

して，慢性無排卵がなくとも 12 日間のプロゲステロン療法を用いることがある．

## Ⅴ フォローアップと紹介

**A. フォローアップ**　診断が確定し出血が安全に制御できるようになるまで，1〜2週ごとに診察する．

**B.** 婦人科への**紹介**は，不正性器出血の精査（**図 46-1 参照**）の過程においてさまざまな条件から適応となる．また診断や治療方針がはっきりしない場合は，常に紹介の適応である．閉経後女性の性器出血は全例，婦人科医へ紹介する．

### 参考文献

Albers JR, Hull SK, Wesley RM. Abnormal uterine bleeding. *Am Fam Physician* 2004;69(8):1915–1926.

Hatusaka H. The evaluation of abnormal uterine bleeding. *Clin Obstet Gynecol* 2005;48(2):258–273.

# 第47章 女性の骨盤痛と月経困難症

## I はじめに
**A. 骨盤痛**は婦人科外来受診者のうち実に1/3にみられ，プライマリ・ケア医がよく診る主訴でもある．

**B. 月経困難症**(いわゆる月経痛) 女性の45〜95%が経験し，10%は重症で日常生活に支障をきたすほどである．

## II 鑑別診断
**A. 急性骨盤痛** 急性骨盤痛の患者は，片側または両側の疼痛，発熱，起立性バイタルサイン変化，白血球(white blood cell：WBC)増加，腟出血，帯下(腟分泌物)を生じる．原因は，卵巣，卵管，骨盤外(すなわち，関連痛)に分類される．

1. **卵巣由来**は卵巣捻転，卵巣嚢胞破裂がある．
2. **卵管由来**は子宮外妊娠，骨盤炎症性疾患(pelvic inflammatory disease：PID)がある．
3. **骨盤外由来**は虫垂炎，腸管虚血，腎結石，尿路感染症(urinary tract infection：UTI)がある．

> **HOT KEY**
> 急性骨盤痛の多くの原因に対して，重篤な合併症を防ぐために緊急の対応が必要である．子宮外妊娠は大量出血を，骨盤炎症性疾患(PID)は敗血症と不妊を生じることがあり，卵巣捻転は卵巣摘出を要することがある．

**B. 亜急性，慢性骨盤痛**は原発性月経困難症，二次性月経困難症，月経に関係しない骨盤痛に分類される．

1. **原発性月経困難症**(すなわち，**基礎臓器疾患のない月経症**)は，月経中に子宮内膜細胞から分泌される子宮プロスタグランジンによると考えられている．プロスタグランジンによって不規則な子宮筋収縮が生じる結果，子宮血流が減少して子宮内膜虚血に至る．
   a. 通常，初経後数か月の間に月経痛を経験する．
   b. 疼痛は月経開始とともに始まり，2〜3日続く．通常は下腹部

の疝痛で背部から大腿内側に放散する．頭痛，疲労，悪心，（疼痛を伴う）下痢などを伴うこともある．

2. **二次性月経困難症**は**器質的因子**によって生じる月経痛である．痛みのない月経から数年後に月経痛を生じるようになった女性には，二次性月経困難症を疑う．女性では性交疼痛症，中間期出血，月経過多，性交後出血もまた認める場合もある．二次性月経困難症の原因は次のようなものがある．

   a. **子宮内膜症**は機能性子宮内膜組織が子宮外（例：腹膜，腸管壁，膀胱，卵巣）に存在するものをいう．月経周期の間，ホルモンが子宮外組織にも作用し，疼痛を生じるようになる．

   b. **子宮腺筋症**は機能性子宮内膜組織が子宮筋層内に存在するものをいう．子宮内膜症と同様に，ホルモンの影響により月経時に疼痛を生じる．

   c. **子宮筋腫**（子宮類線維腫）は子宮の平滑筋腫で，増殖とともに疼痛を生じる．

   d. **卵巣嚢腫**は急速に増大した場合や，捻転した場合に疼痛を生じることがある．

   e. **先天的異常**では正常月経血の流出が妨げられて貯留し，閉塞部の上方で圧を生じる．

   f. **子宮内膜ポリープ**は子宮内膜組織がわずかに増殖したもので，疼痛を伴うことがある．

3. **月経に関係しない骨盤痛**　一定にまたは不定期に月経周期と無関係な疼痛を生じる．

   a. **婦人科的原因**には妊娠，骨盤炎症性疾患（PID），**子宮内避妊具**（intrauterine device：**IUD**）がある．妊娠中の女性が不快感，軽度の悪心，疲労感を訴えることはしばしばあるが，新規に疼痛を訴える場合には婦人科医へ直ちにコンサルトする．

   b. **泌尿器科的原因**には**尿路感染症**（UTI），**間質性膀胱炎**，**腎結石**がある．

   c. **消化器的原因**には**炎症性腸疾患**，**過敏性腸症候群**，**便秘**がある．

   d. **筋骨格系疾患**には腹壁や腰背部の筋肉痛が骨盤痛の原因となる場合がある．

   e. **慢性骨盤痛**は器質的病変がないのに6か月以上にわたる疼痛が続く場合をいう．

# III 患者へのアプローチ

## A. 急性骨盤痛

1. **病歴と身体診察**　詳細な病歴と身体診察は必須である．急性骨盤

> **HOT KEY** 慢性骨盤痛を周期性(原発性月経困難症,続発性月経困難症)と非周期性(非月経痛)に分類することは有用であるが,慢性骨盤痛の様式は原因によってさまざまである.

痛患者へのアプローチは,急性腹痛の患者へのそれと類似している(第31章のⅢ A, B参照).

**2. 臨床検査**

**a. 妊娠検査** 尿中ヒト絨毛性ゴナドトロピン(human chorionic gonadotropin:hCG)妊娠検査が陰性ならば,血清hCG値を測定して子宮外妊娠を除外する(尿中hCGは妊娠第6週までは陰性の場合がある)[訳注:最近の尿中hCGは微量でも検出されるため,偽陰性はより少なくなっている].

**b. 尿検査,全血算**(complete blood count:CBC)と**分画,血沈**(赤沈,erythrocyte sedimentation test:ESR)は,すべての患者に施行する.通常,ESRは骨盤炎症性疾患(PID)で亢進している.

**3. 画像所見** 子宮外妊娠,虫垂炎や虫垂膿瘍,あるいは疼痛の原因がわからない場合,**超音波**や**CTスキャン**の適応となる.

**B. 慢性骨盤痛**(図47-1) 慢性骨盤痛の患者では全員,詳細な**病歴**をとり,内診を含む**身体所見**をとる.加えて,性行動の活発な患者では,全例に妊娠反応のほかに頸管培養を施行し,淋菌(*Neisseria gonorrhoeae*)および*Chlamydia trachomatis*を検索する(PIDの可能性を評価).そのうえで,得られた情報を踏まえて以下の3つの診断的分類のいずれかに振り分ける.

**1. 原発性月経困難症** 病歴,身体診察,頸部培養,妊娠検査を行っても原因がわからない場合,原発性月経困難症として治療を開始するのがよい.

**2. 続発性月経困難症** 身体診察が原因をはっきりさせるのに役立つ.

**a. 子宮内膜症** 局所の圧痛を診察で認めたり,子宮仙骨靱帯を触知することで小結節形成を認める.診断は腹腔鏡でのみ確定できる.

**b. 先天的形態異常**は視診で認めることがある.

**c. 子宮平滑筋腫と卵巣嚢腫**は双合診でしばしば触知できる.

**3. 非月経性骨盤痛**

**a. 消化器疾患** 患者は既往歴に便秘(あるいは便秘と下痢を繰り返す),悪心,メレナ,直腸出血,ストレス誘発症状をもつこ

```
妊娠反応陽性? ──Yes──→ 婦人科へ紹介
        │No
        ▼
子宮頸管培養は陽性? ──Yes──→ PIDの治療
        │No
        ▼
周期性の症状はあるか?
    │No          │Yes
    ▼            ▼
非月経性骨盤痛:原   器質性疾患が病歴と身体
因検索を進める      診察から疑われるか?
                 │No          │Yes
                 ▼            ▼
            原発性月経困難症:    続発性月経困難症:
            NSAIDや経口避妊薬   婦人科へ紹介
            で治療
```

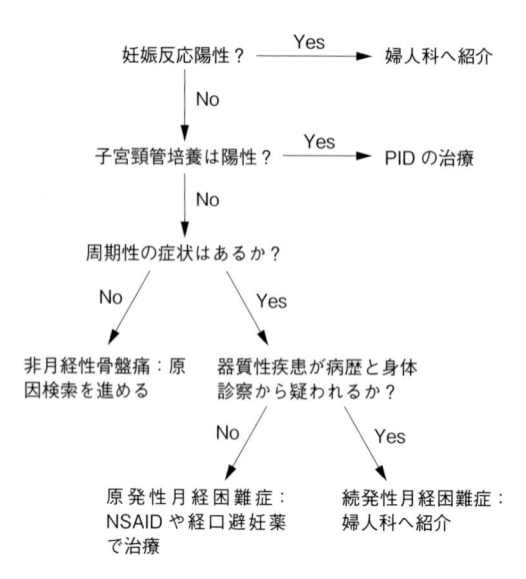

図47-1 慢性骨盤痛患者へのアプローチ. NSAID: nonsteroidal anti-inflammatory drugs（非ステロイド性抗炎薬）, PID: pelvic inflammatory disease（骨盤炎症性疾患）.

とがある。これらの症状があれば、より広範な消化器科的精査が必要である。

**b. 尿路感染症 (UTI)** 尿所見と尿培養で UTI を除外する.
**c. PID** は診察によって PID の既往, 子宮頸管帯下, 子宮頸部可動圧痛, あるいは感染の全身性所見があれば示唆される.
**d. 筋骨格系の痛み** 筋骨格系の原因は, 診察で明らかにできる (下腹部や骨盤底筋群はそれぞれの部位で圧痛を示す).

## IV 治療

**A. 骨盤炎症性疾患 (PID)** は妊娠しておらず, 発熱がなく, 膿瘍や腹膜炎の所見がない患者では, 基本的に外来において治療可能であり, 経口抗菌薬による治療に反応する. 抗菌薬はクラミジアと淋菌をカバーするものでなければならない. 代表例は**セフトリアキソン** 250 mg を単回筋注し［訳注:筋注はわが国では保険適応外］, その後, **ドキシサイクリン** 100 mg を 1 日 2 回内服 ＋ **メトロニダゾール** 500 mg を 1 日 2 回内服を 14 日間続ける. 代替処方としては, フルロキノロン系 (例:レボフロキサシン 500 mg を 1 日 1 回内服 ＋ メト

ロニダゾールを 14 日間)，あるいはアジスロマイシン(例：1 g 経口 + セフトリアキソン 250 mg 筋注 — 特にドキシサイクリンを完全に 14 日間内服できなかった場合).

**B. 原発性月経困難症**

1. **非ステロイド性抗炎症薬**(nonsteroidal anti-inflammatory drug：NSAID)は初期治療として選択され，症例の 70％で有効である．主な処方としては，**ナプロキセン 500 mg** を経口(上限量 1,000 mg／日)，あるいはメフェナム酸 250 mg を月経開始から 2〜3 日間内服する．
2. **経口避妊薬**　NSAID に反応しなかったり，避妊を希望する患者では，経口避妊薬を用いる．症状は劇的に改善する．
3. **レボノルゲストレル徐放性の子宮内避妊具**(IUD)　月経量の減少とともに月経困難症が大幅に改善する．しかし，非ホルモン性 IUD は実際には月経困難症を**増悪させる**こともあり，この場合は次に述べるように IUD を取り除くことで疼痛が改善する．
4. **代替治療**には温熱療法，チアミン補充，マグネシウム補充，ビタミン E 補充がある．

**C. 続発性月経困難症**　薬物治療(多くは経口避妊薬)で続発性月経困難症の症状の多くを改善できる．しかし妊娠を希望する場合は外科的治療を選択する(この病態は妊孕性に影響することもある)．治療は婦人科へ依頼する．

**D. 非月経性骨盤痛**　原因に応じた治療法を選択する．

1. **PID**，**UTI** は適切な抗菌薬で治療する．
2. **IUD** は，不快感の原因となっているようであれば取り除く．
3. **便秘**，**過敏性腸症候群**は食物繊維を多く摂取させる．
4. **慢性骨盤痛**は除外診断であり，よく解明されていない症候群である．婦人科医に紹介するのが最適である．さまざまな内科的，外科的，心理社会的治療に反応することがある．

# Ⅴ フォローアップと紹介

**A.** 妊娠している急性骨盤痛患者と**卵巣捻転**が疑われる患者は，**直ちに婦人科へコンサルト**する．

**B.** 原発性月経困難症の患者で経口避妊薬と非ステロイド性抗炎症薬(NSAID)でも疼痛が改善しない場合は，診断的腹腔鏡による精査目的で婦人科へ紹介する．続発性月経困難症の患者では，原因のいかんにかかわらず，あるいは治療効果にかかわらず，婦人科へ紹介する．

**C.** 身体診察で**消化器症状**や**腹膜炎の所見**(例：反跳痛，筋硬直，筋性

防御)を認める場合は,画像による精査(例:超音波,CT)とともに**直ちに外科へコンサルト**する.

## 参考文献

ACOG Committee on Practice Bulletins-Gynecolgy: ACOG Practice Bulletin No. 51: Chronic Pelvic Pain. *Obstet Gynecol* 2004;103(3):589–605.

Proctor M, Farquahar C. Diagnosis and management of dysmenorrhea. *BMJ* 2006; 332(7550):1134–1138.

# 第48章 帯下の異常

## **I** はじめに

**A.** 帯下の異常は通常，**腟炎**(腟壁の炎症)によるものであり，感染症，萎縮性腟炎，化学物質や異物の刺激などが原因である．頻度は多くないものの，子宮頸部や腟の癌，子宮内膜疾患でもみられる．感染性腟炎には次の3つがある．**細菌性腟炎，外陰腟カンジダ症，腟トリコモナス症**である．

**B.** 病態生理として通常，正常の腟分泌物は透明か白色，無臭で，粘性がある．月経周期の黄体期や妊娠によってプロゲステロンが産生されると，帯下が生理学的に変化する．濃度が増し，より白色調も強くなり，量も増加する．**異常な帯下は通常，黄色，灰白色，緑色で，量は多く**，瘙痒，外陰部刺激痛，性交疼痛症，排尿障害，腟汚臭を伴う．

## **II** 鑑別診断

帯下の異常は，腟，子宮頸部，子宮からの分泌の増加あるいは変化をきたす何らかの原因によって生じる(表48-1)．

表48-1 異常な帯下の鑑別診断

```
感染性腟炎
  細菌性腟炎
  外陰腟カンジダ症
  腟トリコモナス症
化学物質刺激/異物
萎縮性腟炎
頸管炎と骨盤炎症性疾患(pelvic inflammatory disease：PID)
  淋菌(Neisseria gonorrhoeae)
  Chlamydia trachomatis
単純ヘルペスウイルス(helpes simplex virus：HSV)感染
ヒトパピローマウイルス(human papillomavirus：HPV)感染(尖形コンジローム)
子宮頸癌，腟癌
子宮内膜疾患(癌，ポリープ，子宮内避妊具)
```

**A. 腟炎**
 1. **感染性腟炎**は，帯下の異常をきたす原因として最も頻度が高い．
    a. **細菌性腟炎**は最も頻度の高い腟炎であり，**正常細菌叢の破綻**による．性感染症ではない．嫌気性菌とグラム陰性菌〔例：*Gardnerella vaginalis*，バクテロイデス属(*Bacteroides*)，ペプトストレプトコッカス属(*Peptostreptococcus*)，*Mycoplasma hominis*〕が過剰増殖することにより，腟内 pH が上昇する．無症状の場合もあるが，**瘙痒感**，**"魚のような"**におい，**白色の分泌物**を生じることもある．
    b. **外陰腟カンジダ症**(*Candida vulvovaginitis*)は感染性腟炎の原因として 2 番目に多く，真菌の鵞口瘡カンジダ(*Candida albicans*)による．
       (1) 通常，**白色でカテージチーズ様の帯下**や，**外陰部の紅斑あるいは腟の発赤，瘙痒**を生じる．
       (2) 症候性感染のリスクファクターとしては，**妊娠，糖尿病，経口避妊薬，抗菌薬やコルチコステロイドの使用，きつい服の着用**が挙げられる．
    c. **腟トリコモナス症**は鞭毛虫の腟トリコモナス(*Trichomonas vaginalis*)による．通常，性行為感染症である．
       (1) 無症状の場合もあるが，**多量の黄色や緑色で泡状の帯下**や，**腟の発赤と瘙痒，排尿障害，性交疼痛症**，**"イチゴ状頸管"**(すなわち，strawberry cervix；子宮頸部の紅斑と点状出血．まれな所見)を認めることもある．
 2. **腟刺激痛** 活発な性行動，腟洗浄，タンポン留置，子宮内避妊具，殺精子薬，抗真菌療法などの局所薬物は，いずれも腟組織を刺激し，不快感の有無にかかわらず，異常な帯下を生じる原因となる．
 3. **萎縮性腟炎**は高齢者の帯下の一般的な原因である．エストロゲンの刺激が欠乏すると，腟は萎縮して脆弱化する．通常，**少量の黄茶色の帯下**を認める．**排尿障害，腟瘙痒感，性交疼痛症**も同様に生じる．
**B. 頸管炎や骨盤炎症性疾患**(pelvic inflammatory disease：PID)は**淋菌**(*Neisseria gonorrhoeae*)や *Chlamydia trachomatis* 感染が原因で，頸管分泌物の増加を生じ，帯下となる．子宮頸管炎と PID は通常**頸部の可動痛や付属器の圧痛，膿性の頸管分泌物**を生じる．
**C.** 単純ヘルペス(herpes simplex virus：HSV)，ヒトパピローマウイルス(human papillomavirus：HPV)は帯下と関係している場合がある．通常，いずれも視診で特徴的な病変を確認できる．
**D. 子宮頸癌，腟癌，子宮内膜疾患**はまれであるが，帯下の重要な原因

である.

## III 患者へのアプローチ

目的は，帯下が腟炎によるのか，それとも頻度は少ないものの，より危険な疾患によるのかを判断することにある.

**A. 病歴** 詳細な病歴が必須である．次の項目に焦点を絞る.
1. **帯下の性状**（すなわち，量，色調，期間，におい）
2. **随伴症状**（例：瘙痒感，排尿障害，性交疼痛症，腹痛，発熱）
3. **婦人科的既往**（すなわち，性交歴，月経歴，以前の帯下，タンポンの使用，腟洗浄）
4. **薬物歴**
5. **内科的既往**（すなわち，慢性疾患）
6. **最終月経** 妊娠していれば多くの場合，治療方針が変わってしまう.

**B. 身体診察**
1. **腟鏡診**は頸管分泌物やポリープ，ヘルペスのほか，尖形コンジローム，子宮頸部異形成が疑われる病変がないか視診する．スワブを頸管に挿入した際に黄色から緑色の滲出液を認めれば，頸管炎が存在する.
2. **双合診**は付属器，子宮，頸管可動圧痛があれば，帯下の原因として骨盤炎症性疾患（PID）が存在していることを示唆する.

**C. 臨床検査**
1. **分泌物スワブ**は腟から採取し，顕微鏡用に分けたスライド2枚を作成する.
    a. **水酸化カリウム**（potassium hydroxide：KOH）**プレパラート〔臭気（"whiff"）試験〕**にはKOH溶液をスライドに1滴滴下する．魚のようなにおいを認めれば，細菌性腟炎を示唆する.
    b. **湿性プレパラート** もう1枚のスライドには通常の食塩液を滴下し，帯下のpHを測定する．pHが4.5以上であれば細菌性腟炎かトリコモナス感染症の可能性がある.
2. **顕微鏡所見** どちらのスライドも顕微鏡で検鏡する．**表48-2**に示した診断基準に顕微鏡所見が合致すれば診断の補助になるが，スライド内に病原体が認められなくとも除外はできない.
3. **培養**はカンジダやトリコモナスの感染を検出するには，検鏡よりも感度が高い.

## IV 治療

**A. 感染性腟炎**は**抗菌薬**または**抗真菌薬**で治療する．代表的な処方例を，

3つの疾患について**表 48-3** に示した.

> **HOT KEY**
> 感染性腟炎の三大原因は症状や所見が似ており,診断ミスや不適切な治療を防ぐためには,表 48-2 の診断基準に従うことが重要である.

**表 48-2 主な感染性腟炎の診断基準**

| 疾患 | 診断基準 |
| --- | --- |
| 感染性腟炎 | Amsel の基準[*1]<br>1. pH > 4.5<br>2. 湿性プレパラートでの clue cell 所見[*2]<br>3. 臭気("whiff")試験陽性<br>4. 濃度が薄く,白色で均一な帯下の散在を認める |
| 外陰腟カンジダ症 | 菌糸や分芽した胞子を KOH プレパラートで認める<br>または<br>培養陽性 |
| 腟トリコモナス症 | 活動するトリコモナス虫体を湿性プレパラートで認める<br>または<br>培養陽性 |

KOH:水酸化カリウム
[*1] 4 項目中 3 項目以上を満たす必要がある.
[*2] [訳注:clue cell とは,グラム陰性桿菌が腟上皮細胞の周辺に集簇する所見をいう]

> **HOT KEY**
> 治療開始前に,妊娠の有無を確認すること.治療薬のなかには妊娠中の使用が禁忌のものがある.

**B. 萎縮性腟炎**で症状がほとんどなければ,必ずしも治療する必要はない.しかし,外用剤(2〜4 g を腟内挿入,毎日,2 週間),腟剤,リングなどの**局所エストロゲン療法**が通常,奏効する.**腟潤滑薬**も自覚症状を改善する.

**C. 骨盤炎症性疾患**(PID) 第 47 章の IV A を参照.

表 48-3 感染性腟炎の処方例

| 疾患 | 薬物 | 剤形 | 投与量 |
|---|---|---|---|
| 細菌性腟炎*1 | メトロニダゾール*2 | 経口 | 500 mg を 1 日 2 回, 7 日間, または 2 g を 1 回投与 |
| | | 0.75%軟膏 | 5 g を腟内投与 1 日 2 回, 5 日間[訳注:わが国では腟錠がある] |
| | クリンダマイシン | 経口 | 300 mg を 1 日 2 回, 7 日間 |
| | | 2%徐放性クリーム | 5 g を 1 回投与 |
| 外陰腟カンジダ症*3 | クロトリマゾール | 500 mg 腟錠 | 1 錠 1 回投与 |
| | | 200 mg 腟錠 | 1 錠就寝前投与 3 日間 |
| | | 100 mg 腟錠 | 1 錠就寝前投与 7 日間 |
| | ミコナゾール | 200 mg 腟錠 | 1 錠就寝前投与 3 日間 |
| | | 100 mg 腟錠 | 1 錠就寝前投与 7 日間 |
| | butoconazole | 2%徐放性クリーム | 5 g を腟内投与 1 回 |
| | teroconazole | 0.8%クリーム | 5 g を腟内投与就寝前 3 日間 |
| | フルコナゾール*4 | 経口 | 150 mg を 1 回投与 |
| 腟トリコモナス症*5 | メトロニダゾール*2 | 経口 | 2 g を 1 回投与または 500 mg を 1 日 2 回, 7 日間 |
| | tinidazole 500 mg | 経口 | 4 錠 1 回投与 |

*1 妊婦に対する治療の必要性があるかどうかについては結論が出ていない.
*2 メトロニダゾールは第 1 三半期の妊婦には禁忌で, またアルコールと一緒に内服すべきではない.
*3 妊娠第 1 三半期の患者では外陰腟カンジダ症 (Candida vulvovaginitis) への治療は行わない.
*4 フルコナゾールは妊娠中には使用しない.
*5 患者とパートナーを一緒に治療する.

**D. 頸管炎，単純ヘルペスウイルス（HSV）感染，ヒトパピローマウイルス（HPV）感染** 第81章を参照．

## Ⅴ フォローアップと紹介

**A. フォローアップ** 適切に治療されていれば，定期的なフォローアップは不要である．

**B. 紹介**

1. 診断がつかないか，治療後も異常な帯下が持続する場合は，婦人科へ紹介する．
2. 子宮頸癌，腟癌，子宮内膜疾患が疑われる患者は，速やかに婦人科へ紹介する必要がある．

### 参考文献

ACOG Committee on Practice Bulletins—gynecology: Clinical management guidelines for obstetrician-gynecologists, Number 72: vaginitis. *Obstet Gynecol* 2006; 107(5):1195–1206.

Owen MK, Clenney TL. Management of vaginitis. *Am Fam Physician* 2004;70(11): 2125–2132.

# 第49章 尿失禁

## I はじめに

**A. 尿失禁**は不随意の尿排泄のことで，失禁の起こる**頻度**や**失禁量**に応じて社会的・衛生的な問題を生じる．

**B. 発生頻度および疫学** 多くの患者は医師にこのような問題についての相談を躊躇するため，尿失禁の罹患率を評価することはむずかしい．

1. 米国では**総人口の5～15%**が罹患していると見積もられている．
2. 尿失禁は**高齢者に多く**，市中の高齢者の15～30%，介護施設にいる高齢者の少なくとも50%が罹患している．

> **HOT KEY**
> 高齢者には必ず尿失禁がないかどうか問診する．

**C. 排尿の生理学** 排尿抑制は反応性のある膀胱壁と機能的な尿道括約筋の働きによる．括約筋は随意の骨格筋と不随意の平滑筋の両方で構成される．

1. **膀胱壁** 排尿筋が膀胱壁をかたちづくり，3層の平滑筋からなる．
   a. **副交感神経刺激**は排尿筋の収縮をもたらす．**排尿**は脳幹部の反射弓を経由して刺激され，高次皮質の調節で抑制される．
   b. **交感神経（βアドレナリン作動性）刺激**は膀胱腔を広げて排尿筋を弛緩させる．
2. **膀胱頸部と近位尿道交感神経（αアドレナリン作動性）刺激**は膀胱頸部を収縮させて正常な排尿抑制を維持する．
3. **骨盤底筋** 骨盤底の骨格筋は**陰部神経**を介した**随意制御**に支配されている．骨盤底筋の収縮は，腹腔内圧上昇時の膀胱からの尿排出を妨げる．

## II 鑑別診断

**A. 急性尿失禁** 急性尿失禁の原因は次の「記憶のコツ」"DAMNDRIPS"（ああ お漏らし）という言葉で記憶できる．

> **記憶のコツ**
>
> **急性尿失禁の原因は"DAMNDRIPS"**
> **(ああ お漏らし)**
>
> **D**elirium：せん妄
> **A**trophic urethritis or vaginitis：萎縮性尿道炎または腟炎
> **M**edications：薬物(例：鎮静薬, 利尿薬, 抗コリン薬, α作動薬や遮断薬)
> **N**eurologic disorders：神経疾患(例：脊髄圧迫, 馬尾症候群)
> **D**iabetes mellitus or insipidus：糖尿病, 尿崩症
> **R**estricted mobility：活動性低下
> **I**nfection：感染〔例：urinary tract infection(UTI)尿路感染症〕
> **P**sychiatric disorders：精神疾患(例：抑うつ)
> **S**tool impaction：便秘

## B. 慢性尿失禁

1. **切迫性尿失禁** 排尿筋の**過剰反射**(すなわち, 神経疾患に伴う不随意の排尿筋の収縮による)や**不安定性**(すなわち, 神経疾患以外の原因による不随意の排尿筋の収縮による), または尿道括約筋の機能不全は, 随意の収縮では抑えきれない不意の切迫した尿意を生じる.

2. **緊張性尿失禁** 加齢, 多産, 膀胱頸部の術後または**神経疾患による障害**によって骨盤底筋の弛緩と, これに引き続いて起こるのが尿道括約筋の脆弱化である. これらの患者は運動をしているときや, 笑ったり, 咳をしたり, くしゃみをしたときなどに腹腔内圧が上昇し, 尿道内圧が過剰になり失禁する.

3. **溢流性尿失禁** 膀胱流出路の閉塞(例：**前立腺肥大**の結果として)や排尿筋収縮力の低下(例：**糖尿病神経症**の結果として)により膀胱が拡張・充満して溢れる.

4. **全失禁** まれに, どんなときも排尿を止めることができない患者がいる. 神経損傷や尿道括約筋の外科的な破壊, あるいは括約筋を迂回するような瘻孔の形成による.

> **HOT KEY**
>
> 高齢者はしばしば混合性の尿失禁を呈する(すなわち, 複数の機序が影響している).

## III 患者へのアプローチ

**A. 病歴**
1. **急性尿失禁** 問診の最終目標は失禁を引き起こす原因の除外である.
2. **慢性尿失禁** 切迫性尿失禁,緊張性尿失禁,溢流性尿失禁に分類するが,緊張性尿失禁と切迫性尿失禁を併発している患者もみられる.
3. **排尿記録** 特異的な要因,症状,症状に関連した状況を確認するのに有用である.

**B. 身体診察** 次の項目については特に注意して観察する必要がある.
1. **腹部** 膀胱の充満がないかどうか触診する.
2. **直腸診** 便塊の貯留,直腸の緊張,骨盤底の弛緩をみる.
3. **内診** 性器の萎縮(皮膚乾燥や恥毛の欠落に基づく),膀胱脱,直腸脱,子宮脱,それに骨盤内腫瘍の有無をみる.
4. **神経学的診察**
    a. 運動神経および感覚神経の検査,歩行テストを行い,脳卒中や多発性硬化症といった神経疾患の有無を評価する.
    b. 精神的現症を検査し,排尿の必要性を認識できないような認知障害があるかどうかについて評価する.

> **HOT KEY** 急性尿失禁では,転移性腫瘍による脊髄圧迫の可能性を常に考慮する.

5. **ストレス誘発テスト** 膀胱が充満した状態で,立位や砕石位で咳をさせる.瞬間的な失禁は緊張性尿失禁の診断につながり,遅延した,あるいは遷延した尿失禁は切迫性尿失禁のような排尿筋の脆弱化を示唆する.

**C. 臨床検査**
1. **尿検査** 白血球(white blood cell:WBC),細菌,糖,潜血,蛋白についての尿検査を行う.
2. **血液検査** 血清尿素窒素(blood urea nitrogen:BUN)や血清クレアチニン,血糖値を測定する.

**D. 残尿量**(post-void residual:PVR)**測定** これは主に前立腺肥大症の高齢者に行う.残尿量50 mL未満が正常で,200 mL以上を異常とする.中間の50〜200 mLはおそらく異常であるが,個々の基準で解釈すべきである.

**E. 膀胱内圧測定** 膀胱充満時の膀胱および尿道機能の評価に用いる．排尿筋の過剰反射の診断に有用である．

## Ⅳ 治療

### A. 非薬物治療

1. **スケジュール管理**（いわゆる行動療法）は**切迫性尿失禁**の患者にまず試みる．そして一定の間隔で排尿し，膀胱が充満しないように指示する．
2. **骨盤底筋訓練**（Kegel 練習法）は**緊張性尿失禁**の患者にまず用いる．尿道周囲，肛門周囲，腟周囲の筋肉を同時に収縮させるように指導する．一般的には 20 回の収縮を 1 日に 4 回行う．そして 4〜6 週間継続すれば改善がみられることを，患者に説明しておくべきである．
3. **採尿器具** 他の治療に反応せずに症状が続く場合は，コンドームカテーテルや特別な下着などの採尿器具を用いるとよい．

### B. 薬物治療は表 49-1 に要約する．

**表 49-1 尿失禁に対する薬物療法**

| 尿失禁の種類 | 薬物 | 用法用量［訳注：わが国の場合］ |
| --- | --- | --- |
| 切迫性尿失禁 | 塩酸オキシブチニン | 2.5〜5.0 mg を眠前，1 日 3 回まで増量［1 回 2〜3 mg を 1 日 3 回］ |
| | 塩酸オキシブチニン徐放薬 | 5〜15 mg を 1 日 1 回 |
| | 塩酸イミプラミン | 10〜25 mg を眠前で開始し必要に応じて 25〜150 mg まで増量［遺尿症に対してのみ，学童には 1 日 25〜50 mg，分 1〜2，幼児には 1 日 1 回 25 mg］ |
| | 酒石酸トルテロジン | 1〜2 mg を 1 日 2 回［1 日 1 回 4 mg］ |
| | エストロゲン（経口，経皮，局所） | 次の「緊張性尿失禁」の項参照 |

| 緊張性尿失禁 | phenylpropanolamine | 25～50 mg を 1 日 4 回まで可 |
|---|---|---|
| | エストロゲン(経口，経皮，局所) | 結合型エストロゲン 2 g を経腟的に毎日 14 日間，その後週 2 回<br>または<br>結合型エストロゲン 0.3～1.25 mg を経口的に毎日(子宮摘出術を受けていない女性ではプロゲステロンを一緒に)[*1] |
| | 塩酸イミプラミン | 10～25 mg を眠前より開始し，必要に応じて 25～150 mg まで増量[遺尿症に対してのみ適応あり] |
| 溢流性尿失禁 | 塩化ベタネコール | 20～100 mg を 1 日 4 回，毎日[1 日 30～50 mg を分 3～4] |
| | 塩酸テラゾシン | 1～10 mg 毎日[*2][1 日 1 mg から開始し 2 mg に漸増] |
| | 塩酸プラゾシン | 3～12 mg を 1 日 2～3 回に分けて毎日[*3][1 日 1～1.5 mg から開始，1 日 1.5～6 mg まで漸増，分 2～3] |

[*1] 他にも多数の投与方法がある．
[*2] 慣れてきたら増量する．
[*3] 患者は最初の 1 mg は臥位のまま服用する．

## Ⅴ フォローアップと紹介

次のような状況では，泌尿器科医か，女性ならば婦人科医に紹介する．
**A**．内科的治療の失敗
**B**．原因不明の血尿
**C**．原因不明の失禁
**D**．外科的要因が存在する場合(例：瘻孔，著明な前立腺肥大，骨盤底

筋の高度な弛緩，骨盤内臓脱など)
**E.** 尿失禁以外の症状を伴う場合(例：再発性尿路感染，持続性の排尿時刺激症状)

## 参考文献

Nygaard IE, Heeit M. Stress urinary incontinence. *Obstet Gynecol* 2004;104(3):607–620.

Wein AJ, Rackley RR. Overactive bladder: a better understanding of pathophysiology, diagnosis and management. *J Urol* 2006;175(3 pt 2):S5–S10.

# 第50章 避妊

## I はじめに

**A.** 避妊法は多彩である．最適な避妊法を求める患者のために，プライマリ・ケア医はそれぞれの避妊法の短所と長所について精通しておかなければならない．最善の選択に迷う場合は，婦人科医へコンサルトすべきである．

**B.** 医師はカウンセリングにおいて積極的な役割を担うべきで，患者が避妊を話題にするのを待つようではいけない．望まない妊娠や性行為感染症（sexually transmitted diseases：STD）を回避する価値は，どれだけ重視してもしすぎることはない．

## II 避妊法

表50-1に，可逆的で一般的な避妊法のそれぞれの避妊失敗率，長所，短所を示している．避妊法は「記憶のコツ」"COITUS"（性交）で覚える．

> **記憶のコツ**
>
> **避妊法は"COITUS"（性交）**
>
> **C**ondoms and other barrier methods：コンドームやその他のバリア法
> **O**ral contraceptives and other hormonal methods：経口避妊薬やその他のホルモン避妊法
> **I**ntrauterine device(IUD)：子宮内避妊具
> **T**iming methods：タイミング法（周期的禁欲法）
> **U**nprotected(coitus interruptus)：膣外射精（性交中断法）
> **S**urgical methods：手術

**A. バリア法**

**1. コンドーム** ラテックスコンドームは性行為感染症(STD)〔ヒト免疫不全ウイルス（human immunodeficiency virus：HIV）を含む〕を回避する役割を担い，双方がSTDに感染していないと判明している一夫一婦の関係にないすべての性行為を行う患者に対して推奨される．

　**a.** 動物の腸から作られたコンドームは，STDに対してはラテッ

表50-1 避妊法

| 方法 | 作用機序 | 一般的な失敗率* | 適正使用した際の失敗率 | 欠点 | 利点 |
| --- | --- | --- | --- | --- | --- |
| 何もしない | | 85% | | | |
| 周期的禁欲 | 排卵予想日に性交を回避する | 20% | | | 一部のSTDは予防可能 |
| 殺精子薬 | 精子を不活化する | 21% | 6% | 頸部刺激 | |
| ペッサリー (cervical cap) +殺精子薬 | 物理的バリア, 精子の不活化 | 18% | 12% | 頸部刺激, フィットがむずかしい, Papスメア異常 | STDの予防 |
| ペッサリー (diaphragm) +殺精子薬 | 物理的バリア, 精子の不活化 | 18% | 6% | 頸部刺激, UTIのリスク増加 | STDの予防 |
| 男性用コンドーム | 物理的バリア | 12% | 3% | アレルギー反応 | STDの予防 |
| 女性用コンドーム | 物理的バリア | 21% | 5% | 挿入がむずかしい, 使用しにくい | STDの予防, 外性器の保護 |
| 複合経口避妊薬 | 排卵抑制, 頸管粘液と子宮内膜の変化 | 3% | 0.1% | 血栓症, 脳卒中(まれ), 高齢喫煙者の心筋梗塞, 悪心, 頭痛, 抑うつ | 卵巣癌, 子宮内膜癌, PID, 乳腺癌, 鉄欠乏性貧血, 月経困難症の予防 |

| 方法 | 作用機序 | 失敗率（理想的） | 失敗率（実際）* | 副作用・問題点 | 備考 |
|---|---|---|---|---|---|
| プロゲステロン単剤の経口避妊薬 | 頸管粘液と子宮内膜の変化，おそらくは排卵抑制 | | 3% | 0.5% | 不正性器出血がみられる | PID，鉄欠乏性貧血，月経困難症の予防 |
| 子宮内避妊具（IUD）プロゲステロンT（Progestastert®） | 精子の遊走，受精，卵子の移動を抑制 | 2% | 1.5% | 子宮外妊娠の比率が高まる | 月経量と月経困難症の減少 |
| 銅付加T 380A IUD（ParaGard®） | プロゲステロンT避妊具と同じ作用機序 | 0.8% | 0.6% | 子宮破裂（まれ），月経量の増加 | 10年間留置可能 |
| メドロキシプロゲステロン酢酸アセテート（Depo-Provera®） | 排卵の抑制，頸管粘液と子宮内膜の変化 | 0.3% | 0.3% | 月経不順，頭痛，体重増加，痤瘡 | 3か月間有効 |
| レボノルゲストレル皮下インプラント（Norplant®） | プロゲステロン単独経口避妊薬と同様 | 0.09% | 0.09% | 月経不順，頭痛，体重増加，痤瘡，着脱時の問題 | 使用しやすい，可逆性である，5年間有効 |

(Choice of contraceptives. Med Lett Drugs Ther 37(941): 9, 1995 から許可を得て改変)
PID: pelvic inflammatory disease（骨盤炎症性疾患），STD: sexually transmitted disease（性行為感染症），UTI: urinary tract infection（尿路感染症）
* 使用後1年間の偶発的妊娠の比率．（RA Hatcher, et al: Contraceptive Technology, 16th ed. New York, Irvington, 1994, p113 から改変）

クスと同等の避妊能力はない.
  b. 女性用コンドームは男性用コンドームよりも避妊失敗率が高いが,女性外性器のSTD感染を予防する.
 2. **避妊ペッサリーと子宮頸管キャップ**は訓練した医師が調整すべきである.適切な使用はSTDのリスクを下げるが,一方,失敗率はそのほかの方法よりも明らかに高い.
  a. 殺精子薬はペッサリーなどのバリアよりも頸管側に挿入しなければならない.
  b. 性交後6〜8時間は器具をそのまま留置しておく.
  c. 出産後もしくは大きな体重変化の後は,新たなペッサリーを再調整すべきである.
B. **ホルモン避妊法** ホルモン合剤による避妊(エストロゲン+プロゲステロン)として,錠剤,経皮パッチ,腟リングが利用できる[訳注:わが国では貼付剤は未承認].プロゲステロン単剤による避妊法は,錠剤,筋肉注射,レボノルゲストレル含有子宮内避妊具がある.
 1. **経口避妊薬**(oral contraceptive pill:OCP) 医師は多様な種類のOCPに精通している必要がある(**表50-2**).患者はこれらの薬物に対してそれぞれ異なる反応を示すため,副作用が最小限であるうちに他剤へと変更することが必要である.
  a. **作用のメカニズム** OCPには2種類の処方がある.合剤(エストロゲン+プロゲステロン)もしくはプロゲステロン単剤である.
   (1) **合剤**は,中間期の黄体ホルモンの急増(luteinizing hormone surge:LHsurge)を抑制し排卵を回避する.プロゲステロンを含むので頸管粘液の粘着性が増し,子宮内膜の性質を変化させて着床を低下させる.
    (a) 合剤は3相性製剤で利用できる.月経周期を通してエストロゲンとプロゲステロンあるいはその両方の量が変化していくため,効果を減弱させることなくホルモン投与総量を減らせる.
    (b) 新しいプロゲステロン作用物質(nor-gestimate, desogestrel)を用いた合剤では,より量が少なく,かつより副作用が少なくなっている.
   (2) **プロゲステロン単独製剤**は合剤と効果は同等であるが排卵を抑制できず,それゆえ子宮外妊娠の合併率が高い.
  b. **副作用**
   (1) エストロゲンを含む製剤では,**悪心,乳房圧痛,体液貯留**がしばしばみられる.プロゲステロンを含む製剤では,**食**

欲亢進，抑うつ，疲労，痤瘡，多毛症がみられる．
(2) **消退出血**は合剤やプロゲステロン単独製剤の使用開始後3か月間によくみられる．通常，合剤では消退出血は少なくなっていくが，プロゲステロン単独製剤では遷延することもある．不正性器出血が3か月以上遷延する場合は，その他の原因を検索する(第46章参照)．
(3) **血圧上昇** OCP 使用開始後数か月間，さらにその後，年1回は血圧を評価すべきである．高血圧があると合剤によって血圧がさらに上昇しやすく，血圧管理が不良であれば心血管事故のリスクも高まる．35歳以上の女性，喫煙者，あるいは血圧管理が不良な女性で，ホルモン製剤による避妊を希望しておれば，リスクを説明してプロゲステロン単独製剤をすすめる．
(4) **頭痛** OCP によって頭痛の頻度が増加する場合がある．頭痛のある患者は精査が必要である．頭痛が遷延する場合，別の方法を考慮するかプロゲステロン単独製剤へ切り替えるのがよい．プラセボを用いた週にエストロゲンが低用量となる合剤(例：Mircette®)では月経由来片頭痛を改善できる．
(5) **血栓症**は OCP 使用者では静脈血栓症がわずかに増加する．このリスクは喫煙女性で高くなる．

c. **利点** OCP は避妊失敗率の低さに加え，身体的な重要な利点がいくつかある．
(1) 合剤およびプロゲステロン単独製剤のいずれも，月経痛と経血量を減少させ，鉄欠乏性貧血を改善する．加えて，経口避妊薬は子宮外妊娠と骨盤炎症性疾患(pelvic inflammatory disease：PID)のリスクを低くする．
(2) OCP 合剤は卵巣癌，子宮内膜癌，線維嚢胞性乳腺疾患のリスクを低くする．

d. **リスク**
(1) OCP 使用者の**乳癌**のリスクを調べた調査では，リスクが高まることがわかっている．乳癌のリスクが高い女性では，他の避妊法を希望するようである．
(2) OCP は 35 歳以上の喫煙女性には処方すべきではない．このグループでは**心筋梗塞と脳卒中**のリスクが高い．OCP は非喫煙者の心血管系のリスクを高めないと，一般的には考えられている．

e. **禁忌** 主な禁忌は次のとおりである．

表50-2 経口避妊薬の代表例

| 種類 | | 商品名 | エストロゲン量*1 | プロゲステロン量 | コメント |
|---|---|---|---|---|---|
| 複合避妊薬 | | | | | |
| 単相性 | | オーソM21®, ノリニールT28® | 35 μg | 1 mg ノルエチンドロン | 新規薬物の開発により、最近ではあまり用いられない。プロゲステロン含有量が少ない。 |
| | | Nordette®, Levlen® | 30 μg | 0.15 mg レボノルゲストレル | |
| | | Lo/Ovral® | 30 μg | 0.3 mg ノルゲストレル | |
| 3相性 | | トライディオール21®, トリキュラー21® | 30 μg | 0.5 mg レボノルゲストレル（1～6日） | プロゲステロン由来の副作用が少ない*2（単相性と比較し）。複数種類の錠剤を含む製剤はより混乱しやすい。 |
| | | | 40 μg | 0.075 mg レボノルゲストレル（7～11日） | |
| | | | 30 μg | 0.125 mg レボノルゲストレル（12～21日） | |
| | | オーソ777-21® | 35 μg | 0.5 mg ノルエチンドロン（1～7日） | |
| | | | 35 μg | 0.75 mg ノルエチンドロン（8～14日） | |

| | | 35 μg | 1 mg ノルエチンドロン (15〜21日) | |
|---|---|---|---|---|
| 新型プロゲステロン使用薬物 | Ortho-Cept®, Desogen®<br>Ortho-Cyclen® | 30 μg<br>30 μg | 0.15 mg desogestrel<br>0.25 mg norgestimate | 複合避妊薬としてアンドロゲン作用(痤瘡、多毛症を引き起こす)が最も少ない。 |
| プロゲステロン単独避妊薬 | Micronor®, Nor-QD®<br>Ovrette® | | 0.35 mg ノルエチンドロン<br>0.75 mg ノルゲストレル | 消退出血が多いが、エストロゲン由来の副作用は少ない[*3]. |

*1 エストロゲンはエチニルエストラジオールである.
*2 プロゲステロン由来副作用として、食欲亢進、抑うつ、疲労、痤瘡、多毛症がある.
*3 エストロゲン由来副作用として、悪心、乳房圧痛、体液貯留がある.

(1) 血栓性疾患，脳卒中，心筋梗塞，乳癌，エストロゲン依存性腫瘍，肝疾患，胆嚢疾患の既往．
(2) 妊娠中，授乳中．

2. **経皮ホルモンパッチ(Ortho Evra®)** 複合ホルモン療法であり，3週間の間に週ごとにパッチを張り替え，その後中止すれば月経が始まる．肥満の女性には避妊薬ほど効果がない．最近の報告によると，パッチを使用する女性に血栓症のリスクが増大することが示唆されている．

3. **腟内複合ホルモンリング(NuvaRing®)**
   a. **作用機序** 低用量エストロゲンとプロゲステロンが腟内に留置したリングから3週間放出される．リングをその後1週間装用しないと，この間に月経がある．次週から新たなリングを挿入する．
   b. **副作用** リングはOCPよりも消退出血の頻度が低い．不快な副作用として，異物感，性交困難，リング脱落がある．

4. **メドロキシプロゲステロン酢酸エステル(Depo-Provera®)注射**は避妊に非常に効果的方法の1つである[訳注：わが国では内服薬のみ]．
   a. **作用機序** メドロキシプロゲステロン酢酸エステルは，排卵と頸管粘液の分泌を抑制し，子宮内膜を変化させて着床できないようにする．
   b. **投与方法** メドロキシプロゲステロン酢酸エステル(150 mg 皮下注)は12週ごとに投与する．
      (1) 成分は14週間有効であるが，診察予約をしなかったときの"猶予期間"としての2週間を考慮し，通常は12週間隔で用いる．
      (2) 月経開始後5日以内に注射する．2週間以上遅れてしまった場合は，妊娠していないことを確認してから再投与すべきである．
   c. **副作用**
      (1) **不正性器出血**と**血液付着**(spotting)は，メドロキシプロゲステロン酢酸エステルを用いているほとんど全例でみられる．開始後数か月すれば血液付着の出現率は低下し，**無月経**がしばしばみられる．

> **HOT KEY** メドロキシプロゲステロン酢酸エステルを用いたために無月経となり，妊娠したのではないかと不安になる患者もいる．

(2) 1～3 kg(2～7ポンド)の**体重増加**がしばしばみられ，**頭痛**，膨満，疲労感，抑うつ，**性欲減退**も報告されている．

> **HOT KEY** メドロキシプロゲステロン酢酸エステル注射は，中止しても1年間は妊孕性が回復しない．

  d. **リスク**　メドロキシプロゲステロン酢酸エステル注射は，乳癌，卵巣癌，子宮内膜癌のリスクを高めないとされている．
5. **レボノルゲストレル徐放型 IUD(ミレーナ®)**
  a. **作用機序**　ミレーナ® はレボノルゲストレルを5年かけてゆっくりと徐放する子宮内避妊具(IUD)であり，優れた避妊作用を発揮する．
  b. **副作用**　主なものとして**不正性器出血**や**血液付着**があり，はじめはほとんどの患者にみられるものの，最終的にはたいてい月経量が減少あるいは無月経になる．ホルモン分泌の影響により頭痛と痤瘡が増加すると報告されている．
  c. **リスク**　子宮外妊娠と器具脱落がある．
C. **非ホルモン含有の子宮内避妊器具(IUD)**は現在用いられている避妊法の中で最も効果の高いものの1つである．
  1. **銅付加型 T380A IUD** は無菌性炎症反応を子宮内膜に起こすことで殺精子効果を生じると考えられている．10年間使用可能である．

> **HOT KEY** 子宮内避妊具(IUD)は一過性菌血症を生じることがあるので，感染性心内膜炎のリスクがある患者には使用すべきではない．

D. **外科的避妊法**には**精管切除術**と**卵管結紮術**がある．精管切除術のほうが侵襲性が低く合併症も少ない．いずれも**永久不妊法**として非常に有効である．患者にはっきりと説明すべきことは，一時避妊法も選択できることと，これらの手技は不可逆であることである．

## Ⅲ フォローアップと紹介

**A.** 新しい避妊法を始めた場合は全例で，どのような方法であっても，通常2〜12週は**定期的なフォローアップを行う**（バリア法を含む）．**避妊失敗の最も多い理由の1つが，不適切な使用**である．

**B.** ホルモン製剤の**副作用**が**長期間続く**ようであれば，婦人科医へのコンサルトが望ましい．

**C.** ミレーナ® あるいは非ホルモン含有の**子宮内避妊具**（IUD）を希望する患者は，器具挿入に習熟した医師が対応しなければならない．

### 参考文献

ACOG Committee on Practice Bulletins–Gynecology: Use of hormonal contraception in women with coexisting medical conditions. *Obstetr Gynecol* 2006;107(6):1453, 1467.

Herndon EJ, Zieman M. New Contraceptive Options. *Am Family Physician* 2004; 69(11):853–860.

# Part VIII

# 整形外科・リウマチ性疾患

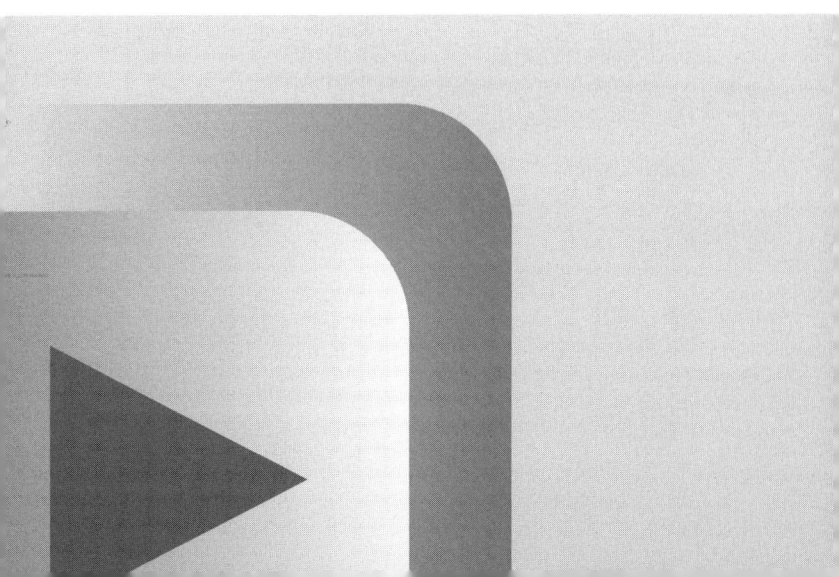

# 第51章 関節穿刺と関節内注射

## I はじめに

A. **関節穿刺**および**関節内注射**は診断にも治療にも用いられる手技である．関節穿刺は感染，外傷，炎症，変性，代謝による関節疾患を鑑別するための最良の方法である．

関節内へのステロイド注射は — 感染症を除外したうえで — 疾患に伴う関節痛を緩和できる．頻回の関節内注射は有害であるというエビデンスがあるため，リウマチ専門医の多くは1年間で，1関節につき関節注射は4回と制限を設けている．

## II 関節穿刺の適応と禁忌

A. 診断的関節穿刺
 1. 急性滑膜炎
 2. 慢性関節症
B. 治療的関節穿刺
 1. 関節内圧の減圧
 2. 化膿性関節炎に対し排液を繰り返す
C. 禁忌
 1. 蜂巣炎(蜂窩織炎)や乾癬，表在血管がある部位での注射や穿刺
 2. 不安定な凝固異常症
 3. 人工関節(整形外科医にコンサルトしていない状態での)

## III 手技

A. 準備
 1. **無菌野を作成する** 関節を触診し，ペンで穿刺部をマーキングするか皮膚に圧痕をつけ，消毒薬で穿刺部の皮膚を消毒する．穿刺部を触らなければ滅菌のグローブを用いる必要はないが，標準予防策として手袋の着用は必須である．
 2. **麻酔**は希望があれば施行する．**塩化エチルの噴霧剤**を局所麻酔として用いるか**1％リドカイン**を皮下に投与する．
B. 関節穿刺
 1. **必要な道具を用意する**
  a. **注射針** 21 G〔約4 cm(1.5インチ)〕の注射針があればほとんど

の関節穿刺において十分であるが，膿を吸引する場合はそれよりも太い針を必要とする(すなわち，18 G くらい)．関節が小さければ(小児など)23 〜 25 G が適切である．
- b. **シリンジ**は 20 mL のものが好ましい．それよりも大きいシリンジは扱いにくく，液体を吸引するのに適当でない．
2. **素早く穿刺し，関節液が流れ始めるまではゆっくり吸引する．**
   - a. 穿刺針が軟骨や骨にあたってしまった場合は，少し戻してから進め直す．
   - b. 可能な限り吸引する．必要であれば，他の部位よりも針の近くに懸濁液を注入する．

> **HOT KEY** 穿刺後に関節注射を施行する場合，針先の位置がわからなくならないように，関節液を少量残しておくようにする．

3. **吸引した液体を細胞数，グラム染色，培養，結晶分析に送る．**もしはっきりした液体を吸引することができなかった場合は，穿刺針の管腔内の吸引物を検査のために送る．

## C. ステロイド注射による治療

1. **ステロイド製剤**はトリアムシノロン(作用時間が最長)，プレドニゾロン，メチルプレドニゾロンを用いる．
   - a. 投与量は関節の大きさによって決める．膝や肩のような大きな関節には 40 mg(1 cc)を使用する．手関節や足関節，肘関節といった中程度の関節には 30 mg を使用する．手根骨や腱鞘といった小さな部位には 10 mg を使用する．
   - b. 局所麻酔は 1％ リドカイン 1 〜 2 mL か，0.5％ ブピバカイン 1 〜 2 mL を使用し，ステロイドの注射と混注することで，ステロイドの抗炎症作用が発揮されるまでに，一時的な痛みを和らげることができる．

> **HOT KEY** 麻酔薬は 2 〜 4 時間で効果がきれるため，一時的に痛みが増強することを患者に伝えておく．

2. **注射方法** 腱や靱帯にステロイドを投与しないようにしなければならない．関節注射はほとんど抵抗なくできるため，もし抵抗が強いようならば注射針を引き戻し，関節内に抵抗なくステロイドが注入できる位置に針を進める(**表** 51-1 参照)．

表 51-1　関節注射および穿刺による副作用の頻度

| 副作用 | 頻度 |
| --- | --- |
| 潮紅 | 12%(通常は麻酔による) |
| 注射後の発赤 | 15%程度 |
| 敗血症 | 1/78,000以下 |
| 皮下組織の萎縮 | 関節外の穿刺の場合 |
| 脱色 | 表皮に注射をした場合 |

　関節穿刺によって感染性関節炎をきたすことはほとんどないが，それでも，関節穿刺後の疼痛や腫脹の増悪は感染を疑うべきである．

　ステロイド注射後に痛みが数時間続くことがある．このような痛みは自然と軽快するが，注射した後に氷でマッサージし，12〜24時間安静にすることで軽減できる．

## Ⅳ 解剖学的な穿刺部位(図51-1)

1. **指節間関節**　指動脈の背側と伸筋腱の外側から穿刺する．内側，外側でもどちらでもよい(図51-1A)．最小限の侵襲にとどめるために22〜25Gの針を用いる．
2. **手関節**　背側面の関節腔を広げるために受動的に手関節を20°〜30°屈曲させる．長母指伸筋と示指伸筋腱(総指伸筋)の間で，橈骨の遠位から針を刺入する(図51-1B)．
3. **肘関節**
   a. 肘関節を45°屈曲位に置く．肘関節の外側から刺入する．肘頭の外側および上腕骨外側上顆の1cm下方から穿刺を行う(図51-1C)．
   b. 他のアプローチとしては，橈骨頭のすぐ近位から刺入する方法がある(図51-1D)．
4. **肩関節**
   a. **上腕関節窩の関節**を穿刺するには，まず患者を座らせ，腕を膝の上にリラックスさせた状態で置かせる．穿刺針を水平に保ったまま前方からアプローチする．上腕骨頭の内側および烏口突起の下から穿刺する(図51-1E)．
   b. **肩峰下滑液包**へは，肩峰下のやや外側から滑液包に直接刺入する(図51-1F)．
5. **膝関節**　まず患者を仰臥位にし，膝を伸展した状態でリラックスさせる．内側か外側のどちらからアプローチしてもかまわない．

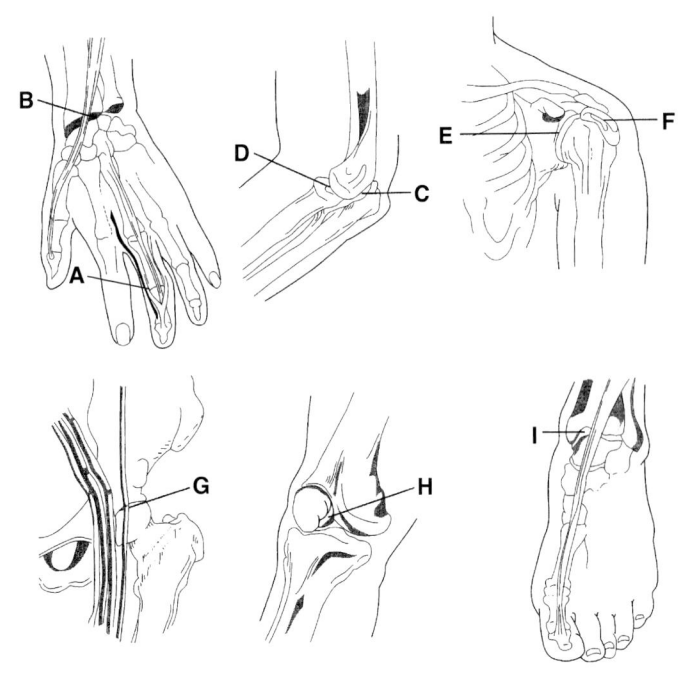

図51-1 関節穿刺の対象となる主な関節へのアプローチ

大腿骨顆部の前面と膝蓋骨後面の間へと針を進める(**図51-1H**).
6. **足関節** 患者の足をやや底屈位とする.長母指伸筋のやや内側,内果端から1cm外側,1cm上方の部位より距腿関節(足関節)へ刺入する(**図51-1I**).

## 参考文献

Courtney P, Doherty M. Joint aspiration and injection. *Best Practice & Research Clinical Rheumatology* 2005;19(3):345–369.

# 第52章 急性足関節痛

## I はじめに

足関節痛は最も一般的な筋骨格系主訴の1つである．急性足関節痛を訴える患者の多くに小さな損傷があり，患者の1/3は症状が遷延する．

- **A. 解剖（図52-1）** 足関節は蝶番（ちょうつがい）関節である．遠位頸骨と腓骨間の関節がアーチ型（柄）となり距骨に重なる．**多重な靱帯**によって関節が安定している．
- **B. 損傷のメカニズム**
  1. **内反損傷** 足の内反が**外側靱帯**（すなわち，**前距腓靱帯，後距腓靱帯および踵腓靱帯**）の損傷をきたす．

> **HOT KEY**
> 外側靱帯の内反損傷は最も一般的な足関節損傷である．

  2. **外反損傷**は内反損傷よりも頻度は低い．三角靱帯（距骨と内果を結びつけている）は強靱であり，外側靱帯よりも断裂しにくいからである．実際，最も一般的な外反損傷は外果骨折である．つまり，内反損傷，外反損傷はどちらも足関節外側を巻き込む．

## II 鑑別診断

- **A. 足関節捻挫** ほとんどの足首の損傷は**靱帯捻挫**であり，スポーツをしている最中にしばしば起こる．バスケットボール，バレーボール，サッカーの選手には高リスクである．捻挫は激しい活動に関係しているが，靱帯に対する急な負荷（道を踏み外すといったこと）でも受傷しうる．
  1. 患者は急激な痛みの発症に続いた"pop音"（パンと弾ける音）を聞いているかもしれない．
  2. 症状は損傷の重症度に相関する．患者は足首が"崩れる"（giving way）感覚をしばしば自覚し，足首の周りに著しい皮下出血が進み，はじめのうちは体重を支えられない．
  3. 足関節捻挫の程度は3段階に分類する（表52-1）．
- **B. 足関節骨折** 最も一般的な骨折は，頻度の多い順に並べると，腓骨

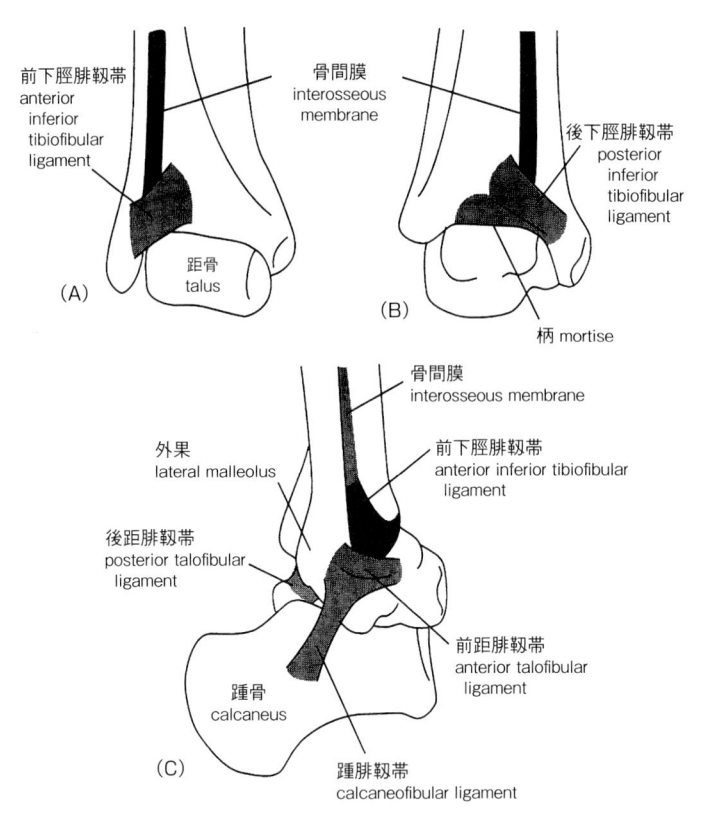

図52-1 遠位脛腓関節および脛距関節．(A) 正面像，(B) 背面像，(C) 外側面．
(Steinberg GC, Baran DT, Akins CM. *Ramamurti's Orthopaedics in Primary Care*, 2e. Baltimore: Williams & Wilkins, 1992 から許可を得て線を引き直した)

外果骨折，脛骨内果骨折，両果骨折，距骨骨折である．喫煙および体格指数（body mass index：BMI）高値は足関節骨折に関連するが，骨塩類量の減少と骨折との関連は示されていない．三角靱帯断裂を伴う外果骨折や両果骨折のような，2つもしくはそれ以上の重要な部位の損傷を伴う骨折は，不安定とみなす．

**C. 骨打撲** 外傷によって外果もしくは内果の打撲傷を生じることがある．

**D. 足関節靱帯結合損傷**は高位足関節捻挫として知られており，重症の内反損傷，もしくは外反損傷に合併し，下・横脛腓靱帯を巻き込む．

表 52-1 足関節捻挫の分類

| グレード | 基準 |
| --- | --- |
| I | 靱帯の伸展<br>安定性および機能性が保たれている<br>荷重による軽度の圧痛および自発痛 |
| II | 部分的な靱帯損傷<br>軽度〜中等度の不安定性および機能障害<br>診察時の中等度の腫脹および圧痛 |
| III | 靱帯の完全断裂<br>著明な不安定性によるほとんどの機能消失<br>診察時の著明な腫脹，圧痛および皮下出血 |

接触(衝突)を伴うスポーツで最も多くみられ，いくつかのケースでは近位骨間膜も巻き込まれている．次に示す3種類の損傷がある．

1. 1型は正常X線画像で靱帯結合捻挫の徴候がある．
2. 2型はX線ストレス撮影にて関節上1mmで，脛骨腓骨間が6mm以上である．
3. 3型はX線非ストレス撮影で明らかな離開がある．

**E.** 腓骨筋腱損傷は**亜脱臼**，**腱炎**，**断裂**がある．

**F.** アキレス腱損傷は**断裂**および**腱炎**がある．足首の突然の背屈(跳躍後に生じるようなもの)は，腱断裂の主な原因となる．

## III 患者へのアプローチ

### A. 病歴

1. 受傷時の状況はどうだったか？
2. どのくらい前に受傷したか？
3. 受傷後すぐに体重を支えることができたか？

### B. 身体診察

1. あらゆる斑状出血や腫脹を記録する．果部前方および下方の腫脹は果部上方腫脹との鑑別を要し，後者は骨折あるいは足関節靱帯結合の損傷を示している．
2. 末梢知覚および末端拍動を評価する．
3. 足背および後脛骨の拍動を触診する．
4. 足関節および足の骨，腱そして靱帯を触診する．特に注意すべきところは次の部位である．
   a. 内果，外果(特に後方の縁)
   b. 外側靱帯

(A)　　　　　　　　　　　　　　　　　(B)

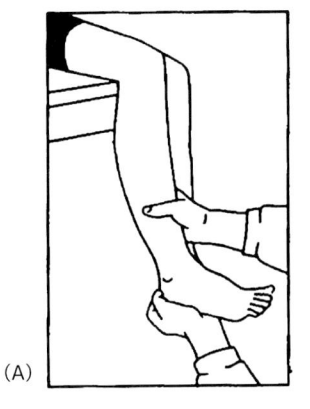

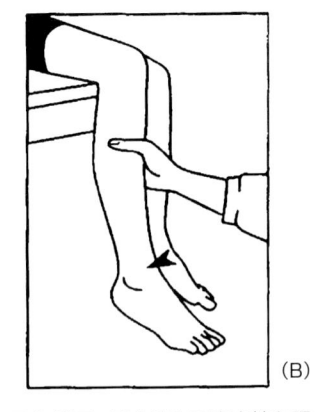

図 52-2　(A) 前方引き出しテスト．足を前面へ引き出し不安定性を認めた場合，前距腓靱帯損傷を疑う．(B) スクイーズテスト．遠位足関節に自発痛（矢じり）を認めた場合，足関節靱帯結合損傷を疑う．

　　c. アキレス腱および腓骨筋腱
　　d. 舟状骨および立方骨
　　e. 第5中足骨底
5. 患者が体重を支えることができるか，また4歩，歩けるかについて判定する．
6. 必要に応じて特異的な検査を行う（図 52-2）．
　　a. **前方引き出しテスト**（図 52-2 A 参照）　患者の膝が軽く屈曲するように坐位もしくは仰臥位とし，足に対して足首が 90°の位置にあることを確認する．片手を脛骨に，もう一方の手を踵の後ろへ置き，足を前面へ引き出す．前距腓靱帯損傷（内反損傷によって最初に損傷される外側靱帯）は不安定性が認められた場合に疑う．
　　b. **スクイーズテスト**（図 52-2 B 参照）　脛骨および腓骨を腓腹部中央で一緒に把持し，遠位足関節の痛みを評価する．陽性所見は**足関節靱帯結合損傷**が疑われる．
　　c. **Thompson テスト**　患者を診察台から足が出るような位置で腹臥位にし，腓腹筋，ひらめ筋群を把持する．正常であればこの手技で足底の屈曲を認めるが，**アキレス腱断裂**のある患者では屈曲しない．
　　d. **腓骨筋腱の診察**は自発痛があるときか，外果を越えて"弾発"感があるときに行う．患者の足が抵抗に対して外転してしまうときは亜脱臼による腱損傷を疑う．

> **HOT KEY** 足関節捻挫後の慢性疼痛のある患者は，足関節靱帯結合損傷を疑う．

## C. 画像検査

### 1. X線検査

**a. 適応** X線検査はOttawaルールで定められた以下の基準に合致する患者に施行する．

(1) **足関節撮影**は疼痛がくるぶし近くで存在し，かつ次の2つが存在する場合，足関節骨折を除外するために施行する．
   (a) 受傷後すぐに体重を支えることができず，診察時に4歩，歩けない．
   **または**
   (b) 両くるぶしの縁の後方，下方に圧痛があるとき．

(2) **足肢撮影**は疼痛が足肢中央で存在し，かつ次の2つが存在する場合，足肢の骨折を除外するために施行する．
   (a) 受傷後すぐに体重を支えることができず，診察時に4歩，歩けない．
   **または**
   (b) 舟状骨，立方骨もしくは第5中足骨底に骨圧痛があるとき．

> **HOT KEY** Ottawaルールは感度95～100%と高いが，特異度は15～40%と低いことが報告されている．ゆえに3項目すべてを満たさない場合には足関節骨折を除外できるが，逆に1項目を満たしていても足関節骨折を認めないことが多い．

**b. 画像**

(1) **足関節撮影**
   (a) **前後像，外側像，斜位像**が標準的な画像である．この主要な目的は骨折を除外することであり，骨の変位の有無で判断する．
   (b) **足関節前後ストレス撮影**は，診察によって有意な腫脹や圧痛があるが，骨折を認めない場合に施行する．足関節柄の拡大写真では，内側三角靱帯および外側側副靱帯断裂（その両方）がわかる．

(2) **足肢撮影** 標準的な画像は，**前後像，内転斜位像，外側像**

> **HOT KEY**
> 捻挫後に持続する痛みのある患者は距骨円蓋骨折を疑う．これらの骨折では，X線写真で距骨関節表面上の微小壊死骨片を認めるのが特徴である．

である．
  (3) **腓骨撮影**は靱帯結合損傷が疑われる高位腓骨骨折の可能性があれば施行する．
2. MRI は，腓骨筋腱損傷が疑われる場合に行う．内斑状出血を伴う足関節損傷や，受傷後4か月経過してもまだみられる症候性の慢性捻挫にすすめられる．

## Ⅳ 治療
### A．足関節捻挫

> **記憶のコツ**
> **急性足関節捻挫の治療は"PRICE"**
>
> Protection of the area：受傷部位の保護
> Rest：安静
> Ice：アイシング
> Compression：圧迫
> Elevation：挙上

1. 冷却：1～2時間ごとに氷を15～20分患部に当てて，足首は弾力包帯を用いて固定する．この処置を24～48時間続ける．
2. 鎮痛：疼痛コントロールに非ステロイド性抗炎症薬(nonsteroidal anti-inflammatory drug：NSAID)を使用する．
3. Ⅱ～Ⅲ度の捻挫があれば，24～48時間以内に整形外科医に受診させる．
4. 早期自動可動域訓練，固有受容性トレーニング，腓骨筋の強化といった**機能リハビリテーション**は，特に運動選手に推奨される．
5. Ⅰ～Ⅱ度の捻挫に松葉杖を用いるのは逆効果である．短期間の**保護装具**が有用である．
6. **機能回復**にはⅠ度の捻挫では3～5日後，Ⅱ度では1～3週間，Ⅲ度では6か月それぞれかかる．

### B．足関節骨折
1. 小さく，変位がない果部の骨折は，短下肢歩行ギプス包帯で治療できる．足関節は，8週間は固定する．

2. 変位のない両果部骨折，踵骨骨折，変位を伴う第5中足骨底と果部の単独骨折は，短下肢 sugar-tong（角砂糖ばさみ様）副子で固定し，整形外科医の治療を受けさせる．
3. 開放骨折，神経血管の汚染（感染，傷害）もしくは骨折の転位は，速やかに整形外科医の診察を受ける必要がある．

> **HOT KEY** 転位のある足関節骨折は血流を遮断させ，無腐性舟状骨壊死を起こす恐れがあり，整形外科的な緊急事態である．一刻も早い整復をすすめる．

4. 非緊急骨折では，保護と疼痛コントロールのために 90°（中立位）で副子固定する．通常は短下肢後方副子で十分である．

> **HOT KEY** 有意な腫脹や変形が認められた場合，安定性を維持する間にさらに腫脹することを考慮に入れ，副子固定する前に包帯をゆったりと巻く．

### C. 足関節靱帯結合損傷
1. 1型の治療は単純捻挫と同様である．
2. 2型の治療は4週間の非体重支持短下肢ギプスを巻き，その後さらに4週間は体重支持ブーツで処置する．
3. 3型は可能な限りの安定性を必要とするため，速やかに整形外科医に紹介する必要がある．
4. 機能回復には，1〜2型では8〜12週間かかる．

### D. 腓骨筋腱亜脱臼
整復および固定のため整形外科医の診察が必要である．

### E. アキレス腱損傷
1. **アキレス腱炎**は安静，温熱，ストレッチ，NSAID で保存的に治療する．
2. **アキレス腱断裂**は外科的治療のため，速やかに整形外科医に紹介する．

## Ⅴ フォローアップと紹介
A. Ⅰ度捻挫の大多数の患者はプライマリ・ケア医が管理でき，4週間後には正常機能に回復できる．
B. Ⅱ度もしくはⅢ度捻挫，骨折，腱断裂は48時間以内に整形外科医

に紹介しなければならない．神経血管障害の徴候が認められたら，いかなる患者でも整形外科医の診察が必要である．手術固定の適応は，関節適合性の喪失および関節安定性の消失の2つである．

### 参考文献

Saluta J, Nunley JA. Managing foot and ankle injuries in athletes. *J Musculoskel Med* 2006;23:195–201.

Bachmann LM, Kolb E, Koller MT, et al. Accuracy of Ottawa ankle rules to exclude fractures of the ankle and mid-foot: systematic review. *BMJ* 2003;326:417.

# 第53章 膝関節痛

## I はじめに
膝の解剖を図 53-1 に示す.

## II 鑑別診断(表 53-1)

A. **骨折** 膝蓋骨, 脛骨高平部, 腓骨頭はすべて外傷によって骨折しうる.

B. **関節裂隙の異常**には感染, 炎症性関節炎, 変形性関節症(osteoarthritis:OA)がある.

C. **靱帯損傷(捻挫)**
  1. 内側(脛骨)側副靱帯, 外側(腓骨)側副靱帯, 前十字靱帯, 後十字靱帯はいずれも捻挫しやすい.
     a. **側副靱帯損傷**は通常, 内側および外側への荷重によって引き起こされる(膝関節外側面への強打は内側側副靱帯断裂を引き起こす).
     b. **十字靱帯損傷**は過伸展ストレスによって引き起こされる.
  2. **分類** 捻挫はⅠ度(弛緩なし), Ⅱ度(軽度弛緩), Ⅲ度(完全断裂)に分類される.

D. **半月板断裂**は外傷性もしくは非外傷性の可能性がある. 損傷の既往としては, 典型的には膝関節を屈曲・捻転して生じる.

E. **膝蓋腱炎**("ジャンパー膝")はバスケットボール選手や陸上競技選手が膝を酷使した際にしばしばみられ, 膝蓋腱が顕微鏡的断裂をきたす.

F. **滑液包炎**は, 通常は直達外傷もしくは膝の酷使によって生じ, **膝蓋骨前包, 鵞足包, 浅膝蓋骨下包**, あるいは**深膝蓋骨下包**に影響を及ぼす.

G. **膝蓋大腿症候群**はランナーにしばしばみられ, 通常は大腿骨, 脛骨, 腓骨の骨軸のアライメント異常による. 膝蓋大腿症候群は膝蓋骨軟骨軟化症に進展することがある.

H. **関連痛**(すなわち, 同側股関節部の)

## III 患者へのアプローチ

A. **病歴** 詳細な病歴は痛みの原因の手がかりとなる. 次のような質問

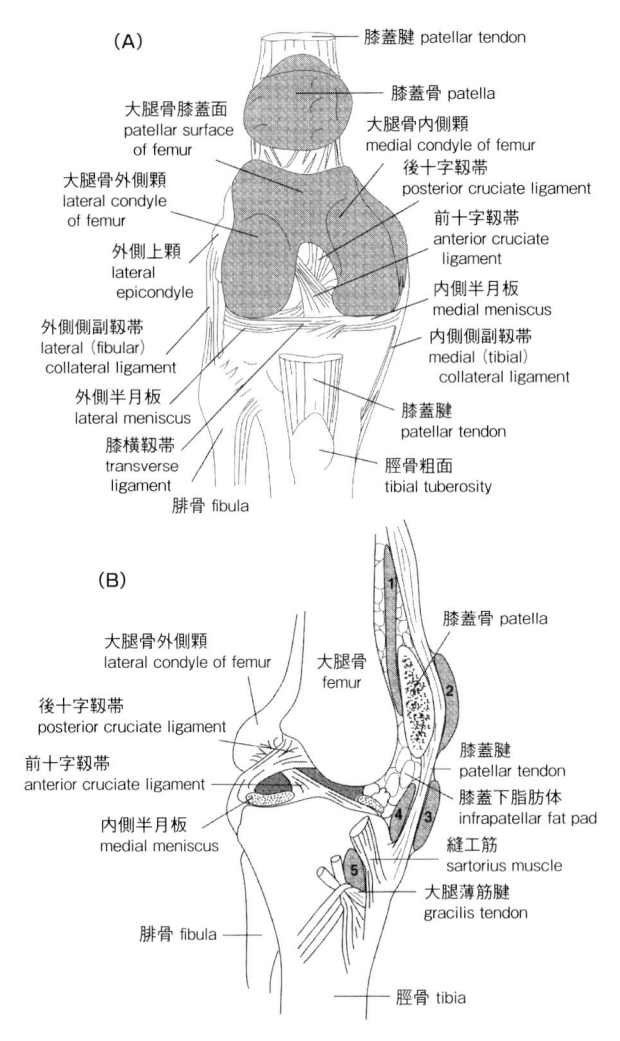

図53-1 膝関節の解剖. (A)前面像, 側副靱帯強調. (B)矢状断, 内側顆. 滑液包の番号は1:膝蓋上包, 2:膝蓋前包, 3:浅膝蓋骨下包, 4:深膝蓋骨下包, 5:鵞足.
(A図は Moore KL, Agur AMR. *Essential Clinical Anatomy*, 3rd ed. Baltimore: Lippincott Williams & Wilkins, 2006 から許可を得て線を引き直した. B図は Byank RP, Beatie WE. Exercise-related musculo-skeletal problems. In *Principles of Ambulatory Medicine*, 7th ed. Edited by Barker LR, Fiebach NH, Kern DE, Thomas PA, Ziegelstein RC, Zieve PD. Baltimore: Lippincott Williams & Wilkins, 2006 から許可を得て線を引き直した)

表 53-1 膝関節症の原因となる疾患の臨床所見

| 疾患 | 臨床所見 |
|---|---|
| 骨折 | 圧痛，下肢で体重を支えられない，滲出液（脛骨高原骨折） |
| DJD | 慢性的な痛み，無菌性滲出液 |
| 感染症 | 関節紅斑，熱感，関節滲出液 |
| 感染性関節炎 | 関節紅斑，熱感，関節滲出液 |
| 靱帯損傷 | ストレステストにおいて弛緩 |
| 半月板断裂 | 捻転運動での痛み，ロッキング（膝が突然伸展できなくなる），関節面圧痛，McMurray テスト陽性，Apley テスト陽性（圧迫して） |
| 膝蓋腱炎 | 膝蓋骨の上縁や下縁での圧痛 |
| 滑液包炎 | 圧痛，しばしば紅斑，熱感，腫脹が合併する |
| 膝蓋大腿症候群 | 膝関節前方の安静時の痛み，捻髪音，階段登りの痛み，膝蓋骨の圧迫に伴う痛み，脱臼不安感テスト陽性（すなわち，患者は膝蓋骨の側方運動に逆らう） |

DJD：degenerative joint disease（変形性関節症）

をする．
1. 機械的損傷があったかどうか？
2. 痛みの部位はどこか？
3. 発症は急激だったか，徐々にみられたか？
4. 滲出液があるか？ あったとしたら，どれくらい早く出現したか？
5. どんな動きが痛みを増悪させるか？（例：捻る，しゃがむ，階段の昇降）
6. これまでに膝関節もしくはそのほかの関節に問題のある病歴がないか？
7. こわばり，ロッキング（膝が突然伸展できなくなる），ひっかかり，弾発音，挫滅，捻髪音はないか？

> **HOT KEY**
> "膝くずれ"（buckling）や"脱力"（giving out）といった膝関節に関する訴えは頻度が高く，実際のところ疼痛の部位に関しては特異的ではない．これらの症状は単に大腿四頭筋の筋力低下を示しているにすぎない．

## B. 身体診察

1. **視診** 膝蓋下陥凹の消失は滲出液貯留を示す．健足と患足の外観を比較する．
2. **触診**
   a. 関節線および骨圧痛を評価する．
   b. 膝蓋骨を押し下げて滲出液の評価をする．
   c. 関節外の圧痛は滑液包炎もしくは腱炎を疑う．
3. **可動域評価** 捻髪音を感じるときの膝関節可動域を評価する．膝の真の"ロッキング"は通常，半月板断裂，十字靱帯断裂，骨軟骨骨折，もしくは遊離体を示唆する．

> **HOT KEY** 膝の真のロッキングは緊急事態である．関節鏡検査が鑑別診断に必要である．

4. **特殊な手技**
   a. **膝蓋腱炎の評価** 膝を完全に伸展させ，膝蓋骨の上縁や下縁の圧痛を評価する．
   b. **外反ストレステストや内反ストレステストは側副靱帯**の評価に用いる．膝をわずかに(10°程度)屈曲させ，一方の手を膝の上へ，もう一方の手を膝の下へ置き，外側あるいは内側へ押して"屈曲"させる．弛緩があれば靱帯損傷を疑う［訳注：詳細は成書を参照］．

> **HOT KEY** 下肢伸展外反および内反テストで弛緩があれば，多発性靱帯断裂を示唆している．

   c. **引き出しテスト，Lachman テスト** 十字靱帯損傷の評価に用いる．患者を仰臥位で膝20°屈曲位(Lachman テスト)もしくは膝90°屈曲位(引き出しテスト)にする．先に引き出しテストを行う場合，両手を膝蓋部の下へ置き，膝を引き出す．脛骨が前方移動するなら前十字靱帯損傷が疑われる．

> **HOT KEY** Lachman テストは靱帯損傷に対し，引き出しテストよりも感度が高い．

d. **McMurray テスト**　半月板断裂の評価に用いる．患者を仰臥位にし，下肢をまず内旋して屈曲・伸展させる．次に外旋して屈曲・伸展させる．その間，もう一方の手で膝関節の"ぱちんと弾ける"もしくは"ロッキング(膝が突然伸展できなくなる)"を触知する．

e. **Apley テスト**　このテストは膝関節の**半月板損傷**および**側副靱帯損傷**の評価の際に用いる．
  (1) **半月板損傷**　患者を腹臥位とし，膝90°屈曲位とする．下腿の軸方向に段階的に圧迫をかけながら内旋，外旋する．疼痛が誘発されれば半月板損傷が疑われる．
  (2) **側副靱帯損傷**　上記(1)の手技を，圧迫ではなく牽引をかけながら内旋，外旋を行う．疼痛が誘発されれば側副靱帯損傷が疑われる．

## C. 臨床検査
滲出液があれば診断的関節穿刺を行う(第51章参照)．

> **HOT KEY**　肉眼的血性関節液を吸引すれば，重大な損傷を疑う(通常，骨折や靱帯断裂)．

## D. 画像検査
Ottawa ルールとして知られる次に述べる基準に，いずれか1つでも当てはまれば単純関節 X 線撮影をオーダーする．
1. 55歳以上
2. 腓骨頭の圧痛
3. 膝蓋骨に限局した圧痛
4. 膝関節を90°に屈曲できない．
5. 受傷直後および診察時に足で体重を支えられない．

# Ⅳ 治療

## A. 一般的方法
患部の腫脹はしばしば回復を遅延させるが，**安静**，**アイシング(冷却)**，**挙上**はその緩和に役立つ．

> **HOT KEY**　大量の滲出液もしくは血性滲出液がある場合，滲出液を穿刺することで症状をいくらか軽減できる．

## B. 特異的治療
1. **骨折**　骨折を固定後，整形外科医に紹介すべきである．
2. **骨関節症**(osteoarthritis：OA)は第57章を参照．

> **HOT KEY**
> 非ステロイド性抗炎症薬(nonsteroidal anti-inflammatory drug:NSAID)は一部の疾患(例:胃潰瘍,腎不全,出血性素因)を悪化させるため,本薬物を処方する前に,患者の病歴を考慮すること.

3. **靱帯損傷** 治療は患者の活動レベルによる.ほとんどの患者は整形外科医もしくはスポーツ医学専門医が診療すべきである.
   a. **前十字靱帯損傷**では,活動性の低い患者には保存的療法を行うが,運動選手には早期の外科的修復がすすめられる.
   b. **後十字靱帯損傷**では通常,他の靱帯損傷を合併しており,外科手術が必要となる.
   c. **内側あるいは外側側副靱帯損傷**では一般的に,固定とリハビリテーションで十分である.
4. **半月板断裂**は辺縁の損傷であれば保存的に治癒する可能性はあるが,**手術がほとんどの場合に必要である**.膝関節を固定した後,整形外科医に紹介する.
5. **滑液包炎**
   a. 診断目的に滑液包**穿刺**を施行し,感染症を除外する.滑液包壁の癒合を促すため,穿刺後に**圧迫包帯**や**膝当て**をする.
   b. 白血球(white blood cell:WBC)が 1,400/mm$^3$ 以上ならば,感染症と考える.関節液が無菌状態になるまで排液を繰り返す.
   c. 感染症が疑われる場合,**抗菌薬**を使用する(膝蓋骨前滑液包炎はしばしば感染症が原因である).通常,抗菌薬は経口投与で十分である.
   d. **安静,温熱,NSAID** で滑液包炎は治療する.
   e. もし患者が NSAID 耐性がなく,感染症が除外されれば**グルココルチコイド注射**を施行してもよい.

> **HOT KEY**
> 鵞足滑液包炎がある患者は,両足に枕を挟んで寝るようにアドバイスする.

6. **膝蓋腱炎**は治療がむずかしい.活動レベルを下げ,大腿四頭筋およびハムストリング筋を伸張強化するような運動をアドバイスする.

## Ⅴ フォローアップと紹介

診断のつかない膝関節痛が遷延している患者は，診断と治療のため整形外科医またはスポーツ医学専門医に紹介する．

### 参考文献

Jackson JL, O'Malley PG, Kroenke K. Evaluation of acute knee pain in primary care. *Ann Intern Med* 2003;139(7):575–588.

# 第54章 肩関節痛

## ❶ はじめに
**A. 罹患率** 一生のうち成人の1/5が肩関節痛を経験する.

**B. 解剖(図54-1)** 臨床に直接関与する肩関節の構造は，次の「記憶のコツ」"4-3-2-1"と覚える.

> **記憶のコツ**
>
> **肩関節の解剖は"4-3-2-1"**
>
> **4**つの筋("SITS")：**s**upraspinatus, **i**nfraspinatus, **t**eres minor, **s**ubscapularis：棘上筋，棘下筋，小円筋，肩甲下筋(回旋筋腱板)
> **3**つの関節：肩鎖関節，胸鎖関節，肩甲上腕関節
> **2**つの腱：棘上筋腱，上腕二頭筋腱
> **1**つの滑液包：肩峰下滑液包

## ❷ 鑑別疾患

**A.** 肩峰下滑液包炎と棘上筋腱炎は臨床上は本質的に同じ疾患である. 野球の投球やテニスのサーブなどに代表される，頭上からの反復した動作が原因となる.

**B.** 癒着性関節包炎〔疼痛性肩拘縮(いわゆる"五十肩")(frozen shoulder)〕は，他の疾患(例：肩峰下滑液包炎)で生じた肩関節痛による長期の可動制限(不動性)が原因となる.

**C.** 腱板断裂は若年者の肩関節の酷使によって生じる(例：野球の投手). 高齢者では小さな肩関節の外傷でも腱板断裂が起こりうる.

**D.** 骨関節症(osteoarthritis：OA)は通常，肩鎖関節に生じる. また頻度は低いが肩甲上腕関節にも生じうる.

**E.** 上腕二頭筋腱炎は肩関節の屈曲・伸展といった動作の反復によって生じる. また，肘関節の回内・回外の動作の反復でも生じうる.

**F.** 肩甲上腕関節不安定症は外傷後の肩甲上腕関節の亜脱臼や脱臼によって二次的に起こる.

**G.** 関連痛としては，頸椎椎間板疾患，肺尖部腫瘍，胸膜病変，心筋虚血・梗塞，横隔膜下病変〔例：胆嚢病変，膿瘍，遊離ガス(free air)〕など

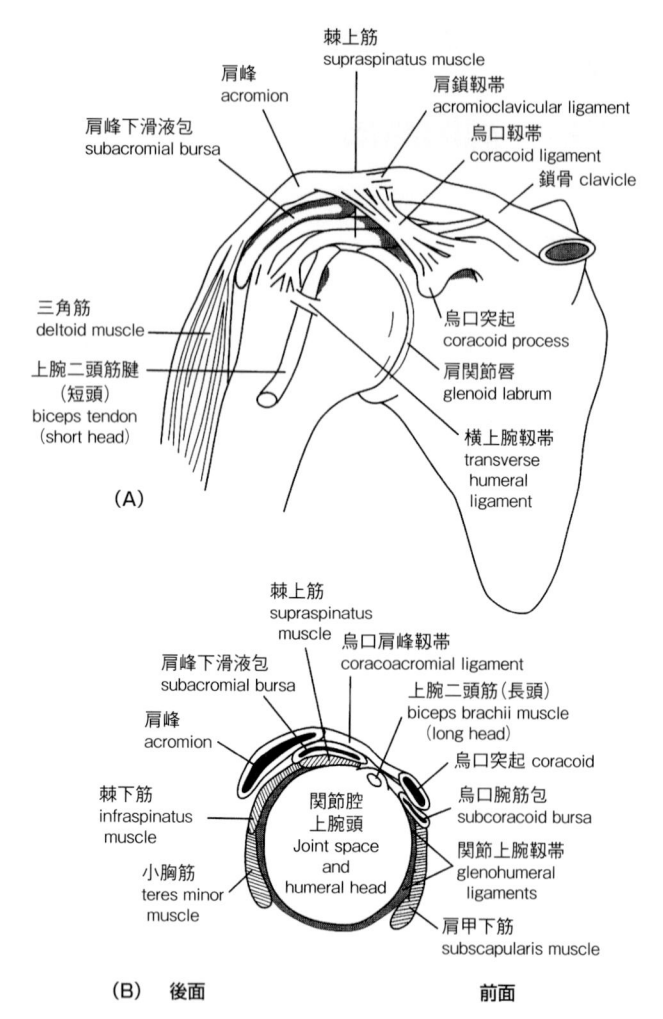

**図 54-1** 肩関節の解剖．(A)前面像，(B)矢状断像．(A図は Kern DE. Shoulder pain. In *Principles of Ambulatory Medicine*, 4th ed. Edited by Barker LR, Burton JR, Zieve PD. Baltimore：Williams & Wilkins, 1995, p 849 から許可を得て線を引き直した．B図は Pansky B. *Review of Gross Anatomy*. New York：Macmillan, 1979 から許可を得て改変)

が，すべて肩部痛の原因となりうる．

## Ⅲ 診断へのアプローチ

肩関節痛を訴える患者の約85％は病歴と身体診察のみで診断が可能である．それぞれの疾患の臨床所見を**表54-1**に示す．

> **HOT KEY**
> 肩関節痛の多くは肩甲下滑液包炎，棘上筋腱炎，腱板断裂，癒着性関節包炎である．

### A. 病歴
1. **患者の年齢は？** 腱板断裂は50歳以上の高齢者が一般的である．
2. **症状は突然出現したか？**
   a. 挙手時に生じた**突然の"pop"**（パンと弾ける）**音は腱板断裂**を示唆する．
   b. **痛みが徐々に起きている**場合は通常，**肩甲下滑液包炎や棘上筋腱炎**である．
3. **症状の増悪因子はあるか？**
   a. **髪をとかせなくなったり，夜間痛を自覚する**のは，肩の回旋が原因であり，**インピンジメント症候群**を表す（すなわち，肩峰および上腕骨大結節間の繰り返す摩擦が腱板および滑液包の炎症を引き起こす）．**肩甲下滑液包炎や棘上筋腱炎，小さな腱板断裂**はすべてインピンジメント症候群の原因となり，それゆえ類似した臨床所見を示す．
   b. **上腕挙上により生じる痛み**（例：ストーブからポットを持ち上げるような動作）は**上腕二頭筋腱炎**を示す．
   c. **患者自身による背面のほうに手を動かす動作によって生じる痛み**（例：コートを着たりブラジャーを着ける動作）は**癒着性関節包炎**を示す．

### B. 身体診察
1. **触診** 肩鎖関節や肩峰下滑液包，肩甲上腕関節，上腕骨結節間溝を触診する．各部位の圧痛は，変形性関節症，滑液包炎，癒着性関節包炎，上腕二頭筋腱炎をそれぞれ示している．
2. **関節可動域の評価**
   a. **自動運動による関節可動域**
   (1) 患者の頭部の後ろに手を動かしていき，反対側の肩を触るようにさせ，外転・外旋の動作を調べる．
   (2) 患者の背中で"ヒッチハイク"するときの手を作ってもらい，同側の肩甲骨を触らせて，内転・内旋を調べる．

## 表 54-1 肩関節痛をきたす主な疾患の臨床所見

| 疾患 | 病歴 | 身体所見 | 画像 |
|---|---|---|---|
| 肩峰下滑液包炎 | 上腕挙上時の疼痛(例:髪を洗う動作) | 肩峰下の圧痛 | 不要 |
| 棘上筋腱炎 | 眠れないほどの夜間痛 | 自動関節可動域での有痛弧(60〜120°) | |
| 癒着性関節包炎 | びまん性の鈍痛機能低下(例:コートを着れない) | びまん性圧痛自動可動域・他動可動域の制限 | 通常は不要.関節鏡で関節包の狭小化を認める |
| 腱板断裂 | 突然の"パンと弾ける"(pop)音上腕挙上時の疼痛で介助なしに上腕を挙上できなくなる夜間痛 | 肩峰下の圧痛自動的関節可動域での有痛弧(60〜120°)インピンジメント徴候陽性筋力低下 | MRI |
| 上腕二頭筋腱炎 | 肩関節前方の疼痛,物を持ち上げたり巻き上げる際に増悪(例:鍋をストーブから持ち上げる) | 上腕二頭筋腱溝の圧痛前腕回外抵抗テストでの疼痛誘発 | 不要 |
| 肩鎖関節のDJD | 肩鎖関節の疼痛 | 肩鎖関節の圧痛上腕交差内転テストでの疼痛誘発 | 単純写真で関節狭小化,骨棘形成を認める |
| 肩関節不安定症 | 受傷機転後の急性発症の激痛時に患側腕を健側腕で抱え体幹に密着させている | 血管神経の圧迫を認める例がある | 単純写真で診断 |
| 関連痛 | びまん性の進行性の疼痛で,解剖学的構造にまたがる痛みは肘よりも先の方に放散する | 関節可動域は保たれる原因によりその他の所見を認める | 肩と胸部の単純X線写真臨床判断に基づき追加 |

DJD:degenerative joint disease(変形性関節症)

b. **他動運動による関節可動域**　もし自動運動による可動域制限を認めた場合は，他動運動による可動域検査に移る．
      (1) **インピンジメント症候群**では，自動運動による関節可動域は疼痛のために減少しているが，他動運動による関節可動域は保たれている．
      (2) **癒着性関節包炎**では，他動運動および自動運動の両方で可動域が制限される．
3. **筋力低下**は腱板断裂や腕神経叢損傷，頸椎椎間板症などにみられる．
4. **特殊手技**
   a. **インピンジメント徴候**　患者の上肢を，抵抗を加えて肘を固定したまま持ち上げる(軍隊での敬礼のように)．疼痛が誘発されれば**インピンジメント症候群**が疑われる．
   b. **腕落下テスト**　患者の上肢を 90°外転位で保持する．そして患者の伸ばした腕の手首に下向きの力を加えたとき疼痛や上肢の下垂を認めるかどうか評価する．もし患者が非常に強い疼痛を訴えている場合は，施行前に肩峰下滑液包にリドカインを注射する．
      (1) 上肢の下垂があれば**重度の腱板断裂**を疑う．
      (2) 疼痛を認めるが保持はできる場合，通常は**肩峰下滑液包炎**や**棘上筋腱炎**が示唆される．
   c. **回外抵抗テスト**[訳注：Yergason テスト]　検者が患者の手関節に抵抗を加えながら患者に肩関節を回外してもらう．疼痛が誘発されれば上腕二頭筋腱炎が疑われる．
   d. **頭部圧迫テスト**　患者を座らせて，検者が患者の頭頂部を真っ直ぐ下に押しつける．頸部の疼痛や神経根症状が出現した場合は**頸椎椎間板症**を疑う．
5. **神経筋の診察**は，肩関節不安定症のある患者に対して非常に重要である．また，上腕動脈や正中動脈の拍動を評価し，前腕や手関節，手の運動および感覚を評価する．

## C. 画像所見

1. **単純 X 線写真撮影**は骨折，関節炎，石灰沈着性腱板炎，骨の破壊性病変，肩峰の骨形態を評価できる．
   a. 一般的には，内外旋位での前後像(AP view)と外側像(lateral view)，肩甲骨像(scapular view)を撮影する．
   b. 上腕骨大結節部での嚢胞は腱板断裂を示唆する．
2. **MRI と関節造影**
   a. MRI は関節造影に代わり**腱板断裂**を診断するゴールドスタン

ダードとなっている．しかし，微小な腱板断裂の診断には関節造影が診断の助けとなる．
    b. 関節造影は**癒着性関節包炎**の診断に用いることもできる．関節裂隙の造影領域の減少があればこれを示唆している．
  3. MRIは低侵襲で，かつ簡単に実施が可能であり，関節造影と同じ精度で**腱板断裂**が診断できる．
  4. 超音波画像を肩関節痛の診断に使用することは少ないが，**広範な腱板断裂**の診断に有用な場合がある．

## IV 治療

A. **インピンジメント症候群**と**上腕二頭筋腱炎**　これらの患者に対する治療は若干の効果が示されている．さまざまな治療を受けている患者のうち，1年後に無症状となっているのは50％に満たない．
  1. 薬物療法
    a. **非ステロイド性抗炎症薬**（nonsteroidal anti-inflammatory drug：NSAID）をまず試みる．一般的な用量としてはイブプロフェン400～800 mgを経口にて1日3回，2週間投与する［訳注：わが国の保険用量では1回300 mgを1日2回まで］．またはナプロキセン250～500 mgを経口にて1日2回，2週間投与する［訳注：わが国の保険用量では200 mgを1日3回まで］．
    b. **コルチコステロイド注射**（第51章のⅡC）は，NSAIDが無効であったり禁忌の場合に用いる．NSAIDよりもわずかに有効であるが，安全性と有効性について確実なデータがないため，1年に4回以上は施行しない．
  2. 運動療法
    a. **他動可動域運動**は早期に始めるべきである．振子運動やその他，自宅で行うことができる他動可動域運動の方法を教えておく．患者主体の運動療法の重要性を明示し，強化することができる．
    b. **自動可動域訓練**　等尺性運動（ゴムチューブなどを用いた）や**肩すくめ動作**，壁での腕立て伏せなどを併用した理学療法は，**NSAID療法の開始およびコルチコステロイド注射を施行した2週間後から開始する**．これらの運動は腱板の筋力を強化する．
  3. **効果判定**　自動可動域訓練を開始後，患者自身の病状や薬物療法の効果を判定するために2～4週後に再診とする．
B. **腱板断裂**
  1. **腱板小断裂**に関しては本項のⅣAで述べたように保存的に治療する．この小断裂にステロイド注射を施行した場合の安全性および有効性について調べた対照群のない小規模研究では，ステロイ

ドの注射は有害ではなく有効であることが示唆されている.
  2. **中等度～高度に広範な腱板断裂**の最良の治療は**手術**である(関節鏡手術と直視下手術がある). 積極的なそして指導の下での**理学療法**が術後に必要である. リハビリテーションは6～9か月間は施行する.
C. **癒着性関節包炎** 癒着性関節包炎の回復は非常にゆっくりで, 継続的な理学療法が必要である.
  1. インピンジメント症候群での治療と同様に, **NSAID**と**運動療法**が治療の中心となる. 早期に他動可動域訓練を開始し(振子運動など), 後に自動可動域訓練に発展させる(壁を利用した腕立て伏せ).
  2. 癒着性関節包炎の治療において, **コルチコステロイド注射**の役割については意見が分かれている. ある小人数の研究では, 関節内のステロイド注射は著明な有害事象なしに関節可動域を改善する, という結果が出ている.
  3. 治療抵抗性の患者に対しては麻酔下での肩関節**マニピュレーション**も考慮する.
D. **肩甲上腕関節不安定症** プライマリ・ケア医は一次的な固定を副子で行い, **整形外科医**に紹介する.
E. **骨関節症**
  1. 理学療法およびアセトアミノフェンやNSAIDによる**保存的治療**を試みるべきである.
  2. リドカインと短時間作用型ステロイドの混合注射は症状を和らげることができる.

---

**HOT KEY** 保存的治療は肩関節痛を有するすべての患者で有用である. ただし中等度から高度の腱板断裂と肩甲上腕関節不安定症は例外である.

---

# Ⅴ フォローアップと紹介

A. 中等度から高度の腱板断裂や肩甲上腕関節不安定症の患者は, **整形外科医**へ紹介するのが適切である. また4週間の保存的治療で症状の改善が得られない場合も, 肩関節痛の原因にかかわらず, やはり紹介すべきである.
B. **理学療法士**が介入すれば, 自宅における患者主体の運動療法がよりよいものになる. 理学療法士へのコンサルトもまた患者のコンプライアンスを高める一助となる.

## 参考文献

Gomoll AH, Katz JN, Warner JJ, Millett PJ. Rotator cuff disorders: recognition and management among patients with shoulder pain. *Arthritis & Rheumatism* 2004;50(12):3751–3761.

Mitchell C, Adebajo A, Hay E, Carr A. Shoulder pain: diagnosis and management in primary care. *BMJ* 2005;331(7525):1124–1128.

# 第55章 肘関節痛

## I はじめに
肘関節は屈曲-伸展と回内-回外を司ることで，手の運動に余裕を与えている．肘関節の痛みや機能障害は，肘の構造のあらゆる部位(すなわち，骨，靱帯，腱，神経，滑液包，関節腔)で起こり，手や肩関節の障害，頸椎の神経根症にも関係している．

## II 鑑別診断
肘部の疾患には，外傷，酷使，神経の圧迫，感染，全身性疾患がある．

- **A. 骨折**のなかで上腕骨遠位部骨折，橈骨頭骨折，肘頭骨折はたいてい直達外傷によって引き起こされる．骨粗鬆症を伴う高齢の患者は肘部の骨折を起こしやすい．
- **B. 脱臼** 肘関節脱臼は比較的よくみられる．ほとんどの肘関節脱臼は橈骨や尺骨の後方脱臼で，肘外転，伸展位で手を突いた際に起こりやすい．
- **C. 靱帯損傷**は典型的には運動選手にみられる．特にボールを投げる動作を伴うスポーツで起こりやすい．
    1. **内側(尺骨)側副靱帯**が最も損傷の頻度が高い．
    2. 通常，**肘関節内側，内側上顆のすぐ遠位**に**疼痛**を認める．肘屈曲位で外反ストレスを加えると疼痛が誘発される．
- **D. 上顆炎**
    1. **外側上顆炎(テニス肘，腱炎)**の多くが**酷使**によって引き起こされ，通常は**外側上顆**のすぐ**遠位**に**疼痛**を認める．
    2. **内側上顆炎(ゴルフ肘)**による疼痛はよく限局する．**手関節の屈筋群**を収縮させたまま物を持ち上げる動作が疼痛を悪化させる．

> **HOT KEY**
> 酷使による損傷は通常，利き手に起こる．

- **E. 絞扼性神経障害** 橈骨神経や正中神経に比べると**尺骨神経**に起こりやすい．環指や小指の感覚障害(ときに運動障害も)をきたす．
    1. 肘部管内の圧上昇(薬物中毒，昏睡，外傷)，肘の屈曲や伸展によ

る障害の蓄積が尺骨神経障害を引き起こす.
2. 臨床所見としては肘部および前腕内側の痛みや手指のぎこちなさが出現する.

**F.** 肘頭部滑液包炎は**外傷**や**感染**によって引き起こされる．臨床所見は肘部の液体貯留によって疼痛をきたしたり，"ガチョウの卵"のように腫脹する．

**G. 関節炎** 感染性関節炎，炎症性関節炎（例：関節リウマチ，脊椎関節炎，痛風，偽痛風），二次性変形性関節症が肘関節のすべてに影響している．滲出液や急性の肘関節可動時痛をきたす．

**H.** 関連痛は通常，肘の動きと関係がない深部痛として訴えられる．感覚異常があるのに局所の所見に乏しく，肩関節や頸部の動作によって増悪する．

## III 患者へのアプローチ

**A. 病歴** 次のような質問をし，鑑別診断を絞り込むための情報を得る．
1. **症状の発現**は急速か緩徐か？ 突然の痛みや"パンと弾ける"（popping）音は靱帯断裂を考える．
2. 疼痛の部位はどこか？
3. **腫脹**があるか？ **可動域の低下**を認めるか？
4. **随伴症状**（例：しびれ，腫脹，機能障害）はあるか？
5. **運動歴**や**職業歴**は？ 酷使が原因であることが多い．
6. **外傷の既往**はあるか？
7. その他の関節に関節炎の既往はあるか？

**B. 身体診察**
1. **視診**
   a. **肘頭部滑液包炎**は，肘頭部〔すなわち"funny bone"（尺骨端）とよばれる部位〕に**圧痛と限局性液体貯留**で示唆される．
   b. **リウマチ性関節炎**
   (1) **リウマチ結節**を肘部伸筋群の表面に認めることがある．
   (2) 手および足に**全身性の関節炎の所見**がないか，必ず診察する．
   c. **肘関節脱臼** ほとんどの患者は**患側肢を 45°の屈曲位**にし，健側手でその患側手を体幹にくっつけて保持している．
2. **触診**
   a. **外側上顆部のすぐ遠位**に圧痛を認める場合は**外側上顆炎**を考慮する．
   b. **外側上顆から 1～2 cm ほど遠位**の圧痛は，**肘関節炎**を考慮する．

3. **可動域の評価**　屈曲-伸展，回内-回外といった肘関節の可動域を評価する．
   a. 化膿性関節炎では，著明な可動域制限を起こすような疼痛を認める．
   b. 外側上顆炎では，肘関節の他動的な屈曲-伸展による疼痛を感じないが，過度の回内-回外によって疼痛が誘発される．
4. **神経学的検査**は絞扼性神経障害を除外するうえで重要である．
   a. **筋力低下**，**筋萎縮**，**感覚消失**は神経学的異常を示唆する．
   b. **Tinel 徴候**　内側上顆と肘頭部の間にある肘部管の尺骨神経を叩くと，神経を圧迫されている患者に電撃痛が誘発される．
5. **遠位の神経血管系の検査**は肘関節脱臼では必須であり，神経絞扼（多い）や血管損傷（まれ）を除外するために検査する．上腕および橈骨動脈の拍動，手指と手関節における感覚機能や運動機能を評価する．
6. これらの検査で異常を認めない場合は頸部，肩部，手関節部の**関連痛**が原因となっている．

**C. 臨床検査**　臨床的に適応があれば，関節や滑液包を穿刺し分析する（第51章参照）．関節液の細胞数やグラム染色，培養，結晶分析を施行し，感染や結晶性関節炎を除外する．穿刺液の白血球数が1,000/mm$^3$を超えるようであれば感染や炎症を示唆している．

**D. 画像所見**
1. **X線撮影**　外傷の場合，脱臼や骨折を除外するために肘関節の単純X線撮影を施行する．肘関節の正面像は伸展・回外位で，側面像は肘関節屈曲90°で撮影するのが最も一般的である．
2. **MRI**は肘の靱帯断裂が疑われる際に施行する．

**E. 神経伝達速度**の検査は絞扼性神経障害を診断するうえで使用される．特に近位の神経損傷（例：神経根障害，腕神経叢障害）が身体診察では除外できない場合に施行する．

## Ⅳ 治療

**A. 骨折や脱臼**
1. **転位のない橈骨や肘頭の単純骨折**は副子にて固定し，1週間以内に整形外科医へ紹介する．
2. **脱臼骨折や脱臼，骨折に由来する神経麻痺を伴う骨折**は整形外科医へコンサルトする．

**B. 靱帯断裂での最善の治療は安静**である．外科的修復も可能であるがむずかしく，通常，外科的修復は運動選手や完全断裂にのみに対して適応される．

**C.** 外側上顆炎，内側上顆炎は**安静**および**非ステロイド性抗炎症薬**(non-steroidal anti-inflammatory drug：NSAID)，**続いて理学療法**にて加療する．

1. **非弾性前腕上部バンド**(counterforce brace)は前腕近位に巻くもので，腱の緊張を緩和させることで疼痛を改善することができるが，安静や NSAID の代わりとなりうる治療ではない．
2. **コルチコステロイド注射**は必要に応じ，関節内ではなく腱鞘付近に注射する．
3. **手術療法**はごくまれに行われる．

**D.** 絞扼性神経障害は主に**安静**や**活動時の肘への装具着用**にて加療する．**手術による除圧や尺骨神経移行術**は，6 週間以上の疼痛が続く場合や運動神経の脱落症状がある場合に考慮する．

**E. 肘頭部滑液包炎**

1. **感染性滑液包炎**は**穿刺吸引**を繰り返し行うことや，**抗菌薬**(例：主にセファレキシンか dicloxacillin 250～500 mg を 1 日 3 回，7～10 日間)の内服にて加療する［訳注：わが国の保険用量では 250 mg を 6 時間ごと］．
2. **外傷性滑液包炎**は**穿刺吸引，固定，NSAID の内服**にて加療する．感染が否定されれば**局所コルチコステロイドの注射**(第 51 章参照)を行ってもよい．
   a. イブプロフェン 400～800 mg を 1 日 3 回，5～7 日間投与する［訳注：わが国の保険用量では 1 日 600 mg まで］．
   b. 肘を屈曲位で保持すると，滑液包の壁が接触しないため，治癒を促進する．

**F. 関節炎**は原因ごとに治療は異なる．

1. **化膿性関節炎** **抗菌薬の点滴**と，関節液の**穿刺排液の繰り返し**が必要である．2～3 日で関節液内の細胞数や疼痛，腫脹などの症状に改善傾向がない場合は，整形外科医への紹介と関節鏡による減圧が必要となる．
2. **炎症性関節炎** 一般的には，**NSAID** やアセトアミノフェンの内服，あるいは**コルチコステロイド関節内注射**で症状の改善を図る．

## 参考文献

Anderson BC. Office Orthopedics for Primary Care: Diagnosis and Treatment, 2nd ed. Philadelphia: WB Saunders, 1999.

# 第56章 手関節と手の疼痛

## I 患者へのアプローチ

すべての手関節障害の評価は慎重に行わなければならない．なぜならば，多くの場合，重要な疾患の診断はX線写真所見よりも臨床所見に基づくからである．

**A. 病歴** 病歴を聴取するにあたり重要なことは，受傷時期，受傷した際の手関節の位置，詳細な運動歴や職業歴である．

**B. 身体診察**

1. 受傷した手の，血管損傷の有無，神経学的機能，筋緊張の程度，大きさ，筋力を評価する．
2. 手関節を診察する際は，局所の疼痛，圧痛，腫脹，痛みを増悪させる動作に注意する．筋萎縮は慢性疾患の徴候である．

**C. X線写真による評価** 手関節の損傷がある患者すべてにおいて手関節の正面像および側面像を撮影すべきである．診察所見上必要と考えられれば，その他の条件（斜位像や手根管撮影）を追加する．

> **HOT KEY** 手根骨同士の関節裂隙はほぼ一様であり，関節裂隙の拡大は靱帯損傷を，狭小化は手根骨の脱臼を示唆する．

## II 手関節の骨折

図56-1を参照．

**A. 骨折の種類** 表56-1に臨床徴候や各種骨折の治療について示す．

1. **舟状骨骨折**は全手根部骨折の80％を占める．
2. **三角骨骨折**は舟状骨骨折に次いで2番目に多い．

> **HOT KEY** 有鉤骨鉤骨折は，しばしば捻挫と誤診される．

**B. 治療**

1. **保存的療法**としては**安静，固定，アイシング，挙上，非ステロイ**

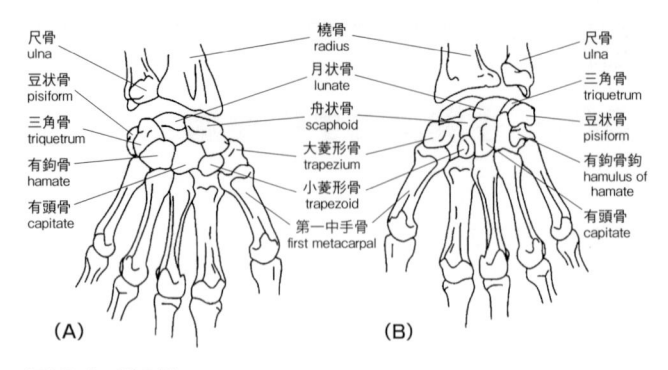

図56-1 手の骨

ド性抗炎症薬(nonsteroidal anti-inflammatory drug：NSAID)内服がある．

2. **理学療法**は社会復帰を成功させるうえで重要である．

**C. フォローアップと紹介** 骨折が疑われたら，速やかに整形外科的評価を受けるか，もしそれがむずかしければ副子か短上肢ギプスで患部を固定し，翌日，整形外科医へ紹介するのが無難である．

## III 靱帯損傷

**図56-2**に手関節の靱帯と舟状骨，月状骨，有頭骨，橈骨，尺骨との関係を示している．靱帯損傷の身体所見と治療法は**表56-2**のとおりである．

**A. 舟状骨脱臼**は，主に手関節を広げたあるいは過伸展した状態で落下することで生じる．

**B. 月状骨脱臼**は，月状骨が掌側方向に脱臼する．**手根管症候群**を月状骨脱臼に合併することがある．

**C. 月状骨周囲(有頭骨)脱臼**は有頭骨の背側脱臼が特徴であるが，橈骨と舟状骨のアライメントは保たれている．月状骨周囲脱臼はしばしば舟状骨骨折を合併する．

**D. 橈尺関節脱臼**は，慢性の機械的ストレスや炎症による**三角線維軟骨**の断裂や変性によって生じる．三角線維軟骨は橈尺関節と第一手根列とを結ぶ薄い帯状の結合組織で，手関節の加重と把握動作に安定性を与えている．

## IV 腱損傷

手関節と手部の**腱損傷**について**表56-3**にまとめた．

**A. DeQuervain 腱鞘炎**は，把握動作の反復によって短母指伸筋と長母

表 56-1 手関節骨折

| 骨 | 受傷機転 | 症状と徴候 | X線写真所見 | 合併症 | 治療 |
|---|---|---|---|---|---|
| 舟状骨 | 手を進展，背屈した状態での受傷 | 解剖学的嗅ぎタバコ入れの圧痛 | 舟状骨の脂肪線条の消失 | 偽関節，無血管性壊死 | 母指スパイカギプスを14日間装着．1〜2週以内に整形外科医を再診 |
| 月状骨 | 圧迫，慢性ストレス | 慢性手関節痛．しばしば受傷機転を思い出せない | 月状骨の遠位脱臼を伴った断片化 | 断片の無血管性壊死 | 保存的療法．重症の骨折では関節形成術 |
| 三角骨 | 手を進展，背屈，尺側変位した状態での受傷 | 背面尺側手関節の腫脹と圧痛 | 斜位像での背側転位の骨折 | 尺骨神経障害 | 短上肢ギプスを4週間装着．2週間以内に整形外科医を再診 |
| 大菱形骨 | 手を進展し，母指を内転させた状態での母指球への直達外傷 | 母指基始部の疼痛腫脹．母指を動かせない場合もある | ルーチン撮影での骨折線 | 転位 | 短上肢ギプスを4週間装着．転位の骨折は整形外科医が整復 |
| 有頭骨 | 手を進展し，わずかに橈側に変位させた状態での手関節掌側への直達外傷 | 手関節掌側正中の疼痛，圧痛，腫脹 | 側面像での有頭骨-月状骨-橈骨の連なり が破綻（脱臼を伴う） | 無血管性壊死 | 短上肢ギプスを装着し，すぐ整形外科（通常，観血的整復を要する）を再診 |
| 有鈎骨 | 手を進展し，わずかに橈側に変位させた状態での手関節掌側への直達外傷 | 小指球の疼痛，腫脹．把握動作や掴んだ物を振ることで疼痛が悪化 | 前後像での環状構造の消失 | 尺骨神経障害，屈筋腱断裂 | ギプスを4週間装着（症状に耐えられない患者のみ）し，2週間以内に整形外科医を再診．鈎骨折は骨片を外科的に摘出 |

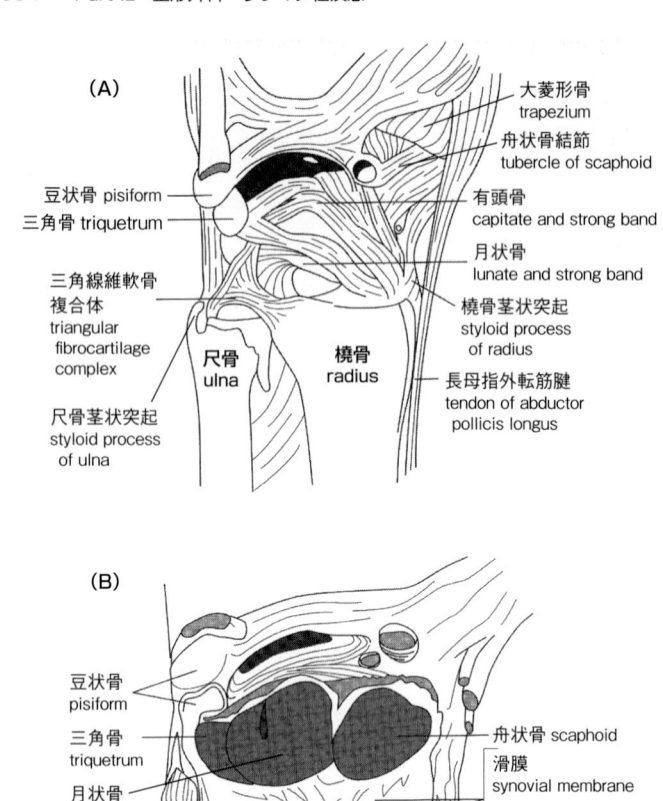

**図 56-2** (A)遠位橈尺骨関節，橈骨手根関節，手関節の前後像．(B)右橈骨手根関節の解剖

(Moore KL, Dalley AF. *Clinically Oriented Anatomy*, 5th ed. Baltimore: Lippincott Williams & Wilkins, 2005, p 868 から許可を得て線を引き直した)

指外転筋を包む腱鞘が肥厚化と狭小化をきたすものである．
**B．急性石灰沈着性腱炎**はハイドロキシアパタイトが腱に沈着して生じ，しばしば DeQuervain 腱鞘炎と間違われるが，治療は同じである．
**C．腱交差症候群**(intersection syndrome，"きしむ手関節"ともいう)は

### 表 56-2 手の靱帯損傷

| 脱臼部位 | 身体所見 | 診断 | 治療 |
| --- | --- | --- | --- |
| 舟状骨 | 背屈時の舟状骨–月状骨関節の圧痛 | 前後像で舟状月状骨関節が3mm以上離開 | 手関節掌側を副子で固定し, 24〜72時間以内に整形外科医へコンサルト |
| 月状骨, 有頭骨 | わずかな腫脹と圧痛, 慢性手関節痛. 通常, 受傷機転を覚えていない | 側面像での有頭骨–月状骨–橈骨の"連なり"が破綻 | 手関節掌側を副子で固定し, 24〜72時間以内に整形外科医へコンサルト |
| 三角線維軟骨複合体 | 手関節掌–尺側の疼痛 | "shuck"テストで手関節の可動性が過度になる*. 手関節造影かMRIで確定診断 | 保存的治療(副子), 1〜2週間以内に整形外科医を再診. 理学療法 |

*"shuck"テスト：検者は患者の手関節橈側を把持し, 尺側を前後方向に動かす. 手関節の可動性が過度であれば, 三角線維軟骨の損傷, 変性, 断裂を示唆する.

> **HOT KEY**
> 骨折は整形外科医による速やかな評価を必要としない場合もあるが, しかし靱帯損傷はすべて, 早期の外科的治療を必要とする. 発見と紹介が遅れれば, しばしば手関節に長期的不安定性と障害を残すことになる.

腱鞘周囲の炎症であり, 第1・2区画の手関節周囲の腱炎症によって引き起こされる.

**D. 腱断裂** 有鉤骨鉤骨折に関連したものを除けば, 手関節で生じることはまれである. 有鉤骨の骨折は短小指屈筋を損傷することがある.

**E. 粘液嚢胞(滑液嚢胞, 滑液ガングリオン)** 手関節および手部の背側面に滑液嚢胞を認める. これらの嚢胞は通常, 外傷や酷使が原因で, 腱や関節から生じる.

表 56-3 手の腱損傷

| 疾患 | 徴候と症状 | 診断 | 治療 |
|---|---|---|---|
| DeQuervain 腱鞘炎 | 短母指伸筋，長母指外転筋の疼痛 | Finkelstein テストで疼痛誘発* | 副子固定，NSAID，過度の把握運動を避ける保存的治療．再発例は橈骨茎状突起へのリドカインとステロイド注射 |
| 腱交差症候群 | 把握・屈曲時の疼痛と捻髪音 | （疼痛部位は DeQuervain 腱鞘炎よりも近位）．本疾患に矛盾しない手背の腫脹 | 保存的治療 |
| 腱断裂 | 腱の疼痛と筋力低下 | 外傷歴と診察上の筋力低下 | 副子固定，24〜72 時間以内に整形外科医に紹介 |
| 粘液嚢胞 | 手背の硬い嚢胞で圧痛を認めない．手背のガングリオンは軽度疼痛を認めることもある | 穿刺によるゼリー状物質の確認 | 広径の針による穿刺とステロイド注射．再発予防には外科的摘出が必要 |

*Finkelstein テスト：患者に母指を握りこませ，手関節を尺屈させる．
NSAID：nonsteroidal anti-inflammatory drug（非ステロイド性抗炎症薬）

> **HOT KEY**
> 手根中手骨変形性関節症は，手関節屈曲や伸展によって増悪する手関節背側痛が特徴であり，腱炎様症候群を呈する．

## V 神経血管損傷

**A. 血管損傷**はまれである．主に手関節尺側での反復性外傷から動脈瘤を生じ，動脈血栓や攣縮をきたす．野球のキャッチャーやハンドボール選手，給仕（厨房のスイングドアに手関節を繰り返しぶつける）が典型的な患者である．

**1. 臨床所見** 循環不全に関係した症状が出現する（例：手指の冷感，

斑点形成，疼痛，感覚異常）．腫瘤(すなわち，動脈瘤)をしばしば触知する．
    2. **診断** 動脈造影にて行う．
    3. **治療** 血管外科医に速やかに紹介する．
B. **手根管症候群(正中神経障害)** については第67章に記載した．
C. **絞扼性尺骨神経障害** は比較的まれであるが，通常はスポーツや強い把握動作で小指球に負荷をかける職業(ウエートリフティングや野球のバットを握る)にて生じる．
    1. **臨床所見** 環指や小指の感覚異常をきたす．手部の尺側や背側には感覚異常を認めないのが一般的である．長期にわたる損傷では骨間筋の萎縮をきたすことがある．
    2. **診断** 臨床所見に基づいて診断する．外傷の既往がある患者で有鉤骨の骨折や脱臼を除外する目的でX線撮影が必要となる．
    3. **治療** 手関節にパッドをあてる．ステロイドの注射は有害であり，副子固定も効果不十分であることから，外科的除圧がすすめられている．

### 参考文献

Daniels JM, Zook EG, Lynch JM. Hand and wrist injuries: Part I. Nonemergent evaluation. *Am Fam Phys* 2004;69(8):1941–1948.

# 第57章 骨関節症(変形性関節症)

## I はじめに

骨関節症(osteoarthritis：OA)は正常な加齢の結果であるとこれまで考えられていたため、変形性関節症(degenerative joint disease：DJD)とよばれることもある。しかし、OA は関節統合性、遺伝、局所の炎症、機械的な刺激、細胞および生化学過程といった多因子の結果として生じるものである。

**A. OA は単関節あるいは多関節に起こり、最大荷重をもつ関節に好発する。** 最も影響を受ける頻度の高い関節は以下のとおりである。

1. **遠位指節間**(distal interphalangeal：DIP)**関節**
2. **近位指節間**(proximal interphalangeal：PIP)**関節**
3. **母指**〔すなわち、手根中手骨(carpometacarpal：CMC)関節〕
4. **膝関節**
5. **股関節**
6. **脊椎**

> **HOT KEY** 手に骨関節症(OA)が存在すれば、他の部位でも OA の発症リスクが増加している。

**B. OA は一次性(特発性)、二次性**(すなわち、損傷を受けている、もしくは異常関節)がある。**特発性 OA は局所性**もしくは**全身性**(＞3 関節)である。主として非炎症性であるが、遺伝性破壊性変異型が存在する。**OA に罹かりやすい素因として次のものがある。**

1. 加齢
2. 女性
3. 肥満(特に 18 歳)
4. 大関節の外傷
5. 反復性の関節負荷(ランニングを除く)
6. 慢性炎症性関節炎〔ピロリン酸カルシウム沈着症(calcium pyrophosphate deposition disease：CPPD)〕、痛風、関節リウマチ(rheumatoid arthritis：RA)、脊椎関節症(spondyloarthritis：SpA)
7. 先天性もしくは発達性関節欠損

8. 代謝性もしくは内分泌疾患(例：ヘモクロマトーシス，Wilson病，組織褐変症(ochronosis；オクロノーシス)，先端巨大症，糖尿病，甲状腺機能亢進症，甲状腺機能低下症，Paget病
9. 2型コラーゲン変異症
10. 栄養障害(例：Kashin-Beck病)

> **HOT KEY**
> 肘関節，手関節，足関節の変形は特発性骨関節症(OA)ではまれである．これらの関節が侵されているなら，二次性OAの原因検索をする．

## Ⅱ 鑑別診断

単関節炎，多関節炎をきたす他の疾患を除外する(第59章，第60章参照)．以下のような疾患がある．

- **A. 結晶誘発性関節炎**〔例：痛風，ピロリン酸カルシウム沈着症(CPPD)〕
- **B. 関節感染症**(細菌性，スピロヘータ，ウイルス性)
- **C. 炎症性関節**〔関節リウマチ(RA)，脊椎関節症(SpA)〕
- **D. 関節外傷**
- **E. 腫瘍形成**

> **HOT KEY**
> "炎症性骨関節症(OA)"患者は，OAと結晶誘発性関節炎の合併を疑う．

## Ⅲ 患者へのアプローチ

病歴と身体診察から診断を詰める．

- **A. 病歴** 40歳以上の患者では，関節の**疼痛**は徐々に進展し，身体活動によって増悪し，安静によって改善する．朝の**こわばり**は疼痛を伴うが，典型的には起床後30分以内に軽快する．
- **B. 身体診察**
  1. 局所所見には**可動域減少，捻髪音，少量の滲出液，ごく限局した熱感と圧痛，骨肥大**がある．
  2. Heberden結節とBouchard結節には硬結と圧痛のない結節があり，それぞれ遠位指節間(DIP)関節と近位指節間(PIP)関節に認める骨性増殖物である．

> **HOT KEY**
> 結節性骨関節症(OA)は遺伝性素因をもつ患者の反復性運動に関係しており，女性は男性に比べて10倍も発症しやすい．

**C. X線撮影検査** 単純撮影では関節裂隙狭小化，骨棘，肋軟骨下骨硬化，骨囊胞を認める．MRIでは骨髄浮腫を示す．

**D. 臨床検査**は血沈(赤沈)，リウマチ因子を評価する．これらの検査では通常，有意な結果を得ないが，二次性OAの原因を特定するのに役立つ場合がある．滑液検査では，典型的には白血球は単核球優位で2,000/mm$^3$未満である(**表59-1参照**)．

# IV 治療

骨関節症(OA)の進行を遅らせる治療はない．治療方針は疼痛コントロールおよび機能障害を最小化することである．

**A. 薬物療法**
1. **アセトアミノフェン**を第1選択薬として用いる．しかし，いくつかの研究では，他の非ステロイド性抗炎症薬(nonsteroidal anti-inflammatory drug：NSAID)ほど疼痛コントロールに効果のないことが示されている．
2. **NSAID**は慎重に使用する．消化性潰瘍，腎不全，出血素因の原因になる可能性があり，心血管系イベントの増加に関係する．
3. **オピオイド**は急性増悪の場合，他の治療が不成功だった場合，あるいは他の治療が禁忌であった場合にのみに使用を限定すべきである．
4. **コルチコステロイド注射**は一時的な疼痛軽減をもたらすが，関節軟骨破壊をきたす．一般的に1関節に年4回以上行うべきではないが，それ以上の注射が危険であるとするデータはない．
5. **カプサイシンおよびNSAID局所塗布**は，経口投与が不可能な患者には有用である．
6. **ヒアルロン酸関節注射**はNSAIDの効果がない場合に相加的効果を示す．
7. **グルコサミンおよび硫酸コンドロイチン**は，信頼度の低い研究では効果ありとされたものの，最近の大規模試験ではより重症な患者のサブグループを除き何の有益性もないことが示されている．

**B. 非薬物療法**
1. **安心を与えること**，**教育**および**社会的サポート**は疼痛改善につながる．

2. **体重減少**，**杖・松葉杖・歩行器**の使用は，関節負荷を減らすのに役立つ．10年で4.5 kg(10ポンド)減量すると，膝OAが進行する可能性を50%低下させる．
3. **装具**で身体のアライメント異常の矯正を試みる．外側ウェッジインソールの有用性が示されている．
4. **安静**は，急性炎症の場合，または受動運動や活動を再開した後の疼痛にのみ推奨され，短期間に限定する(12〜24時間)．
5. **理学療法** 筋力強化および自動可動域の維持のため，軽度の運動を行う．理学療法によって臨床症状が軽減するエビデンスもある．

## C. 外科的療法
1. **膝関節鏡検査**は有用性が示されていない．
2. **関節形成術**は薬物治療が奏効せず悪化傾向のある患者に施行する．コントロール不能な疼痛は初期から手術の適応となる．
3. **脊椎椎弓切除術**，**固定術**，もしくはその**両方**ともOAおよび脊柱管狭窄症による難治性の疼痛が適応となる．

# V フォローアップと紹介
A. すべての患者を作業療法士と理学療法士に紹介し，運動計画の立案・援助を依頼する．
B. 増悪傾向のある患者は整形外科医もしくは脳神経外科医に紹介する．

## 参考文献
www.rheumatology.org/publications/guidelines/oa-mgmt.asp

# 第58章 痛風

## I はじめに

痛風は、プリン代謝の障害によって血清尿酸値が増加し、関節炎発作をきたす疾患である。時おり単関節炎発作をきたす程度から骨侵食性変化を伴った慢性多関節炎にいたるまで、多彩な臨床所見をとる。

**A. 病態** 一時的ないしは持続的な血清尿酸値の増加(7.0 mg/dL 以上)が原因である。この値を上回ると尿酸ナトリウムが血中で飽和し、関節や関節外組織に沈着する。尿酸が組織に沈着すると炎症を引き起こす。

> **HOT KEY**
> 偽痛風〔ピロリン酸カルシウム沈着症(calcium pyrophosphate deposition disease：CPPD)〕はしばしば臨床的には痛風と鑑別しにくい。偽痛風は軟骨石灰化を伴うためにX線写真で指摘でき、尿酸値は正常である。

**B. 疫学** 通風は、典型的には30歳以上の男性と閉経後の女性に生じる。男性の平均発症年齢は48歳である。

## II 痛風の臨床所見

### A. 関節

1. **関節炎** 典型例では患部は**腫脹**、**熱感**、**紅斑**をきたし、**著明な圧痛**を伴う。症状は急性発症で、通常、24〜48時間かけて増悪する。未治療の場合、急性発作は通常、数日から数週間で改善する。

   a. 通常、**単関節炎**または**少数関節炎**で、**非対称性**である。
      (1) **第1中足指節関節**(metatarsophalangeal：MTP)が最も侵されやすい。その他、足内側部、踵部、膝部に生じることが多い。
      (2) 放置すると非対称性関節炎をきたし、無痛期間が短縮し、上肢を含むより多くの関節に病変が広がる。
   b. **誘発因子**には外傷、手術、寒冷曝露、感染、薬物(尿酸値を上げる作用のある利尿薬)、飲酒がある。

> **HOT KEY**
> 患者の75%は，初回発作後2年以内に再発する．

2. **痛風結節**は黄白色の結節で，尿酸結晶が皮下組織，骨，軟骨，関節に蓄積して形成される．
   a. 痛風結節は通常無痛性であるが，軟骨や骨の侵食性破壊をきたすことがある．
   b. 痛風結節は通常，初発から約10年かけて形成される．しかし一方で初発時から結節を認める場合もある．

B. **腎臓の症状**
  1. **腎結石** 尿酸腎結石はX線透過性で，痛風関節炎に先行する．尿酸結石が核となって他の種類の腎結石を引き起こすこともある．
  2. **尿酸による腎障害**は可逆性の急性腎不全で，尿細管と集合管に結晶が析出することで生じる．尿酸の急激な産生増加によって尿中尿酸値の上昇がしばしば原因となる（例：白血病の化学療法における腫瘍崩壊現象として）．
  3. **尿酸塩による腎障害**（いわゆる痛風腎）は，尿酸が腎間質組織に沈着することで生じる二次性慢性腎不全である．重症の痛風や合併症（共存症）のある場合に認める．

## III 痛風の原因

痛風の背景にあるのは**高尿酸血症**であり，これは尿酸排泄の低下あるいは尿酸の過剰産生による．

A. **尿酸排泄低下**は症例の90%を占め，高尿酸血症の原因である．腎疾患，飲酒，薬物（例：低用量サリチル酸，利尿薬）が原因となる．しかしほとんどの患者において，尿酸塩排泄の低下の機序は解明されていない．
B. **尿酸塩過剰産生** 先天性代謝障害（例：Lesch-Nyhan症候群），骨髄増殖性疾患，リンパ増殖性疾患，溶血，飲酒，乾癬（せん），肥満，化学療法薬が原因となる．

## IV 患者へのアプローチ

A. **病歴と身体診察所見** 本章のII A1を参照．
B. **検査所見**
  1. **血清尿酸値** 発作時に連続して採血すると患者の約95%で血清尿酸値は7.5 mg/dLを超える一方で，1回の採血では25%もの患者が正常値を示す．高尿酸血症のみでは痛風と診断できないことを念頭においておく．

2. **関節液分析** 急性関節炎患者において痛風と診断し，その他の疾患を除外するには，関節液分析は最も信頼のおける方法である．急性発作時には，関節穿刺は約 85% の感度がある．
   a. 検体の関節液を鑑別診断のために結晶分析，グラム染色と培養，白血球算定を依頼する(**表59-1 参照**)．
   b. 痛風の場合，**好中球優位**であり多少の**細胞内尿酸一ナトリウム結晶**を認める．結晶は針状で，偏光顕微鏡で観察すると**光学的異方性(複屈折)を認めない**(negative birefringence)．すなわち，偏光下で平面に水平(parallel)にある結晶は黄色(yellow)に，垂直にある結晶は青色にみえる．

> **HOT KEY** 偽痛風(pseudogout)の結晶は菱形で光学的異方性(複屈折)を示す(positive birefringence)．すなわち，光の方向と水平な結晶は青く，垂直な結晶は黄色にみえる．

3. **痛風結節の穿刺** 湿性標本で尿酸塩結晶を認める．
4. **尿検査** 24 時間蓄尿は，尿酸塩を産生過剰型か排泄低下型かに分類するとき有用である．産生過剰型であれば，通常食を摂取した 1 日尿酸排泄量は 800 mg/日以上になる．一方，排泄低下型であれば，800 mg/日以下となる．

C. **X 線写真** 通常，早期には X 線写真は正常である．その後，骨の"打ち抜き像"(punched out)を伴うびらんを呈し，硬化縁(sclerotic border)や骨縁の突出(overhanging margin)を伴う．関節表面は比較的よく保たれている．

## Ⅴ 治療

A. **無症候性高尿酸血症**ではほとんどの患者は痛風に進展しないため，治療は不要である．
B. **急性痛風性関節炎**
1. 対症療法として**床上安静**と**保温**を行う．
2. **薬物療法**
   a. **非ステロイド性抗炎症薬**(nonsteroidal anti-inflammatory drug：NSAID)は，急性痛風性関節炎の治療ではまず最初に用いる．慢性腎臓病や消化器疾患がある場合は慎重に用いる．炎症が改善するまでは認可された上限量を処方すべきである(例：インドメタシン 25～50 mg を経口で，8 時間ごと)．早期から使用するのがよい．

> **HOT KEY**
> 通常，アスピリンは避ける．サリチル酸は低用量では腎尿酸を貯留し，高用量では尿酸尿をきたす．

b. **コルヒチン**は，NSAID で改善しない場合に用いる．
   (1) 効果を高めるには，発作早期に使用しなければならない．
   (2) 0.6 mg を 1 時間ごとに内服し，症状が改善するか，消化器に副作用を生じるか，総量 6 mg に達するまで続ける（消化器への副作用は患者の 80 % で投与規定因子となる）．
c. **グルココルチコイド**
   (1) **関節内コルチコステロイド注射**（例：トリアムシノロン 10 〜 40 mg を関節の大きさに応じて）は単関節炎に対し，NSAID やコルヒチンでは効果が不十分の場合に用いる．
   (2) **コルチコステロイド全身投与**（例：prednisone［訳注：わが国ではプレドニゾロン］30 〜 50 mg を 1 〜 2 日内服し，その後 7 〜 10 日かけて漸減）は，多関節炎で NSAID やコルヒチンを使えない場合に用いる．

**C. 間欠期の痛風**（急性発作のない時期）
1. **尿酸低下療法**は高尿酸血症があり，関節炎の頻回な発作，痛風結節，痛風腎をきたしている場合に適応となる．**目標値は血清尿酸値が 6.0 mg / dL 以下である．**
   a. **生活習慣の是正**として**減量**と**節酒**をし，**利尿薬とプリン体の多い食品を避ける**（例：肉類，魚介類，豆類）．
   b. **薬物療法**は急性発作のすべての症状が改善してから開始する．薬物の選択は経験的に行うか，24 時間蓄尿の結果を踏まえて行う．
      (1) **アロプリノール**はキサンチンオキシダーゼ阻害薬で，尿酸の産生を抑制する．
         (a) **適応**　以下に当てはまる場合にはアロプリノールを選択する．
            (i) 尿酸塩の過剰産生
            (ii) 慢性痛風結節
            (iii) 血清クレアチニン値が 2.0 mg / dL 以上，またはクレアチニンクリアランス値が 80 mL / 分未満の腎障害
            (iv) 腎結石の既往
         (b) **投与量**　初期投与は 100 mg / 日を 7 日間とする．徐々に投与量を増やし，300 mg / 日までとする．

(i) 最大投与量は，クレアチニンクリアランスが40 mL/分未満の患者は100 mg/日に，60〜80 mL/分の患者は200 mg/分未満に，それぞれ制限する．

(ii) 6-メルカプトプリンやアザチオプリンを併用する場合，これらの薬物の投与量は通常の25％に減量する．

(c) **副作用** アロプリノール内服中に軽度の皮疹が出現した場合，脱感作療法が可能である．しかし，剝離性皮膚炎，肝炎，間質性腎炎といった重度の反応があった場合には推奨できない．

(2) febuxostat は画期的な非プリン系キサンチンオキシダーゼ選択阻害薬で，血清尿酸値を効果的に低下させる．現在，米国食品医薬品局（Food and Drug Administration：FDA）の承認審査中である．

(3) rasburicase は遺伝子組換え尿酸酸化酵素で，尿酸をアラントインに変化させることで尿酸値を低下させる．現在では，化学療法時の高尿酸血症予防にのみ適応となっている．

(4) **尿酸排泄薬**は尿酸排泄低下型の患者で，尿酸結石がなく，腎機能が比較的保たれている（血清クレアチニン値が2 mg/dL 以下）場合に用いる．

(a) **プロベネシド**は 250 mg を2回/日から内服開始する．投与量は必要に応じて最大 2.0 g/日まで増量できる．

(b) sulfinpyrazone は 50 mg を2回/日から内服を開始する．投与量は最大 300〜400 mg/日，分3〜4まで増量できる．

2. **再発性発作の予防**は尿酸低下療法の開始後，6か月以上経過してから適応となる．

a. **コルヒチン**は第1選択薬である．通常は 0.6 mg を2回/日，内服する．腎障害があれば 0.6 mg を1回/日とする．

b. **NSAID** は予防にも用いることができる．

c. 低用量 prednisone［訳注：わが国ではプレドニゾロン］はNSAID もコルヒチンも禁忌となる場合に代わりに用いることができる．

## 参考文献

Becker MA, Schumacher HR Jr, Wortmann RL, et al. Febuxostat compared with allopurinol in patients with hyperuricemia and gout. *N Engl J Med* 2005;353:2450–2461.

Terkeltaub RA. Clinical practice. Gout. *N Engl J Med* 2003; 349:1647.

# 第59章 単関節炎

## 🅘 はじめに

患者が関節症状を訴えるとき,さまざまな原因が考えられる.しかし,以下の質問に答えてもらうことでその原因を絞り込むことができる.

**A. 単関節炎か多関節炎か?**

**B. どの関節が障害されているか?** 例えば,次に述べるようなこと.

1. **遠位指節間**(distal interphalangeal:DIP)**関節が障害**されるのは,骨関節症(osteoarthritis:OA,変形性関節症)や乾癬性関節炎の特徴である.

> **HOT KEY**
> DIP関節の障害=変形性関節症(degenerative joint disease:DJD)か乾癬性関節炎(Psoriatic arthritis)

2. **手関節が障害**されるのは,関節リウマチの特徴である.
3. **第1中足指節**(metatarsophalangeal:MTP)**関節が障害**されるのは,痛風や関節リウマチ,変形関節症の特徴である.

## 🅘🅘 単関節炎の原因

単関節炎は早期診断が重要である.なぜならば,進行すれば不可逆的な関節破壊をきたし,原因によっては敗血症にいたるからである."If I Make The Diagnosis, No More Harm"(診断つければもう害なし)という語呂合わせで重要な単関節炎の原因を記憶することができる.

**A. 化膿性関節炎**は時に致命的となるため,まず最初に考えなければならない.主な起炎菌は,**レンサ球菌**(*Streptococcus*),**ブドウ球菌**(*Staphylococcus*),**淋菌**(*Neisseria gonorrhoeae*)である.**Lyme病,梅毒,マイコバクテリウム,真菌**は頻度は少ないものの重要な起炎菌である.

**B. 炎症性疾患**〔例:**乾癬性関節炎,関節リウマチ,反応性関節炎,全身性エリテマトーデス**(systemic lupus erythematosus:SLE)〕は通常,少数関節炎や多関節炎(第60章参照)を呈するが,初期には1つの関節の腫脹しか認めない場合もある.したがって,他の原因を除外したならば,これらの疾患を考慮しなければならない.サルコ

> **記憶のコツ**
>
> **単関節炎の原因は "If I Make The Diagnosis, No More Harm"（診断つければもう害なし）**
>
> **I**nfection of the joint：化膿性関節炎
> **I**nflammatory disease：炎症性疾患
> **M**etabolic disorders：代謝障害
> **T**rauma：外傷
> **D**JD：変形性関節症
> **N**eoplasia：腫瘍形成
> **M**iscellaneous causes(foreign body synovitis, avascular necrosis)：その他多岐にわたるもの（異物性関節炎，阻血性壊死）
> **H**emarthrosis：関節血症

イドーシスやC型肝炎に関連した関節炎も考慮すべきである．

- **C．代謝障害**は**痛風**，**偽痛風**〔ピロリン酸カルシウム沈着症(calcium pyrophosphate deposition disease：CPPD)〕が含まれる．詳細は第58章を参照．
- **D．**関節の**外傷**には靱帯断裂や骨折があり，関節血症や関節面の障害をきたす．外傷歴を必ず聴取すること．
- **E．変形性関節症**は単関節炎や多関節炎の原因となる．
- **F．腫瘍形成**は単関節腫脹の原因としてはまれであるが，見逃してはならない．例えば，**類骨骨腫**や**色素性絨毛結節性滑膜炎**がある．
- **G．**その他の原因として，**異物性滑膜炎**や**無腐性壊死**などがある．
- **H．関節血症** 外傷歴のない関節血症は，**凝固障害**（例：血友病）や**抗凝固療法**などが関係していることが多い．

## III 患者へのアプローチ

### A．病歴

1. 関節症状が自然に軽快したのであれば，結晶沈着性関節炎や，非感染性の病態を示唆する．忘れてはならないことは，感染症は関節破壊を起こすことである．
2. 性別によるリスクファクターは，特に若年者の場合には重要となってくる．
3. 患者は静注薬物を乱用しているか？
4. 患者は人工関節置換を受けているか？

### B．身体診察 これは重要である．

1. どの関節に症状があるか確認すること．膝関節は化膿性関節炎の

好発部位である．
2. 蜂窩織炎，滑液包炎，腱鞘炎といった，関節炎に似た関節周囲疾患を除外する．
3. 皮膚に特徴的所見がないか確認する（例：乾癬性皮膚症状）．
4. 化膿性関節炎では関節可動域が制限される．

**C. その他の診断**
1. 病変関節部位の**単純X線写真**は時に有用である（骨関節症や偽痛風，骨折が関節痛の原因である場合）が，通常，診断の助けにはならない．
2. **関節穿刺**や**関節液検査**は確定診断には非常に有用であるため，ほとんどの患者に行うべきである．特に化膿性関節炎が疑われるときには必ず行う（**表59-1**）．

> **HOT KEY**
> 関節滑液中の白血球数は早期には上昇しないこともあるので，関節液の検査結果にかかわらず常に化膿性関節炎を考慮すること．感染が疑われても初回の関節液分析で確定できない場合は24時間後に改めて穿刺するのがよい．

3. 確定診断がつかない場合，滑膜の細胞診や関節鏡が有用なこともある．

## Ⅳ 治療は原疾患により異なる

**A. 化膿性関節炎**
1. **関節穿刺** 5〜7日間，痛みが軽減するまで，関節液の穿刺を繰り返す．これにより関節破壊のリスクが減り，抗菌薬投与による治療効果が高まる．
2. **経験的な抗菌薬療法**は，ごく一般的な病原体を標的とすべきである．グラム染色と細菌培養に基づいて治療方針を決定する．
   a. グラム陰性菌の場合，**セフトリアキソン**を使用する（緑膿菌が疑われれば**ゲンタマイシン**を加える）．
   b. グラム陽性球菌の場合，**セファゾリン**を使用する〔**介護施設からの患者にはバンコマイシンを加える**〕．
3. **外科的治療**は感染が持続し，より適切な排液が必要な場合や，患者が頻回の穿刺を拒否した場合に必要である．

**B. 痛風** 詳細は第58章**Ⅴ**を参照．

**C. 炎症性疾患**
1. **関節リウマチ**（RA）は第60章**Ⅳ** Aを参照．

表 59-1 関節液所見*

| | 正常値 | 非炎症性 | 炎症性 | 化膿性 |
|---|---|---|---|---|
| 白血球 (/mm$^3$) | < 200 | 200〜10,000 | 10,000〜100,000 | > 100,000 |
| % PMN | < 25% | < 25% | 50〜90% | 50〜100% |
| 主な原因 | | 変形性関節症,外傷,無菌性壊死 | 結合組織-血管疾患,結晶誘発性関節炎,結核,真菌感染 | 化膿性細菌感染症 |

PMN:polymorphonuclear neutrophils(多形核好中球)
*この結果に当てはまらない場合もある.

**2.** 脊椎関節炎(spondyloarthritis:SpA)は第 60 章**Ⅳ** B を参照.

**D.** 変形性関節症(OA)　詳細は第 57 章**Ⅲ**を参照.

# Ⅴ フォローアップと紹介

**A.** 初期検査で診断がつかない場合,**リウマチ病専門医**へ紹介する.

**B.** 化膿性関節炎で関節穿刺と適切な抗菌薬投与にても症状が軽快しない場合は,**整形外科医**へ紹介する.

## 参考文献

Garcia-De La Torre I. Advances in the management of septic arthritis. *Rheum Dis Clin North Am* 2003;29:61–75.

Kumar S. Managing acute monoarthritis in primary care practice. *J Musculoskel Med* 2004;21:465–472.

# 第60章 少関節炎と多関節炎

## 🔳 はじめに
多関節炎の多くの原因を体系化するには，次の4つの主要なカテゴリー，つまり典型的血清学的陽性，典型的血清学的陰性，非典型的血清学的陰性あるいはその他の原因に分類する（**表60-1**）．

**A. 自己免疫性：典型的血清学的陽性** これらの疾患は**対称性の腫脹**と**自己抗体の出現**が特徴的である．

**B. 自己免疫性：典型的血清学的陰性** 通常，HLA B27関連の少関節炎や多関節炎で，末梢関節，腱付着部，体軸方向の関節を障害する．**若年発症**（通常40歳以前）と**自己抗体陰性**（よって"血清学的陰性"という）が特徴である．

**C. 非典型的血清学的陰性**は，典型的な疾患であるのに**自己抗体**陰性の場合をさす（すなわち，**リウマトイド因子**は陰性であるが，診断基準を満たす血清学的陰性関節リウマチ）．

**D. その他の原因** その他多くの疾患が多関節炎を呈する．次のように覚えれば簡単である．淋菌性が1つ，スピロヘータ性が2つ，ウイルス性が3つ，浸潤性が4つ，"その他"が5つ，と．

## 🔳 多関節炎の原因
**A. 自己免疫性：典型的血清学的陽性**

1. **関節リウマチ**（rheumatoid arthritis：RA）は，複数の関節の滑膜を一次性に障害する慢性全身性炎症性疾患である．

    **a. 疫学** 女性が男性よりも2倍も罹患しやすく，通常は20〜40歳で発症する．

    **b. 臨床症状** RAと診断するためには7つの診断基準のうち4つを満たさなければならない〔すなわち，RA患者には7つのうち4つを寄せ集め（**AMASS**）てから処方する（**RX**）ことになる（次頁の「記憶のコツ」参照）〕．

    (1) **主な症状**は全身倦怠感，発熱，朝のこわばり，小関節の進行性対称性腫脹がある．発症時にはなかなか気づかれない．

    (2) **関節外所見**は皮下結節，漿膜炎，リンパ節腫脹，まれに脾腫がある．

    (3) **X線写真所見**で典型的なものには関節周囲骨減少症，関節

## 表60-1 多関節炎の一般的原因

自己免疫：典型的血清学的陽性
  関節リウマチ(rheumatoid arthritis：RA)
  全身性エリテマトーデス(systemic lupus erythematosus：SLE)
  全身性硬化症
  多発性筋炎
  オーバーラップ症候群
自己免疫：典型的血清学的陰性
  強直性脊椎炎
  乾癬性関節炎
  反応性関節炎
  腸管疾患に関係する関節炎(例：炎症性腸疾患，Whipple病，腸管感染症)
その他の原因
  1. 淋菌性 ― 播種性淋菌感染症
  2. スピロヘータ性 ― Lyme病，第二期梅毒
  3. ウイルス性 ― HIV，B型肝炎ウイルス，パルボウイルス
  4. 浸潤性 ― サルコイドーシス，アミロイドーシス，ヘモクロマトーシス，痛風結節
  5. その他 ― 変形性関節症(degenerative joint disease：DJD)，Still病，炎症性腸疾患，リウマチ熱，血管炎，

---

**記憶のコツ**

### 関節リウマチの診断基準は"AMASS RX"（寄せ集めてから処方）

**A**rthritis in 3 or more joint areas：3領域以上の関節炎
**M**orning stiffness lasting 1 hour or more：1時間以上続く朝のこわばり
**A**rthritis of the hand joints：手の関節炎
**S**ymmetric arthritis：対称性の関節炎
**S**erum rheumatoid factor(RF) present：血清リウマトイド因子(RF)の存在
**R**heumatoid nodules：リウマチ結節
**X**-ray changes consistent with rheumatoid arthritis：関節リウマチに矛盾しないX線写真変化(例：びらん)

---

びらん，ときに関節や上位頸椎の亜脱臼がある．
(4) **検査所見** 患者の85％は**リウマトイド因子**(rheumatoid factor：RF)**陽性**である．**抗サイクリックシトルリン化ペプチド**(anti-cyclic citrullinated peptide：抗CCP)**抗体**はよりRAに特異的であり，骨びらんに関係している．

2. **全身性エリテマトーデス**(systemic lupus erythematosus：SLE)は多臓器性自己免疫疾患である.
   **a. 疫学** 全患者の85％は20〜40歳の女性である.
   **b. 臨床症状** 次の診断基準は主要症状を含んでいるので，覚えておくと有用である．11項目のうち4つがあれば診断基準を満たす．医学部では試験のためにSLEの11診断基準を覚えなければならない．これを"P-MOAD"，7つのPとM，O，A，Dとまとめる(次の「記憶のコツ」参照)．最初の2つのPは検査陽性(positive)で，次の5つのPは頭からつま先まで順に整理している．では見ていこう．

---

**記憶のコツ**

### SLEの診断基準は"P-MOAD"

**P**ositive antineutrophil antibody(ANA)test：seen in 95% of patients：抗核抗体陽性．95％の患者でみられる

**P**ositive other immunologic test〔antibody(Ab)to double-stranded DNA, Ab to Smith or false-positive syphilis serology〕：その他の免疫学的異常陽性(抗二本鎖DNA抗体，抗Smith抗体，梅毒血清反応偽陽性)

**P**sychosis, seizures, or other neurologic abnormalities：精神症状，てんかん，その他の神経学的異常

**P**hotosensitivity rash：光線過敏症

**P**olyserositis(pleuritis, pericarditis, or peritonitis)：多漿膜炎(胸膜炎，心外膜炎，腹膜炎)

**P**roteinuria or renal involvement：蛋白尿，腎疾患

**P**ancytopenia or single-cell line "penia" (anemia, thrombocytopenia, leukopenia)：汎血球減少または単一系統の血球減少(貧血，血小板減少，白血球減少)

**M**alar rash：頬部紅斑

**O**ral ulcers：口腔内潰瘍

**A**rthritis：関節炎

**D**iscoid rash：円板状皮疹

---

3. **全身性硬化症(強皮症)** は皮膚や内臓の線維化を特徴とし，嚥下障害，肺線維症，心疾患，腎疾患へと進行する.
   **a. 臨床症状**
   (1) **症状** Raynaud病(患者の90％にみられる)と関節痛が通常の初期症状である．
   (2) **検査所見** 強皮症に特異的な抗体には，抗トポイソメラーゼ(Scl-70)抗体，抗核抗体，抗セントロメア抗体などがある．

b. **全身性硬化症には2種類ある.**
  (1) **広範性全身性硬化症**は患者の20%を侵す.
  (2) **限局性全身性硬化症(CREST症候群)** CREST症候群は石灰化(calcinosis), Raynaud現象, 食道(esophageal)運動機能障害, 強指症(sclerodactyly), 毛細血管拡張(telangiectasia)をきたす症候群である. CREST症候群では腎障害のリスクは低いが, 肺高血圧のリスクが高く, 抗セントロメア抗体陽性の頻度が高く, 予後はより良好である.

## B. 自己免疫性:典型的血清学的陰性
脊椎関節炎(spondylarthritis:SpA)はHLA B27関連疾患群である. 以下のように分類できる疾患と, 分類できない疾患がある. 分類できないSpAは炎症性の背部痛や急性前部ぶどう膜炎や付着部炎といった症状があり, 単純X線写真で仙腸骨炎のX線所見がない.

1. **強直性脊椎炎**(ankylosing spondylitis:AS)**は脊椎関節炎(SpA)の基本型である**. 炎症性の背部痛が40歳以前に徐々に発症し, 進行性に腰椎の前屈が制限され, X線写真で仙腸骨炎の所見があるのが特徴である. HLA B27はAS患者のおよそ90%で陽性である. 男性は女性の2〜3倍罹患しやすい.

2. **乾癬性関節炎**は乾癬患者の20%に起こり, しばしば遠位指節間(distal interphalangeal:DIP)関節の破壊性関節炎, 指炎, 爪の点状陥窩, 爪甲剝離症が特徴である.

3. **反応性関節炎**は**結膜炎, 尿道炎, 関節炎**の3徴が臨床上の特徴である. 患者は「見ることができず, 排尿できず, 膝を曲げることができない(cannot "see, pee, or bend at the knees")」. しばしば下痢や性感染症後に発症するが, ほとんどの症例は自然軽快する.

4. **炎症性腸疾患**は多関節炎と関係している. Crohn病や潰瘍性大腸炎の10〜20%は関節炎を発症する. 関節症状は腸疾患の活動性に一致して増悪する. SpAの範囲内の患者は炎症性の背部痛と仙腸骨炎, すなわちASを引き起こす可能性がある. HLA B27が陽性のときはその可能性が高くなる.

## C. 種々の原因

1. **淋菌感染** 播種性淋菌感染〔淋菌(*Neisseria gonorrhoeae*)による〕は大関節の移動性多関節痛, 腱滑膜炎, 発熱, 膿胞性発疹を起こす.

2. **スピロヘータ感染**
  a. **Lyme病**〔Lyme病ボレリア(*Borrelia burgdorferi*)による〕はインフルエンザ様の症状, 遊走性紅斑, 神経学的異常(例:顔面

神経麻痺，髄膜炎），心疾患，慢性もしくは再発性大関節炎を特徴とする．
  b. **第二期梅毒**は関節を含め，ほぼ全身を障害する．
3. **ウイルス感染** 多関節炎をきたす主な3つのウイルスとして**ヒト免疫不全ウイルス**(human immunodeficiency virus：HIV)，**肝炎ウイルス**(**B型**，**C型**)，そして**パルボウイルス**がある．
4. **浸潤性疾患**には**サルコイドーシス**，**アミロイドーシス**，**ヘモクロマトーシス**，**痛風結節**がある．診断をつけるには通常，関節やその他の障害臓器の生検が必要である．
5. **その他の疾患**
  a. **骨関節症**(osteoarthritis：OA；変形性関節症)は多関節炎の最も多い原因のようである．詳細は第57章を参照．
  b. **成人Still病**は若年性特発性関節炎が成人に発症したものである．弛張熱，関節炎，一過性のサーモンピンクの発疹が特徴である．
  c. **リウマチ熱**はA群レンサ球菌による咽頭炎の遅発性続発症で，最近ではほとんどみられなくなっている．典型的な臨床症状には移動性の多関節炎，発熱，心臓炎，舞踏病，皮下結節がある．
  d. **血管炎**については第87章を参照．

# III 患者へのアプローチ

多関節炎の原因はさまざまであるので，臨床所見，検査所見，X線所見を総合して診断をつける．

**A. 病歴**
1. 対称性の大関節炎あるいは小関節炎で，朝のこわばりを伴うものは自己免疫性関節炎を示唆する．
2. 非対称性で付加的で移動性の関節痛は，感染性あるいは結晶誘発性関節炎を示唆している．
3. 虫刺されや性感染症への曝露あるいは発疹や発熱があれば，感染性関節炎が疑わしくなる．

**B. 身体診察** 身体診察は次の点で有用である．
1. どの関節が障害されているかを評価する．
2. 関節外症状を評価する〔例：口腔内潰瘍，脱毛，発疹は全身性エリテマトーデス(SLE)を示唆し，石灰化，強指症，毛細血管拡張はCREST症候群を示唆する〕．

**C. 検査所見**
1. **血清学検査**
  a. リウマトイド因子(RF)，抗核抗体(ANA)，抗二本鎖デオキシ

リボ核酸(DNA)抗体,核抽出抗体〔すなわち,Smith, Ro, La,抗セントロメア,抗ヒストン,抗リボヌクレア蛋白(anti-ribonuclear protein:抗RNP)〕は,対称性多関節炎があるときや臨床所見がRAかSLEを示唆している場合に検査するのがよい.
- **b.** 抗トポイソメラーゼ(Scl-70)抗体,抗セントロメア抗体検査は強皮症やCREST症候群が疑われる場合に施行する.
- **c.** Lyme病ボレリア抗体や米国性病研究所(Venereal Disease Research Laboratory:VDRL)試験はそれぞれLyme病と梅毒を評価するのに用いる.

> **HOT KEY** 全身性エリテマトーデス(SLE)患者は,米国性病研究所(VDRL)試験では,偽陽性になるかもしれない(生物学的偽陽性).

**2. HLA B27に対する遺伝子検査** 強直性脊椎炎(AS)患者の80～90％がHLA B27陽性である.しかしヨーロッパ系人種ではASがなくとも10％が陽性なので,遺伝子検査は概して有用ではない〔訳注:日本人での保有率は0.1～0.5％と低い〕.

## IV 治療
原因疾患ごとに対応する.
### A. 自己免疫:典型的血清学的陽性
1. **関節リウマチ**
   - **a. 非ステロイド性抗炎症薬**(nonsteroidal anti-inflammatory drug:NSAID)が治療の主役である.
   - **b. 疾患修飾性抗リウマチ薬**〔disease modifying anti-rheumatic drug:DMARD.例えば,prednisone〔訳注:わが国ではプレドニゾロン〕, hydroxychloroquine,スルファサラジン,メトトレキサート,アザチオプリン,レフルノミド,リツキシマブ,CTLA 4-Ig,腫瘍壊死因子(tumor necrosis factor:TNF)α阻害薬は活動性滑膜炎や骨びらんがある場合に適応となる.自己免疫性を改善し,疾患の進行を緩徐にする.これらの薬物はリウマチ病専門医へコンサルトしたうえで開始すべきである〔訳注:米国リウマチ学会の2002年のガイドラインでは,罹病3か月以内からDMARDを開始する.さらに日本リウマチ学会のガイドラインでは,DMARDで3か月以上治療してもコン

トロール不良の場合には生物学的製剤の適応とされる〕.
2. **全身性エリテマトーデス（SLE）**　SLE は，関節リウマチのように NSAID と免疫抑制薬（例：hydroxychloroquine，アザチオプリン，ミコフェノール酸モフェチル，シクロホスファミド）で治療する．免疫抑制薬はリウマチ病専門医にコンサルトしたうえで処方すべきである．
3. **全身性硬化症**　この疾患はほとんどの免疫抑制療法に不応であり，治療は症状の緩和が目的となる．
   a. D-ペニシラミン，グルココルチコイド，コルヒチンは重症例の治療に用いる．
   b. この疾患の治療は患者ごとに調整する．リウマチ病専門医へのコンサルトが推奨される．

B. **自己免疫：典型的血清学的陰性**
  1. **強直性脊椎炎**
     a. **理学療法**は患者の関節可動域を保つために適応となる．
     b. **NSAID**（例：インドメタシン）は疼痛緩和に使われるが，基本的に疾患修飾薬とは考えられていない．
     c. **スルファサラジン**は末梢関節障害には有効な場合もあるが，体幹部の病変には無効である．開始時はスルファサラジン 500 mg を毎日投与する．患者の症状が改善するか，最大量 3 g（分 2 もしくは分 3）に達するまで毎週 500 mg ずつ増量する．スルファサラジンは血球減少と関係しているので，治療開始後は頻回に全血算をチェックするべきである．
     d. **TNFα阻害薬**は強直性脊椎炎（AS）の治療に非常に有効である．このクラスの薬物は中等度から重度の活動性の患者のためにとっておく．患者は治療開始前にツベルクリン反応が陰性でなければならず，陽性の場合は 6～9 か月間イソニアジドで治療する．これらの薬物は結核の再燃のリスクを高める〔訳注：わが国での現時点での保険適応は，インフリキシマブは関節リウマチ，Crohn 病，Behçet 病の網膜ぶどう膜炎のみ，またエタネルセプトは関節リウマチのみである〕．
  2. **乾癬性関節炎**は NSAID，メトトレキサート，アザチオプリン，スルファサラジン，TNFα阻害薬で治療する．

C. **種々の原因**　治療は原因疾患ごとに対応する（例：感染性関節炎には抗菌薬，ヘモクロマトーシスには瀉血，サルコイドーシスにはグルココルチコイド，痛風結節にはアロプリノール）．変形性関節症（degenerative joint disease：DJD）に対する治療は第 57 章を参照．

## V フォローアップと紹介

次に述べる場合にはリウマチ病専門医へ紹介する.

**A**. 初期検査にもかかわらず診断が不明のままである.

**B**. NSAID に不応性の関節症状をコントロールするために免疫抑制が必要な場合.

**C**. 関節障害が進行しているとき.

### 参考文献

Richie AM, Francis ML. Diagnostic approach to polyarticular joint pain. *Amer Fam Phy* 2003;68(6):1151–1160.

# 第61章 腰 痛

## I はじめに
成人の90％以上がいつかは腰痛を経験する．
A. 内科を受診する最も一般的な主訴として，腰痛は上気道感染に次ぐ第2位である．
B. 腰痛による経済的損失は，就労時間を損なうという観点からいえば虚血性心疾患を上回る．

## II 臨床所見
A. 腰痛を認める患者の5％に炎症性腰痛(inflammatory back pain：IBP)を認める．腰痛は一般的には40歳前に起こり，潜伏性に発症する特徴があり，3か月以上も継続する．朝のこわばりとの関連があり，運動で改善を認める．炎症性腰痛(IBP)は，非ステロイド性抗炎症薬(nonsteroidal anti-inflammatory drug：NSAID)に対して劇的な反応を示す．
B. 腰痛患者の5％弱に**坐骨神経痛**を認める(片側の殿部から膝下に放散する痛み)．この症状は神経根症の1つである神経根の圧迫(つまり神経根症)で認める．症状はデルマトーム(皮節)に従って分布する．
C. 患者の1％弱に**馬尾症状**を認め，これは膀胱直腸障害(たいてい尿閉を伴う)，殿部感覚障害，両側神経学的異常を特徴とする，すなわち急性神経根症を伴う．

> **HOT KEY**　馬尾症候群は外科的緊急事態である！ 馬尾症状の症候があれば緊急MRIまたはCTスキャンの必要があり，手術適応があるか否かについて評価しなければならない．

## III 鑑別診断
A. **椎骨および椎間板変性原因の腰痛**　椎骨および椎間板変性は腰痛のほとんどの原因を占めている．痛みはたいてい次に述べる病態に関連している．
  1. **脊椎症**は椎間板および関節面の変性疾患である．

2. **脊椎すべり症**は下方の腰椎に対して上方の腰椎が前にずれることである.
3. **椎間板ヘルニア**は通常,後側方に起こって神経根圧迫をきたす.この 95％は $L_4 \sim L_5$ 椎間板（$L_5$ 神経根症），または $L_5 \sim S_1$ 椎間板（$S_1$ 神経根症）で起こる.巨大正中ヘルニアによって馬尾症状をきたす場合がある.
4. **脊柱管狭窄**　関節面および黄色靱帯の変性は脊柱管狭窄の原因となる.その結果として脊髄圧迫をきたす.脊柱管狭窄の典型的な症状は**神経原性跛行（偽性跛行）**で，殿部と足に限局した痛みが歩行で悪化することをいう.下り坂のときは，上り坂のときよりも悪化する.これは腰を屈曲する（上り坂）と脊柱管狭窄が軽減されることによる.

> **HOT KEY**
> 脊柱管狭窄の患者では，下り坂のときに痛みが増悪する.

### B. 全身的疾患による腰痛
1. **悪性腫瘍**　乳癌，肺癌，前立腺癌からの**転移性骨腫瘍**は，悪性腫瘍による腰痛として頻度が高い.**原発性腫瘍**，**多発性骨髄腫**，**悪性リンパ腫**なども考慮される.しばしば著しい夜間痛をきたす.
2. **感染**　局所的な感染，例えば**骨髄炎**や**椎間板炎**，硬膜外膿瘍で腰痛をきたす場合がある.
3. 強直性脊椎炎を含む**脊椎関節炎**，炎症性腸疾患，反応性関節炎，乾癬性関節炎などは炎症性腰痛（IBP）をきたしやすい.
4. 骨粗鬆症による**椎骨圧迫骨折**は高齢者や長期間ステロイドを投与されている患者で，腰痛の原因となりうる.

### C. 内臓関連痛　次に述べる疾患の 1 症状として腰痛をきたすことがある.
1. **大動脈瘤**
2. **泌尿器系疾患**（例：結石，腎盂腎炎，前立腺炎）
3. **消化器系疾患**（例：結腸直腸または消化性潰瘍疾患，膵炎）
4. **婦人科疾患**〔例：子宮内膜症，骨盤炎症性疾患（pelvic inflammatory disease：PID）〕

## Ⅳ 患者へのアプローチ（図 61-1）
### A. 病歴　腰痛の**全身的原因**（悪性腫瘍，感染）のリスクファクターに注意する.リスクファクターには次のものがある.

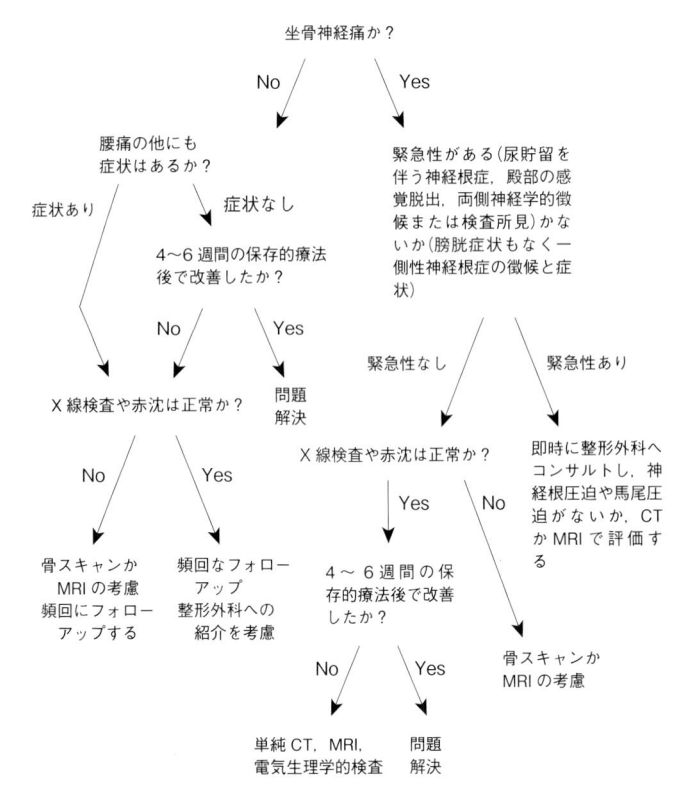

図61-1 腰痛患者へのアプローチ.（Wipf JE, Deyo RA：Low back pain. In Branch WT（ed）: *Office of Practice of Medicine*, 3rd ed. Philadelphia, WB Saunders, 1994, p654 から許可を得て改変引用）

1. 50歳以上
2. 癌の既往歴および静脈内薬物乱用
3. 症候的疾患の徴候（発熱，体重減少，リンパ節腫脹など）

**B. 身体診察**

1. **脊椎の診察**　脊椎変形の有無，圧痛点の触診，患者の可動域評価
2. **神経学的診察**　神経根症のスクリーニングを行う．
   a. **伸展下肢挙上**（straight-leg raising：SLR）**テスト**　仰臥位で膝を伸展させたまま，患者の足を挙上していく．30〜60°挙上したときに神経根痛を認めれば陽性である．
   (1) このテストは**神経根障害**に対し感度がよいが，特異度はあまり高くない［訳注：感度73〜98％，特異度11〜61％］．

(2) 対側(crossed)SLR テストが陽性(健側の挙上によって患側に坐骨神経痛が誘発される)のとき、**椎間板ヘルニア**に対する特異度は非常に高いが、感度はそれほど高くない[訳注：感度 23 〜 43％、特異度 88 〜 98％]。

b. **運動機能スクリーニング** 椎間板ヘルニアの 95％以上は $L_4$ 〜 $L_5$ 椎間板（$L_5$ 神経根）、$L_5$ 〜 $S_1$ 椎間板（$S_1$ 神経根）で起こり、残りの 2 〜 5％は $L_2$ 〜 $L_3$ 椎間板もしくは $L_3$ 〜 $L_4$ 椎間板で起こる（それぞれ $L_3$ と $L_4$ 神経根が傷害される）。スクリーニングとしての運動機能診察を全例で施行すべきである。

(1) 患者を椅子から立たせて、踵をつける、もしくは爪先をつけて歩かせる。長母指伸筋機能をチェックする（母指に力を入れさせて）。そして、アキレス腱反射と膝蓋腱反射を評価する。

(2) **表 61-1** にこれらの神経根障害における神経学的所見をまとめる。

**表 61-1 腰椎椎間板ヘルニアの神経学的所見**

| 影響する神経根 | 運動所見 | 感覚所見* | 反射 |
| --- | --- | --- | --- |
| $L_3$, $L_4$ | 椅子からの起立（膝伸展の喪失）、踵つき歩行の困難 | 膝前側と下腿内側 | 膝蓋腱反射の消失または減弱 |
| $L_5$ | 踵つき歩行の困難：脚力と母指の底屈の低下 | 足内側 | 正常 |
| $S_1$ | 爪先歩行、足の外転、足底の屈曲の困難 | 足外側 | アキレス腱反射の消失または減弱 |

* 知覚の低下、異常感覚

> **HOT KEY** 両下肢の症状、腸停留、膀胱停留、尿失禁を認めた場合、会陰の感覚試験、直腸の緊張および仙骨反射を注意深く評価し、馬尾症候群の可能性を評価すべきである。

3. **全身の診察** 病歴から**全身性疾患**や**関連内臓痛**の可能性があるならば、全身を診察する必要がある。例えば、次のように行う。

a. **腹部の診察**(血管病変の既往のある高齢者の動脈瘤の除外のため)
  b. **関節の診察**(脊椎関節炎を示唆する病歴があれば)
  c. **リンパ節の診察**と**腫瘍性病変**の詳細な評価(もしも悪性腫瘍が示唆されれば)
C. **臨床検査** ほとんどの患者にはルーチンの臨床検査は不要である.感染症や炎症性疾患,悪性腫瘍の可能性が疑われれば,赤血球沈降速度(赤沈,erythrocyte sedimentation rate:ESR)やC反応性蛋白(C-reactive protein:CRP)が有用である.
D. **画像検査**
  1. **単純X線写真** 変性疾患は40歳以上の患者にはしばしば認められ,しかも腰椎X線写真の被曝量は胸部X線写真の20倍である.したがって,X線撮影は下記の患者以外は適応にならない.
    a. 腰痛の原因として全身疾患のリスクファクターがある(本項Ⅳ A 参照).
    b. 重症外傷がある.
    c. 脊椎関節炎の既往がある.
    d. ステロイド内服者あるいは進行性骨粗鬆症の患者である.
    e. 重症神経運動器疾患がある.
    f. 保存的療法に反応しない.
  2. **骨スキャン** 腰椎単純X線写真から悪性腫瘍もしくは感染症を疑う場合,骨スキャンの適応がある.しかし骨スキャンは,多発性骨髄腫の患者では正常に映る.
  3. **ミエログラフィとしてのMRIとCTは偽陽性率が高い**ため,適応を絞って施行する必要がある.
    a. ミエログラフィとしてのMRIやCTは,悪性腫瘍もしくは感染症が疑われるか,馬尾症候群をきたしている患者には,すぐに施行する.
    b. 持続性あるいは進行性の神経根症があり,外科的手術を要する患者の術前評価を行うのに適している.
E. **分類** ほとんどの腰痛は,正確な病態解剖学的診断にはあてはまらない.代わりに,臨床所見から,症状が腰痛のみか,他の症状を伴うかで分類するのが重要である.他の症状があれば必要な精密検査が異なってくる(図61-1参照).
  1. **腰痛のみ** 患者の2/3は腰痛以外の症状はない(基礎疾患のリスクファクターがなく,神経学的検査も正常である).
  2. **腰痛以外の症状を伴う** 神経学的異常所見がある,もしくは腰痛をきたす全身的な原因がある場合があてはまる.

## Ⅴ 治療

**A. 保存的療法** 大半の患者にとって，また神経根症のある人でさえ，症状は保存的療法で4〜6週以内に改善する．

1. **ベッド上安静** 一般的にはベッド上安静は，椎間板ヘルニアが疑われる患者には有益ではない．1〜2週間以内で徐々に通常の活動状態へと戻す．

2. **薬物療法**
   a. **鎮痛薬**
      (1) NSAIDは有効である（必要に応じてイブプロフェン800 mgを1日3回まで）．消化器系疾患のリスクや腎疾患のある患者には注意が必要である．アセトアミノフェンやアスピリンを試してもよい．
      (2) **麻薬（オピオイド）**は控えめに使用すべきである．ほとんどの患者にとってNSAIDを上回る著明な効果はない．中枢神経系（central nervous system：CNS）と関連があり，依存性がある［訳注：イブプロフェンは，わが国では600 mg/日が上限．またオピオイドの適応もない．その他のより強力なNSAIDを用いる］．
   b. **筋弛緩薬** 場合によっては，筋弛緩薬（例：cyclobenzaprine 10 mgを1日2回）が有効であるが，使用は1〜2週間に制限すべきである．
   c. **ステロイド注射**の有効性には議論の余地がある．
   d. **三環系抗うつ薬**は疼痛の軽減に有効である［訳注：神経障害性疼痛の対処に対しては第3章のp. 22参照］．

3. **患者教育** 患者に腰痛の原因について教育し，想定される経過と回復について安心させるべきである．

4. **その他のアプローチ**
   a. **理学療法** 遷延する症状の患者は運動療法で改善する可能性がある．
   b. **指圧療法**は単一機序の腰痛の患者には有効であるが，神経根症のある患者では避けなければならない．
   c. **ヨガ**は腰痛の患者に有効である．
   d. **牽引**はたぶん有効ではない．

**B. 手術**は腰痛の軽減よりも神経根症の軽減に有効である．手術によって速やかに症状が軽減するが，外科的療法と保存的療法の長期的予後には差がない．椎間板ヘルニア患者の手術の適応は下記のとおりである．

1. 馬尾症候群
2. 高度かつ進行性の神経学的異常所見
3. 4〜6週間の保存的療法後にも持続する運動神経障害
4. 持続する坐骨神経痛，感覚障害，腱反射消失を認め，伸展下肢挙上(SLR)テスト陽性で，症状に矛盾のない身体所見を示し，心理社会的環境が良好である（例：現実的な期待を抱いており，うつ病，物質乱用，極端な心身症の既往がない）こと

### 参考文献

Carragee EJ. Persistent low back pain. *N Engl J Med* 2005;352:1891–1898.
Deyo RA, Weinstein JN. Primary care: low back pain. *N Engl J Med* 2001;344:363–370.
Speed C. Low back pain. *Br Med J* 2004;328(7448):1119–1121.

# Part IX

# 神経系

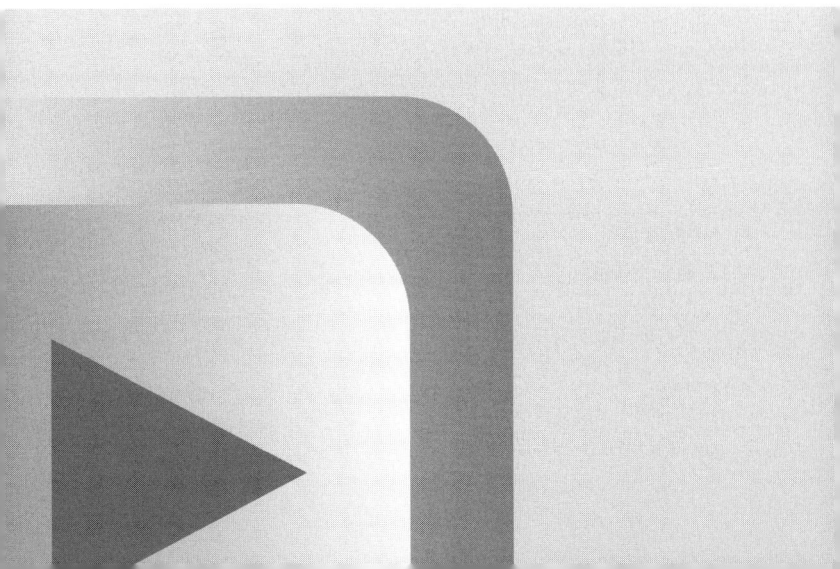

# 第62章 頭痛

## I はじめに
頭痛は全人口の90％以上が経験し，病院外来や救急を訪れる主要な原因の1つである．多くの頭痛は良性疾患であるが，残りわずかの非常に危険な頭痛を見逃さないことが重要である．

## II 鑑別診断
頭痛の原因を"よくある"疾患と"まれな"疾患とに簡単に分けられる語呂合わせを次に示す．

> **記憶のコツ**
>
> **頭痛の鑑別診断は"Take Care to Diagnose My Symptoms ; I don't want to be MAIMED"（私の症状に気をつけて，私は障害を負いたくないわ）**
>
> Tension headache：緊張型頭痛
> Cluster headache：群発頭痛
> Drugs or Dental pain：薬物，歯痛
> Migraine headache：片頭痛
> Sinusitis or Systemic illness：副鼻腔炎，全身性疾患
> Mass lesion：腫瘍性病変
> Arteritis or Acute angle glaucoma：動脈炎，急性緑内障
> Ischemia：虚血
> Meningitis：髄膜炎
> Encephalitis or Elevated intracranial pressure (ICP)：脳炎，頭蓋内圧上昇
> Dural venous sinus thrombosis：硬膜静脈洞血栓症

### A．一般的な原因
1. **緊張型頭痛** 患者は頭を"はちまき"で締めつけられるような感じ，と説明する．痛みは筋由来とされ，ストレスで誘発される．この緊張型頭痛は通常，随伴症状（悪心，嘔吐，羞明）と家族歴がどちらもないことから，片頭痛と鑑別できる．
2. **群発頭痛**はほとんど中高年の男性に生じる．通常は片側性であり，眼窩の周りを中心に，鋭く突き刺されるような激しい痛みと表現

し，鼻閉や流涙といった片側性の自律神経症状をよく伴う．頭痛はしばしば毎日同じ時間に生じ，たいてい5〜60分続く．頭痛は数か月続いて自然におさまり，そしてその後繰り返される（"群発"と名づけられるゆえんである）．

3. **薬物** ニトログリセリン，$H_2$拮抗薬，非ステロイド性抗炎症薬（nonsteroidal anti-inflammatory drug：NSAID），ニフェジピン，アテノロール，ジゴキシン，テオフィリン，その他の多くの薬物が頭痛を引き起こす．

4. **歯痛** 膿瘍，虫歯，歯肉炎のある患者は，頭痛や顔面痛を訴えることがある．

5. **片頭痛**には強い家族性がある．痛みは通常，片側性・拍動性で，身体活動で悪化する．患者はよく羞明，音恐怖，悪心，嘔吐を訴える．視覚異常，回転性めまい，味覚異常といった前兆（aura）が現れるかもしれない．片頭痛は前兆の有無で分類する．

6. **副鼻腔炎**は，前屈位をとると前頭部あるいは眼窩後方の頭痛を誘発する特徴がある（第10章参照）．この診断は慎重に行うべきである．片頭痛や緊張型頭痛の患者にCTを施行すると，しばしば無症候性副鼻腔疾患がみつかり，不必要な治療を行うことになるからである．

7. **全身性疾患** 多くの全身性疾患は頭痛を引き起こす（例：**感冒，悪性高血圧，発熱，一酸化炭素中毒**）．

## B. まれな疾患

1. **腫瘍性病変** 症状はさまざまであるが，新規発症の症状，進行性の症状，神経学的異常は腫瘍性病変の存在を示唆する．
   a. **腫瘍**は亜急性，進行性，片側性の頭痛を起こす．早朝頭痛，嘔吐，そしてValsalva法での増悪は頭蓋内圧が亢進した患者のごく少数にしかみられない．
   b. **膿瘍**は通常，発熱や異常な神経学的症状や所見と関係している．
   c. **慢性硬膜下血腫** 数週前の外傷歴は示唆的であるが，患者は事故を思い出さないこともある（特に高齢者の場合）．
   d. **脳出血，くも膜下出血**は通常，それぞれ小血管およびイチゴ状動脈瘤の破綻が原因となる．疼痛は発症からわずか数秒で最大になる．一方，片頭痛や緊張型頭痛は数分から数時間かけて徐々に増強する．

2. **動脈炎や他のリウマチ性疾患**
   a. **側頭動脈炎**は視野異常や顎跛行を伴う新たな頭痛がある50歳以上の患者で考慮する．
   b. **他のリウマチ性疾患**〔例：全身性エリテマトーデス（systemic

lupus erythematosus：SLE），結節性多発動脈炎，Wegener肉芽腫症〕は動脈炎（例：脳の血管炎など）や頭痛と関連がある．
3. **急性隅角緑内障**は新たに前頭部頭痛をきたした中高年の患者で考慮すべきである．
4. **虚血** 脳卒中や一過性虚血発作（transient ischemic attack：TIA）は血管性疾患に対するリスクファクターをもつ患者で考慮すべきである．
5. **髄膜炎** 患者は最初に頭痛を呈する．発熱，精神状態変化，そして髄膜刺激症状（例：頸部の屈曲や股関節の屈曲に伴う頸部の痛み）もまた出現することがある．
6. **脳炎**はほとんど全例で，精神状態の変化や巣症状に関連する．
7. **頭蓋内圧亢進**（increased intracranial pressure：ICP）（**偽性脳腫瘍や腫瘤性病変**の結果として）は頭痛の原因となる．乳頭浮腫や異常な神経学的症状があれば疑われる．
8. **硬膜静脈洞血栓症**は通常，関連する素因がある（例：妊娠，悪性腫瘍，他の凝固亢進系の異常）．若年者においては脳卒中の主な原因となる．

## III 患者へのアプローチ

詳細な問診と身体診察によってほとんどの患者の診断を確定できる．目標は，生命を脅かす頭痛の原因となりうるどんなことでも見落とさないことである．

**A. 病歴** 現在と過去の頭痛に関連したすべての症候の詳細な病歴が必要である．次に述べる徴候のどれが存在しても，"NEW FEARS"（新たな不安）を引き起こし，より集中的な評価が必要なことを示唆している．

---

**記憶のコツ**

**懸念すべき頭痛の随伴症状は"NEW FEARS"（新たな不安）**

**N**EW or different headache：（新しくあるいはいつもとは違う頭痛）（特に40歳以上）
**F**ever：発熱
**E**xertional headache：労作性頭痛（例：運動，咳，性活動に伴う頭痛や片頭痛をもつ多くの患者は労作性の要素をもっている）
**A**bnormal mental status or personality change：異常な精神状態や性格変化
**R**ecent history of trauma：最近の外傷歴
**S**evere symptoms：症状が著しい

**B. 身体診察**　全身の診察を行う必要がある．
 1. **乳頭浮腫**は頭蓋内圧亢進を疑う．
 2. **眼圧亢進**は緑内障を疑う．
 3. **髄膜症**（meningismus．頸部の受動的屈曲で誘発される疼痛）は髄膜炎やくも膜下出血による髄膜刺激症状を疑う．
 4. これまでにない下肢の**点状出血皮疹**が出現した場合は髄膜炎菌性髄膜炎を疑う．

> **HOT KEY**　頭痛の原因が危険な疾患であっても，神経系に異常が必ずしもあるわけではない．しかし，もし患者が頭痛を訴え，神経所見に異常があれば危険な疾患を考慮しなければならない．

**C. 臨床検査**　特に懸念される病歴がなく，身体診察でも異常のない患者は一般に検査は不要である．
 1. **全血球算定**（complete blood count：CBC），**血液生化学検査**，**赤血球沈降速度**（赤沈．erythrocyte sedimentation rate：ESR）は，診断がはっきりしない患者や心配な症状のある患者で測定する．赤沈は多くの他の炎症性疾患で上昇するが，側頭動脈炎ではほぼ必ず上昇する．
 2. **脳脊髄液**（cerebrospinal fluid：CSF）**検査**は，髄膜炎やくも膜下出血の疑われる患者で施行する．

> **HOT KEY**　巣症状のある患者に対しては，頭部CTで腫瘍性病変による頭蓋内圧亢進を除外するまで，腰椎穿刺を行うべきではない．

**D. 画像診断**　臨床所見や検体検査で診断にいたらない場合，あるいは頭蓋内の器質的疾患が疑われる場合は，頭部CTやMRIの適応になる．

> **HOT KEY**　CTスキャンに異常所見がないからといって，くも膜下出血を除外できない．疑われる患者は腰椎穿刺でキサントクロミーがないかどうか確かめるべきである．

## Ⅳ 治療

**A. 緊張型頭痛**は通常，中等度の鎮痛薬で管理できる（例：アセトアミノフェン650 mgを4～6時間ごとに，もしくはイブプロフェン400～800 mgを6時間ごとに）．運動，ストレス回避，リラクゼーションといった方法が有用なこともある．

**B. 群発頭痛**
1. **急性期治療** 発作は酸素吸入（6 L／分を10分間）をすることでしばしば抑えられる．片頭痛の治療（下記Cの1参照）に用いられる非ステロイド性抗炎症薬（NSAID），エルゴタミン，スマトリプタンも同様に有効である．
2. **慢性期治療** 一部の患者では，ステロイド薬（例：prednisone［訳注：わが国ではプレドニゾロン］60 mg／日を2週間以上かけて漸減する）で群発頭痛を止めることができる．リチウムやベラパミルなども，群発発作の回数を減少させる効果がある．

**C. 片頭痛**
1. **頓挫型治療**（表62-1）は，発作の最中に行う．
2. **予防治療**（表62-2）は，頻回の発作（すなわち，1か月に2回以上の発作）や，患者自身の生活をじゃまするような発作を抱える患者に考慮する．**β遮断薬**（アテノロール）や**三環系抗うつ薬**（アミトリプチリン），**抗痙攣薬**（バルプロ酸），**カルシウムチャネル拮抗薬**（ベラパミル）が片頭痛の予防薬として用いられる．

**D. 副鼻腔炎** 副鼻腔炎があれば，これを治療することで頭痛を解決できる（第10章Ⅵ参照）．

**E. 腫瘍性病変** 脳神経外科医または神経内科医に速やかに紹介しなければならない．

**F. 側頭動脈炎** 臨床的に本疾患が疑われる場合は，患者はprednisone［訳注：わが国ではプレドニゾロン］（1 mg／kg／日）で治療を開始し，さらに確定診断を得るために緊急に側頭動脈の生検を計画すべきである．未治療の側頭動脈炎は永久的な失明につながることがある．

**G. 虚血** 脳血管性疾患の治療に関しては第64章Ⅵに記している．

**H. 髄膜炎**
1. **抗菌薬** 髄膜炎が疑われる患者にはすべて，腰椎穿刺やCTスキャンが施行される前であっても，遅れることなく経静脈的に抗菌薬を投与する必要がある．最初の選択として適切な薬物は**セフトリアキソン**（2 gを12時間ごと）と**バンコマイシン**（腎機能に応じて1 gを8時間ごと）である．
2. **ステロイド** 細菌性の髄膜炎が疑われる場合，ステロイド投与を

表62-1 片頭痛に対する頓挫型治療の代表例

| 頭痛の程度 | 治療薬 | 用量 | 注意事項 |
|---|---|---|---|
| 軽度〜中等度 | ナプロキセン | 500〜750 mg を経口で 12 時間おき | 胃十二指腸の潰瘍もしくは出血 |
| | アスピリン | 650 mg を経口で 4〜6 時間おき | 妊婦，18歳以下の患者，胃十二指腸からの出血あるいは出血性の疾患をもつ患者では禁忌 |
| | アセトアミノフェン | 500〜1,000 mg を経口で 6 時間おき | 肝疾患のある患者には最大 1.5 g/日を投与するが，これらの患者には投与しないのが望ましい |
| 中等度〜重度 | スマトリプタン，その他のトリプタン | 50〜100 mg を経口で 1 時間後に繰り返す，最大投与量は 200 mg/日 | 冠動脈疾患 (coronary artery disease : CAD)，異型 (Prinzmetal) 狭心症，高血圧，妊娠に対しては禁忌 |
| | エルゴタミン | 2 mg を経口または舌下投与，その後 30 分おきに 1 mg．ただし最大投与量 24 時間で 6 mg まで | エルゴタミンと併用禁忌<br>顔面潮紅，首の痛み，胸部圧迫感が起こりうる．初回投与時は医療スタッフの管理下で行う<br>冠動脈疾患，末梢血管疾患，妊娠に対して禁忌<br>スマトリプタンと併用禁忌 |
| 重度，不応例 | ジヒドロエルゴタミン | 1 mg を筋注．1 時間ずつ間隔をあけて 2 回まで繰り返し可能 | 副作用．禁忌はエルゴタミンに類似．過去 4 日間にエルゴタミンが投与されていたら使用不可 |
| | メトクロプラミド | 10 mg を経静脈的に必要に応じて 4 時間ごとに | ジストニア，低血圧，悪心，嘔吐を引き起こすことあり |
| | プロクロルペラジン | 10 mg を経静脈的に 2 分間で | 遅発性ジスキネジア，低血圧，悪心，嘔吐を引き起こすことあり |
| | メペリジン | 25 mg を静注．増量は 1 時間ごとに必要に応じ最大投与量 1〜1.8 mg/kg | 依存性を引き起こすことあり．激しい発作に対してあまり頻繁には投与しない |

表 62-2 片頭痛に用いられる予防的治療の選択

| 治療 | 容量 | 副作用 |
|---|---|---|
| アテノロール* | 50〜100 mg/日を経口 | うつ，疲労感，低血圧 |
| アミトリプチリン | 10〜150 mg を就寝時に経口 | 口内乾燥症，残尿感，眠気，不整脈 |
| ベラパミル | 80〜360 mg/日を経口 | 便秘，低血圧，徐脈 |

* 気道過敏性疾患を有する患者には注意が必要である．

腰椎穿刺による診断の確定前に行わなくてはならない．**デキサメタゾン**（10 mg を 6 時間ごと）がしばしば用いられる．

- **I．脳炎** 脳炎が疑われれば，単純ヘルペスウイルス（herpes simplex virus：HSV）に対する経験的治療（**アシクロビル** 10〜15 mg/kg を経静脈的に 1 時間以上かけて，8 時間ごとに投与）を開始すべきである．神経内科医や感染症専門医へのコンサルトも行うべきである．
- **J．偽性脳腫瘍または水頭症** これらの患者は神経内科医へのコンサルトが必要である．

## Ⅴ フォローアップと紹介

- **A．** 生命を脅かす恐れのある頭痛患者は，神経内科医か脳神経外科医，もしくは両者への紹介が必要である．重篤な片頭痛の患者や保存的治療に改善を示さない患者には，神経学的な精査が有用なことがある．
- **B．** 生命を脅かす恐れのない頭痛患者は 1 か月以内に再診とし，その後は症状の再発がなければ必要に応じて行う．

### 参考文献

Sandrini G, Friberg L, Janig W, et al: Neurophysiological tests and neuroimaging procedures in non-acute headache: guidelines and recommendations. *Eur J Neurol* 2004;11:217.

Silberstein SD: Practice parameter: evidence-based guidelines for migraine headache (an evidence-based review): report of the Quality Standards Subcommittee of the American Academy of Neurology. *Neurology* 2000;55:754–762.

# 第63章 回転性めまい

## **I** はじめに
A. **浮動性めまい**はさまざまな主観的感覚を描写する非特異的な用語である．浮動性めまい(dizziness)を評価するうえでの鍵となる最初のステップは，患者が表現している感覚がどんなものかを定義することである．"立ちくらむ"(faintness)と"目が回る"(vertigo)の2つは，浮動性めまいとして表現される感覚の中で最もよく用いられる．
B. 立ちくらみは気が遠くなるような感じをいい，脳への酸素や血液，糖の供給不足によって引き起こされる．立ちくらみはよく過換気や低血糖，あるいは失神発作直前に生じる．
C. 回転性めまい(vertigo)は本章の題目でもあるが，患者あるいは周囲の環境が動いている(通常は回転か振動)という錯覚である．
   1. **分類** 区別しなくてはならない重要な点は**中心性**めまい(**脳より生じる**)か，**末梢性**めまい(**内耳で生じる**)かということである．

## **II** 回転性めまいの臨床症状
中心性・末梢性どちらのめまいも悪心，嘔吐，歩行不安定，失調と関連しうるし，どちらも頭位変換で増悪する．しかし，さまざまな特徴から中心性めまいと末梢性めまいを区別することができる．
A. **中心性めまい**
   1. 非対称的な四肢失調，局所的な脱力やしびれ，異常感覚(paresthesia)，構音障害，嚥下障害，複視といった**脳幹・小脳**あるいは**大脳半球徴候**は常に中心性めまいを示唆する．しかし，それらの症状がないからといって中心性の病因を除外することはできない．
   2. **眼振**は存在することもあり，さまざまな形態をとる(例：水平性，垂直性，多方向性)．しかし，純粋に垂直性の眼振は常に中心性めまいを示す．
   3. **耳鳴**あるいは**聴覚消失**は，中心性めまいとは**通常関連しない**．
B. **末梢性めまい**
   1. 脳幹，小脳，大脳半球徴候が存在しない．
   2. **眼振は例外なく存在する**が，単方向性で水平性または回旋性であり，健常耳のほうへ急速相をもつ．

3. **耳鳴**あるいは**聴覚消失**はしばしば末梢性めまいと関連している.

## III 鑑別診断

**A. 中枢性めまい** 中枢性めまいの主な原因は"SPIN"の語呂合わせで記憶する.

> **記憶のコツ**
>
> ### 中枢性めまいの主な原因は"SPIN"
>
> **S**clerosis：硬化症(すなわち,多発性硬化症)
> **P**retty bad migraine：激しい片頭痛(特に脳底型)
> **I**schemia or any CNS lesions in the brainstem or posterior fossa：脳幹・後頭蓋窩の虚血またはすべての中枢神経系病変
> **N**euroma：神経腫(すなわち,聴神経腫)

1. **多発性硬化症**(multiple sclerosis：MS)は脳幹や後頭蓋窩の神経症状や所見を伴う若年者で考慮すべきである.
2. **片頭痛**は回転性めまい発作を伴うかもしれないが,ややまれで除外診断すべきである.
3. **虚血** 椎骨動脈や脳底動脈の虚血や梗塞では,運動失調,複視,構音障害,視力障害,回転性めまい,嚥下障害,脱力が起こりうる.
4. **聴神経腫** 小脳橋角部に多くみられる腫瘍で,第Ⅷ脳神経の前庭部から発生する.

**B. 末梢性めまい**は通常,**迷路(内耳)**か**第Ⅷ脳神経**の障害によって起こる.末梢性めまいの主な原因は"AMPLITUDE"の語呂合わせで記憶する.

> **記憶のコツ**
>
> ### 末梢性めまいの主な原因は"AMPLITUDE"
>
> **A**coustic neuroma：聴神経腫
> **M**énière's disease：Ménière病(内リンパ水腫)
> **P**ositional vertigo：頭位変換性めまい(例：良性発作性頭位変換性めまい)
> **L**abyrinthitis：迷路炎
> **I**nfection of the middle or inner ear：中耳,内耳の感染症
> **T**rauma(head)：頭部外傷
> **Ψ**ychogenic：心因性(ΨがUにみえる)
> **D**rugs：薬物
> **E**ndocrine disorders：内分泌障害

1. **聴神経腫**は末梢性めまいばかりでなく，中枢性めまいも引き起こす．
2. **Ménière 病**は内耳の内リンパ管の膨張によって起こる．感音難聴，耳閉感，一過性のめまいが特徴である．
3. **良性発作性頭位変換性めまい**(benign paroxysmal positional vertigo：BPPV)は1〜30分未満の短いめまいを生じ，頭位変換で誘発される．
4. **迷路炎**はウイルス性上気道感染に続いて起こり，急性で激しいめまい，悪心，嘔吐，難聴，耳鳴が特徴である．症状は数日から数週間続く．
5. **ウイルス性迷路炎以外の感染症**(中耳または内耳)はめまいの原因としてはまれである．発熱や悪寒などの感染症状がある際には考慮すべきである．
6. **頭部外傷** 頭部外傷は受傷直後の内耳振盪の原因になり，数か月続くめまいを引き起こす場合がある．
7. **心因性**のめまいは，眼振など神経所見に異常がない場合には考慮すべきである．
8. **薬物** アミノグリコシド系による頻度が最も高いが，多くの薬物には少ないものの耳毒性がある．
9. **内分泌障害** 甲状腺機能低下症や糖尿病といった内分泌障害は，めまいに関連することがある．

## Ⅳ 患者へのアプローチ

**A．病歴** めまいの原因は病歴だけで，患者の70％以上を鑑別できる．
**B．身体診察**としては耳，眼，神経系に焦点をあてる．
  1. 耳の感染，眼振，神経障害の有無に注意する．
  2. **Nylen-Bárány 手技**は良性発作性頭位変換性めまい(BPPV)の評価に重要である．頭を片側に向けて患者を座らせ，次に素早く横たわらせ，患者の頭をテーブルから張り出させる．5分間休んだ後に，反対側を繰り返す．めまいが再現されればBPPVと考えられる[訳注：Dix-Hallpike試験ともいう]．
**C．血液検査**は必須ではない．
  1. **甲状腺刺激ホルモン**(thyroid-stimulating hormone：TSH)は，甲状腺疾患が疑われるときに検査する．
  2. **血糖値**は糖尿病(diabetes mellitus：DM)が疑われるときに検査する．
**D．他の検査**
  1. **オージオメトリー**(聴力検査)は聴覚障害や耳鳴を伴う患者で，

Ménière 病や聴神経腫の精査に有用である.
2. **頭部 MRI** は中枢性の原因が疑われるときに行う.
3. **温度眼振刺激検査,電気眼振法,脳幹聴性誘発電位**は末梢性めまいと中枢性めまいの区別や,持続性のめまいの診断に有用な場合がある.

## Ⅴ 治療

基本的には原因疾患による.

### A. 中枢性めまい

1. **多発性硬化症**　治療は大量のステロイド,免疫抑制薬,インターフェロンベータ,copolymer 1 が有用である.
2. **聴神経腫**　しばしば外科的に摘出する.
3. **脳卒中,一過性虚血発作**(transient ischemic attack:TIA)
   a. **薬物療法**
      (1) アスピリン,クロピドグレルなどの**抗血小板薬**,アスピリンとの組み合わせ,徐放性ジピリダモールの適応となる.
   b. **リスクファクターの是正**　高血圧,高コレステロール血症,喫煙,糖尿病は,めまい発作の再発を防ぐためにコントロールする必要がある.
4. **片頭痛**　片頭痛とめまいの両方をもつ患者には,*β*遮断薬やベラパミルが有効である.

### B. 末梢性めまい

1. **一般的な対症療法**
   a. **薬物療法**　末梢性めまいが中枢性に適応するのを阻害するので,長期間は使わない.
      (1) **ジアゼパム**(2.5〜5 mg 静脈投与)は発作を軽快させ,重症のめまいに適応がある.
      (2) meclizine(25 mg を 1 日 4 回,経口投与),**ジメンヒドリナート**(25〜50 mg を 1 日 4 回,経口投与),**クロルジアゼポキシド**(5〜25 mg を 1 日 3 回,経口投与)は軽症のめまいに有効である.
      (3) **スコポラミンパッチ**(0.5 mg/日,経皮的投与)は再発するめまいに有効である.
   b. **運動**　軽度な運動は薬物適応の過程を助け,症候を改善する.
2. **Ménière 病**　治療は内リンパ圧を低下させることを目的とする.
   a. **保存的治療**は減塩食と利尿薬による(例:ヒドロクロロチアジド 25〜100 mg/日など).
   b. **外科的治療**は保存的治療にもかかわらず症状の重篤な患者に

は，内リンパ嚢の除圧を考慮する．
3. **良性発作性頭位変換性めまい（BPPV）**　発作を止めるための方法として Epley 法があり，これは自宅で発作が起きたときに患者自身でも行うことができる（**図 63-1**）．

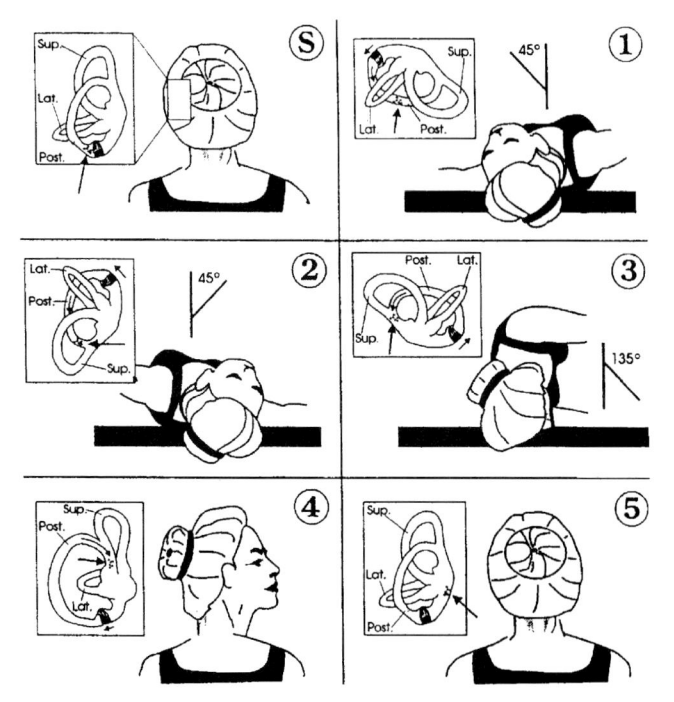

**図 63-1**　Epley 法．患者の後側にいる施行者から見て，左後半規管に対する一連の体位変換を示す．（四角内）は耳石（大矢印）の移動を示す迷路の模式図である（Lat.：側方，Post.：後方，Sup.：上方）．
　ⓢ：まず患者（めまい患者）を仰臥位にする．
　①：頭部を倒し，診察台の端から出るようにし，45°左に傾ける．
　②：頭部を下に向けたまま 45°右に傾ける．
　③：頭部と体幹をさらに仰臥位から 135°下向きになるまで傾ける．
　④：頭部を右に回した状態のまま坐位にする．
　⑤：頭部を正面に向け，20°顎を下に向ける．
それぞれの位置で，誘発された眼振が停止するまで待つか，眼振がなければ潜伏時間と持続時間を加えた一定の時間だけ待つ．どの位置でもめまいが出現することがなくなるまで，①から⑤までを繰り返す．
(Harwood-Nuss A, Wolfson AB et al.：The Clinical Practice of Emergency Medicine, 3rd Ed., Philadelphia：Lippincott Williams & Wilkins, 2001 から引用)

**4. 前庭神経炎** メチルプレドニゾロン大量療法が有効である，とする最近の研究報告がある．

## Ⅵ フォローアップと紹介

**A. フォローアップ** 重症の患者に対しては，症状がおさまるまで頻繁に診察する必要がある（例：週に1～2回）．

**B. 紹介**
1. 初回の精査で中枢性めまいを疑ったときは，神経内科医にコンサルトし，画像検査を施行すべきである．
2. もし脳の画像検査で聴神経腫が疑われたときは脳神経外科医へコンサルトする．

### 参考文献

Parnes LS, Agrawal SK, Atlas J. Diagnosis and management of benign paroxysmal positional vertigo (BPPV). *CMAJ* 2003;169(7):681–693.

Strupp M, Zingler VC, Arbusow V, et al. Methylprednisolone, valacyclovir, or the combination for vestibular neuritis. *N Engl J Med* 2004;351(4):354–361.

# 第64章 一過性脳虚血発作

## **I** はじめに

**A.** 一過性脳虚血発作(transient ischemic attack：TIA)とは**完全に回復する局所神経脱落症状**であり，**血管疾患によって引き起こされる**．形式的定義は24時間以内の神経障害の回復を含むが，通常，数分より長い発作では画像で脳卒中の所見(梗塞組織)を認める．

**B.** 米国では毎年およそ50,000人がTIAを経験する．また，そのうち**約11％は90日以内に虚血性脳卒中をきたし，その半分がTIA発症後48時間以内に生じる**．

**C. プライマリ・ケア医の役割** プライマリ・ケア医は次のことをしなければならない．

1. TIAのリスク患者を識別し，適切な予防策を開始する．
2. TIAを示唆する新しい，または繰り返す症状のある患者を同定し，適切な診断的検査および紹介をする．TIAは脳の"不安定狭心症"であると考えること．
3. さまざまな治療方法のリスクや利点に関して患者に伝える．
4. 手術を考慮する患者の術前リスクアセスメントの助言をする．

## **II** 一過性脳虚血発作(TIA)の原因

**A.** 頭蓋外アテローム性動脈硬化は全TIAの原因の50％以上を占めており，**頸動脈病変，椎骨脳底動脈病変および大動脈弓病変からの塞栓**を含んでいる．頸動脈病変はこの3つの病変中で最も多い．

**B.** TIAの頭蓋内での原因には次のものが含まれる．

1. **脳血管のアテローム性動脈硬化**
2. **脳血管の炎症**〔例：全身性エリテマトーデス(systemic lupus erythematosus：SLE)，梅毒，巨細胞性動脈炎〕
3. **凝固亢進**または**過粘稠症候群**〔例：抗リン脂質抗体症候群，真性赤血球増加症，悪性腫瘍〕

**C. 心原性塞栓**は不整脈，弁膜疾患，心筋梗塞あるいは心内膜炎の結果としてTIAにつながる場合がある．

**D. 奇異性塞栓症**〔卵円孔開存(patent foramen ovale：PFO)か心房中隔欠損症(atrial septal defect：ASD)による塞栓症〕は静脈血栓症に起因し，TIAにつながる．

## Ⅲ 一過性脳虚血発作(TIA)の臨床症状

症状は予兆なく**突然**出現し，発作の**持続時間中央値**はおよそ **10 分**である．

一過性であること，脱力感，しびれ(麻痺)，失語，構音障害，失調，ある種の回転性めまい，片側性の視覚異常といった症状は TIA を示唆する．

> **HOT KEY**
> 一過性脳虚血発作(TIA)で失神することはほとんどない．

## Ⅳ 鑑別疾患

次の疾患は必ず一過性脳虚血発作(TIA)と鑑別しなければならない．

A. **焦点発作**は，例えば四肢の間代性の動きといった異常動作をしばしば伴う．これらの動きは典型的には四肢の遠位部から始まり，近位へ徐々に広がったり，"行軍"(march)したりする．時に全般性の強直間代性痙攣へ移行することもある．

B. **古典的片頭痛**(前兆を伴う片頭痛)は通常，しばしば視覚的な前兆によって，あるいは随伴する症状(例：頭痛，悪心を伴う自律神経症状など)によって TIA と区別される．しかし，なかには頭痛に先立つ唯一の前兆として片麻痺などの神経学的な巣症状を発症する場合もある．

> **HOT KEY**
> 神経学的異常を伴う頭痛は，他の原因によるものであると診断できるまでは，重症な中枢神経系障害の徴候と考える．

C. **低血糖あるいは高血糖**は，糖尿病患者が TIA を起こしたようにみえることがある(高血糖よりも低血糖が原因であることが多い)．

## Ⅴ 患者へのアプローチ

評価は他の疾患を除外することが目的であり，一過性脳虚血発作(TIA)を疑ったときは虚血の原因を特定することである．

A. **病歴**
  1. **症状の性状と始まり方**を明らかにすることは，他の疾患を除外し，さらに精密検査の緊急性を判断するために重要である．冠動脈虚

血や不安定狭心症の患者への対応と同様に，TIA 患者も精密検査を行うために入院を強く考慮すべきである．
 2. TIA に関する潜在的リスクファクターについては，患者に忘れずに問診すること（例：喫煙や血管疾患のリスクファクターなど）．
**B. 身体診察** 鍵となる特徴は次のとおりである．

> **HOT KEY**
> 虚血性発作や一過性脳虚血発作（TIA）における著明な高血圧は代償的反応によるものであり，脳の低酸素領域を灌流するのに役立っている．したがって，一般的には積極的な降圧をはかるよりも，高血圧を許容すべきである．

 1. **血圧の評価** 高血圧は TIA のリスクファクターである．
 2. **心血管系所見**
    a. 心拍の不整や心雑音〔心房細動，弁疾患，心房中隔欠損症（ASD）を示唆する〕を聞き，**心内膜炎の末梢の出血斑**（例：Janeway 病変，Osler 結節，Roth 斑）を評価する．
    b. 一般に，**頸動脈雑音**の有無では頸動脈疾患の程度を推測するのはむずかしいことに注意する．
 3. **神経学的診察** TIA が疑われる患者が医療機関を受診したときまでに，通常，神経学的診察では正常化している．したがって，異常所見がみられたら，適切かつ綿密な精査を行わなければならない．異常所見としては次のようなものがある．
    a. **上位運動ニューロン障害**は深部腱反射亢進，筋トーヌス亢進，もしくは足底伸筋反応［訳注：Babinski 反射など］．
    b. **感覚障害**は粗大触覚，針刺し試験（pin prick test），二点識別覚での低下．
    c. **脳幹での症状**は脳神経での脱落症状などとして．
    d. **言語障害**は失語などとして．
    e. **視野欠損**
**C. 臨床検査**
 1. **一般検査**
    a. **血小板を含めた全血算**（complete blood cell count：CBC）では赤血球増加症による過粘稠，もしくは血小板増加症による凝固系亢進を除外する．
    b. **血糖値**は，インスリンや経口血糖降下薬を用いている糖尿病患者で，特に重要な所見である．
    c. **プロトロンビン時間**（prothrombin time：PT），**部分トロンボ**

プラスチン時間(partial thromboplastin time：PTT)はまれな凝固系亢進状態(ループス抗凝固因子など)のスクリーニングに必要である．抗凝固療法を予定している患者では，開始前のこれらの検査値を得ることも重要である．

  **d. 脂質検査**は治療可能なリスクファクターである高コレステロール血症を評価するのに必要である．

 2. **その他の検査**　病歴や身体診察から特定の病態が疑われればスクリーニングする．

  **a. 急速血漿レアギン(rapid plasmin reagin：RPR)法，性病研究所(Venereal Disease Research Laboratory：VDRL)検査**は梅毒のスクリーニングに用いられる．

  **b. 抗核抗体**(antinuclear antibody test：ANA)：リウマチ性疾患のスクリーニングに用いられる．

  **c.** コカインを乱用している可能性があるならば，**薬物中毒のスクリーニング検査**を行う．

### D. 画像所見

 1. **一般検査**

  **a. 心電図**(electrocardiogram：EKG)は心房細動の検出と，心筋梗塞の既往を明らかにするために重要である．発作性心房細動スクリーニングのためには，入院によるモニター心電図，あるいは外来でのHolter心電図がほとんどの患者で必要である．

  **b. 頭部CT，MRI**は出血性脳卒中や出血に伴う占拠病変を除外するために，TIAが疑われる患者全例に行うべきである．

  **c. 頸動脈の評価**　CTアンギオグラフィ，MRアンギオグラフィ，超音波，あるいはカテーテルアンギオグラフィによる頸動脈の評価は，外科的頸動脈内膜剥離術やステント術が有効な，高度狭窄を正確に同定できる．

  **d. 経胸壁心臓超音波**(transthoracic echocardiography：TTE)，**経食道心臓超音波**(transesophageal echocardiography：TEE)は弁の疣贅や心房の血栓，心室の血栓，大動脈弓の粥腫，卵円孔開存を検出するのに有用である．

## Ⅵ 治療

脳卒中発作予防に焦点をあてる．

### A. リスクファクターの改善

 1. **高血圧のコントロール**　収縮期と拡張期の高血圧は独立した脳卒中のリスクファクターである．

  **a.** 高血圧に対する治療は第15章Ⅳに記載した．

b. 治療の長期目標は患者の血圧コントロールである．しかし，急性の未解決の一過性脳虚血発作（TIA）の状況では，高血圧に対する治療は明らかな脳卒中が除外されるまでは遅らせるべきである．急性脳卒中期の低血圧は脳血流の低下を招くことがある．

2. **禁煙**は脳卒中のリスクを減らす．

3. **高脂血症のコントロール**　高脂血症も脳卒中を進展させるリスクファクターである．高脂血症の治療を開始する判断基準として現在，冠動脈疾患（coronary artery disease：CAD）のリスクファクターを用いることが推奨されている．

4. **高血糖のコントロール**　糖尿病は TIA 患者が脳卒中に進展するリスクファクターとなり，高血糖が存在するならば厳重な血糖コントロールを開始すべきである．

**B. 薬物療法**

1. **アスピリン**は TIA 患者における脳卒中発作のリスクを低下させる．

   a. **適応**　アスピリン療法は，抗凝固療法を必要としない場合や，抗血小板薬を以前に用いられていない（Ⅵ B3 参照），あるいはアスピリン使用への禁忌がないすべての TIA 患者に対して開始すべきである．

   b. 推奨される**開始用量**は通常，81 〜 325 mg/日である．

2. クロピドグレルとアスピリン・徐放性のジピリダモールの合剤は，すでにアスピリンを服用している TIA 患者の脳卒中の予防に使う抗血小板薬として選択する．

3. ヘパリン，ワルファリンは**抗凝固療法**としてまれに使われる．

   a. **適応**

   （1）**抗凝固療法**は心房細動があり，抗凝固の禁忌のない患者に使われる．

   （2）その他の適応として，重度駆出率低下（＜ 25 〜 35％）を伴った左室内血栓や，心房中隔瘤をもつ大きな卵円孔開在症（PFO）の可能性がある場合がある．

   b. 抗凝固療法の**禁忌**は次のとおりである．

   （1）出血性疾患や最近の消化管出血の既往がある．

   （2）転倒のリスクが高い．

**C. 外科的治療**　TIA の患者に対して外科的治療を選択する基準は，患者の症状，血管狭窄の重症度，患者の外科的リスクである．

1. **頸動脈内膜切除術**　頸動脈内膜切除術を受ける患者で，死のリスクや日常生活に支障をきたすほどの脳卒中を起こすリスクは，経験豊富な施設ではおよそ 5％である．それゆえ，TIA 患者の中で

ある条件を満たす群では薬物療法よりも外科的治療のほうが成績が悪い．ステントグラフト留置術は血管内膜切除術の代替治療として登場したが，この両者を比較する研究はまだ継続中である．

   a. 70～99％の狭窄患者で，余命が少なくとも5年以上あると思われるならば，頸動脈内膜切除術による治療のほうがよりよい結果を得られる．

# Ⅷ フォローアップと紹介

## A. 神経内科医へのコンサルト

1. **新規発症の一過性脳虚血発作（TIA）の患者に対して神経内科医は**，個々の症例に応じて精査の計画を行い，検査ごとの緊急性を判断し，また同様に適切な治療法を推奨すべきである．

**B. 外科へのコンサルト**　頸動脈内膜切除術が適応となる患者は外科医にコンサルトする．

## 参考文献

Albers GW, Amarenco P, Easton JD, et al. Antithombotic and thrombolytic therapy for ischemic stroke: the Seventh ACCP Conference on Antithrombotic and Thrombolytis Therapy. *Chest* 2004;126(3 Suppl):483S–512S.

Johnston SC. Clinical practice. Transient ischemic attack. *N Engl J Med* 2002;347(21): 1687–1692.

# 第65章 認知症

## Ⅰ はじめに
認知症とは，一時的な意識の混濁ではなく後天的にさまざまな認知能力の低下を示す症候群である．
**A**. 患者は**認知能力**が衰え，結果的に**機能障害**にいたる．
**B**. 知的能力の低下として，次のうち少なくとも2つ以上を認める．それは，**記憶，言語，遂行能力，視空間能力，行動異常**である．

## Ⅱ 認知症の臨床症状
認知症患者は多くの場合，**認知，遂行能力，性格，行動の変化**を示す．次のような場合は家族が（認知症の）懸念を口にしたり，臨床的に認知症が疑われる．
**A**. 記憶障害を訴える．
**B**. 書類をなくす，自動車事故を起こす，ストーブにかけたポットを焦がす．
**C**. 約束を忘れて間違える．
**D**. 質問への答えが曖昧だったり，不正確であることが増えてきた．
**E**. 金銭管理が困難，適切な食事ができない，または薬物を間違える．
**F**. 新たに抑うつになったり，精神症状をきたす．
**G**. 認知症を合併する疾患にしばしば罹患している（例：脳血管障害，Parkinson症候群，アルコール症）．

## Ⅲ 鑑別診断
**A**. **せん妄**は意識障害と認知障害を特徴とし，症状や徴候は動揺性であり，病的状態や薬物中毒を背景に引き起こされる．せん妄（すなわち"可逆性の認知症"）の原因は次のとおりである．
 1. **薬物**には抗コリン薬，麻薬，ベンゾジアゼピン系，抗ヒスタミン薬，コカインなどがある．
 2. **気分障害**としては躁病などがある．
 3. **代謝性疾患または内分泌疾患**としては低血糖あるいは高血糖，高カルシウム血症，尿毒症，肝性脳症，低酸素血症，高炭酸ガス血症などがある．
 4. **耳の障害あるいは目の障害**

5. **栄養障害**としてはビタミン $B_{12}$, 葉酸, チアミン(ビタミン $B_1$)などがある.
6. **神経疾患**としては正常圧水頭症などがある.
7. **外傷**(例:外傷による硬膜下血腫が原因となる)
8. **腫瘍**
9. **脳虚血**は脳血管障害の結果生じる.
10. **感染症**としては梅毒, 髄膜炎, 全身感染症などがある.
11. **アルコール**

---

**記憶のコツ**

**可逆性の認知症("DEMENTIA")の原因**

**D**rug effects:薬物
**E**motional disorders:気分障害
**M**etabolic or **e**ndocrine disorders:代謝性疾患, 内分泌疾患
**E**ar or **E**ye dysfunction:耳や目の障害
**N**utritional deficiencies or **N**eurologic disorders:栄養障害や神経疾患
**T**rauma or **T**umor:外傷あるいは腫瘍
**I**schemia or **I**nfection:虚血あるいは感染
**A**lcohol:アルコール

---

## B. 認知症

1. **Alzheimer 病** 通常,患者は **60 歳以上**で,認知症は**潜行性に発症して徐々に進行していく**.**記憶障害**は初期から主な症状となることが多い.
    a. 確定診断は神経病理学的所見に基づいて行うが,患者の 90% は臨床所見に基づいて推定されている.
    b. 患者の徴候や症状を説明できるような,ほかの神経疾患,精神疾患,全身性疾患を除外しなければならない.
2. **脳血管性認知症**は重症脳卒中と関連するか,さらに多くは多発性脳梗塞に起因している.ほとんどの患者は身体診察で神経学的所見に異常を認め,神経系の画像所見では広範な小血管障害を示す.
3. **Lewy 小体病**に伴う認知症は次のうち少なくとも 1 つの症状を呈する症候群である.
    a. 認知機能低下と同時に Parkinson 症候群が出現する.
    b. 認知症の初期に幻視がある.
    c. 注意力と覚醒のレベルに変化がある.
4. **前頭側頭型認知症**は記憶障害よりも先行して人格や行動に障害が

現れる一連の症候群である．

> **HOT KEY** Lewy小体病に伴う認知症患者は抗精神病薬に鋭敏に反応する．そしてこのタイプの認知症は，最もしばしばせん妄として誤診される．

## Ⅳ 患者へのアプローチ

**A. せん妄を除外する．**
1. しっかりとした**病歴聴取**と**身体診察**を行い，"可逆的な認知症"をきたすような原因を見逃さないこと．
2. せん妄を除外するために行う**臨床検査**
   **a. 一般的な検査** 次に述べる検査が含まれる．
   (1) 全血算（complete blood count：CBC）
   (2) 電解質（血糖，カルシウムを含む）
   (3) 血中尿素窒素（blood urea nitrogen：BUN）と血中クレアチニン値
   (4) 肝機能
   (5) 甲状腺刺激ホルモン（thyroid-stimulating hormone：TSH）
   (6) ビタミン$B_{12}$と葉酸
   (7) 梅毒血清検査
   (8) ヒト免疫不全ウイルス（human immunodeficiency virus：HIV）血清検査
   (9) プロトロンビン時間（prothrombin time：PT）と部分トロンボプラスチン時間（partial thromboplastin time：PTT）
   (10) 動脈血ガス（arterial blood gas：ABG）や一酸化炭素ヘモグロビンもできる限り測定する．
   (11) 薬物スクリーニング検査
   (12) 尿検査
   **b. 次のような検査**も有用である．
   (1) 心電図
   (2) 胸部X線撮影
   (3) 髄液検査（髄液初圧測定を含む）
   (4) 頭部CTもしくは頭部MRI
3. **経験的治療** 急性発症のせん妄が可逆的か否かを調べるために，いくつかの治療薬を使用することがある．
   **a. チアミン投与** 栄養失調やアルコール依存症ではチアミン欠乏

に陥りやすく，そのために行動異常をきたす．このような場合は，1日100 mgのチアミンを経静脈投与すべきである．
   b. **ブドウ糖投与**　血糖簡易測定が迅速に行えない場合，低血糖の経験的治療として**50％ブドウ糖液1アンプル**を投与してもよい．

> **HOT KEY**
> Wernicke-Korsakoff症候群の増悪予防に，アルコール依存症患者にはブドウ糖投与の前にチアミン(100 mg)を静脈内投与すべきである．

   c. **ナロキソン塩酸塩投与**　麻薬過剰投与が疑われた場合はナロキソン塩酸塩を投与すべきである．ナロキソン塩酸塩の初期量は0.01 mg/kgであるが，呼吸抑制があったり，あるいはある種の合成麻薬を摂取しているようであれば，さらに増量あるいは反復投与すべきである．

## B. せん妄でなければ，どのタイプの認知症かを診断する．
1. **病歴**　患者の話を聞くのと同様に，家族か介護者にも話を聞く．
   **a. 認知障害の詳細を把握する．**
   (1) 発症は突然か徐々にか？　そしてどのように進行しているか？
   (2) 脱落症状は何か(例：記憶障害か，言語能力の低下か，認知能力の脱落か，はたまた性格の変化か)？
   (3) 精神症状はあるか〔例：うつ，精神運動興奮，パラノイア(偏執)，妄想，幻覚など〕？
   **b. 既往歴**
   (1) 心臓病，精神疾患，神経疾患，腫瘍の既往はあるか？
   (2) アルコール飲酒量はどのくらいか？
   (3) ヒト免疫不全ウイルス(HIV)感染のリスクがあるか？
   (4) 頭部外傷が最近なかったか？
   **c. 家族歴**　患者の家族はどうか？　既往歴は？
   **d. 薬物治療歴**　何か薬物を処方されていないか？　市販薬を内服していないか？
   **e. 社会的状況**　患者の家庭環境はどうか？　生活空間の散らかり方や，以前に比べて衛生的な身だしなみができなくなるなどの行為は認知症を疑わせ，介護者が必要になる場合がある．
2. **身体診察**　身体診察の目的は認知症の及ぶ範囲を評価し，患者の障害を増やすような併存疾患がないかを判断することである．特

に次の領域に注意が必要である.
- **a. 一般診察**で，特に甲状腺疾患の徴候に注意が必要である（第76章Ⅲ B, 第77章Ⅲ B参照）．
- **b. 心血管系診察**
- **c. 機能評価**は聴覚，視覚，転倒のリスクの評価を含む．
- **d. 神経学的診察**は巣症状，歩行，振動覚と位置覚，錐体外路症状を含む．
- **e. 精神状態の診察**は簡易知能試験（Mini Mental State Examination：MMSE）（**表65-1**）のような手短な質問，意識状態，感情面の評価を行う．

### 3. 臨床検査と画像検査

- **a. 一般検査** すべての患者で甲状腺機能低下症〔甲状腺刺激ホルモン（thyroid-stimulating hormone：TSH）欠損〕とビタミン $B_{12}$ 欠乏をスクリーニングすべきである．
- **b.** 特異的検査は**病歴と身体診察所見**に応じ，以下のような検査も考慮する．
  - （1）**神経学的画像検査**は水頭症や慢性硬膜下血腫といった可逆的で構造的に認知症を引き起こす原因を除外するために有用である．
    - （a）**CT**は最も安価に行える．
    - （b）**MRI**はHIV感染者や後頭蓋窩病変が疑われる患者には特に有用である．
    - （c）**陽電子放射断層撮影**（positron emission tomography：PET），**単光子放射型コンピュータ断層撮影法**（single-photon emission computed tomography：SPECT）は各疾病で特異的な部位での血流変化，糖代謝をみることができ，前頭側頭型認知症とAlzheimer病を区別することができる．
  - （2）**神経心理学検査**は認知症を分類したり，進行を評価するうえで非常に有用である．
  - （3）**赤血球沈降速度**（赤沈．erythrocyte sedimentation rate：ESR）は患者の認知症が疑われた際，悪性腫瘍や炎症（例：血管炎）の評価に役立つ．
  - （4）**脳波**（electroencephalogram：EEG）はほとんど適応はないが，Creutzfeldt-Jakob病を診断するのには有用である．
  - （5）**腰椎穿刺**は感染症（神経梅毒を含む），悪性腫瘍，血管炎を除外するのに有用である．
  - （6）**脳生検**はほとんど必要ないが，画像検査で腫瘍，血管炎，

### 表65-1 簡易知能試験(Mini Mental State Examination)

| 最大点 | 点数 | |
|---|---|---|
| (5) | ____ | **見当識**<br>患者に日付について質問する．そこで言われなかった項目についてさらに質問する（例："では今の季節は何でしょうか"など）．正確な答えの場合にそれぞれに1点つける．<br><br>____　____　____　____　____<br>年　　季節　　日　　曜日　　月 |
| (5) | ____ | 患者に順番に"ここが何階かわかりますか？　何病院ですか？　町は？　郡は？　州は？"と質問する．正確な答えの場合にそれぞれに1点つける[訳注：日本版では　県，町，病院，階，地方]．<br><br>____　____　____　____　____<br>州　　郡　　町　　病院　　階 |
| (3) | ____ | **記銘力**<br>記憶力の検査をするために次の質問をする．はっきり，ゆっくりと1秒間隔で関連性のない3つの物を言う．3つの物を言い終えたら，患者に復唱してもらう．初回の復唱で言えたなら点数をつける（0～3）．しかし，患者が3つの物を言うまでは，6回までは言わせる．正確な答えの場合にはそれぞれに1点つけ，何回目で言えたかを記載する．しかし，もし患者が，最後まで3つの物を覚えていなければ，後で行う再想起に関しては有意義な検査とはならない（下記参照）．<br><br>____　____　____<br>　　　　　回目# |
| (5) | ____ | **注意力と計算力**<br>患者に100から7ずつ引き算をさせていく．5回引き算をしたらやめてもらう．正確な答えの場合にはそれぞれに1点つける．<br><br>____<br>100　93　86　79　72　65<br><br>もし患者がこの検査をできなかった場合は，"world"を逆に読んでもらうようにする．正確な答えの場合にはそれぞれに1点つける．<br><br>____　____　____　____　____<br>d　　l　　r　　o　　w |

| | | |
|---|---|---|
| (3) | ____ | **再想起**<br>前回覚えるように言った3つの物をもう1回言ってもらう。正確な答えの場合にはそれぞれに1点つける。 |
| (2) | ____ | **言語**<br>患者に時計を見てもらい，それが何かを尋ねる．同様に鉛筆でも繰り返す．正確な答えの場合にはそれぞれに1点つける． |
| (1) | ____ | 試験者に続いて次の文を復唱してもらう．"No ifs, ands or buts"（問答無用）．正確な答えの場合には1点をつける． |
| (3) | ____ | 患者に1枚の白紙を渡し，3段階の動作をしてもらう．"この紙を右手で持ってください．次にそれを真ん中で半分に折った後，床に置いてください"．正確な答えの場合にはそれぞれに1点つける． |
| (1) | ____ | 次の言葉を読んでもらい，その言葉に従ってもらう．正確な動作の場合には1点をつける．<br><center>目を閉じてください</center> |
| (1) | ____ | 患者に，試験者に向けて何か1文を書いてもらう．文を指示してはいけない．文に主語と述語がなくてはならない．句読法や文法は採点の対象ではない．正確な答えの場合には1点をつける． |
| (1) | ____ | 患者に次の模様を書き写してもらう．それぞれの形が5つの辺で構成され，2つの辺で交わっていなくてはならない．書き写せたならば1点をつける． |

総合点：____
変化に沿って患者の意識レベルを評価する．

_____
清明　　　傾眠　　　昏迷　　　昏睡

患者：_____　　ユニット：_____
験者：_____　　検査日：_____

(Folstein MF, Folstein SE, McHugh PR. "Mini-mental state." A practical method for grading the cognitive state of patients for the clinician. *J Psychiatr Res* 1975 ; 12(3) : 189-198 から許可を得て改変)

進行性多巣性白質脳症(progressive multifocal leukodystrophy：PML)が疑われた際に適応となりうる．

## **Ⅴ** 治療
認知症の治療は，患者の生活の質(QOL)と機能の最適化を目標とする．

### A. 一般的方針

1. **患者の能力を最大限に利用して自立性を維持する** 見る，聞く，自分で動くという能力を最大限にするために評価を行う．

2. **増悪因子を避ける** 中枢作用薬の使用は，市販薬も含め最小限にすべきである．

3. **患者・家族を教育する** 介護者に対し，行動の管理(次項の**Ⅴ**B参照)，環境の整備，安全管理上の問題点，そして休息の重要性について教育すべきである．認知症の原因にかかわらず，患者とその家族にAlzheimer協会(http://www.alz.org)を紹介する．この協会は地域に支部をもつ国立機関であり，支援や教育，デイケアプログラムなどの紹介をしている．

4. **将来を考える** プライマリ・ケア医には，金銭の管理能力，車の運転，料理，緊急時に助けを呼べるか，そして一人で歩けるかどうかといった能力を正確に評価し，それらの行為を行うべきかどうかを判断する重要な役割がある．
   a. 今後の医療，経管栄養，介護施設について患者の希望を話し合い，記載しておく．
   b. 患者に医療に関する委任状を作成するようにすすめる．
   c. もし患者が徘徊しそうならば，個人識別用ブレスレットも考慮する．

### B. 問題行動の治療に対してはほとんどの場合，薬物は使わない．薬物治療は明らかに精神病的徴候がある，もしくは自傷他害の恐れがある場合にのみ使用する．

1. **非薬物的治療** 感情のはけ口(例：歩き回ったりするのに安心できる場所や規則的な活動)を与えることで，薬物治療よりも効果的に行動異常を治療できる．
   a. **誘因をはっきりさせる** 介護者に行動の乱れの度合い，時間，重症度を記録してもらうことで，誘因をつかみやすくなる．一般的な誘因は次のようなものがある．
   (1) せん妄
   (2) 抑うつ
   (3) 身体的ストレス(例：残尿や便の嵌頓による疼痛など)
   (4) 接触(患者が押しつけがましいと思うほどの)

(5) 注意力の低下
(6) たそがれ症候群(夕方になると精神機能が低下する)
b. **介護者に患者とどう向き合っていくかを教える** 多くを期待しないように介護者に話す.
(1) 要求をしない,静かに,ゆっくりとしたアプローチが患者にとって最もよい.
(2) "終始忍耐強く話す"〔すなわち患者を安心させ,行為や出来事について説明し,患者を現実に順応させる〕.
(3) 短く,具体的な語句を用い,そして形容詞よりも**名詞を強調**して指示するときに患者は最もよく反応する.
c. 患者のストレスを最小限にする.
(1) **患者の環境を簡素にする**.
(a) 静かで落ち着かせるような音楽をかける.
(b) 浴室,キッチン,寝室を直線でつなぐ.
(c) 使いやすい設備(例:ドアノブではなく取手付きのドアにする)や適切な照明を設ける.
(2) **患者の日課表を作る** 睡眠,食事,生活活動,運動はストレスを軽減させる.しかし刺激は多すぎでも少なすぎでもよくない.
2. **薬物治療**(表65-2)
a. **抗精神病薬**は,患者が精神病的思考の結果として激越するような場合は適応になる.副作用を考慮して選択する.新しい非定型薬物(例:リスペリドンやオランザピンなど)は死亡率をわずかに増加させるというエビデンスがある.それゆえ,これらの薬物は利点と欠点を十分に考慮して使用しなくてはならない.
b. **抗うつ薬** 多くの患者では認知症とうつが同時に存在している.
(1) **選択的セロトニン再取り込み阻害薬**(selective serotonin reuptake inhibitor:SSRI.例:**セルトラリン,フルオキセチン,パロキセチン**)の副作用はあっても比較的安全で,高齢者のうつ病治療にはよい適応である(しばしば減量して用いる).
c. **抗不安薬**
(1) **ベンゾジアゼピン系**は興奮,恐怖,緊張を短時間で改善させることを目的に用いる.副作用をきたしやすい患者では使用しない.半減期の短い薬物(例:**ロラゼパム**など)を用いる.

**C. Alzheimer病での薬物治療** いくつかの薬物がAlzheimer病の治

### 表65-2 認知症患者の行動障害に対する薬物治療

| 薬物 | 用量 | 副作用 |
|---|---|---|
| **抗精神病薬** | | |
| ハロペリドール | 0.5 mgを1日2回投与(1回は就寝時に投与)し,最大量は1〜3 mg/日とする | 副作用をきたしやすい(例:ジストニア,アキネシア,ジスキネシアなど) |
| リスペリドン[*1] | 0.25 mgを1日2回投与し,最大量は0.5〜4 mg/日とする | 起立性低血圧,Parkinson病 |
| オランザピン[*1] | 2.5〜15 mg/日 | 胃痛,悪心,浮動性めまい,口内乾燥,便秘 |
| **抗うつ薬** | | |
| トラゾドン | 初回投与は就寝時25 mgとする.しかし必要ならば1日2回投与で,最大量150 mg/日まで使用可能 | 日中の意識レベル低下[*2],有痛性持続勃起症(まれに) |
| セルトラリン | 初回投与量は25 mg/日とし,1〜2週間ごとに増量する.最大量は50〜150 mg/日とする | 消化管と中枢神経系へ影響する |
| パロキセチン | 初回投与量は5 mg/日とし,1〜2週間ごとに増量する.最大量は20〜40 mg/日とする | 消化管と中枢神経系へ影響する |
| **気分安定薬** | | |
| ガバペンチン | 初回投与は就寝時100 mgとする.鎮静,効果をみながら2〜5日ごとに増量し,300 mgまで増量する.最大量は1,200 mg/日を1日3回投与とする | 嗜眠状態,浮動性めまい,悪心 |
| バルプロ酸 | 初回投与は125 mg/日を1日2回投与とし,最大量は3,000 mg/日とする | 肝障害,骨髄抑制,膵炎,血小板減少症(用量による) |
| カルバマゼピン | 200 mg/日を1日2回投与 | 骨髄抑制(用量による) |
| **抗不安薬** | | |
| ロラゼパム | 必要であれば6〜8時間ごとに0.5 mgを投与する.最大量は6 mg/日とする | 眠気,鎮静,錯乱 |

> *¹ 最近のデータによると,非定型抗精神病薬で治療された認知症患者の死亡リスクがわずかに増加しているといわれている.
> *² もし患者の鎮静が日中に強いようであれば,就寝時の投与を増量し,朝方の用量を減量する.

療薬として開発された.初回治療後,1〜3か月ごとに認知の能力,行動,機能の状態について評価する.

1. **コリンエステラーゼ阻害薬**(例:ドネペジル5 mg/日を2〜6週間使用した後,可能ならば10 mg/日に増量)は Alzheimer 病に対しおそらく最も効果のある薬物である.この種の薬物は行動異常を改善する.
2. ***N*-メチル-D-アスパラギン酸**(*N*-methyl-D-aspartate:NMDA)**受容体拮抗薬**(例:memantine を増量して10 mg まで使用) 最近,中等症〜重症の Alzheimer 病患者の追加治療での効果が証明されている.

## Ⅵ フォローアップと紹介

**A. フォローアップ** 併存疾患の治療,患者(および介護者)の福祉,薬物治療の評価をするために3〜6か月ごとに受診するのが望ましい.

**B. 紹介** 多くの認知症患者はプライマリ・ケア医が管理する.しかし,もし症状が非典型的な場合や,病気の診断もしくは管理がむずかしい場合は,神経内科医,老年内科医,もしくは老年精神科医に相談すべきである.

### 参考文献

Caselli RJ. Current issues in the diagnosis and management of dementia. *Semin Neurol* 2003;23(3):231–240.

Schneider LS, Dagerman KS, Insel P. Risk of death with atypical antipsychotic drug treatment for dementia: meta-analysis of randomized palcebo-controlled trials. *JAMA* 2005;294:1934–1943.

# 第66章 多発ニューロパチー

## I はじめに
ニューロパチーには多発ニューロパチー，単ニューロパチー，多発性単ニューロパチーの3つの型がある．これらの中で多発ニューロパチーは最も頻度が高く，また鑑別診断を行うことが最もむずかしい．そこで，本章では多発ニューロパチーを取り上げることにする．

A. **多発ニューロパチー**は左右対称性の障害が，感覚神経または運動神経の一方あるいは**両方**に生じる．

B. **単ニューロパチー**は1本の末梢神経に**限局した障害**(例：手根管症候群)であり，通常は局所神経への圧迫または伸展を原因として発症する．

C. **多発性単ニューロパチー**は複数の単ニューロパチーであり，しばしば血管炎や感染症を原因とする．多くの原因は治療が可能であり，速やかに神経内科医へコンサルトする必要がある．

## II 多発ニューロパチーの臨床症状
A. ほとんどの多発ニューロパチーでは，足部の**感覚障害**が最初の徴候となることが多い．
  1. **感覚鈍麻**(hypesthesia)，**感覚消失**(anesthesia)，**錯感覚**(paresthesia：刺激に関係なく生じる"ピンや針"に刺されたような自発的感覚)，**異常感覚**(dysesthesia：刺激に関係なく生じる灼熱感)，**痛覚過敏**(hyperpathia)すべてを認めることもある．一方で，発症初期は自覚症状のみで，他覚所見は伴わないこともある［訳注：原文では上記のように説明されているが，英語圏での使用法と日本での違いから，『神経学会用語集』改訂2版ではあえて，paresthesiaに対しては錯感覚，dysesthesiaに対しては異常感覚と訳すことはせず，そのまま使用するようにすすめている］．
  2. その後，足部での**全感覚消失**が起こり中枢側へ広がっていく．いったん膝にまで障害が起こると，足指の障害もしばしば起こる．その結果，典型的な"**手袋靴下状**"パターンを呈する．

B. **運動障害**も同様に起こる．一般的に足指屈筋の筋力低下が最初の徴候である．**アキレス腱反射の減弱**が疾患の初期にしばしば認められ，**膝蓋腱反射の低下**と**下垂足**が疾患の進行に伴って出現してくる．

> **HOT KEY**　下肢の近位から膝に広がるしびれ感を認めるが，手には感覚消失を認めない場合には，多発ニューロパチーよりも脊髄病変を考える．

## III 多発ニューロパチーの原因

鑑別診断は多岐にわたる．その多くを思い出すのに，"DANG THERAPIST"（ムカつく療法士）という語呂合わせが役立つであろう．

**記憶のコツ**

### 多発ニューロパチーの原因は"DANG THERAPIST"（ムカつく療法士）

**D**iabetes：糖尿病（これに加えてその他の代謝性疾患）
**A**lcohol abuse：アルコール多量摂取
**N**utritional deficiency：栄養障害〔例：ビタミン $B_1$（チアミン），$B_6$（ピリドキシン），$B_{12}$ や葉酸などの欠乏〕
**G**uillain-Barré syndrome and other idiopathic causes：Guillain-Barré 症候群と他の特発性の原因
**T**umor-related：腫瘍関連疾患（すなわち，腫瘍随伴症候群）
**H**ereditary disorders：遺伝性疾患（例：Charcot-Marie-Tooth 病）
**E**ndocrine disorders：内分泌疾患（例：甲状腺機能低下症，末端肥大症）
**R**enal disease：腎疾患（すなわち，尿毒症）
**A**myloidosis：アミロイドーシス
**P**orphyria or **P**olycythemia：ポルフィリアや赤血球増加症
**I**nfections and **I**mmune-mediated disorders：感染症と免疫関連疾患〔例：AIDS（エイズ），らい病，Lyme 病，梅毒，血管炎など〕
**S**arcoidosis：サルコイドーシス
**T**oxins and drugs：毒物や薬物（例：アルコール，重金属，殺虫剤など）

## IV 患者へのアプローチ

多発ニューロパチーを起こす疾患の多くは，適切に診断と治療が行われなければ致命傷になりうる．多発ニューロパチーの鑑別診断は幅広く，原因が明らかでないこともあるので，精査は患者の状態に合わせ個々に方針を立てるべきである．適切な診断をすぐつけられなかった場合には，

次の A ～ D の 4 つの手順を踏むことで大部分の鑑別診断を拾い上げることができる.

## A. 詳細な病歴の聴取

1. **最近の出来事**を質問することが診断への手がかりとなることがある. 特に最近, **ウイルス性疾患**がないか(Guillain-Barré 症候群を示唆する), **家族や職場の同僚に同様の症状**がないか(中毒物質の曝露を示唆する), **全身性の症状**がないか(例:体重減少は不顕性の悪性腫瘍や慢性感染症を示唆する), といったことを尋ねることが必要である.

2. **薬物歴を聴取**する. フェニトイン, イソニアジド, ヒドララジン, ダプソン, アミオダロン, メトロニダゾール, ニトロフラントイン, ビンクリスチン, コルヒチン, **抗レトロウイルス薬**や高用量の**ピリドキシン**といったものが多発ニューロパチーの原因になることがある.

3. **中毒物質の曝露歴**の聴取をする. 最も一般的な中毒物質は**重金属**(例:ヒ素, タリウム, 鉛, 水銀など)や**産業廃棄物**, **殺虫剤**(有機リン系など)である.

> **HOT KEY** 念を押すが, よくある疾患は本当によくあるのだ. 糖尿病があったり, 尿毒症がみられたり, 長年の飲酒歴があれば, それ以上の原因検索は必要ないだろう.

## B. 時間的な経過を評価する

通常, **急性多発ニューロパチー**(数日で症状が出現する)となる疾患は限られている.

1. **急性軸索型多発ニューロパチー**はポルフィリア, **中毒**(例:ヒ素), 軸索型 Guillain-Barré 症候群によって起こる.

2. **急性脱髄型多発ニューロパチー**は **Guillain-Barré 症候群**で最もよくみられる. 典型的にはあらゆる腱反射は消失し, 髄液検査では蛋白は上昇するが細胞数の上昇はない"蛋白細胞解離"を認める. 呼吸筋支配神経にも障害が及ぶことがある. そのため入院して早急な治療が必要である.

## C. 

診断が明らかでない場合には**適切な臨床検査を施行する**. 原因となりうる項目のリストを見直し, 臨床検査を施行する. それは可能性を絞り込む手助けになるであろう. 検査には以下のようなものがある.

1. 全血算(complete blood count:CBC)
2. 赤血球沈降速度(赤沈. erythrocyte sedimentation rate:ESR)

3. 腎機能と電解質
   4. 空腹時血糖と糖化ヘモグロビン
   5. ビタミン $B_{12}$
   6. 甲状腺機能
   7. 肝機能
   8. 梅毒血清反応〔米国性病研究所(Venereal Disease Research Laboratory：VDRL)法〕
   9. 血清中と尿中の蛋白電気泳動
   10. ヒト免疫不全ウイルス(human immunodeficiency virus：HIV)検査
D. **不顕性疾患を考慮する**　上記ⅣCで述べた一般的検査では，悪性腫瘍や血管炎，サルコイドーシスといった，より潜在的な疾患を除外することはできない可能性がある．しかし，正常な赤沈であれば血管炎は否定的であるように，ある診断の可能性を支持または否定する手助けになるであろう．特定の臨床症状においては，以下に述べるような検査が有用なこともある．
   1. **抗核抗体**(antinuclear antibody：ANA)，**血清クリオグロブリン**値は血管炎を疑った場合の評価に使用される．
   2. **画像検査**
      a. **胸部Ｘ線写真**はサルコイドーシスや潜在的悪性腫瘍の存在を明らかにすることもある．
      b. **CTスキャン**は腹部悪性腫瘍が疑われた際に施行する．
   3. **尿中重金属，ポルホビリノーゲン値**はそれぞれ，金属の曝露や急性間欠性ポルフィリアが疑われた際に施行する．
   4. **Lyme病抗体価**は特異性を欠くため，適切な状況の場合のみ有用である．
   5. **髄液検査**(cerebrospinal fluid：CSF)
      a. "蛋白細胞解離"(蛋白が上昇して細胞数は正常)の有無を確認する．Guillain-Barré症候群や慢性炎症性脱髄性多発ニューロパチー(chronic inflammatory demyelinating polyneuropathy：CIDP)で認められる．
      b. AIDSやサイトメガロウイルス(cytomegalovirus：CMV)感染による多発神経根障害では，髄液中の細胞増加と蛋白増加を認める．
   6. **神経生理学的検査**〔**筋電図**(electromyogram：EMG)**検査や神経伝導速度検査**〕をそれまでに施行されたことがないならば，病変が軸索変性によるものか脱髄によるものかを鑑別するために行う．
   7. **腓腹神経生検**　足関節は皮神経の生検を行うには最も容易な場所

である.

- a. 神経生検は典型的な多発ニューロパチーでは有益でない.しかし,**多発性単ニューロパチー**や原因がはっきりしないニューロパチーに対しては考慮すべきである.
- b. **遺伝性疾患**はしばしば低年齢で発症し,病理組織学的な特徴があるので,**小児**に対しても同様に神経生検を考慮すべきである.

## Ⅴ 治療

- A. 神経障害性疼痛を緩和するのは通常,簡単ではない.神経障害性疼痛の治療については第3章ⅡDと表3-4を参照.
- B. **根治治療** 治療は原因疾患に対して行う(感染症を治療する,中毒物質の曝露を避ける,栄養失調を改善するなど).
  1. **糖尿病多発ニューロパチー**は通常,進行性である.適切な血糖コントロールがニューロパチーの進行を遅らせることが示されている.
  2. **腎疾患関連ニューロパチー** 透析を導入して尿毒症をコントロールすることがニューロパチーの進行を遅らせるだろう.
  3. **Guillain-Barré 症候群** 患者の約85%は後遺症がないか,あるいは軽度の後遺症のみを残す程度まで回復する.死亡率は約3〜4%である.
     - a. ほとんどの患者は経過観察入院と**支持療法**(例:呼吸不全に対する気管内挿管や深部静脈血栓症の予防,不整脈に対する心電図モニターなど)が必要である.
     - b. **血漿交換**や免疫グロブリン大量静注療法(intravenous immunoglobulin:IVIG)が有効であり,早急に行うべきである(特に発症から2週間以内に行う).
     - c. ステロイド療法は通常,有効ではない.
  4. **慢性炎症性脱髄性多発ニューロパチー**(CIDP)はステロイド,**免疫抑制薬,免疫グロブリン大量静注療法,血漿交換**を行う.
  5. **イソニアジド大量服用**はピリドキシンの静注(1gのイソニアジドに対して1gのピリドキシン)が有効である.
  6. **急性間欠性ポルフィリア**
     - a. **急性期治療** 急性発作の際には**ブドウ糖とヘマチン**[訳注:ヒドロキソ(ポルフィリナト)鉄(Ⅲ)錯体]の静注が必要である.
     - b. 慢性期治療はサルファ剤などの**増悪因子**を避け,**高炭水化物食**の摂取を遵守する.

## Ⅵ フォローアップと紹介

**A. 紹介**

1. Guillain-Barré 症候群のような急速に進行する疾患の患者は入院加療とし，神経内科医に速やかにコンサルトする．
2. 詳細な病歴聴取や身体診察，血液検査によっても診断がつかない場合にも，やはり神経内科医にコンサルトが必要である．

**B. フォローアップ** 確定診断がつき（例：ビタミン $B_{12}$ 欠乏），症状が安定している患者では，治療に対しての反応をみるため1～2か月に1回フォローアップすればよいだろう．

### 参考文献

Grogan PM, Katz JS. Toxic neuropathies. *Neurol Clin* 2005;23(2):377–396.
Sinnreich M, Taylor BV, Dyck PJ. Diabetic neuropathies: classification, clinical features, and pathophysiological basis. *Neurologist* 2005;11(2):63–79.
vanDoorn PA. Treatment of Guillain-Barre syndrome and CIDP. *J Peripher Nerv Syst* 2005;10(2):113–127.

# 第67章 手根管症候群

## I はじめに

**A.** 手根管症候群(最も多い絞扼性ニューロパチー)は**正中神経**の圧迫による．正中神経は $C_6 \sim T_1$ の神経根から起こり，手関節と指の屈筋を支配している．手根管症候群は手関節の手根管内で正中神経が圧迫されたときに起こる．

**B.** 手根管症候群はアメリカ人の0.1％が罹患している．中年女性と手を反復して使う人が最もよく罹患する．

## II 手根管症候群の臨床症状

**A.** 正中神経領域(すなわち母指，示指，中指)における**疼痛**，**錯感覚**(paresthesia)[訳注：第66章 II A1参照]，または**両者**が初期の症状である．**うずく痛み**(aching pain)がその他の指に放散することもある．

　1. 典型的な痛みは**夜間に増悪**し，**手の動きで増悪**する．

　2. Tinel徴候やPhalen徴候が陽性(どちらも感度は約50％，特異度は約80％)．

　　a. Tinel徴候は手関節の手掌側を叩打した(もしくは触る touching)ときに正中神経領域に刺痛や痛みがあれば陽性とする．

　　b. Phalen徴候は両手の背側を合わせたまま手関節を90°屈曲位(逆祈禱位 reverse praying position)で1分間保持したとき痛みや錯感覚が起これば陽性とみなす．

**B.** **感覚消失**や**筋力低下**，または**罹患した手の筋萎縮**(特に短母指外転筋)は経過の進行期に現れることがある．

## III 手根管症候群の原因

手根管症候群はほとんどの場合，**特発性**である．しかしいくつかの疾患では二次性に起こりうる．二次性手根管症候群の原因を簡単に覚えるために次頁の「記憶のコツ」"WRIST PAIN"(手首の痛み)の語呂合わせを用いる．

## IV 鑑別診断

手根管症候群と似た症状を示す疾患には次のようなものがある．

| 記憶の コツ | **二次性手根管症候群の原因は"WRIST PAIN"** |
|---|---|

**W**ork-related：動作に関連した
**R**heumatoid arthritis：関節リウマチ
**I**nfiltrative disorders：浸潤性疾患(例：アミロイドーシス)
**S**arcoidosis：サルコイドーシス
**T**hyroid dysfunction：甲状腺機能異常(すなわち，甲状腺機能低下症)とその他の内分泌疾患(例：糖尿病)
**P**regnancy：妊娠
**A**cromegaly：先端巨大症
**I**nflammatory tenosynovitis：炎症性腱滑膜炎(原因として Reiter 症候群，痛風，軟部組織感染症，播種性淋菌感染症)
**N**eoplasm：新生物(腫瘍)(主に白血病)

**A.** $C_6$ または $C_7$ の神経根症
**B.** 腕神経叢ニューロパチー(胸郭出口症候群によって起こる)
**C.** 前腕もしくは上腕での正中神経圧迫
**D.** 多発性単神経炎
**E.** 頸髄病変(脊髄空洞症や脱髄疾患など)
**F.** 狭心症(痛みが左側であれば)

## Ⅴ 患者へのアプローチ

**A. 手根管症候群の診断をつける**　診断は通常，病歴と身体診察による．診断がはっきりしない場合，末梢神経伝導検査が役に立つ．しかし初期の軽症例では偽陰性となることがある．

**B. 原因を特定する**　手根管症候群と診断がついたならば，その原因を考えなければならない．しかし臨床(検体)検査や画像検査は，原因となる基礎疾患を示唆する症状や徴候がある場合に限って行うべきである．臨床状況によって，次に述べる検査は有用な情報を与えてくれるはずである．

1. 赤血球沈降速度(赤沈．erythrocyte sedimentation rate：ESR)
2. リウマトイド因子
3. 全血球算定(complete blood count：CBC)
4. 空腹時血糖値
5. 甲状腺刺激ホルモン(thyroid-stimulating hormone：TSH)値
6. 尿酸値
7. ヘモグロビン $A_{1c}$ 値
8. 尿妊娠反応検査

9. 蛋白電気泳動
10. 胸部 X 線写真

> **HOT KEY** 手根管症候群の患者全例に甲状腺機能低下と糖尿病のスクリーニングを行う医師もいる.

## VI 治療

**A. 保存的治療**をまず試みる.
1. **手の安静** 手を安静にし,反復動作を修正(例:キーボードを下げたり,椅子の高さや位置を調整したり,仕事中に手を休める時間を増やしたり)すると症状が緩和されることがある.
2. **スプリント** 手関節のスプリントを特に夜間に装着すべきである.
3. **抗炎症薬**(例:必要に応じてイブプロフェン 400〜600 mg を 1 日 3 回)は症状を和らげる[訳注:わが国では 1 日最大 600 mg,分 3].

**B. 手術による除圧** ほとんどの患者は手術で症状が改善する.しかし母指球の萎縮のある患者では予後は悪い.初期の外科的除圧によって悪化を減らすことができるというエビデンスが集積されつつある.したがって,保存的治療を試みるのは短期間にとどめ,整形外科医への紹介が遅れないようにする.

## VII フォローアップと紹介

**A. フォローアップ** 患者の症状と脱力や萎縮の進行を評価できるように,保存的治療を選択した患者は頻回に(毎月)診察すべきである.母指球萎縮をきたさないうちに手術をすすめるべきである.

**B. 紹介** 診断がはっきりしない場合は,神経内科医へコンサルトする.

### 参考文献

Gerritsen AA, deVet HC, Scholten RJ, et al. Splinting versus surgery in the treatment of carpal tunnel syndrome: a randomized controlled trial. *JAMA* 2002;288(10):1245–1251.

Viera AJ. Management of carpal tunnel syndrome. *Am Fam Physician* 2003;68(2):265–272.

# 第68章 顔面神経麻痺

## **I** はじめに
**A.** **顔面神経**(第Ⅶ脳神経)は眼瞼筋を含む顔面筋を支配する．加えてアブミ骨筋を介して音を弱める作用および味覚にも関与する．

**B.** 下位運動ニューロン障害による顔面神経麻痺と上位運動ニューロンや中枢神経系(central nervous system：CNS)の障害による顔面神経麻痺を区別することが重要である．通常，顔面神経麻痺をみたときに，次に述べるような特徴が上位運動ニューロン障害かどうかを区別するために使われる．

1. 前額部の随意運動筋は両側性に支配されているため，上位運動ニューロン障害では保たれる．下位運動ニューロン障害の場合には顔面の上部筋と下部筋の両者とも患側の筋力低下を示す．

## **II** 鑑別診断
**A.** **Bell 麻痺**(特発性顔面神経麻痺)は顔面神経麻痺の中で最も多い．突然起こる片側性の下位運動ニューロン障害で，顔面神経の炎症によるものと考えられており，しばしば単純ヘルペスウイルス感染後に起こる．

1. **疫学**　Bell 麻痺は男女差がなく，30 歳で最も罹患率が高い．
2. **臨床症状**
    a. **症状**　**顔面麻痺**が主体である．そのほかに共通する症状はないが，耳周辺痛，流涙の増加や減少，顔面のしびれ，聴覚過敏，味覚変化がある．
    b. **徴候**として**鼻唇溝の不明瞭化，眼輪筋や口輪筋の筋力低下**がある．

> **HOT KEY**　Bell 麻痺患者で完全回復の可能性が低い群の特徴は，40 歳以上，聴覚過敏，病初期に強い痛みや麻痺である．しかし 3 か月後までに 90%以上の患者は完全回復する．

**B.** **感染症**　多くの感染症が顔面神経麻痺の原因となる．代表例は次のとおりである．

1. **Ramsay Hunt 症候群(帯状疱疹ウイルス感染)** 帯状疱疹ウイルス感染が膝神経節を巻き込み，顔面神経麻痺をきたす．通常，耳介や外耳道に水疱がみられる．この所見は抗ウイルス薬が必要か判断する際に重要である．
2. **Lyme 病** Lyme 病の患者の一部で，感染後数か月以内に顔面神経麻痺を起こすことがある．

> **HOT KEY** 両側顔面神経麻痺の患者に対しては，Lyme 病や，他のまれな原因を疑うべきである．

**C. 外傷** 顔面骨の骨折は，時として顔面神経に影響を与える．
**D. 新生物**(腫瘍) 耳や耳下腺の癌は顔面神経を引き起こすことがある．癌性髄膜炎も多くの脳神経ニューロパチーを引き起こす．
**E. 脱髄性疾患**
1. **Guillain-Barré 症候群** 上肢や顔面よりも前に，足から筋力低下が始まることが多いが，Guillain-Barré 症候群の **Miller-Fisher 亜型**(Fisher 症候群)は顔面から始まることがある．通常，両側性の顔面の筋力低下がみられる．
**F. Heerfordt 症候群**はサルコイドーシスに伴い，耳下腺の腫大，発熱，前部ぶどう膜炎，顔面神経麻痺を呈する．

---

**記憶のコツ**

### 顔面神経麻痺の原因は"MR FaClaL SaG"(顔ゆるみ氏)

**M**ononucleosis and other viruses：伝染性単核球症
**R**amsay Hunt syndrome：Ramsay Hunt 症候群
**F**racture of the facial bones：顔面骨骨折
**C**ancer of the ear or parotid gland：耳癌または耳下腺癌
**I**diopathic (Bell's palsy)：特発性(Bell 麻痺)
**L**yme disease：Lyme 病
**S**arcoidosis：サルコイドーシス
**G**uillain-Barré syndrome：Guillain-Barré 症候群

---

## III 治療

**A. Bell 麻痺(特発性顔面神経麻痺)** 患者の約 90％は 12 週以内に治癒する．最終的に患者の 90 ～ 98％は回復に満足している．
1. **安心させること**が大事である．多くの患者は脳卒中を起こしたと

信じているからである．
2. **人工涙液**（1日4回，各2滴ずつ），就寝前の**潤滑性眼軟膏塗布**は，患者が眼を閉じることができない場合には角膜の剥離を防ぐため必須である．眼の不快感を訴える患者に対しては角膜病変を評価する必要がある．
3. **経口コルチコステロイド**は，発症から48時間以内の重篤な顔面痛や麻痺を訴える場合，使用を考慮すべきである．一般的には60 mg/日の prednisone［訳注：わが国ではプレドニゾロン］の5日間投与から開始する．その後，次の週にかけて1日10 mgずつ漸減していく．
4. **経口抗ウイルス薬**は，発症から48時間以内の患者には経口抗ウイルス薬の使用を考慮すべきである．一般的にはアシクロビル1回800 mgを1日5回，7日間投与する［訳注：わが国では単純疱疹には200 mgを1日5回が保険適応用量である］．
5. **手術**　完全麻痺を呈していれば早急に神経減圧術を行う必要があると考える医師もいるが，推奨できるだけの十分なエビデンスは，現在のところまだない．

B. **続発性顔面神経麻痺**　対症療法とともに基礎疾患の治療を行う．

## Ⅳ フォローアップと紹介

占拠性病変が疑われたり，診断が不明確な場合には，耳鼻咽喉科医や神経内科医への紹介を考慮する．

### 参考文献

Gilden DH. Clinical practice: Bell's palsy. *N Engl J Med* 2004;351(13):1323–1331.

Grogan PM, Gronseth GS. Practice parameter: Steroids, acyclovir, and surgery for Bell's palsy (an evidence-based review): report of the Quality Standards Subcommittee of the American Academy of Neurology. *Neurology* 2001;56(7):830–836.

# Part X

# 血液・腫瘍系

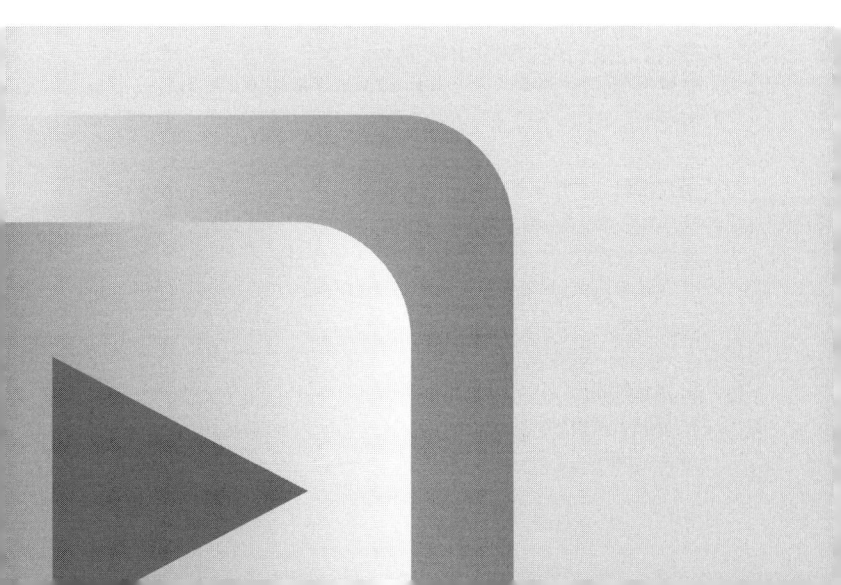

# 第69章 貧　血

## I はじめに
貧血はそれ自身が疾患ではなく，何らかの疾患を表すものである．

**A. 定義**　貧血は赤血球(red blood cell：RBC)量の減少として定義され，ヘマクリット(hematocrit：Hct)に反映される．
1. **男性**では，Hct 40% 未満が貧血とみなされる．
2. **女性**では，Hct 37% 未満が貧血とみなされる．

［訳注：ヘモグロビン(Hb)を貧血の指標とすることのほうが多い．
- 男性 Hb 13 g/dL 未満　・女性 Hb 12 g/dL 未満］

**B. 貧血の臨床所見**　貧血の患者は無症状のこともあるが，**疲労，労作時呼吸苦**，あるいは**労作性狭心症**をきたすことがある．基礎疾患による所見や症状も出現するかもしれない．

**C. 分類**　貧血は**平均赤血球容積**(mean corpuscular volume：MCV)により，**小球性，正球性，大球性**に分類される．
1. MCV の正常範囲は 80〜100 $\mu m^3$ である．
2. 貧血の原因が複合している場合，MCV はそれぞれの赤血球形態の集団の平均値をとる．

## II 小球性貧血(MCV < 80 $\mu m^3$)

**A. 小球性貧血の原因**
1. **鉄欠乏**は最も多い小球性貧血の原因である．背景となる消化器悪性腫瘍を示唆していることもあるため，診断は重要である．
2. **サラセミア**は $\alpha$ 鎖または $\beta$ 鎖の合成の減少を特徴とする遺伝性疾患である．
3. **慢性疾患による貧血**(anemia of chronic disease：ACD)は炎症性疾患に関連する(例：関節リウマチ，重症感染症，癌)．
4. **鉄芽球性貧血**は，ヘモグロビンのヘム産生(特に，プロトポルフィリン鎖の産生)が障害される各種疾患の集合である．しばしば小球性貧血となるが，正球性貧血ないし大球性貧血の原因となることもある．鉄芽球性貧血の原因には以下のものがある．
   a. **遺伝性疾患**
   b. **薬物と毒物**(例：鉛(Lead)，イソニアジド(Isoniazid)，エタノール(Ethanol) — **LIE** と記憶する)

c. **悪性疾患**(例:白血病,リンパ腫,骨髄線維症,多発性骨髄腫,固形腫瘍)
d. **膠原病**(例:関節リウマチ)
B. **患者へのアプローチ** 鉄欠乏性貧血を,他の小球性貧血から鑑別することが重要である.
1. **鉄欠乏性貧血とサラセミア**
    a. **鉄欠乏性貧血は,Mentzer index**(MCV を RBC 数で割ったもの)を用いるとサラセミアと鑑別できる.Mentzer index が **13 未満の場合にサラセミアを示唆し**,13 以上の場合には鉄欠乏性貧血を示唆する.
    b. **ヘモグロビン電気泳動**で異常を認めれば,サラセミアの診断に有用である.
2. **鉄欠乏性貧血と ACD**
    a. **臨床検査**
    (1) **血清フェリチン**:鉄の検査において最も有用な試験である.尤度比はフェリチン値によってさまざまである(**表 69-1 参照**).鉄欠乏性貧血の検査前確率を見積もり,この尤度比を用いることで,鉄欠乏性貧血の検査後確率を見積もることができる(第 1 章 Ⅲ C3 参照).
        (a) 血清フェリチンが 15 μg/L 以下の場合には,鉄欠乏性貧血であると実質的に断言できる.
        (b) 同様に,フェリチンが 100 μg/L 以上の場合,基本的には鉄欠乏性貧血は除外する.

**表 69-1 血清フェリチン値と対応する尤度比**

| 血清フェリチン(μg/L) | 尤度比 |
|---|---|
| >100 | 0.2 |
| 25〜100 | 有用でない |
| 15〜24 | 10 |
| <15 | 50 |

(Guyatt GH, Oxman AD, Ali M, et al:Laboratory diagnosis of iron-deficiency anemia:an overview. J Gen Inter Med 7(2):145-153, 1992. のデータに基づく)

(2) **血清トランスフェリン**は鉄欠乏性貧血で増加し,ACD では減少するため,時に有用である.

(3) 可溶性トランスフェリン受容体値は慢性疾患による貧血と鉄欠乏性貧血を合併し，フェリチンが正常値であるときに有用である．この値は ACD のみでは変動しないが，鉄欠乏性貧血では増加する（表 69-2 参照）．

**表 69-2** 血液検査所見による慢性疾患による貧血（anemia of chronic disease：ACD）と鉄欠乏性貧血の鑑別[*1]

| 検査 | ACD | 鉄欠乏性貧血 | 両者の合併[*2] |
|---|---|---|---|
| 鉄 | 減少 | 減少 | 減少 |
| トランスフェリン | 減少〜正常 | 増加 | 減少 |
| トランスフェリン飽和度 | 減少 | 減少 | 減少 |
| フェリチン | 正常〜増加 | 減少 | 減少〜正常 |
| 可溶性トランスフェリン受容体 | 正常 | 増加 | 正常〜増加 |
| トランスフェリン/log フェリチン比 | 低値（< 1） | 高値（> 2） | 高値（> 2） |
| サイトカインレベル | 増加 | 正常 | 増加 |

[*1] それぞれの正常値によって相対的な変動がある．
[*2] 両者の合併とは，慢性疾患による貧血と鉄欠乏を伴った状態をさす．
(Weiss G, Goodnough L：Anemia of chronic disease. N Engl J Med 352 (10)：1011-1023, 2005 から許可を得て転載)

  b. **骨髄生検**は鉄欠乏性貧血のゴールドスタンダードで，鉄芽球性貧血の診断の一般的手法である［訳注：臨床的には骨髄検査までを行わなくとも，ほとんどの症例で診断可能である］．

# III 大球性貧血（MCV > 100 μm³）

A. **巨赤芽球性貧血**はデオキシリボ核酸（deoxyribonucleic acid：DNA）合成の障害による．巨赤芽球性貧血の原因は以下のとおりである．
 1. **ビタミン $B_{12}$（コバラミン）欠乏**
  a. 原因としては**悪性貧血，胃切除，盲係蹄症候群，膵機能低下，空腸切除またはバイパス，**そして**空腸遠位の Crohn 病**がある．体内のビタミン $B_{12}$ 貯蓄は 3〜5 年分保たれているため，ビタミン $B_{12}$ の食事性欠乏はまれである．完全菜食主義者（vegan）には欠乏を生じることがある．

> **HOT KEY** ビタミン $B_{12}$ 欠乏患者の約 10% は貧血を示さない．それゆえ，ビタミン $B_{12}$ 欠乏が疑われる患者ではヘマトクリット値に関係なくビタミン $B_{12}$ 値を測定すべきである．

   b. ビタミン $B_{12}$ 欠乏の**臨床症状**としては，消化器症状（例：食欲不振，下痢，舌炎）としびれ，失調，時に認知症といった神経症状がある．
2. **葉酸欠乏症**
   a. **原因** 葉酸欠乏はほとんどすべてが**不適切な食事摂取**によるものである．葉酸の体内貯蓄は，摂取が中断されてから 3 ～ 5 か月分しかもたない．いくつかの薬物は葉酸代謝を阻害する（例：フェニトイン，トリメトプリム）．その他のまれな原因としては，**熱帯スプルー**，**慢性溶血性貧血**，**妊娠**，**血液透析**がある．
   b. **臨床症状** 消化器症状を示すこともあるが，神経学的合併症はない．
3. **薬物**（例：メトトレキサート，アザチオプリン，ジドブジン）は巨赤芽球性貧血と関連することがある．

> **HOT KEY** ヒト免疫不全ウイルス（human immunodeficiency virus：HIV）治療のためにジドブジンを内服する患者はほぼ全例で平均赤血球容積（MCV）が上昇する．それゆえ，この所見は薬物内服のコンプライアンスを見極めるのに役立つ．

> **HOT KEY** 末梢血スメアにおける過分葉の多形核好中球（polymorphonuclear neutrophil：PMN）の所見は，巨赤芽球性貧血を強く示唆する．

**B. 慢性肝疾患**は不十分な赤血球造血と急性失血の結果として巨赤球化をきたす．
**C. 網赤血球増加症** 網赤血球は正常の赤血球よりも大きい．網赤血球増加をきたしている患者では MCV は増加しているが，たいていは $110\,\mu m^3$ 以下である．
**D. アルコール依存症**は赤血球膜異常をきたしており，大球性貧血となる．
**E. 甲状腺機能低下症**は，機序は不明であるが大球性貧血をきたす．

> **HOT KEY**　大球性貧血＋神経学的症状＝ビタミン $B_{12}$ 欠乏，アルコール依存症，甲状腺機能低下症

**F．骨髄異形成症候群**　骨髄異形成症候群には8つの病型があり，無効造血が特徴である［訳注：2008年の新WHO分類を示す］．
1. **不応性貧血**(refractory anemia：RA)
2. **鉄芽球性不応性貧血**(refractory anemia with ringed sideroblast：RARS)
3. **多系統の異形成を伴う不応性血球減少症**(refractory cytopenia with multilineage dysplasia：RCMD)
4. **多系統の異形成を伴う鉄芽球性不応性血球減少症**(RCMD and ringed sideroblast：RCMD-RS)
5. **芽球増加を伴う不応性貧血-1**(RA with excess blast：RAEB-1)
6. **芽球増加を伴う不応性貧血-2**(RAEB-2)
7. **分類不能型骨髄異形成症候群**(myelodysplastic syndrome, unclassifiable：MDS-U)
8. **5q-症候群**

## Ⅳ 正球性貧血

正球性貧血の患者には，最初の検査として**網赤血球絶対数**を調べる．網赤血球絶対数を調べることで，貧血を**過形成性**か**低形成性**かに分類することができる（図69-1）．

**A．過形成性正球性貧血**は赤芽球の喪失ないしは破壊が特徴である．
1. **溶血**　乳酸脱水素酵素(lactate dehydrogenase：LDH)の上昇，ハプトグロビンの低下，総ビリルビンと間接ビリルビンの上昇が手がかりとなる．溶血が考えられる場合，**末梢血スメア**を調べなければならない．赤血球の形態（例：破砕赤血球，鎌状赤血球，球状赤血球）によって溶血性貧血の原因を明らかにできる．
    a. **微小血管障害性溶血性貧血**(microangiopathic hemolytic anemia：MAHA)は赤血球の血管内断裂が特徴で，分裂赤血球を形成する．MAHAの原因として重要なものを挙げる．
    (1) **播種性血管内凝固症候群**(disseminated intravascular coagulation：DIC)　急性DICでの主な問題は出血であるが，慢性DICでは血栓症がより問題となる．
    (2) **溶血性尿毒症性症候群/血栓性血小板減少性紫斑病**(hemolytic-uremic syndrome/thrombotic thrombocytopenic purpura：HUS/TTP)　HUSの三徴は，溶血，尿毒症，血小

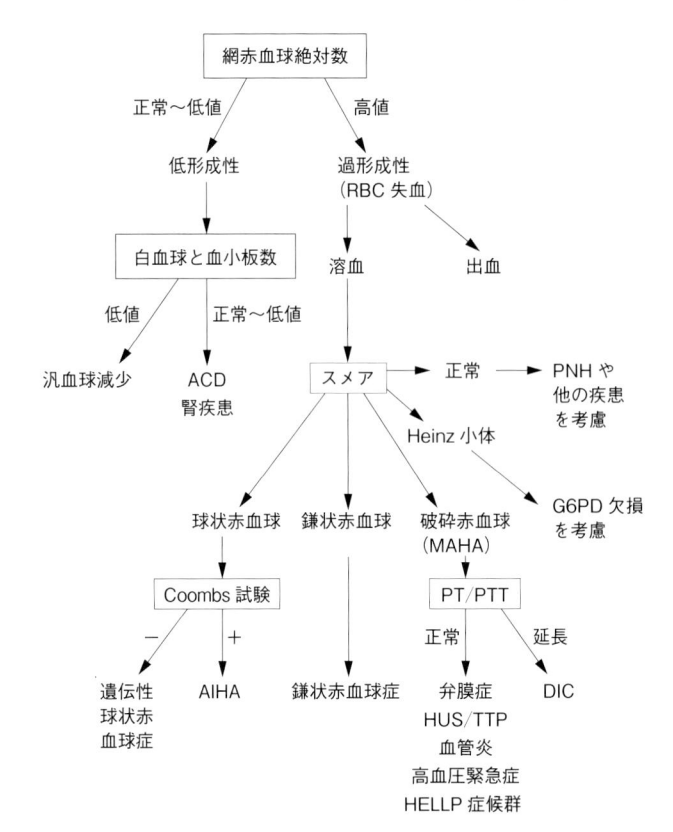

```
                    網赤血球絶対数
                    ┌─────┴─────┐
              正常〜低値         高値
                │               │
              低形成性        過形成性
                │          （RBC 失血）
                │           ┌───┴───┐
          白血球と血小板数   溶血    出血
          ┌─────┴─────┐     │
        低値      正常〜低値  │
         │          │       │
       汎血球減少  ACD      スメア ──→ 正常 ──→ PNH や
                  腎疾患     │                他の疾患
                            │                を考慮
                            │ Heinz 小体
                            │        ↘
                            │         G6PD 欠損
                            │         を考慮
                            │
       ┌────────┬──────────┴────┐
     球状赤血球  鎌状赤血球   破砕赤血球
       │            │        （MAHA）
    Coombs 試験     │           │
     ┌──┴──┐       │        PT/PTT
     −     ＋      │       ┌──┴──┐
     │     │       │      正常   延長
   遺伝性  AIHA  鎌状赤血球症  │     │
   球状赤                    弁膜症  DIC
   血球症                   HUS/TTP
                             血管炎
                          高血圧緊急症
                          HELLP 症候群
```

**図 69-1 正球性貧血の鑑別.** ACD：anemia of chronic disease（慢性疾患による貧血），AIHA：autoimmune hemolytic anemia（自己免疫性溶血性貧血），DIC：disseminated intravascular coagulation（播種性血管内凝固症候群），G6PD：glucose-6-phosphate dehydrogenase（グルコース-6-リン酸脱水素酵素），HELLP：hemolysis, elevated liver enzymes, and low platelet count syndrome（溶血，肝酵素上昇，血小板減少），HUS／TTP：hemolytic-uremic syndrome／thrombotic thrombocytopenic purpura（溶血尿毒症症候群／血栓性血小板減少性紫斑病），MAHA：microangiopathic hemolytic anemia（微小血管性溶血性貧血），PNH：paroxysmal nocturnal hemoglobinuria（発作性夜間血色素尿症），PT：prothrombin time（プロトロンビン時間），APTT：activated partial thromboplastin time（活性化部分トロンボプラスチン時間），RBC：red blood cell（赤血球），WBC：white blood cell（白血球）.

(Saint S, Frances C.：Saint-Frances Guide to Inpatient Medicine. Baltimore: Lippincott Williams & Wilkins, 2004, p335 より許可を得て転載)

> **記憶のコツ**
>
> **DICの原因は"MOIST"**
>
> **M**alignancy：悪性腫瘍
> **O**bstetric complication：産科的合併症
> **I**nfection：感染
> **S**hock：ショック
> **T**rauma：外傷

板減少症である．TTPはHUSに発熱と精神神経症状を伴う．一般的に，尿毒症が顕著であればHUSとよばれる．中枢神経系(central nervous system：CNS)症状のほうが著明であれば，TTPとよぶのが適切である［訳注：検査法の発達により，近年ではHUSとTTPはそれぞれ別の病態であることがわかっている］．

> **HOT KEY**
>
> 乳酸脱水素酵素(lactate dehydrogenase：LDH)が1,000 U/L以下であればHUS/TTPの可能性は非常に低い．

  b. **自己免疫性溶血性貧血** 検査所見としては，スメアでの球状赤血球，直接Coombs試験陽性がある．特発性，自己免疫疾患〔全身性エリテマトーデス(systemic lupus erythematosus：SLE)〕，血液腫瘍〔慢性リンパ性白血病(chronic lymphocytic leukemia：CLL)〕，輸血の既往，薬物性がある．
 2. **出血** 出血が疑われた場合，失血源を検索しなければならない（例：消化管出血）．
B. **低形成性正球性貧血** 白血球(white blood cell：WBC)減少，血小板減少を伴った貧血は，汎血球減少を示している．白血球数と血小板数が正常から高値の低形成性正球性貧血は，通常，慢性疾患による貧血(ACD)か赤芽球癆を示唆する．

# Ⅴ 治療

A. **対症療法** 貧血による急性症状を示している患者には輸血を施行する（そしておそらく入院が必要になる）．
B. **鉄欠乏による貧血は硫酸鉄で治療するのが最も望ましい**（325 mgを経口，1日3回）［訳注：日本で保険収載されている硫酸鉄製剤の投与上限量は200〜210 mg/日である］．ヘマトクリットが正常化するには8週間かかる．経口薬を内服できなかったり良好な反応が得

られない場合には，鉄剤の静注に切り替えるか血液内科にコンサルトする．グルコン酸鉄や鉄スクロースは含糖鉄製剤よりも安全な代替品である．

> **HOT KEY** 赤血球製剤1単位でヘマトクリットは約3%上昇する［訳注：わが国の赤血球製剤では，2単位に相当］．冠動脈疾患（coronary artery disease：CAD）の患者では通常，ヘマトクリットは30%以上を保つことが望ましい．

> **HOT KEY** 鉄欠乏の背景となった原因を探ることが最も重要である（例：上部や下部の内視鏡により消化管出血を除外する）．

**C.** ビタミン$B_{12}$欠乏による悪性貧血は，ビタミン$B_{12}$筋注で治療する（100μgを最初の1週間は連日，続いて週1回投与を3～4週間，そして月1回投与を生涯にわたって）．患者は治療開始後数日以内に症状が改善し，ヘマクリット（Hct）は2か月で正常化する．

**D.** 葉酸欠乏は葉酸内服で治療する（1 mgを経口，毎日）．ビタミン$B_{12}$欠乏の治療と同様に，通常，葉酸欠乏の治療により症状は急速に改善するが，Hctは2か月以内に正常化する．

> **HOT KEY** ビタミン$B_{12}$と葉酸の双方が欠乏している患者で葉酸を大量投与すると，ヘマトクリット（Hct）は改善するが，ビタミン$B_{12}$欠乏が増悪して神経障害を生じる．

**E. 鎌状赤血球症**（sickle cell disease：SCD）　治療の基本はヒドロキシウレアである．患者のなかには造血幹細胞移植の適応となる者もいる．その他の治療としては，葉酸1 mg/日の投与，疼痛発作に対するオピオイドや非ステロイド性抗炎症薬（nonsteroidal anti-inframmatory drug：NSAID）の使用がある．輸血（成分輸血，交換輸血）は特殊な状況のとき，血液内科医へコンサルトしたうえでのみ施行する．

> **HOT KEY** 鎌状赤血球症患者は，網膜症の評価のために毎年眼底検査を受けることが大事である．

**F. 自己免疫性溶血性貧血**．血液内科医にコンサルトすべきである．通常は prednisone［訳注：わが国ではプレドニゾロン］（1 mg／kg／日を分割）が初期治療となる．**輸血**，**アザチオプリン**，**免疫グロブリン静注療法**，**脾摘**といった他の治療が**必要となることもあるが，血液内科医に相談してから開始する**．

## Ⅵ フォローアップと紹介

**A.** 精査しても貧血の原因がわからない場合，あるいは骨髄生検を検討する場合には，**血液内科医へ紹介するのがよい**．

**B.** 消化管出血を除外するために内視鏡が必要であれば，**消化器内科医**へのコンサルトが必要である．

### 参考文献

Claster S, Vichinsky EP. Managing sickle cell disease. *Br Med J* 2003;327:1151–1155.
Silverstein SB, Rodgers GM. Parenteral iron options. *Am J Hematol* 2004;76:74–78.
Weiss G, Goodnough L. Anemia of chronic disease. *N Engl J Med* 2005;352(10): 1011–1023.

# 第70章 赤血球増加症

## **I** はじめに

赤血球増加症とは，**赤血球**(red blood cell：RBC)**数の異常な増加**をいう．別の病態に対する生理的反応として生じる二次性のこともあるが，原発性でより悪性の疾患の前ぶれである場合もある．**男性ではヘモグロビンが 18.5 g/dL 以上，女性では 16.5 g/dL 以上**〔あるいはヘマトクリット(hematocrit：Hct)値が男性で 52％以上，女性で 48％以上〕は赤血球増加症であり，精査する必要がある．

**A. 絶対的赤血球増加症**とは，赤血球数が正常よりも 25％以上増加した状態をいう．

**B. 相対的赤血球増加症**は血漿量の減少によって生じる．

## **II** 赤血球増加症の臨床症状

**A.** ヘマトクリット値が 60％以下の場合はしばしば無症状である．

**B.** ヘマトクリット値が上昇すると，**血管閉塞のエピソードを起こしやすくなり**，頭痛，視野障害，浮動性めまい，脳卒中，心筋梗塞，末梢血管血栓症を生じる．身体診察で"赤みを帯びた"チアノーゼがみられることがある．

**C. 真性赤血球増加症**(polycythemia vera：PV)は，赤血球の系統が著増する骨髄増殖性腫瘍である．直上の **II** B で述べたような症状のほかに，**瘙痒**や**消化性潰瘍**を生じることがある．これらの症状をきたす機序はまだよくわかっていないが，血中ヒスタミン濃度の上昇や血小板凝集によるプロスタグランジン産生の増加が原因であるとする仮説がある．血小板機能異常のため，**血栓症**と**出血**がともに生じる．**脾腫**もよくみられる．

## **III** 赤血球増加症の原因

**A. 絶対的赤血球増加症** 頻度の高い 5 つの原因があり，"Hypoxia May Cause Polycythemia Every Time(低酸素症は常に赤血球増加症の原因になる)"と覚える．

> **記憶のコツ**
>
> **絶対的赤血球増加症の原因は"Hypoxia May Cause Polycythemia Every Time"(低酸素症は常に赤血球増加症の原因になる)**
>
> **H**ypoxia(chronic):低酸素症(慢性)
> **M**ethemoglobinemia:メトヘモグロビン血症
> **C**arboxyhemoglobinemia:一酸化炭素ヘモグロビン血症
> **P**olycythemia vera:真性赤血球増加症
> **E**rythropoietin-secreting **T**umors:エリスロポエチン産生腫瘍

1. **低酸素症** 心疾患や高地居住による慢性的低酸素症によって赤血球増加症を生じる.
2. **一酸化炭素ヘモグロビン血症とメトヘモグロビン血症** 一酸化炭素ヘモグロビン,メトヘモグロビン,その他の酸素親和性の高い変異体はヘモグロビン乖離曲線を左にシフトさせ,組織への酸素供給を低下させて代償的に赤血球増加症を生じる.喫煙は一酸化炭素ヘモグロビン血症でよくみられる原因である.
3. **真性赤血球増加症**(PV)は,エリスロポエチンに依存しない造血幹細胞のクローナルな増加である.
4. **エリスロポエチン産生腫瘍**は,基本的には腎細胞癌,肝細胞癌,小脳血管芽腫,褐色細胞腫,子宮筋腫である.

B. **相対的赤血球増加症** 主な原因が2つある.

1. **脱水**(例:嘔吐,下痢,発汗多量,利尿薬)は血漿量が減少し,相対的赤血球増加症になる.
2. **ストレス性赤血球増加症**(Gaisböck病)は血漿量の減少によるもので,真の赤血球増加症ではない.この良性疾患は,高血圧の肥満男性に最もよくみられる.

## IV 患者へのアプローチ

A. **低酸素症と一酸化炭素ヘモグロビン血症を除外する** これらは赤血球増加症の原因として頻度が高く,また評価しやすい.赤血球増加症を起こしやすい二次性原因を認めれば,さらなる精査は不要である.喫煙者には全員**一酸化炭素ヘモグロビン濃度を含む動脈血液ガス分析**が必要で,酸素飽和度測定よりも正確である.もし臨床的に疑われるならば,メトヘモグロビン濃度も測定する.

B. **ヘマトクリット値を見る.**

1. ヘマトクリット値が男性で60%以上,女性で56%以上であれば,

真性赤血球増加症を考える．しかしまず前述のような二次性原因を生じる素因を除外する．

- **a. 真性赤血球増加症（PV）**　診断基準は次のとおりである．
  - (1) 赤血球数の 25％以上の増加
  - (2) 動脈血酸素分圧が正常範囲内
  - (3) 血中エリスロポエチン値が正常範囲内
  - (4) 脾腫の触知
  - (5) JAK2 変異の存在：このチロシンキナーゼの変異は近年，多くの PV 症例に認められることが発見された．しかし，本態性血小板血症や特発性骨髄線維症の症例の約半数にも認められる．したがって，この JAK2 変異の検査のみで PV と診断することはできない．
  - (6) その他の有用な手がかり：血小板増加症（血小板数＞40万/μL），好中球増加症（好中球＞1万/μL），X 線写真による脾腫の存在，血中エリスロポエチン低値，内因性赤芽球系コロニーがある．
- **b. エリスロポエチン産生腫瘍**　確定診断にいたらない患者では，エリスロポエチン産生腫瘍の可能性を考慮すべきである．
  - (1) **腹部 CT** が腎病変（腎細胞癌を含む）や肝腫瘍の除外に役立つ．
  - (2) 臨床的に小脳病変が疑われるときは，**頭部画像検査**（特に MRI）を施行する．

2. ヘマトクリット値が男性で **60％以下**，女性で **55％以下**であれば軽症であり，二次性赤血球増加症によくみられる．**血漿量減少**が赤血球増加症の原因の約 50％を占めるため，除外のため**赤血球量の測定**を行うべきである．

## Ⅴ　治療

基礎疾患に対して根本的治療を行う．ストレス性赤血球増加症は治療不要である．支持療法には以下のものがある．

- **A. 酸素投与**は動脈血酸素分圧（$PaO_2$）が 60 mmHg 以下の患者に有効である．
- **B. 禁煙**は一酸化炭素ヘモグロビン血症の患者には，特に推奨する．
- **C. 補液**は脱水の患者に行う．
- **D. 瀉血**によってヘマトクリット値を下げ，血液粘稠度を低下させることで血栓塞栓による合併症を防ぎ，さらには酸素供給を改善できる．
  1. 瀉血は **PV に対する治療法**であり，劇的に生命予後を改善させる．ヘマトクリット値は 40％前半から中盤を目標にする．

2. ヘマトクリット値が55％を超えると血栓合併症のリスクが劇的に増大するため，真性赤血球増加症(PV)以外の疾患で基礎疾患を改善してもヘマトクリット値が高値のままである場合には，瀉血の適応となる．
E. **アスピリン** 低用量アスピリンは血栓合併症の予防に用いられる．抗血小板療法に禁忌はない［訳注：消化管出血などに注意しながら用いる］．血小板数が100万/$\mu$Lを超えるようであれば避ける．
F. 血栓症のリスクファクターを改善する．高脂血症，禁煙，高血圧，肥満は是正する．
G. 細胞減量療法はPV症例で，瀉血が継続できない，あるいは血小板増加や症候性・進行性の脾腫を認める場合には考慮する．ヒドロキシウレア（第1選択），インターフェロンアルファ，anagrelide，放射性リン($^{32}$P)が用いられる．
H. アロプリノール（腎機能が正常であれば300 mg/日）は，PVではしばしば細胞のターンオーバーが亢進するため，高尿酸血症や痛風をきたしているPV患者には適応となる．

# Ⅵ フォローアップと紹介

A. 血液内科医への紹介．抗血小板療法や骨髄抑制療法を施行するうえで助言が得られる．PV患者は全員，血液内科医の助言を受けながら管理すべきである．
B. 瀉血のタイミング．著明な赤血球増加症をきたしている患者では，ヘマトクリット値が55％を切るまで1～3日おきに瀉血を施行しなければならない．その後，目標のヘマトクリット値まで毎週瀉血を行う．ヘマトクリット値の定期的な評価（少なくとも月1回）と瀉血は，致命的な合併症を防ぐために不可欠である．

## 参考文献

Campbell PJ, Green AR. Management of polycythemia vera and essential thrombocythemia. *Hematology 2005, American Society of Hematology Education Program Book*. 2005;201–208.
Percy MJ et al. Disorders of oxidized hemoglobin. *Blood Reviews* 2005;19:61–68.
Landolfi R, Marchioli R, Kutti J, et al. Efficacy and safety of low-dose aspirin in polycythemia vera. *N Engl J Med* 2004;350:114–124.

# 第71章 血小板減少症と血小板増加症

## I はじめに

血小板減少症と血小板増加症は，出血や凝固異常を精査した結果によって発見されたり，他の疾患による反応として気づかれる頻度の高い異常である．

**A.** 血小板減少症は血小板数が15万/μL以下と定義される．

**B.** 血小板増加症は血小板数が45万/μL以上と定義される．

## II 血小板減少症

**A. 臨床症状** 症状や徴候は血小板減少の程度による（凝固異常や血小板機能異常がなければ）．

1. **血小板数が5万〜15万/μL** 臨床症状は通常ない．
2. **血小板数が2万〜5万/μL** 青あざが生じやすくなるが，自然出血は通常みられない．
3. **血小板数が2万/μL以下** 粘膜に自然出血するリスクが上昇する（例：点状出血，鼻出血，歯肉出血，結膜出血，もし重症になれば消化管出血）．

**B. 血小板減少症の原因** 血小板減少症は3つの異なった機序によって起こる．すなわち，産生の低下，脾臓での処理，破壊の亢進である（図71-1）．

1. **産生の低下** 骨髄疾患ではしばしば他の系統の減少も認める．血小板の産生減少の原因はほとんど汎血球減少の原因（「記憶のコツ」"PANCYTO"）に一致するが，消費（consumption："C"）は例外である．

   a. **発作性夜間血色素尿症**（paroxysmal nocturnal hemoglobinuria：PNH）は破壊の亢進による場合がより一般的であるが，産生障害が関連している場合もある．

   b. **形成不全** 再生不良性貧血は通常，汎血球減少を起こすが，時に血小板のみの減少を生じる場合がある．

   c. **新生物と前癌状態**には白血病，転移性悪性腫瘍，骨髄異形成症候群がある．

   d. **ビタミン欠乏症**（ビタミン $B_{12}$ と葉酸）は血小板減少単独の原因

```
                    ┌─────────────┐
                    │ 血小板減少症 │
                    └─────────────┘
              ↙           ↓           ↘
      ┌──────────┐  ┌──────────┐  ┌──────────┐
      │ 産生の低下│  │脾臓での処理│  │ 破壊の亢進│
      └──────────┘  └──────────┘  └──────────┘
                              免疫学的 ↓    ↘ 非免疫的
```

- PNH（発作性夜間血色素尿症）
- Aplasia（再生不良性貧血）
- Neoplasms, near neoplasms（新生物，前癌状態）
- Vitamin deficiency（ビタミン欠乏）
- Toxins, drugs, radiation（中毒，薬物，放射線）
- Overwhelming infections（重症感染症）

- 薬物
- 感染症
- リウマチ性疾患
- 特発性

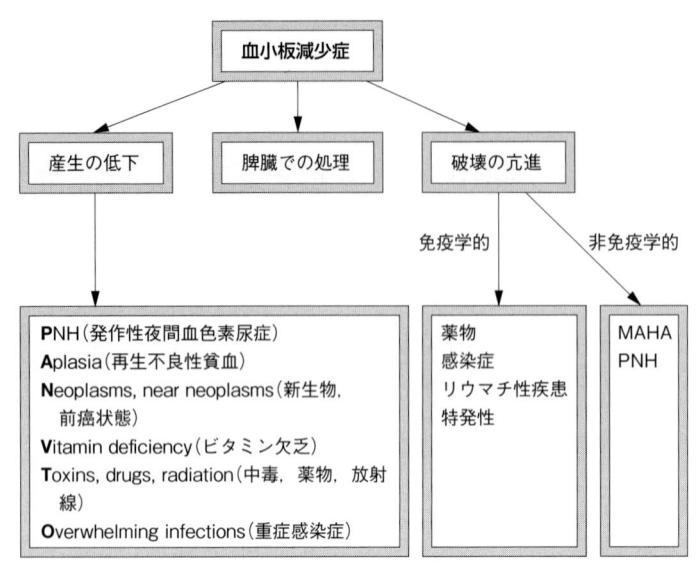

- MAHA
- PNH

図71-1 血小板減少症の原因．MAHA：microangiopathic hemolytic anemia（微小血管性溶血性貧血），PNH：paroxysmal nocturnal hemoglobinuria（発作性夜間血色素尿症）．(Saint S, Frances C：Saint-Frances Guide to Inpatient Medicine, 2nd ed. Baltimore：Williams & Wilkins, 2004, p. 323 から転載)

---

**記憶のコツ**

### 血小板産生の減少の原因は "PANYTO"

- **P**aroxysmal nocturnal hemoglobinuria(PNH)：発作性夜間血色素尿症
- **A**plasia：無形成
- **N**eoplasms and **N**ear neoplasms：新生物，前癌状態
- **V**itamin deficiency*：ビタミン欠乏症
- **T**oxins, drugs, and radiation therapy：中毒，薬，放射線
- **O**verwhelming infection：重症感染症

*V が Y に似ている

---

となることはまれである．

e. **毒物，薬物，放射線照射** （例：飲酒，抗癌剤）は血小板産生を低下させる．

f. **重症感染症**である敗血症，結核，真菌感染症やヒト免疫不全ウイルス(human immunodeficiency virus：HIV)感染症は血小

板産生を低下させる．
2. **脾臓での処理の増加**はいかなる原因の**脾機能亢進症**からでも起こり，結果的に血小板減少を起こす．
3. **破壊の亢進**は血小板単独の減少の原因としては最も頻度が高い．血小板の破壊亢進を生じる病態は，非免疫学的なものと免疫学的なものに分類できる．
  a. 非免疫学的原因には以下のものがある．
    (1) **微小血管性溶血性貧血**(microangiopathic hemolytic anemia：MAHA)は小血管の破綻の結果，血小板破壊を引き起こす（第69章 **Ⅳ** A1a 参照）．MAHA は播種性血管内凝固(disseminated intravascular coagulation：DIC)や溶血性尿毒症症候群／血栓性血小板減少性紫斑病(hemolytic-uremic syndrome／thrombotic thrombocytopenic purpura：HUS／TTP)の状況でよくみられる．
    (2) **PNH** は補体を介して細胞融解を生じることにより，造血3系統すべての障害を引き起こす．それゆえ，PNH が血小板単独の減少の原因となることは**まれ**である．
  b. **免疫学的**原因としては，以下のものがある．
    (1) **薬物** ヘパリン，クロピドグレル，グリコプロテイン(Gp)Ⅱb／Ⅲa 阻害薬，抗菌薬(β ラクタム系，サルファ剤)は血小板破壊と血小板除去を引き起こす自己抗体の産生を惹起する．
      (a) **ヘパリン起因性血小板減少症**(heparin-induced thrombocytopenia：HIT)には2種類ある．1型 HIT は非免疫学的な機序を介して軽度の血小板減少症を生じるもので，出血や血栓症の徴候は伴わない．この場合に限り安全にヘパリン投与を続行できる．しかし，**2型の免疫学的機序を介する HIT** では，血小板の受容体と結合する抗体が産生され，受容体が活性化して除去される．これらの血小板減少症の患者には，矛盾しているようだが，血小板の活性化による血栓塞栓症が続発している．ヘパリンの中止は避けられず，別の直接的なトロンビン阻害薬(例：lepirudin やアルガトロバン)で代替的に治療する．
    (2) **感染症**(例：結核)
    (3) **リウマチ性疾患**〔例：全身性エリテマトーデス(systemic lupus erythematosus：SLE)〕
    (4) **特発性血小板減少性紫斑病**(idiopathic thrombocytopenic

purpura：ITP） 抗血小板抗体が血小板を攻撃し破壊する後天性自己免疫性疾患である．小児では急性型をとることがあり，通常はウイルス性疾患と関連しており，自然経過で3〜6週かけて治癒する．成人の場合は通常，ITPは慢性の経過をたどる．

## C. 患者へのアプローチ

1. **偽性血小板減少症の除外** 偽性血小板減少症はエチレンジアミン四酢酸（ethylenediaminetetraacetic acid：EDTA）抗凝固血液の試験管内での血小板凝集によるアーチファクトである．末梢血塗抹標本で血小板凝集を探す．ヘパリン加検体で再検すれば凝集が生じず，疑いを確定できる．

2. **血小板減少症の原因を考える．**
   a. **病歴** 患者の薬物，HIVのリスクファクター，中毒歴（例：アルコール）に特定の注意を払う．全身診察を行い，"B症状"（すなわち，発熱，盗汗，体重減少）について問診することで，潜在的な悪性腫瘍が明らかになる．
   b. **身体診察** 完璧な身体診察を常に行う．
      (1) **脾腫**があれば処理亢進の病態を考える．
      (2) **リンパ節腫大**があれば潜在的な悪性疾患や慢性感染症を考える．
   c. **臨床検査**
      (1) **末梢血塗抹標本** 極めて有用である．
         (a) **巨大血小板** 破壊の亢進や骨髄からの血小板の早期放出を示唆する．末梢血塗抹標本の巨大血小板はITPの古典的所見である．
         (b) **破砕赤血球** 赤血球の破片に相当し，MAHAを示唆する．
         (c) **白赤芽球症**
            (i) 末梢血塗抹標本の**幼若な有核赤血球**（RBC）や**幼若な白血球**（WBC）（例：**桿状球，後骨髄球，骨髄球**）は悪性腫瘍や線維症，感染症による骨髄浸潤を示唆する．
            (ii) **涙滴細胞**（すなわち，骨髄から絞り出された結果，涙の形状となった赤血球）を白赤芽球症で認めることがある．
         (d) **巨赤芽球**はビタミン$B_{12}$や葉酸欠乏を示唆する．
         (e) **二分葉核をもつ好中球**（偽Pelger-Huët奇形）は骨髄異形成症候群の患者でみられる．

(2) **プロトロンビン時間**(prothrombin time：PT)，**部分トロンボプラスチン時間**(partial thromboplastin time：PTT)，**乳酸脱水素酵素**(lactate dehydrogenase：LDH)は MAHA の可能性を評価するために使用する．血中尿素窒素(blood urea nitrogen：BUN)値とクレアチニン値を，HUS／TTP が考慮されるときには確認すべきである(第 69 章 **Ⅳ** A 1 a 参照).

(3) **血清学的検査**
　　(a) 抗核抗体(antinuclear antibody：ANA)は SLE などのリウマチ性疾患の評価のため検査する.
　　(b) HIV 抗体や C 型肝炎ウイルス抗体はリスクのある患者には必要である.
　　(c) 診察によって全身的徴候，リンパ節腫大，脾腫を認める場合，Epstein-Barr ウイルス，サイトメガロウイルス(cytomegalovirus：CMV)，トキソプラズマの血清学的検査は最も有用である.

(4) **ビタミン $B_{12}$ と葉酸，PNH の検査**は施行してもよいが，これらの異常は血小板減少症単独とはほとんど関連しないため，ほとんど有用でない.

(5) **抗血小板抗体**は通常は施行しない．ITP の診断にはつながらないからである(ITP は除外診断である).

(6) **ヘパリン起因性血小板減少症(HIT)抗体検査**は HIT の臨床診断を確定するために施行する．HIT 抗体はヘパリン-PF-4 に対する抗体である．血小板活性化分析もまた有用であり，特にセロトニン放出試験が使用される.

**d.** 骨髄生検は血小板減少症を有する多くの患者に施行する．有用な所見としては次のものがある.

(1) **巨核球の減少**は産生異常がある際の診断的所見となる．特定の原因で産生が減少する証拠がわかる可能性がある(例：悪性腫瘍，感染症)

(2) **巨核球の増加**は破壊の亢進や血小板の処理があるときにみられる所見である．骨髄生検で巨核球の増加を認め，破壊や処理の亢進などの他の原因が見当たらなければ，通常は ITP の診断につながる.

(3) **骨髄異形成症候群を示唆する所見**(例：細胞充満の亢進，巨赤芽球性の特徴，核の萌出，多核赤芽球)も骨髄生検でみられる.

## D. 治療

> **HOT KEY**
> 患者の血小板減少の原因が同定できる(例：クロピドグレル)場合，原因物質を除去することで診断的治療となれば，骨髄生検は不要となる．

### 1. 一般的治療

**a. 血小板減少症を引き起こす可能性のある薬物の中止．** 通常，7〜10日で血小板数は正常化する．

> **HOT KEY**
> ヘパリン起因性血小板減少症(HIT)はあらゆるヘパリンの曝露で，留置ラインのヘパリンフラッシュであっても，起こりうる．2型HITの診断がついたならば，すべてのヘパリンへの曝露の検索を中止し，直接的トロンビン阻害薬に切り替えなければならない．

**b. 血小板輸血**

(1) **禁忌**

(a) 血小板輸血は，血小板数が2万/μL以上で，出血傾向のない患者には適応とならない．

(b) 概して，血栓性血小板減少性紫斑病(TTP)の患者では輸血はTTPを増悪させるため，血小板輸血をすべきではない．

(2) **適応** 以下の場合は輸血の適応となる．

(a) **手術前** 手術前には通常，血小板数は5万/μL以上を維持する．ただしITPの患者では，この値を保つのは不可能であるかもしれず，また保つ必要もないであろう．脳神経外科的手術を施行する場合は通常，血小板は9万/μL以上を維持する．

(b) **活動性の出血がある患者**

(i) **重度の出血** 血小板数は常に5万/μL以上を維持する．

(ii) **軽度の出血や点状出血** 血小板数は2万/μL以上を維持する．

(c) **自然出血の予防** 血小板数は通常，1万〜2万/μL以上を維持するが，医師の裁量に委ねられる．

> **HOT KEY** 不必要な血小板輸血は免疫的輸血不応を引き起こすために避ける．もしこの反応が起これば，ヒト白血球抗原(human leukocyte antigen：HLA)適合血小板製剤を使用する．

### 2. 特発性血小板減少性紫斑病(ITP)の治療
  **a. 経過観察**は血小板数が2万/μL以上あり，出血がない患者に適応となる．
  **b. 薬物治療**
  (1) **ステロイド**(例：prednisone[訳注：わが国ではプレドニゾロン]1 mg/kg/日)はおおよそ2/3の患者に有効であり，3～7日で有意に血小板数が増える．いったん血小板の増加が得られれば，ステロイドは緩徐に減量する．残念ながら血小板数はステロイドを減量または中止したときにたびたび低下する．
  (2) **γグロブリン大量静注**はステロイドよりも早く血小板が回復し，1～2日で血小板数の有意な増加を認める．それゆえ活動性の出血のある患者や，ステロイドが効く前の"時間差"の間に極めて血小板が低い患者に対して有効である．
  (3) **抗D(WinRho)抗体**はRh陽性の患者にのみ有効である．
  (4) **リツキシマブ(抗CD20抗体)**といった**免疫抑制剤**もITPの患者に使用することがある．
  (5) **ダナゾール**は時に難治性ITPに使用することがある．
  [訳注：(6) *Helicobacter pylori*(ピロリ菌)の除菌療法．ピロリ菌の標準的除菌療法を受けたITP患者の一部で血小板増加を認めることが示されている．わが国では2004年に新しいITP治療ガイドラインが作成され，全例でピロリ菌を検索し，陽性例ではまずピロリ菌の除菌療法を行う．ただし除菌療法にITPに対する保険適応はまだない]
  **c. 脾摘出術**はステロイド治療が失敗したか，ステロイドの減量に伴って再発したときに適応となる．
### E．フォローアップと紹介
全身検索にかかわらず血小板減少症の原因が同定できない場合や，血小板減少症が激しいか，遷延するか，出血を合併したり，異常な凝血を認める場合には，血液内科医へのコンサルトが必要である．

## III 血小板増加症

### A. 臨床症状

1. **一次性血小板増加症** 血小板増加症が骨髄増殖性腫瘍によって引き起こされている場合，血小板は異常なことが多く，患者は出血と凝固の双方のイベントを起こす傾向がある．

2. **二次性(反応性)血小板増加症** 血小板増加症がその他の異常による二次性のものであれば，通常，患者は無症候性である．これは極めて血小板数が高い場合(例：100万/$\mu$L以上)でも同様である．

### B. 血小板増加症の原因

1. **一次性血小板増加症**は骨髄増殖性腫瘍によって引き起こされる．これは，幹細胞のクローナルな増殖を通して血小板数が増加するものである．骨髄増殖性腫瘍には次の4つがある．
   a. **本態性血小板血症**の特徴は血小板の増殖が顕著である．
   b. **慢性骨髄性白血病**(chronic myelogenous leukemia：CML)の特徴は顆粒球系の増殖が顕著である．
   c. **真性多血症**の特徴は赤芽球系の増殖が顕著である．
   d. **骨髄線維症**の特徴は線維芽細胞の増殖が顕著である．

2. **二次性血小板増加症**は一次性血小板増加症よりも頻度が高い．原因は次のとおりである．
   a. 悪性腫瘍
   b. 感染症
   c. 膠原病
   d. 鉄欠乏性貧血
   e. 脾摘術

### C. 患者へのアプローチ

1. **病歴**
   a. **消化管出血**の既往は鉄欠乏性貧血を示唆する．
   b. **発熱，盗汗，体重減少**は悪性疾患や慢性感染症を示唆する．
   c. 最近の**脾摘術**の既往は血小板増加症を容易に説明できる．

2. **身体診察** 内診や直腸診も含めた全身の診察を施行する．もし脾腫やリンパ節腫脹があれば悪性疾患や感染症を示唆するため，特に注意すべきである．

3. **臨床検査**で，さらに鑑別診断を絞っていく．
   a. **血清フェリチン値** 鉄欠乏性貧血の可能性を評価する手助けとなる．
   b. **ヘマトクリット，白血球(WBC)数** しばしば，骨髄増殖性腫瘍の患者で上昇する．もっとも本態性血小板増加症は血小板数

のみが上昇している.
   c. **その他の検査** もし反応性の血小板増加症が疑われれば施行する場合がある〔ツベルクリン反応(purified protein derivative of tuberculin：PPD)陽性ならば結核の可能性を示唆する〕.

**D. 治療**
1. **一次性血小板増加症** 著明な血小板増加(血小板数が70万/μL 以上)や症候性の血栓症が引き起これば，**ヒドロキシウレア**を考慮する.
2. **二次性血小板増加症** ほとんどの反応性血小板増加症は治療を必要としない. 血小板数は通常，基礎疾患の治療によって回復する.

**E. フォローアップと紹介**
1. 骨髄増殖性腫瘍によって引き起こされた血小板増加症の患者の長期的治療に関しては，血液内科医に助言を求める.
2. その他のほとんどの血小板増加症は，基礎疾患の治療に反応する. 血小板数は正常に回復するまで1～4週間ごとにフォローする. 異常値が持続する患者では専門医への紹介が必要となる.

### 参考文献

Chong BH, Ho SJ. Autoimmune thrombocytopenia. *J Thromb Haemos* 2005;3:1763–1772.

Davoren A, Aster RA. Heparin induced thrombocytopenia and thrombosis. *Am J Hematol* 2006;81:36–44.

George JN. Thrombotic thrombocytopenic purpura. *NEJM* 2006;354(18):1927–1935.

# 第72章 白血球増加症

## I はじめに

**A.** 白血球(white blood cell：WBC)の**循環プール**は次の細胞から構成されている．
1. 好中球
2. リンパ球
3. 単球
4. 好酸球
5. 好塩基球

**B.** 定義
1. **白血球増加症** 白血球増加症では，総白血球数は11,000/mm$^3$ ($11 \times 10^9$/L)を超える．
2. **類白血病反応** 類白血病反応とは，白血球数は30,000/mm$^3$を超えるが末梢血に未熟な白血球や有核赤血球がない場合をいう．この過程は，正常な骨髄がある種のストレス(外傷，炎症，感染症，悪性疾患)に反応した状態である．
3. **白赤芽球症** 末梢血に幼若白血球や有核赤血球が存在するときに，総白血球数にかかわらずこの用語が用いられる．通常，白赤芽球症は骨髄浸潤を示唆する(例：腫瘍や骨髄線維症)．

**C.** さまざまな刺激に反応し，それぞれの細胞が増殖しうるため，白血球増加症患者の中で有意に増えている細胞の種別を決めることが，原因を見抜くことにつながる．

## II 白血球増加症のタイプ

**A. 好中球増加症**とは，**好中球数が7,700/mm$^3$を超えた状態**と定義する．
1. **好中球増加症の原因** 好中球増加症は，第1章 II B2に示した「記憶のコツ」の主な疾患分類の多くが原因となる(**表72-1**)．
2. **患者へのアプローチ**
   a. 好中球増加症の患者を評価するとき(特に左方移動を伴う場合)，最も重要で優先的に考慮しなければならないのが**感染症**である．
   b. もし感染症や他の良性疾患が除外されれば，**悪性疾患**の検索(骨髄生検も必要)が通常必要である．

表 72-1 頻度の高い好中球増加症の原因

| 疾患の分類 | 特定の原因 |
|---|---|
| 血液疾患 | 溶血性貧血, 脾摘術 |
| 妊娠関連 | 妊娠由来の好中球増加症 |
| 薬物/毒物 | コルチコステロイド, リチウム, カテコールアミン, GM-CSF(顆粒球マクロファージコロニー刺激因子) |
| 代謝性/内分泌性 | 甲状腺機能亢進症, ケトアシドーシス |
| 炎症性 | 関節リウマチ, 血管炎, 痛風 |
| 感染性 | 細菌, ウイルス, 真菌, 寄生虫 |
| 腫瘍性 | 骨髄増殖性腫瘍, 骨髄異形成症候群(myelodysplastic syndrome：MDS), 悪性腫瘍(胃十二指腸, 腎), 悪性黒色腫, Hodgkinリンパ腫 |
| 外傷 | 昆虫咬傷, クラゲ刺症, 圧挫傷, 電撃 |

> **HOT KEY**
> 急性の感染症や外傷患者では, 内因性のグルココルチコイドが上昇する. これにより好酸球数と好塩基球数は下がる. 重症疾患の患者に好酸球増加症と好塩基球増加症があれば, 相対的な副腎不全や GM-CSF(顆粒球マクロファージコロニー刺激因子)産生腫瘍, または血液悪性腫瘍を示唆する.

**B.** リンパ球増加症はリンパ球数が 4,000/mm³ 以上と定義される.
  1. **リンパ球増加症の原因** たいていの場合, リンパ球増加症の重症度は原因を示唆している(表 72-2).
  2. **患者へのアプローチ** 末梢血塗抹標本で白赤芽球症がないかどうか検索する.
     a. 白赤芽球症があれば, 悪性腫瘍を疑い, 骨髄生検が必須である.
     b. 白赤芽球症がなければ, 感染症を疑う. もし診断がつかないならば骨髄生検が必要となる.

**C.** 単球増加症は単球が 800/mm³ 以上と定義される. 単球は, 偏性細胞内寄生菌を殺す重要な役割を担い, 肉芽腫性炎症と関連がある.
  1. **単球増加症の原因**は表 72-3 に示すとおりである.
  2. **患者へのアプローチ** 単球数が極めて高値であれば, 血液悪性腫瘍が疑われる.

### 表72-2 頻度の高いリンパ球増加症の原因

| リンパ球増加症の程度 | 特定の原因 |
|---|---|
| 軽度から中等度<br>（4,000〜15,000/mm$^3$） | ウイルス性疾患（単核球増加症，肝炎）<br>他の感染症による二次性増加（例：結核，トキソプラズマ，梅毒）<br>悪性腫瘍〔Hodgkinリンパ腫，早期の慢性リンパ性白血病（chronic lymphocytic leukemia：CLL） |
| 重症<br>（>15,000/mm$^3$） | 単核球増加症<br>肝炎<br>百日咳<br>晩期のCLL<br>急性リンパ性白血病（acute lymphocytic leukemia：ALL）<br>大顆粒リンパ性白血病（large granulocytic leukemia：LGL） |

**D. 好酸球増加症** 好酸球は通常，組織内に存在する．好酸球増加症は好酸球が600/mm$^3$以上と定義される．数は朝方に最も多く，1日の中でグルココルチコイドの上昇に応じて減少する．好酸球増加症の原因は次のとおりである．

**1. 肺病変** 多くの初期の肺病変は好酸球増加を生じ，Löffler症候群，**過敏性肺炎，好酸球性肺炎**がある．

### 表72-3 頻度の高い単球増加症の原因

| 疾患の分類 | 特定の原因 |
|---|---|
| 感染性 | 結核，心内膜炎，ブルセラ症，梅毒，真菌または原虫感染症，リステリア症 |
| 腫瘍性 | Hodgkinリンパ腫，白血病，癌 |
| 炎症性 | 炎症性腸疾患，サルコイドーシス |

**2. 寄生虫感染** 好酸球の主要な役割は，多細胞性の寄生虫から宿主を守ることである．例えば，寄生虫感染としては次のようなものがある．
  **a. フィラリア症**
  **b. 回虫症**

c. 住血吸虫症
   d. 旋毛虫病
   e. 糞線虫(*Strongyloides*)感染

> **HOT KEY** 播種性糞線虫(*Strongyloides*)感染症は時に好酸球増加症を引き起こさない.この場合,寄生虫播種症と細菌との重複感染を生じている.

3. 他の感染症もまた好酸球増加症と関連している.
   a. アレルギー性気管支肺アスペルギルス症

> **HOT KEY** 侵襲性肺アスペルギルス症は好酸球増加症をきたさない.

   b. コクシジオイデス症
   c. 結核,特に慢性結核症
4. 今はほとんどみられないが,汚染されたL-トリプトファンは好酸球増加-筋痛症候群を引き起こす.
5. **免疫疾患**は血管炎(特にChurg-Strauss症候群),重症関節リウマチ,好酸球性筋膜炎は好酸球増加症を引き起こすことがある.
6. **Addison病(副腎不全)**は好酸球増加症と関連することがある.
7. 好酸球増加症と関連する**皮膚病変**として,**水疱性類天疱瘡,疥癬と好酸球性蜂巣炎**がある.
8. **アレルギー性疾患** 好酸球は肥満細胞と好塩基球によってアレルギーメディエータの放出を誘発する.そのため,好酸球増加症はたびたび,**喘息,アレルギー性鼻炎,アトピー性皮膚炎,薬物反応,急性じんま疹**や他のアレルギー性障害でみられる.
9. **血液疾患,腫瘍性疾患** 上皮性固形腫瘍,粘液産生腫瘍,リンパ腫,白血病,骨髄増殖性腫瘍,好酸球増加症候群は好酸球増加症を起こすことがある.

# III フォローアップと紹介
**A. フォローアップ** 経過中,2〜4週間ごとに再診させる.
**B. 専門医への紹介** 初期評価のあとで診断が確定できない場合,血液内科医へ紹介するのがよい.血液悪性疾患や骨髄生検が考慮される場合にも血液内科医への紹介が必要である.

## 記憶のコツ

### 好酸球増加症の原因は "PHILIA → CAN ACT → FAST"（愛好者は素早く動ける）

**P**ulmonary disease：肺疾患
**H**elminthic infections：寄生虫感染
　**F**ilariasis：フィラリア症
　**A**scariasis：回虫症
　**S**chistosomiasis or **S**trongyloides infection：住血吸虫症/糞線虫症
　**T**richinosis：旋毛虫病
**I**nfections, in general：感染症全般
　**A**llergic bronchopulmonary aspergillosis：アレルギー性肺気管支アスペルギルス症
　**C**occidioidomycosis：コクシジオイデス症
　**T**uberculosis：結核（特に慢性）
L-**t**ryptophan：L-トリプトファン
**I**mmunologic disorders：免疫疾患
**A**ddison's disease：Addison病
**C**utaneous disorders, **C**hurg-Strauss syndrome：皮膚疾患, Churg-Strauss症候群
**A**llergic disorders：アレルギー性疾患
**N**eoplasms：新生物

## 参考文献

Zander DS. Allergic Bronchopulmonary aspergillosis. *Arch Pathol Lab Med* 2005; 129:924–928.

Cottin V, Cordier JF. Eosinophilic pneumonias. *Allergy* 2005;60:841–857.

439

# 第73章 出血性疾患

## **I** はじめに
出血傾向は**血小板の異常**(数,機能)か,**凝固系の異常**(凝固因子欠損か凝固因子インヒビター)による.

## **II** 出血性疾患の臨床症状
**A. 遺伝的問題** 幼少期からの繰り返す出血や出血性疾患の家族歴があれば,遺伝性凝固因子欠損や血小板機能に関する遺伝的問題を示唆する.

**B.** 血小板異常は通常,皮膚粘膜の点状出血や斑状出血を引き起こす.

**C.** 凝固異常は,血腫や関節(関節血腫)への特発深部出血,術後や外傷後の遅発性の出血がある患者で疑われる.

## **III** 患者へのアプローチ
図73-1は出血性疾患患者への一般的なアプローチを要約したものである.

**A. 血小板数** はじめに血小板数を確認する.もし正常値か軽度低値であれば,血小板機能異常の可能性がある.現在,出血時間は血小板機能検査に使われることはまれである.新しい技術によって半自動の血小板機能分析装置が開発され,これは血小板機能の検査に有効である.

**B. プロトロンビン時間**(prothrombin time:PT)/**部分トロンボプラスチン時間**(partial thromboplastin time:PTT) PT/PTTの異常として3つのタイプがある.PT延長と正常PTT,PT延長とPTT延長,正常PTとPTT延長の3つである.
  1. PT延長/正常PTT
     a. 鑑別診断
        (1) 早期の播種性血管内凝固症候群(disseminated intravascular coagulation:DIC)
        (2) 肝疾患
        (3) ワルファリン治療
        (4) ビタミンK欠乏症
        (5) 第VII因子欠損(まれ)

```
                        PT/PTT と血小板数
                              │
    ┌─────────────┬──────────────┬──────────────┐
    ▼             ▼              ▼              ▼
PT 延長/正常 PTT  PT 延長/PTT 延長  正常 PT/PTT 延長  正常 PT/正常 PTT
・早期 DIC       ・重症 DIC       ・凝固因子欠損    ・血小板数
・肝疾患         ・重症肝疾患      ・凝固因子        90,000/μL 以上*
・ワルファリン治療 ・ワルファリン過量  インヒビター          │
・ビタミン K 欠乏  ・重症ビタミン K 欠乏 ・抗リン脂質抗体       ▼
・第Ⅶ因子欠損    ・第Ⅱ因子,第Ⅴ因子, ・ヘパリン        出血時間
                 第Ⅹ因子欠損                      ╱     ╲
                ・ヘパリン治療                  正常     延長
                ・計測エラー                     ╱         ╲
```

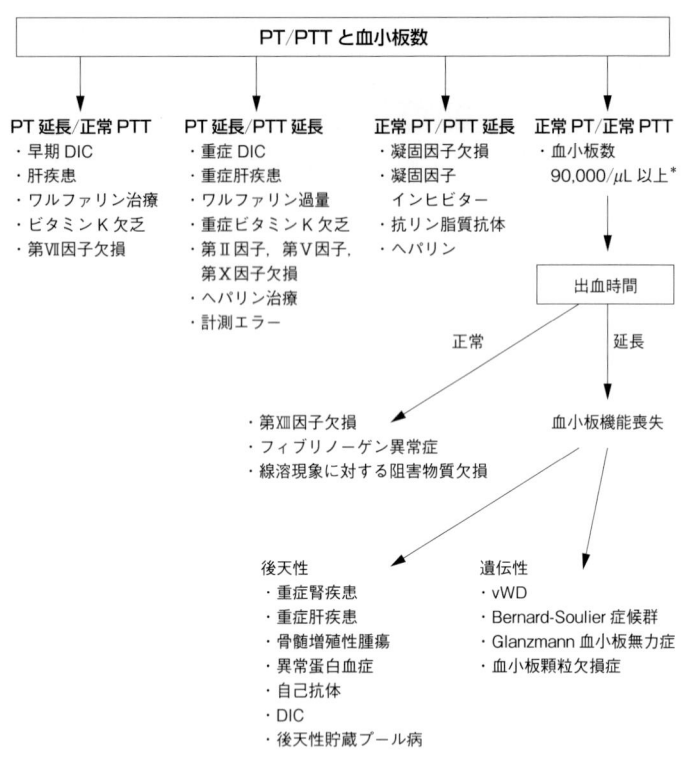

・第ⅩⅢ因子欠損　　　　　　　　　　　　　血小板機能喪失
・フィブリノーゲン異常症
・線溶現象に対する阻害物質欠損

後天性　　　　　　　遺伝性
・重症腎疾患　　　　・vWD
・重症肝疾患　　　　・Bernard-Soulier 症候群
・骨髄増殖性腫瘍　　・Glanzmann 血小板無力症
・異常蛋白血症　　　・血小板顆粒欠損症
・自己抗体
・DIC
・後天性貯蔵プール病

**図 73-1 出血性疾患患者へのアプローチ**
*血小板数が 9 万/μL 未満の場合, 出血時間が延長して出血性疾患をきたす可能性がある. 9 万〜15 万/μL の患者も血小板減少が原因かもしれないが, この程度の血小板減少症は, 通常は出血性疾患の原因とはならず, それゆえに他の原因を考慮する.

DIC : disseminated intravascular coagulation（播種性血管内凝固症候群）, PT : prothrombin time（プロトロンビン時間）, PTT : partial thromboplastin time（部分トロンボプラスチン時間）, vWD : von Willebrand's disease（von Willebrand 病）

### b. 推奨される精査

(1) **病歴** 薬物歴やビタミン K 欠乏症をきたすような目立った原因について聞く（栄養障害, アルコール依存症, 膵機能不全, 最近の抗菌薬使用歴）. DIC は敗血症, 火傷, 外傷, 悪性腫瘍, 妊娠関連疾患〔溶血・肝酵素上昇・血小板減少（hemolysis, elevated liver enzymes, and low platelet :

HELLP)症候群や胎盤早期剝離〕から引き起こされる病態と関連する．
- (2) **凝固検査と末梢血塗抹標本** フィブリノーゲン低値，D-ダイマーの上昇，末梢血塗抹標本上の**破砕赤血球**があればDIC の存在を示唆する．D-ダイマーは肝疾患や腎疾患，出血でも上昇し，低フィブリノーゲン血症は重症肝不全でも生じる．しかし破砕赤血球は DIC でのみ生じる唯一の所見である．
- (3) **肝機能検査**(ビリルビン，アルブミン，トランスアミナーゼ値)も行う．
- (4) **第Ⅶ因子活性値**はほとんど必要ないが，PT 延長の原因がまだわかっていない場合に行う．

## 2. PT 延長と PTT 延長

**a. 鑑別診断** 一般的に，PT 延長のみを引き起こす状態でも，重症化すれば PT および PTT 双方を延長させる原因となる．
- (1) DIC
- (2) 重症肝疾患
- (3) ワルファリン過量
- (4) 重症ビタミン K 欠乏
- (5) 第Ⅱ因子欠損，第Ⅴ因子欠損，第Ⅹ因子欠損(まれ)
- (6) ヘパリン治療(通常，PT 延長は軽度である)
- (7) 計測エラー：**採血量が不十分**

**b. 推奨される精査** まずは再検する．次に前項と同様に既往歴聴取，凝固検査，末梢血塗抹標本，肝機能検査，第Ⅶ因子測定などを行う．以上を検査してもはっきりしない場合，第Ⅶ因子以外の凝固因子の測定を検討する．

## 3. 正常 PT と PTT 延長

**a. 鑑別診断** ヘパリンの使用が明らかな原因である場合を除外すると，次の3つの主な可能性が考えられる．
- (1) 凝固因子の欠損
- (2) 凝固因子インヒビター
- (3) 抗リン脂質抗体

> **HOT KEY** 中等度から重症の von Willebrand 因子(vWF)は第Ⅷ因子欠損による PTT 延長にいたる可能性がある．第Ⅷ因子に結合し，除去されないように保護する vWF が十分になければ第Ⅷ因子は低下する．

### b. 推奨される精査

(1) **既往歴** 患者に出血の既往があれば，凝固因子欠損か凝固因子インヒビターの可能性がある．もし患者に血栓症の既往があれば，抗リン脂質抗体症候群が示唆される．

(2) **50：50混合試験** 30％の凝固因子活性があればPTTは正常化する．いずれの凝固因子欠損であっても，患者の血液と正常凝固活性をもつ(つまり正常PTTの)同量の血液とを混合することで，十分な凝固因子が提供されてPTTは補正される．

  (a) **もしPTTが補正されれば，凝固因子欠損**と診断する．最も頻度の高い凝固因子欠損は**第Ⅷ因子**(血友病A)，**第Ⅸ因子**(血友病B)と**第Ⅺ因子**欠損である．これらの凝固因子活性をまず測定する．

  (b) **もしPTTが補正されなければ，抗リン脂質抗体やインヒビターが存在する**．ループスアンチコアグラントと抗カルジオリピン抗体に対する検査を行う．

  (c) **もしPTTが一時的に正常化し，後で延長すれば，インヒビターはおそらく存在する**(すなわち，追加された因子が阻害物質により消費されている)．**第Ⅷ因子インヒビターの頻度が最も高いため，まず第Ⅷ因子を検査する．**

## C. 出血時間

1. 出血時間は血小板数10万/μL未満で延長しはじめる．それゆえ，もし血小板数だけが軽度減少しているか正常の状態で出血時間の延長を認めれば，同時に血小板機能や凝固系の問題もあるはずである．出血時間は今日ではあまり使用されない．というのは軽症の血小板機能異常に感度が低いことや，手術時の出血リスクに対して，予測としてあてにならないからである．専門的技術や不明瞭な判定に依存している点も問題である．その代わりに半自動の血小板機能分析機が発達しており，血小板機能を測定するにはより良い方法といえる．

   a. 後天的血小板異常に対する**鑑別診断**は，ほとんどが全身性のものである．

   (1) 尿毒症にいたるような**重症腎疾患**は血小板機能不全を引き起こす．

   (2) **重症肝疾患** 肝疾患は凝固因子欠損を導くだけでなく，血小板機能障害を介する凝固障害を引き起こす．

   (3) **悪性腫瘍** 多発性骨髄腫，Waldenströmマクログロブリン血症，骨髄増殖性腫瘍は血小板機能不全をきたす．

(4) **自己抗体**〔βラクタム系抗菌薬や特発性血小板減少性紫斑病（idiopathic thrombocytopenic purpura：ITP）由来〕は血小板を被膜し，血小板値が正常なときでさえも出血時間を延長させる．

(5) **DIC** DIC で作られたフィブリン分解産物が血小板機能を抑制する．

(6) **後天性貯蔵プール病** 心肺バイパスを使う手術や血管炎で，血小板が貯蔵している顆粒のすべてを放出し，血小板機能不全にいたることがある．

(7) **アスピリン**は血小板機能を血小板の生存期間（7〜10日間）の間，非可逆的に抑制する．しかし他の非ステロイド性抗炎症薬（nonsteroidal anti-inframmatory drug：NSAID）は可逆的に血小板機能を抑制し，効果はより一過性である．

(8) **GpⅡb/Ⅲa 阻害薬**は急性冠疾患患者の管理に使用される．これらは GpⅡb/Ⅲa 受容体に結びつき，血小板凝集を阻害する．

　(a) **クロピドグレルとチクロピジン**は，血小板膜上で非可逆的にアデノシン二リン酸（adenosine diphosphate：ADP）と受容体との結合を抑制し，最終的に血小板凝集を減少させる．

(9) **推奨される精査**

　(a) **病歴** 薬物治療歴（市販薬も含む）は常に聴取する．ITP の既往も聴取する．

　(b) **全血算と分画**は骨髄増殖性腫瘍の可能性を評価するのに有用である．

　(c) **凝固検査**では DIC の評価をする．

　(d) **肝機能検査**，**血中尿素窒素**（blood urea nitrogen：BUN），**クレアチニン**をチェックし，肝疾患や腎疾患をそれぞれ除外する．

　(e) **蛋白電気泳動**は M 蛋白血症を検出するのに利用する．

b. **遺伝性血小板機能異常** 正常では，血管内皮が障害されるとまず血小板が接着し，次にフィブリノーゲンを介して凝集が起こる．

(1) **鑑別診断** はじめの 2 疾患は，**血小板接着の障害**で，後の 2 疾患は**血小板凝集の障害**である．

　(a) **von Willebrand 病（vWD）** vWD は最も頻度の高い遺伝性出血性疾患である．von Willebrand 因子（vWF）は巨核球と血管内皮細胞によって作られる．それらは血

漿内でさまざまな大きさの多量体(multimer)となって循環し,第Ⅷ因子と結合して除去されないようにする.vWF は糖蛋白 Ib 受容体と血小板膜上で結合し,血小板が互いに接着したり,あるいは血管内皮と接着するのを助ける.

(i) **1 型 vWD**(80%)では vWF が減少している.
(ii) **3 型 vWD** は vWF の完全欠損である.
(iii) **2 型 vWD** では vWF 分子の質的異常がある.2A 型 vWD は高分子多量体形成が減少している.2B 型 vWD は血小板に異常な vWF が結合して高分子多量体が減少する.2M 型 vWD は,vWF の血小板受容体との結合部位(糖蛋白 Ib)に欠損がある.2N 型 vWD では,第Ⅷ因子と vWF との結合が減少することで生じる.

(b) **Bernard-Soulier 症候群**は vWF の血小板受容体(糖蛋白 Ib)の発現が減少したり,あるいは異常を生じることによる.

(c) **Glanzmann 血小板無力症**は GpⅡa/Ⅲb の糖蛋白血小板受容体発現の量的ないし質的異常が原因である.フィブリノーゲン結合が減少し,その結果として血小板凝集の減少にいたる.

(d) **貯蔵プール病**は血小板顆粒の放出が不完全であるために,血小板凝集が減少する.

(2) **推奨される精査**

(a) **病歴**　出血性疾患の家族歴について確認する.

(b) **vWD 関連検査**　vWD が一番頻度の高い遺伝性血小板機能異常であるため,最初に検査する.次に述べる検査を行う.

(i) **vWF 抗原値**
(ii) **リストセチン補因子活性検査**では vWF の活性値を測る.患者血漿を,健常者の血小板とリストセチンと混合する.リストセチンは血漿 vWF と血小板表面を結合させ,血小板の凝集を引き起こす.凝集がなければ vWD を疑う.
(iii) **第Ⅷ因子活性**が減少し,vWF 値の減少を伴っていれば,PTT が延長する(主に中等症から重症において).
(iv) **vWF 多量体解析**　電気泳動を介して vWF 多量体

の分布欠損をみる．
(v) **リストセチン誘発血小板凝集試験**(ristocetin-induced platelet agglutination：RIPA 試験)は 2B 型 vWD の診断のための検査で，リストセチンが通常よりも低下しているため，血小板数は正常でも，通常よりも低値となる．

> **HOT KEY**
> 1 型 von Willebrand(vWD)ではしばしば，vWD 関連検査のすべてで並行して減少および低値を引き起こす．反対に 3 型 vWD は関連検査すべてで変化を示さない．2 型 vWD では第Ⅷ因子の減少に比してリストセチン補因子活性の低下がみられる．

(c) **血小板凝集反応試験**は作動薬〔アデノシン二リン酸（ADP），トロンビン，コラーゲン，リストセチン〕を患者の血漿や血小板に添加する．リストセチン凝集反応は異常であるが，他の作動薬では正常であれば，**Bernard-Soulier 症候群**と診断される．Bernard-Soulier 症候群の患者では，リストセチン凝集は正常血小板を添加すると正常化する．一方 vWD の患者では，vWF を含む正常な血漿を加えると正常な反応になる．
(d) **血小板凝集計**は Glanzmann 血小板無力症と**貯蔵プール病**の診断に使用される．
(3) もし血小板機能が正常(出血時間や血小板機能解析)で，血小板数や PT／PTT も正常であるのに臨床的には出血性素因を疑われれば，まれではあるがフィブリンの架橋結合の欠損を考える必要がある．以下の疾患がある．
(a) フィブリノーゲン異常症
(b) 第ⅩⅢ因子("フィブリン安定化因子")欠損症
(c) 線溶現象に対する阻害物質欠損(プラスミノーゲンアクチベータインヒビターや $\alpha_2$ プラスミンインヒビター)

# Ⅳ 治療
## A．血小板の異常
1. **量的異常** 患者は血小板輸血を必要とする場合がある(第 71 章 Ⅱ D1b 参照)．
2. **質的異常** 通常，患者が出血していたり手術を予定しているとき

にのみ治療対象となる．アスピリンや非ステロイド性抗炎症薬（NSAID）は避ける．

- a. **デスモプレシン（DDAVP）**0.3 μg/kg/日は，内皮細胞から von Willebland 因子（vWF）や第Ⅷ因子の放出を増加させる働きをする．この薬物は，血小板機能異常に使用される（例：尿毒症や1型 vWD）．
  - (1) vWF の貯蔵は2〜3日で使い果たすため，デスモプレシンは短期間のみの治療となる．
  - (2) デスモプレシンは3型 vWD では有効でない．2B型 vWD では vWF の高分子多量体はすでに血小板に付着しており，デスモプレシンに曝露されることで逆に血栓症や血小板減少症（脾臓での処理）を引き起こす．それゆえ，デスモプレシンの使用はこれらの病型では避けるべきである．
- b. **クリオプレシピテート**と**血小板輸血**は難治性の出血で入院した患者に必要となる場合がある．
- c. **vWF 製剤**は出血がデスモプレシン（DDAVP）で管理できない vWD に使用される．
- d. **Humate P®** は vWF を含み，vWF リストセチン補因子結合が標識されている．
- e. 補助的な薬品としては，**抗線維素溶解性物質（Amicar®）**と局所物質（フィブリン糊）がある．
- f. **特異的治療**には尿毒症に対する透析，骨髄増殖性疾患に対する骨髄抑制，免疫疾患に対するステロイドがある．

## B．凝固系異常

1. **ビタミン K**（10 mg を皮下注か内服．3日間毎日）は，ビタミン K 欠乏症のときは第1選択かつ有効なのでルーチンに用いる．
2. **ワルファリン** もしプロトロンビン時間（PT）が目標値より延長していれば，**ワルファリン量を減量**するか**一時中止**し，PT を毎日測定する．明らかな PT 延長〔国際標準化比（international normalized ratio：INR）＞9〕ではビタミン K を低用量（1 mg を静注か内服）で用いれば，徐々に PT 値が短縮する．ワルファリン用量と PT 時間の変化の時間差はおよそ3日間あることに留意する．

3. **凝固因子補充**
   - a. **凝固因子欠損** 血友病 A や血友病 B は凝固因子**第Ⅷ因子**と**第Ⅸ因子**の濃縮製剤でそれぞれ治療する．他の凝固因子欠損であれば新鮮凍結血漿（fresh frozen plasma：FFP）で補充する．
   - b. **阻害薬** 積極的に凝固因子補充（インヒビターに打ち勝つだ

け多量の凝固因子)を試みる．活性化第Ⅶ因子［訳注：活性化凝固因子迂回活性複合体］は，凝固経路の中の第Ⅷ因子の作用点を迂回するように働き，第Ⅷ因子インヒビターをもつ患者に使用する．
4. **血漿交換療法**はインヒビターを除去するために用いる場合がある．
5. **ステロイドと他の免疫抑制剤**(例：シクロホスファミド)はインヒビターをもつ患者の慢性治療に使用する．
6. **新鮮凍結血漿**(FFP)と**クリオプレシピテート**は出血のある入院患者に有用である．

### 参考文献

DiMichele DM. Management of Factor VIII Inhibitors. *Intern J Hematol* 2006;83(2):119–125.

Sadler EJ. New Concepts in von Willebrand Disease. *Annu Rev Med* 2005;56:173–191.

# 第74章 リンパ節腫脹

## Ⅰ リンパ節腫脹

### A. はじめに
1. リンパ節腫脹とはリンパ節が腫大しているか,あるいは異常に硬化した状態である.限局性(すなわち1群か,あるいは隣接した2群,3群)の場合と全身性の場合とがある.リンパ節腫脹は通常,限局性または全身性疾患の存在を示唆し,精査対象となる.
2. リンパ節腫脹をリンパ管炎やリンパ節炎と混同してはならない.
   a. **リンパ管炎**はリンパ管の炎症である.通常,創部からリンパ節に排出される赤色線条がみられる.
   b. **リンパ節炎**はリンパ節腫脹の亜型であり,リンパ節の炎症である.侵されるリンパ節は赤く,腫大し圧痛がある.

> **HOT KEY** リンパ管炎もリンパ節炎も,古典的にはブドウ球菌かレンサ球菌の感染症が原因である.

### B. リンパ節腫脹の原因
リンパ節腫脹には数多くの原因がある.幸運なことに,次の4つの因子が鑑別診断を絞るのに役立つ.

1. **リンパ節腫脹の部位**
   a. **全身性リンパ節腫脹** リンパ節腫脹が2か所以上にまたがれば,最も可能性のある原因は,次頁の「記憶のコツ」"SHE HAS CUTE LAN"〔LAN:lymphadenopathy(リンパ節腫脹)〕で思い出せる.
   b. **限局性リンパ節腫脹** これについては**表74-1**に示した.
2. **ヒト免疫不全ウイルス(human immunodeficiency virus:HIV)感染症の有無** リンパ節腫脹が限局性でも全身性でも,HIVについて常に考慮しなければならない.リンパ節腫脹は,HIVそれ自体でも,HIV感染者でよくみられる他の全身性疾患でもきたしうる.主なHIV感染症では通常,全身性のリンパ節腫脹は急性HIV症候群の第2週に生じる.
3. **臨床像**
   a. **患者年齢** 30歳以下の患者のリンパ節腫脹は通常良性で,感

> **記憶のコツ**
>
> ### 全身性リンパ節腫脹の原因は"SHE HAS CUTE LAN"（彼女のかわいいリンパ節腫脹）
>
> **S**yphilis：梅毒
> **H**epatitis：肝炎
> **E**pstein-Barr virus：Epstein-Barr(EB)ウイルス
> **H**istoplasmosis：ヒストプラズマ症
> **A**IDS(acquired immunodeficiency syndrome)/HIV(human immunodeficiency virus)：後天性免疫不全症(エイズ)/ヒト免疫不全ウイルス(HIV)
> **S**erum sickness：血清病
> **C**ytomegalovirus(CMV)：サイトメガロウイルス
> **U**nusual drugs：まれな薬物〔フェニトイン，カルバマゼピン，抗甲状腺薬，イソニアジド(INH)〕
> **T**oxoplasmosis, tuberculosis(TB)：トキソプラズマ症，結核(粟粒結核を含む)
> **E**rythrophagocytic lymphohistiocytosis：血球貪食性リンパ球組織球症
> **L**eishmaniasis：リーシュマニア症
> **A**utoimmune(rheumatoid, systemic lupus erythematosus：SLE)：自己免疫疾患〔リウマチ様疾患，全身性エリテマトーデス(SLE)〕
> **N**eoplasms：腫瘍(白血病，リンパ腫)

染症が原因である．一方30歳以上であれば，より悪性腫瘍の可能性を考慮することになる．

50歳以上の患者の実に50％が，触知可能な頸部リンパ節腫脹をもつ．60歳以上の高齢者における頸部，腋窩，鼠径部のリンパ節腫脹は重要であり，たいてい深刻な基礎疾患の存在を示唆している．

b. 関連する所見
 (1) **発熱，悪寒，盗汗，体重減少**(いわゆる"B"症状)は通常，重大な全身性感染症か悪性腫瘍を示唆する．
 (2) 局所感染や**外傷**といった症状や徴候はたいてい，非悪性の病因を示唆する．
 (3) **外因の曝露**〔喫煙，猫，性行為感染症(sexually transmitted disease：STD)，未調理肉〕も確認する必要がある．

4. **触診時のリンパ節の性状** リンパ節の性状は鑑別診断を絞る手助けになるが，身体所見に惑わされることもある．次のような性状

表 74-1　限局性リンパ節腫脹の原因

| リンパ節腫脹の部位 | 潜在的な原因 |
|---|---|
| 頸部リンパ節 | 頭頸部の悪性腫瘍か感染症<br>伝染性単核球症<br>結核<br>リンパ腫 |
| 鎖骨上リンパ節 | 肺や消化管の悪性疾患<br>リンパ腫 |
| 腋窩リンパ節 | 前腕や上腕の感染や外傷（咬傷を含む）<br>猫ひっかき病<br>リンパ腫<br>ブルセラ症<br>乳癌 |
| 滑車上部（肘関節の上方）リンパ節 | 片側性：手の感染症，リンパ腫，野兎病<br>両側性：サルコイドーシス，梅毒 |
| 鼠径リンパ節 | 脚や足の感染症<br>骨盤悪性腫瘍<br>リンパ腫<br>性行為感染症（STD） |
| 肺門または縦隔リンパ節 | サルコイドーシス<br>結核<br>リンパ腫<br>真菌症<br>肺癌 |
| 腹腔内リンパ節 | リンパ腫<br>結核<br>*Mycobacterium avium-intracellulare* 感染症<br>転移性悪性腫瘍 |

は，それぞれの病態と強く関連する．

a. **感染症**はリンパ節が急速に腫脹し，被膜の伸展による**リンパ節圧痛**を引き起こす．これに加え，リンパ節は**非対称性**で皮膚には紅斑がみえる傾向がある．

b. **リンパ腫**は典型的には，**大きくて硬く，ゴム様で無痛性**になる傾向がある．

c. **転移性癌**は通常，非常に硬く（"石のように硬い"），**無痛性**のリンパ節で**可動性に乏しく**（皮下組織に固定されて）なる．

## C. 患者へのアプローチ

1. **リンパ節が本当に異常であることを確かめる** リンパ節〔例：下顎リンパ節(若年成人)や鼠径リンパ節〕のあるものはたいてい触知できる．下顎リンパ節と鼠径リンパ節であればそれぞれ1cmか2cm以上あるかどうか計測する．
2. **鑑別診断を考える** リンパ節腫脹の部位，HIVの有無，臨床経過，リンパ節の局在と性状に基づいて行う．ここでの鑑別に従って，臨床検査や画像検査でまず何を施行するかを決定する．
3. **臨床検査**としては全血算(complete blood count：CBC)，末梢血塗抹標本，monospotテスト〔訳注：伝染性単核球症の検査〕，肝炎ウイルス検査，HIV検査，乳酸脱水素酵素(lactate dehydrogenase：LDH)値，沈降率，米国性病研究所(Venereal Disease Research Laboratory：VDRL)(梅毒の)検査を施行する．
4. リンパ腫や転移性悪性腫瘍の可能性があれば，リンパ節の細針吸引(fine needle aspiration：FNA)や切除生検を行う．FNAは転移性悪性腫瘍や感染症を診断するのに適している．フローサイトメトリーが施行できるようになり，FNAもリンパ腫の診断に使用されてきているが，感度と特異度は切除生検に比べてまだ低い．もしリンパ腫が強く疑われれば，切除生検を行う．病理医にとっては生検検体のほうがサンプリングエラーや不適当な検体を避けることができ，リンパ節の構造を評価でき，反応性細胞と悪性細胞を判別することができる．
5. **もし感染症の可能性が最も高いならば，ある程度の経過観察を考慮する** 細菌〔例：レンサ球菌(*Streptococcus*)，ブドウ球菌(*Staphylococcus*)〕が原因である場合，疑われる病原体への抗菌薬治療を試みるのが妥当である．もし2～3週間たっても改善しなければ通常，針生検，切除生検またはその双方が必要となる．

## D. 治療は原因による．

## E. フォローアップと紹介

1. **フォローアップ** 診断がつくかリンパ節腫脹が解決するまでは，1～2週間ごとに患者をフォローすることが大事である．
   a. 感染症や炎症反応によるリンパ節腫脹は，ほとんどの患者で3週間以内に軽快する．
   b. 病因が明らかでないリンパ節腫脹患者では，フォローアップを継続する必要がある．というのは，このような患者のうち少数であるが有意な割合で1年以内にリンパ腫に進展するからである．
2. **紹介** もし患者がリンパ腫や他の悪性腫瘍であれば，血液・腫瘍内科医への速やかな紹介が必要である．

# II リンパ腫

リンパ網内系の悪性疾患である．リンパ節腫脹に気づいた患者は，たいていの人がリンパ腫を最も心配する．リンパ節腫脹患者を適切に診療するために，プライマリ・ケア医はリンパ腫の概要を知っておくことが重要である．

## A. はじめに
リンパ腫は次の2つに分類される．種類によって治療や予後が異なるため，この2つを区別することは重要である．

1. 分類は病理組織内のReed-Sternberg(RS)細胞(2葉，2核か多核の大型の目立った核小体をもつ細胞)の有無に基づく．

   a. **Hodgkinリンパ腫**(Hodgkin's lymphoma：HL)　RS細胞が存在する．

   b. **non-Hodgkinリンパ腫**(non-Hodgkin lymphoma：NHL)　RS細胞は存在しない．

2. Hodgkinリンパ腫とNHLの比較は**表74-2**のとおりである．

## B. Hodgkinリンパ腫

1. **疫学**

   a. **発生頻度**　米国では毎年1万例弱のHodgkinリンパ腫が新規に診断されている．

   b. **患者背景**

   (1) Hodgkinリンパ腫は**2峰性の年齢分布**をもつ．患者はほとんどが20〜30歳の間か，55歳以上である．

   (2) **男性**は女性よりも罹患しやすい．

   (3) **白人**はアフリカ系アメリカ人よりも罹患しやすい．

   (4) 先進国では，若年成人の結節硬化型Hodgkinリンパ腫は，**中流から上流の経済状況，高等教育の修了，小家族**としばしば関連がある．この関連性は，その他のHodgkinリンパ腫，特に混合細胞充実型とは逆の関連である．

2. **臨床症状**

   a. **無痛性の表在リンパ節腫脹**(通常は頸部や鎖骨上窩のリンパ節)を身体診察で認める．**縦隔リンパ節腫脹**を胸部X線で認めることもある．

   b. **全身性症状**("**B症状**"は発熱，盗汗，体重減少のこと)と**激しい瘙痒**は頻度の高い主訴である．

   c. **免疫学的機能障害**はリンパ腫の発症とともに進行し，病態発生の鍵である．次の所見を認める．

   (1) 細胞媒介免疫の減少(皮膚アネルギーを伴う)

   (2) サプレッサーT細胞：ヘルパーT細胞比の低下

表74-2 Hodgkinリンパ腫とnon-Hodgkinリンパ腫（NHL）との比較

|  | Hodgkinリンパ腫 | NHL |
| --- | --- | --- |
| 原因 | 不明であるが，ウイルス性が疑われている | 不明<br>ただしBurkittリンパ腫はEpstein-Barr：EBウイルス感染症と関連する |
| 悪性細胞の系統 | B細胞 | B細胞90%<br>T細胞10% |
| 由来 | リンパ節 | 節外性（患者の40%） |
| 広がり方 | 連続性 | 非連続性 |
| 縦隔内併発 | 通常 | まれ |
| 骨髄浸潤 | まれ | 低悪性度のnon-Hodgkinリンパ腫（non-Hodgkin lymphoma：NHL）ではよくあるが，高悪性度のNHLではまれ |
| 全身症状や"B"症状 | よくある | 患者の50%以下 |
| 最良の予後因子 | stage*（病変の広がり） | 分化度* |

*"stage"は腫瘍の広がりを，"grade"は分化度（組織病理学的な）を示す．

(3) 疾患が進行するに伴い，リンパ球減少症と易感染性が増悪する．

> **HOT KEY**　ヒト免疫不全ウイルス（HIV）患者（少なくとも7倍）や臓器移植患者で，Hodgkinリンパ腫の発生頻度が高まる．これはCD4値が正常に近い状況でみられる．non-Hodgkinリンパ腫のリスクはさらに大きい．

3. **疾患の進行**　non-Hodgkinリンパ腫（NHL）と異なり，Hodgkinリンパ腫は**高齢者**でも進行する．
   a. まず，腫瘍は解剖学的に隣接したリンパ組織を広がっていく．
   b. 疾患の進行とともに，血液を介し肝臓，骨髄および他の内臓に広がる．

## C. NHL

1. **疫学**
   a. **発生頻度** non-Hodgkinリンパ腫(NHL)の発生はHodgkinリンパ腫の4倍である．HIV/AIDSがあればさらに増加する．
   b. **患者背景**
      (1) 男性は女性よりも罹患しやすい．
      (2) 白人はアフリカ系アメリカ人よりも罹患しやすい．
      (3) non-Hodgkinリンパ腫は免疫不全患者でより罹患しやすい〔例：後天性免疫不全症候群(エイズ，AIDS)の患者，先天性免疫不全，自己免疫疾患．免疫抑制療法を受けている患者〕．
2. **臨床症状** 腫瘍の発症部位とサブタイプ(20種類以上のサブタイプ)によってさまざまである．よくある主訴は次のとおりである．
   a. **無症候性の表在リンパ節腫脹**
   b. **全身性症状**("B症状"．Hodgkinリンパ腫よりも頻度は低く，予後因子としても重要性はより低い)
   c. **腹部症状**(満腹感や不快感) 消化管はnon-Hodgkinリンパ腫の節外性病変として最も多い．
   d. **骨痛や病的骨折**
   e. **汎血球減少に関連した症状**
   f. **緊急症**(例：上大静脈症候群，脊髄圧迫，気道圧迫)
3. **疾患の進行** Hodgkinリンパ腫とは異なり，non-Hodgkinリンパ腫における腫瘍の進展は非連続性である．

## D. 治療
どちらのリンパ腫とも治療可能である．治療のため血液-腫瘍内科医に紹介する．

### 参考文献

Navarro WH, Kaplan LD. AIDS-related lymphoproliferative disease. *Blood* 2006;107(1):13–20.

Poppema S. Immunobiology and Pathophysiology of Hodgkin Lymphomas. *Hematology (Am Soc Hem Education Educ Prog)* 2005;231–238.

# Part XI

# 内分泌系

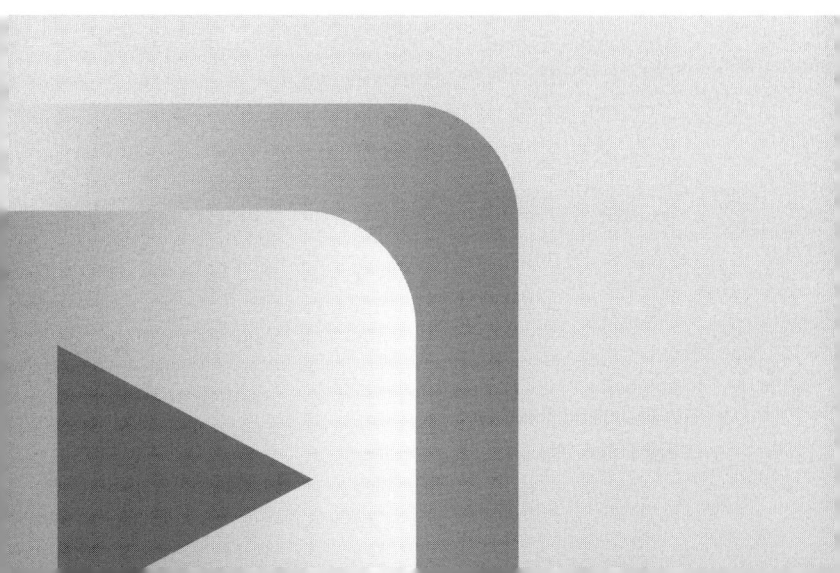

# 第75章 糖尿病

## 🅘 はじめに

**A.** 糖尿病(diabetes mellitus:DM)はアメリカ人の9％以上が罹患している(**1,900万人以上**に相当[訳注:わが国でも約890万人が糖尿病を強く疑われる状態にあるとされる]).この疾患は成人の失明,終末期腎疾患,非外傷性四肢切断の最も多い原因であり,心血管系疾患(cardiovascular disease:CVD)と脳卒中の主なリスクファクターでもある.

**B. 糖尿病の分類**は,米国糖尿病学会(American Diabetes Association:ADA)の分類による.

1. **1型糖尿病** 糖尿病患者の5〜10％は1型糖尿病であり,通常は小児期か若年成人期に指摘される.インスリンを産生する膵臓β細胞の自己免疫性破壊が本態であり,完全なインスリン欠損をきたし,最終的には重症の高血糖と糖尿病ケトアシドーシスを予防するために連日のインスリン注射が必要となる.

   a. 1型糖尿病の中に(通常はアフリカ系またはアジア系人種に発症する),非自己免疫性の**特発性糖尿病**があり,一時的に完全なインスリン療法が必要となる[訳注:劇症型糖尿病をきたしやすい].

   b. 成人発症1型糖尿病と,**成人潜在性自己免疫性糖尿病**(latent autoimmune diabetes in adult:LADA)の異同については議論がある.LADAも同様に特定の自己抗体[抗グルタミン酸デヒドロゲナーゼ(anti-glutamic acid dehydrogenase:anti-GAD),抗膵島細胞抗体(anti-islet cell antibody:anti-ICA)]を特徴とし,しばしばインスリン治療が最も奏効する[訳注:緩徐進行性1型糖尿病(slowly progressive insulin dependent diabetes mellitus:SPIDDM)ともよばれる].

2. **2型糖尿病** ほとんどの糖尿病患者(90〜95％)は2型糖尿病である.肥満はこの糖尿病のリスクファクターである.高血糖は,膵臓のインスリン分泌障害,末梢組織のインスリン抵抗性,肝臓の糖産生亢進といったさまざまな要素が原因となる.

3. **その他の特殊な糖尿病**

   a. **若年性成人発症型糖尿病**(maturity-onset diabetes of the young:

MODY)は膵β細胞のいくつかの単一遺伝子欠損からなり,インスリン分泌障害と正常なインスリン活性を特徴とする.MODY は常染色体優性の遺伝性疾患で,通常 25 歳以前に高血糖をきたす.
   b. **インスリン作用の遺伝的欠損**はまれな原因で,その他の特徴的な異常を伴う場合がある.
   c. **膵外分泌性疾患**は膵炎,外傷,感染症,腫瘍,囊胞性線維症,ヘモクロマトーシス,外科的切除といった広範な膵破壊による.
   d. **内分泌疾患**は,インスリンに拮抗するホルモンの過剰分泌による(例:Cushing 症候群,先端巨大症,褐色細胞腫).
   e. **薬物,化学物質**(例:ペンタミジン,グルココルチコイド,ナイアシン)による.
   f. **感染症**は著明な膵β細胞破壊による(例:先天性風疹,コクサッキー B ウイルス,サイトメガロウイルス).
   g. **まれな免疫性疾患**(例:"stiff-man"症候群,抗インスリン受容体抗体)
   h. **その他の遺伝性疾患**には,糖尿病の有病率が増大する疾患もある(Down 症候群,Klinefelter 症候群,Turner 症候群,Wolfram 症候群).
4. **妊娠糖尿病**(gestational DM:GDM) 妊婦の約 4%に発症する.妊娠中に初めて指摘される耐糖能障害と定義され,治療(食事療法,インスリン)の必要性の有無に関係しない.分娩後高血糖が改善したとしても,GDM はその後 2 型糖尿病を発症する強力なリスクファクターとなる.

## II 臨床症状

多くの患者は診断時には無症候である.しかし,典型的な症状は次のとおりである.
A. **多尿,多飲,多食(3 つの"多")** 高血糖は糖尿をきたし,糖尿は三徴の背景となる.
B. **体重変化,疲労,視野狭窄,腟炎,亀頭炎**も,しばしばみられる.
C. **糖尿病ケトアシドーシス**(1 型糖尿病にしばしばみられる),**高血糖高浸透圧性非ケトン性昏睡**(2 型糖尿病にみられる)[訳注:近年では高血糖性高浸透圧症候群ともよばれる] これらの重篤な状態になって,はじめて糖尿病を指摘される患者もいる.

## III 患者へのアプローチ(図 75-1)

A. **血糖値** 糖尿病が疑われる症状を呈する患者には,**血液検査**を行う.

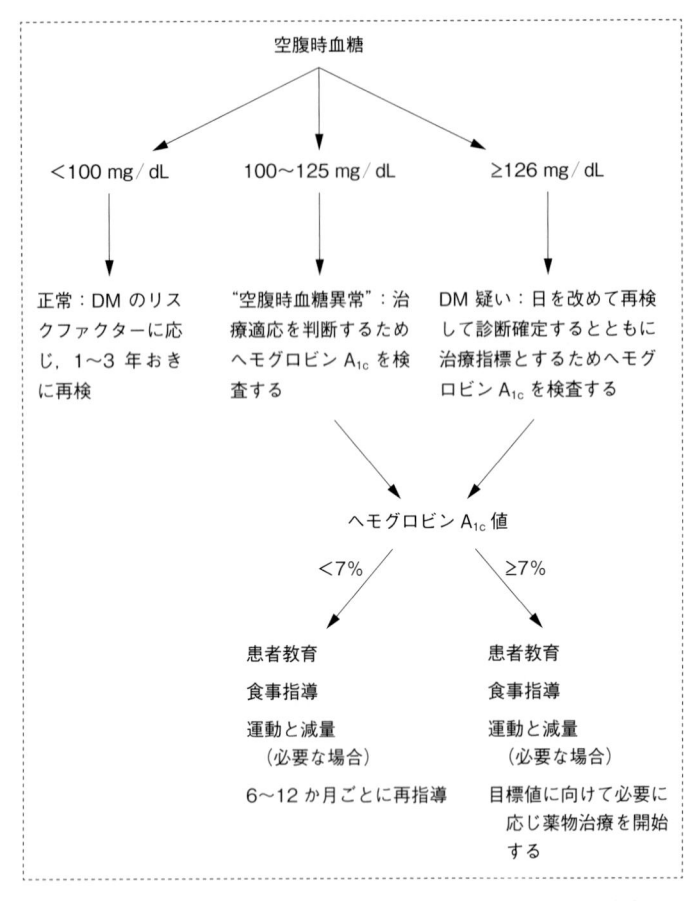

```
                        空腹時血糖
         ┌──────────────┼──────────────┐
    <100 mg/dL     100〜125 mg/dL    ≥126 mg/dL
         ↓              ↓              ↓
  正常：DMのリス   "空腹時血糖異常"：治   DM疑い：日を改めて再検
  クファクターに応  療適応を判断するため  して診断確定するとともに
  じ，1〜3年おき   ヘモグロビンA₁cを検   治療指標とするためヘモグ
  に再検          査する              ロビンA₁cを検査する
                         ↓              ↓
                      ヘモグロビンA₁c値
                      ┌──────┴──────┐
                    <7%            ≥7%
                     ↓              ↓
                  患者教育         患者教育
                  食事指導         食事指導
                  運動と減量       運動と減量
                   （必要な場合）    （必要な場合）
                  6〜12か月ごとに再指導  目標値に向けて必要に
                                    応じ薬物治療を開始
                                    する
```

**図 75-1** 糖尿病(diabetes mellitus：DM)の症状と徴候を示す患者へのアプローチ

糖尿病の共通した特徴である**持続的な高血糖**の所見によって診断する．米国糖尿病学会(ADA)では，次に述べる基準を別の2日とも満たしたときに糖尿病と診断するとしている．

1. 糖尿病の典型的症状を示す患者で**随時血糖値**が 200 mg/dL 以上．
2. **空腹時血糖値**(すなわち，食後8時間かそれ以上あとの血糖値)が 126 mg/dL 以上．
3. **75 g 糖負荷試験**(oral glucose tolerance test：OGTT)において，2時間血糖値が 200 mg/dL 以上．
4. **ヘモグロビン $A_{1c}$ 値**の上昇を診断に含めることを提案する専門家

もいるが，現在 ADA は推奨していない［訳注：現在，診断基準に"ヘモグロビン $A_{1c}$ 6.5%以上"を含める検討がなされている］．

> **HOT KEY**
> 糖尿病の定義を満たさない検査異常値がある．①空腹時血糖値が 100 〜 125 mg／dL を"**空腹時血糖異常**(impaired fasting glucose)"と定義し，② OGTT 2 時間値が 140 〜 199 mg／dL の場合を"**耐糖能異常**(impaired glucose tolerance)"と定義する．これらの"**前糖尿病状態**(pre-diabetes)"は，糖尿病発症の高リスクであり，生活様式の変容が必要になる．

**B. ヘモグロビン $A_{1c}$ 値**　この検査値は糖尿病の診断に公式には用いられないが，糖尿病の管理状態と治療効果を確認する中心となるものである．ヘモグロビン $A_{1c}$ は赤血球中のヘモグロビンに結合したブドウ糖の量を示す．長期間にわたり高血糖であれば，ヘモグロビン $A_{1c}$ はより高値になる．それゆえ，ヘモグロビン $A_{1c}$ は 2 〜 3 か月前までの血糖コントロールの平均的状態を反映する．
1. 治療目標を達成し，血糖が安定している患者では，少なくとも年に 2 回はヘモグロビン $A_{1c}$ を測定する．
2. 治療目標を達成していないか，治療法を変えた患者では，ヘモグロビン $A_{1c}$ は 3 か月ごとに測定する．

## Ⅳ 治療
### A. 一般的事項
1. **治療目標**　症状を最小限にし，合併症を予防することにある．
2. **チームでの取り組み**　患者と医療従事者チームが治療に対して責任を共有するとき，糖尿病を最もよく管理できる．新規患者全員が糖尿病教育プログラムを受けるべきである．これは，食事，運動，血糖管理，危険な徴候，考えられる合併症，緊急時の連絡先の重要性などについて説明するものである．
3. **治療の強度**　強化インスリン療法は糖尿病の合併症の発症リスクを 50 〜 75% 抑制する(例：網膜症，腎障害，神経障害)．しかし，強化療法は低血糖の発症頻度を増大させる．それゆえ，強化療法を開始するかどうかは，患者のリスクの傾向と好み次第である．
   a. 治療コンプライアンスの悪い患者，重症の高血糖を何度も経験している患者，複数の疾患を有する患者では，強化療法のよい適応である．

## 表75-1 非妊娠成人の目標血糖値とヘモグロビン $A_{1c}$ 値[*1]

|  | 目標値[*2] | 正常値[*3] |
| --- | --- | --- |
| 空腹時血糖値(mg/dL) | 90〜130 | 60〜110 |
| 食後血糖の最高値(mg/dL)[*4] | <180 | <140 |
| ヘモグロビン $A_{1c}$(%) | <7 | <6 |

[*1] 合併症のある患者では,低血糖のリスクを避けるために血糖や高ヘモグロビン $A_{1c}$ はより高めに管理するほうがよい.
[*2] 糖尿病患者の場合
[*3] 糖尿病のない患者の場合
[*4] 食後1〜2時間後

　b. **表75-1**に非妊娠成人の血糖値とヘモグロビン $A_{1c}$ 値の治療目標値を示した.治療は個別化するべきであり,一部の集団(例:妊婦,小児,高齢者)では特別な配慮が必要になる.

> **HOT KEY** 強化インスリン療法施行中の患者は低血糖を起こしやすいので,治療にもっと習熟させ,頻回に応対してフォローアップする必要がある.

### B. 2型糖尿病

1. **減量と運動**は2型糖尿病患者のインスリン抵抗性を減らし,改善させることすらある.減量することで治療薬を減らすことができる場合もある.
2. **経口糖尿病薬**　ヘモグロビン $A_{1c}$ 値を適切に改善でき,あるいは減量と運動にもかかわらず症状を認めれば,経口薬を開始すべきである.
   a. ビグアナイドは肝臓の糖産生を減少させ,インスリン感受性を改善する.米国で使用できるビグアナイド系は**メトホルミン**のみである.
   (1) **投与量**　開始量は500〜850 mg/日で食後に内服する.2週間ごとに徐々に増やし,2,550 mgを分2〜3まで増量できる[訳注:わが国では開始量500 mg/日,最大量750 mg/日である].
   (2) **副作用**　乳酸アシドーシスが最も重篤な副作用である.**消化器症状**(例:下痢,悪心)はよくみられるが,通常,徐々に軽快し,量を漸減すれば起こりにくくなる.

(3) **禁忌** メトホルミンは次の状況では使用を避けるべきである.
  (a) 腎機能低下(すなわち,血清クレアチニンが女性で1.4以上,男性で1.5以上)
  (b) 急性・慢性肝障害
  (c) 著明な大酒家
  (d) 造影剤使用前後48時間以内
  (e) うっ血性心不全(congestive heart failure:CHF)
  (f) 敗血症,心筋梗塞,ショック,低酸素症といった急性疾患
(4) **経過観察** 定期的なクレアチニン値の評価を全例で行う.

b. **スルホニルウレア系**(sulfonylureas:SU剤)(**表75-2**)は膵インスリン分泌を促進する.第一世代(例:**トルブタミド**)は第二世代(例:**グリベンクラミド**,**glipizide**)よりも半減期が短い.
(1) **投与量** 主なSU剤を**表75-2**に示した.
(2) **副作用** 低血糖は最もよくある副作用である.特に長時間作用型薬物の内服中に食事を抜いたり,別の疾患を併発したときに起こりやすい.

**表75-2 スルホニルウレア系(SU剤)の例**[*]

| 薬物 | 開始量 | 最大投与量 | 半減期(時間) |
| --- | --- | --- | --- |
| 第一世代 | | | |
| トルブタミド | 500 mg/日 [250 mg/日] | 1,000 mgを1日3回 [1,500 mg/日] | 6〜12 |
| 第二世代 | | | |
| glipizide | 2.5〜5 mg/日 | 20 mgを1日2回 | 12〜24時間 |
| グリベンクラミド | 1.25〜2.5 mg/日 | 20 mg/日 [7.5 mg/日] | 16〜24時間 |

[*]15 mg/日以上用いる場合は,必ず2回に分けて投与する.
訳注1:わが国での保険適応量が異なる場合は,表中[ ]にて示した.
訳注2:第三世代(グリメピリド)も利用可能である.

(3) **禁忌** 高齢者,腎障害や肝障害のある患者では低血糖が遷延しやすいため,慎重に用いる.化学構造が似ていることを考慮し,他の"サルファ"基をもつ薬物で重篤なアレルギー反応を生じた患者では,SU剤は使用すべきでない.

> **HOT KEY**　SU剤はすべて低血糖をきたしうる．そのため患者には特徴的な症状・徴候(浮動性めまい，頭がふらふらする，疲労感，空腹感，発汗，痙攣，霧視)に注意するように指導する．

(4) **経過観察**　低血糖の有無と血糖コントロールの程度について確認する．

c. **チアゾリジン誘導体**(thiazolidinediones：TZD)は筋肉と脂肪組織のインスリン感受性を亢進させる．

(1) **投与量**　rosiglitazone(2〜8 mg/日，分2)とピオグリタゾン(15〜35 mg/日)が現在用いられている．

(2) **副作用**　体重増加，体液貯留，眼瞼浮腫，低血糖(インスリンやSU剤を併用した場合にのみ)がある．第一世代の薬物(troglitazone)は致命的な肝障害を生じたので市場から撤退したが，それ以降のTZDでは肝機能異常はほとんどみられない．

(3) **禁忌**　米国食品医薬品局(Food and Drug Administration：FDA)では肝機能の変動を評価するように推奨している．アラニンアミノトランスフェラーゼ(alanine aminotransferase：ALT)値が基準値の2.5倍以上であればTZDは不適当である．ALTがそれ以下であれば慎重に投与し，頻回に経過観察する．体液貯留を増悪させることがあるため，うっ血性心不全(CHF)患者には推奨されない．

(4) **経過観察**　臨床所見に基づき定期的な肝機能評価を行う．具体的には，肝機能値の変動，他疾患の併発，肝障害の症状・徴候を考慮する．

d. **meglitinide系**はSU剤と同様に膵β細胞からのインスリン分泌を促す．しかし厳密には両者は異なり，別の受容体を介して作用する．短時間作用型であり，低血糖エピソードを生じにくい．

(1) **投与量**　レパグリニド(0.5〜4 mg/回)とナテグリニド(60〜120 mg/回)はいずれも，1日3回毎食前に，増量できる．

(2) **副作用，禁忌，経過観察**はSU剤と同様である．

e. **exenatide**は，腸管ホルモンが内因性インスリン分泌を刺激する"インクレチン効果"を利用した新機序の薬物として，FDAに初めて認可された．exenatideは**グルカゴン様ペプチド1**(glucagon-like peptide-1：GLP-1)受容体に結合し，GLP-1分解酵素である**ジペプチジルペプチダーゼⅣ**(dipeptidyl peptidase Ⅳ：DPP-Ⅳ)による分解に抵抗性をもつ．DPP-Ⅳを標的とした薬物が現在研究中である．exenatideは一部の患者で

体重減少作用があるが,FDA はこの適応を認めていない.
- **(1) 投与量** プレフィルド(pre-filled)シリンジ製剤で 5 μg または 10 μg 製剤がある.朝食前と夕食前の 1 日 2 回皮下注にて投与する.
- **(2) 副作用** 最も多いのは**悪心**である.SU 剤との併用で低血糖を生じることがあるため,すでに SU 剤を使用している患者では前もって投与量を減らすべきである.
- **(3) 禁忌** 重篤な**胃不全麻痺**(あるいはその他の消化器疾患),重症の腎障害のある患者では,exenatide は使用すべきではない.メトホルミン,SU 剤,あるいはこれらの併用剤のみを用いうる.
- **(4) 経過観察** その他の糖尿病薬と同様に,低血糖発作と血糖コントロールの程度についての確認を行う.

**f. アカルボースとミグリトールは α-グルコシダーゼ阻害薬**で,消化した炭水化物の分解を遅らせ,食後の血糖を下げる.
- **(1) 投与量** 両薬物とも 50〜100 mg を 1 日 3 回,毎食前に内服する.
- **(2) 副作用** 主なものは消化器症状で,**鼓腸**と**下痢**があり,コンプライアンスを低下させうる.トランスアミナーゼの上昇を認めることもある.
- **(3) 禁忌** 重篤な消化器疾患がある患者,消化吸収に障害のある患者では用いるべきではない.
- **(4) 経過観察** 血糖値,ヘモグロビン $A_{1c}$ とトランスアミナーゼを,治療開始後 1 年間は 3 か月おきに,その後も定期的に確認すべきである.

**3. インスリン療法**
- **a.** 重症の高血糖や症状を伴わない 2 型糖尿病では,インスリンの開始前に,食事,運動,場合によっては経口糖尿病薬の追加が通常,適切な対応である.
- **b.** それでも糖尿病がコントロールできない場合,経口糖尿病薬を継続しながら就寝前に**長時間作用型インスリン**〔中間型インスリン(neutral protamine Hogedorn:NPH),グラルギン,デテミルのいずれか〕の**1 日 1 回注射**を追加する.インスリン感受性を改善する薬物を併用すると,インスリン必要総量を減らせる.治療を簡便にするため,経口糖尿病薬を中止してインスリンのみとする臨床医もいる.空腹時(朝食前)血糖値で投与量を調節する.増量が必要なら,本章 Ⅳ C4 の 4 段階アプローチを用いる.

> **HOT KEY**
> 2型糖尿病患者は通常，1型糖尿病の患者よりもインスリン必要量が多くなる．1型糖尿病のほうが一般的にインスリン感受性がより高いからである．

**C. 1型糖尿病** この患者には**インスリン療法**が必要である．
1. **インスリンの種類（表75-3）** 効果が最大となる時間帯と持続時間に従って分類される．そのため，臨床状況によってインスリンを使い分ける．多くの臨床医は，1型糖尿病では新しいインスリンアナログ（すなわち，グラルギンや超速効型）を使用する．低血糖エピソードをより少なくしながら厳重に血糖をコントロールするためであるが，高価でもある．

**表75-3 主なインスリン製剤の例**

| 一般名[*1] | 分類 | 発現時間 | 最大作用時間（時間） | 持続時間（時間） |
|---|---|---|---|---|
| リスプロ | 超速効型 | 10〜30分 | 0.5〜1.5 | 3〜4 |
| glulisine | 超速効型 | 10〜30分 | 0.5〜1.5 | 3〜4 |
| アスパルト | 超速効型 | 10〜30分 | 1〜3 | 3〜5 |
| 吸入[*2] | 超速効型 | 10〜20分 | 0.5〜1.5 | 6〜8 |
| レギュラー | 速効型 | 30分 | 2〜4 | 6〜8 |
| NPH | 中間型 | 1〜2時間 | 6〜12 | 14〜24 |
| デテミル | 持効型 | 3〜4時間 | 6〜8 | 6〜23 |
| グラルギン | 持効型 | 3〜4時間 | なし | 24 |

[*1] 中間型インスリン（NPH）とレギュラーインスリンの混合製剤が利用でき，70/30％と50/50％がある［訳注：わが国では速効型10〜50％製剤が市販］．NPHと超速効型の混合製剤もある（75/25％リスプロ，50/50％リスプロ，70/30％アスパルト）．グラルギンはpHが低いため，他のインスリンとは混合できない．
[*2] ［訳注：吸入インスリンは現在販売中止となっている］

2. **一般的アプローチ** インスリン必要量は2つに分けて考える．①"**基礎インスリン**"は正常血糖を維持するためのもので，非摂食時のケトーシスを防ぐ．②"**追加インスリン**"あるいは"**摂食時インスリン**"は食事や菓子で摂取した炭水化物に対応するために必要となる．
3. **インスリンの初期必要量の推測** 至適投与量を設定するために，

> **HOT KEY**　1型糖尿病では外因性**インスリンは常に**〔絶食時(例：手術前，胃腸炎)にも〕ケトーシスを予防するために必要である．

多くの手法がある．有用で簡便な方法を2つ示す〔NPH＋レギュラー(速効型)インスリン，あるいはグラルギン＋超速効型インスリンのどちらかを用いる〕．

a. 1日のインスリン総量を体重から計算する．
   (1) **新たに1型糖尿病と診断された場合**　少量のインスリンのみで対応可能な"ハネムーン期間"がしばしばある(0.3単位/kg/日程度)．
   (2) **すでに1型糖尿病と診断されている場合**　通常は約0.5単位/kg/日のインスリンを要する(インスリン抵抗性がなければ)．
b. **投与量を分割する**(図75-2，図75-3)
   (1) NPH＋レギュラーインスリンを用いる場合は，1日量のうち2/3を朝に，1/3を夜に投与する．レギュラーインスリンの効果発現時間を考慮し，食前30分前に投与する．
      (a) 朝食前のインスリンは2/3をNPHで，1/3をレギュラーインスリンで投与する．
      (b) 夕食前のインスリンは1/2をNPH(就寝前)で，1/2をレギュラーインスリン(食前30分前)で投与する．

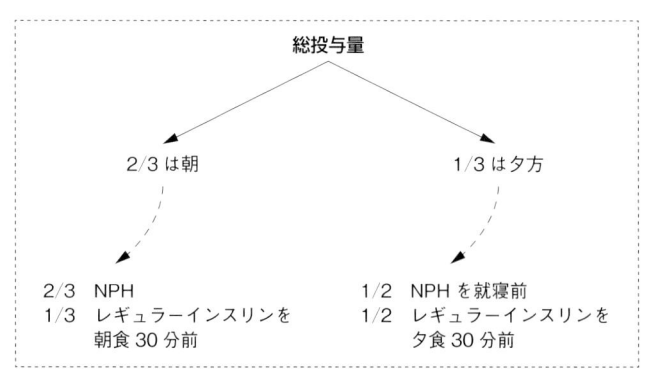

```
                    総投与量
                   /        \
              2/3は朝      1/3は夕方
                 ↓             ↓
         2/3 NPH          1/2 NPHを就寝前
         1/3 レギュラーインスリンを  1/2 レギュラーインスリンを
             朝食30分前              夕食30分前
```

図75-2　NPHとレギュラーインスリンを用いたインスリン療法の簡単な開始例

   (2) **グラルギン＋超速効型インスリン**(例：アスパルト〔訳注：ノボラピッド®〕，リスプロ〔訳注：ヒューマログ®〕，glulisine)を用いる場合，1/2をグラルギン(基礎インスリン)で，

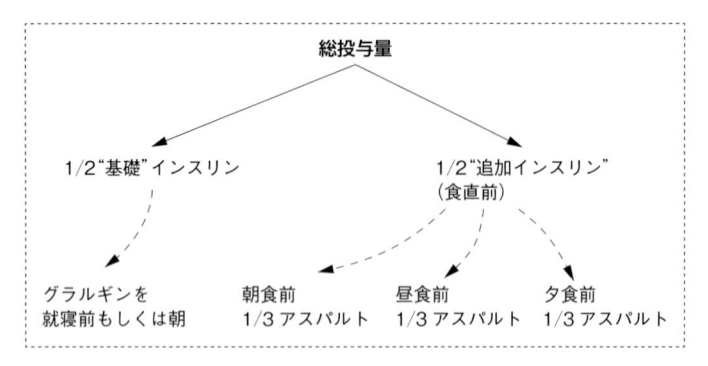

```
                        総投与量
                       /        \
           1/2"基礎"インスリン    1/2"追加インスリン"
                                    (食直前)
                 |              /     |      \
           グラルギンを    朝食前     昼食前    夕食前
           就寝前もしくは朝 1/3アスパルト 1/3アスパルト 1/3アスパルト
```

**図 75-3** グラルギンと超速効型インスリンを用いたインスリン療法の簡単な開始例

残りを超速効型(追加インスリン)で投与する.
- (a) **グラルギンインスリン**は就寝前もしくは朝投与する.
- (b) **超速効型インスリン**は3分割し,毎食前に投与する.理想的には,**炭水化物量の計算法**を教え,食事の炭水化物量にあわせて投与量を調節するのがよい.インスリン感受性には1日を通して個人差がある.

(3) 臨床状況にあわせて,異なった種類のインスリンを"混合調整"して用いることができる(例:NPHとアスパルトインスリンの併用)し,混合済みインスリン製剤も市販されている(**表 75-3** 参照).

4. **経過観察** 導入後の観察方法として,1日4回(毎食前と就寝前)の血糖値測定による段階を踏んだアプローチがある(**図 75-4**,**図 75-5**).

a. NPHとグラルギンは中間型と長時間作用型インスリンで,基礎インスリンとして作用するため,最初に調整しなければならない.一般的には,**朝食前血糖値**を用いて前日就寝前のインスリン投与量を調節する.NPHを用いた治療では,**夕食前血糖値**は朝に投与したNPHインスリンを反映している.

b. **レギュラーインスリン**(短時間作用型インスリン)と**超速効型インスリン**(例:アスパルト,リスプロ,glulisine)は,追加インスリンとして用い,**食前血糖値**(あるいは夕食前投与後の**就寝前血糖値**)で投与量を調節する.

c. 食前と就寝前血糖値が目標以下で,$HbA_{1c}$が達成されていない患者では,**食後血糖値の最高値**(食後1〜2時間)を測定して目標を定めるとよい(**表 75-1** 参照).

| ステップ1 | 空腹時血糖 | 90〜130 mg/dL |

```
                    空腹時血糖
            高値 /        \ 低値
   午前3時の血糖値        就寝前のNPHが過剰．量
低値 / |正常 \高値          を減らし効果を確認する
```

- Somogyi効果（就寝前インスリンが過剰のため夜間低血糖となり，翌朝の高血糖を引き起こす）
- "暁現象"（成長ホルモンとコルチゾールによる早朝血糖値の周期的上昇）
- 就寝前インスリン量の不足

↓ 食前レギュラーインスリンを減らす
↓ 就寝前NPH量を増やし，注意深く観察
↓ 就寝前NPH量を増やす

| ステップ2 | 昼食前血糖値 | 理想的な目標血糖域*<br>90〜130 mg/dL |

高値 / 朝のNPH量を増やす　　　低値 \ 朝のNPH量を減らす

| ステップ3 | 夕食前血糖値 | 90〜130 mg/dL |

高値 / 朝のレギュラーインスリン量を増やす　　　低値 \ 朝のレギュラーインスリン量を減らす

| ステップ4 | 就寝前血糖値 | 100〜150 mg/dL |

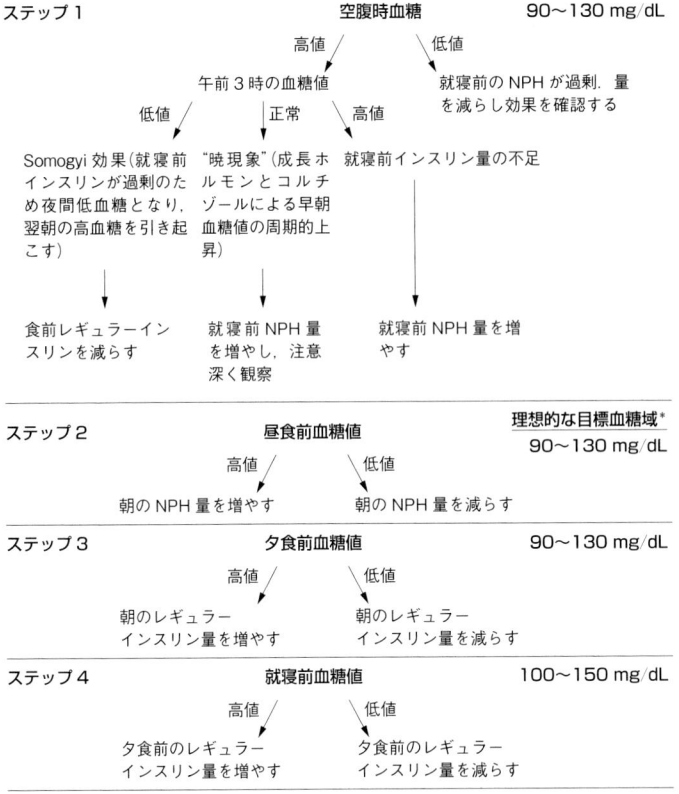

高値 / 夕食前のレギュラーインスリン量を増やす　　　低値 \ 夕食前のレギュラーインスリン量を減らす

*低血糖のリスクのある患者ではより高い血糖値でも許容される．

**図75-4** NPHとレギュラーインスリンを用いたインスリン療法の段階的アプローチ．空腹時（食前）血糖値が目標域に達したら，夕食前血糖値に移り，さらに昼食前，就寝前と移る．低血糖を生じたときは迅速に対応する．

## Ⅴ フォローアップと紹介

糖尿病患者は継続した観察が必要である（**表75-4**）．受診頻度は患者によってさまざまであるが，薬物調節の必要性や合併症，患者の理解度しだいである．毎回のフォローアップの目標は，治療効果を最大限にし，合併症の進行を予防することにある．

**A．合併症の観察** 受診のたびに，主要なすべての長期合併症の症状と徴候を評価し，さらに**病歴**と**身体診察**，そして**適切な検査**をそのたびに行う．

**1．神経障害** 皮膚，特に足に神経障害の徴候がないかどうか診察す

## ステップ1

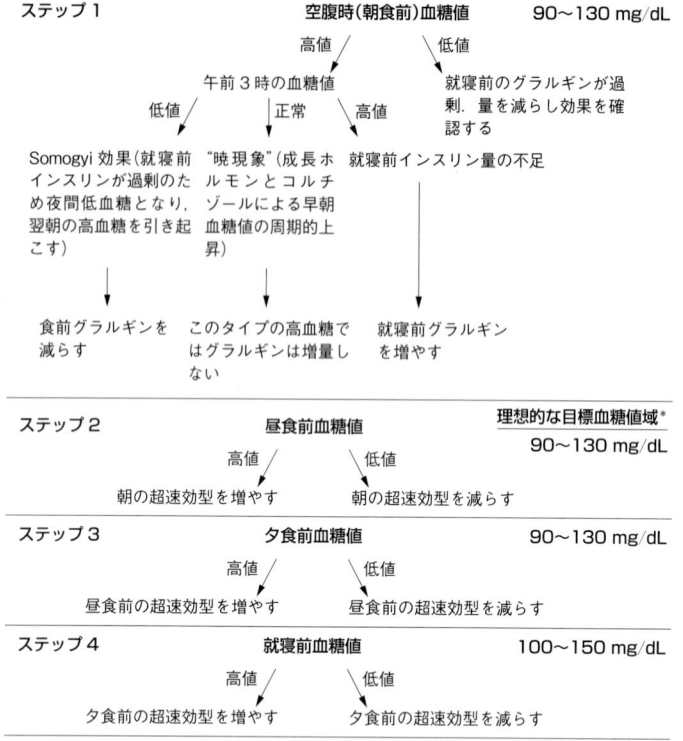

**空腹時(朝食前)血糖値**　　90〜130 mg/dL

- 高値 → 午前3時の血糖値
  - 低値: Somogyi効果(就寝前インスリンが過剰のため夜間低血糖となり、翌朝の高血糖を引き起こす) → 食前グラルギンを減らす
  - 正常: "暁現象"(成長ホルモンとコルチゾールによる早朝血糖値の周期的上昇) → このタイプの高血糖ではグラルギンは増量しない
  - 高値: 就寝前インスリン量の不足 → 就寝前グラルギンを増やす
- 低値: 就寝前のグラルギンが過剰. 量を減らし効果を確認する

## ステップ2

**昼食前血糖値**　　理想的な目標血糖値域\*　90〜130 mg/dL

- 高値 → 朝の超速効型を増やす
- 低値 → 朝の超速効型を減らす

## ステップ3

**夕食前血糖値**　　90〜130 mg/dL

- 高値 → 昼食前の超速効型を増やす
- 低値 → 昼食前の超速効型を減らす

## ステップ4

**就寝前血糖値**　　100〜150 mg/dL

- 高値 → 夕食前の超速効型を増やす
- 低値 → 夕食前の超速効型を減らす

\* 低血糖のリスクのある患者ではより高い血糖値でも許容される.

**図75-5** グラルギン就寝前投与と超速効型インスリン食前投与によるインスリン療法の段階的アプローチ. 空腹時(食前)血糖値が目的域に達したら, 夕食前血糖値に移り, さらに昼食前, 就寝前と移る. 低血糖を生じたときは迅速に対応する.

---

る. 皮膚の崩壊, 軽いタッチによる知覚脱失(モノフィラメントを用いる)があれば, 予防的フットケアについて教育し, 足治療士(podiatrist)に紹介するのがよい. **治療用の靴が必要になる場合もある.**

2. **心血管系疾患**(cardiovascular disease:CVD)と**末梢血管疾患**　心血管系疾患の症状と徴候は受診のたびに確認する. その他の**心原性リスクファクター**を発見して治療することで, すでにCVDに高リスクのある糖尿病患者の改善に努める. 推奨治療目標は, 一般的なものよりも厳格になる.

a. **高血圧**　目標血圧は 130/80 mmHg である. しばしば複数の

**表75-4 糖尿病患者をフォローアップ外来でみる際の評価項目**

| 病歴 |
| --- |
| □低血糖・高血糖の徴候 |
| □自己血糖測定の結果 |
| □糖尿病合併症の徴候(視覚変化,胸痛,呼吸困難,神経障害) |
| □内服,インスリン療法の調整を含む |
| □生活習慣の変化(喫煙,運動,食事,心理社会的要因) |

| 身体診察 |
| --- |
| □バイタルサイン(すなわち,体重,血圧) |
| □眼底検査 |
| □心血管系の診察 |
| □皮膚と足の診察 |

| 検査所見 |
| --- |
| □ヘモグロビン $A_{1c}$ 値(安定していれば年2回,それ以外は年4回) |
| □HDL, LDL値(正常なら年1回,高脂血症があればそれ以上の回数) |
| □尿中微量アルブミン値(年1回) |
| □クレアチニン値(年1回) |
| □正常時 EKG を考慮 |

| 他科紹介 |
| --- |
| □眼科で年1回の眼底検査 |
| □足治療士(必要時) |

EKG:electrocardiogram(心電図), HDL:high-density lipoprotein(高比重リポ蛋白), LDL:low-density lipoprotein(低比重リポ蛋白).

降圧薬を必要とする.

**b. 高脂血症** 第1の目標は,低比重リポ蛋白(low-density lipoprotein:LDL)コレステロールが 100 mg/dL 未満であるが,非常に高リスクの患者(例:CVDとして知られている)では 70 mg/dL 未満を目標とする.第2の目標には,トリグリセリドが 150 mg/dL 未満,および高比重リポ蛋白(high-density lipoprotein:HDL)コレステロールが 40 mg/dL 以上(女性では 50 mg/dL 以上)がある.

**c. アスピリン療法**(75～162 mg/日)は CVD を併発している糖尿病患者全例に推奨できる.40歳以上で,さらなる心原性リスクファクターのある糖尿病患者にも1次予防のため用いる場合がある.

d. **禁煙**については受診のたびに話し合い,利用可能な付随的治療法についても情報提供する(ニコチン代替療法,カウンセリング,薬物療法).
e. **生活活動強度を上げ,健康的な体重を維持する**のは,すべての糖尿病患者の治療目標である.

> **HOT KEY**
> アンジオテンシン変換酵素(angiotensin converting enzyme:ACE)**阻害薬**とアンジオテンシン受容体拮抗薬(angiotensin receptor blocker:ARB)は糖尿病腎症を予防することが知られており,糖尿病と高血圧を合併した患者に用いられる.ACE阻害薬とARBは妊娠中は禁忌であることに注意する.

> **HOT KEY**
> **HMG-CoA**(3-hydroxy-3-methylglutaryl coenzyme A;3-ヒドロキシ-3-メチルグルタリル補酵素A)**還元酵素阻害薬"スタチン系"**は,糖尿病患者の心血管系疾患(CVD)のリスクを減少させることが複数の臨床試験で明らかになっている.このため,40歳以上の糖尿病患者とCVDを併発しているすべての糖尿病患者では,低比重リポ蛋白(LDL)コレステロールを30〜40%減少させるために用いるべきである(LDL値にかかわらず).妊娠中は禁忌であることに注意する.

3. **網膜症** 網膜症の評価のため,熟練した臨床医による年1回の**眼底検査**が必要である.
   a. **治療**としては,高リスク病変を認める場合は失明のリスクを減らすためにレーザー療法を行う.
4. **腎症** 随時尿検査での**微量アルブミン尿**は糖尿病腎症の早期指標であるが,1型糖尿病の診断後5年目以降と,2型糖尿病患者の診断時以降にそれぞれ年1回検査する.血清クレアチニン値は少なくとも年1回検査する.
   a. **治療**は血糖値と血圧を最適な状態に管理する.降圧薬はアンジオテンシン変換酵素(ACE)阻害薬またはアンジオテンシン受容体阻害薬(ARB)を用いる(非妊婦のみ).慢性腎臓病患者では蛋白制限を行う.

> **HOT KEY**
> 尿試験紙法では,微量アルブミン尿を検出できないことがある.

## B. 患者教育

1. **食事療法と運動の重要性**を常に強調する.肥満の糖尿病患者が減量することで糖感受性が改善するからである.
2. 特に新たに糖尿病と診断された患者や病状が悪化している患者では,患者の**心理社会面**や**ライフスタイル**にも注意を払う.

> **HOT KEY**
> 母体と胎児の合併症のリスクを減らすために,糖尿病に罹患しているが妊娠を希望する女性患者は,妊娠前に内分泌内科医にコンサルトすべきである.それゆえ,妊娠可能な年齢の女性糖尿病患者とは避妊について話し合わなければならない.妊娠中は,アスパルト,リスプロ,レギュラー,NPHといった各インスリン製剤を用いる.

### 参考文献

American Diabetes Association. Diagnosis and classification of diabetes mellitus. *Diabetes Care* 2006;29(S1):S43–S48.

American Diabetes Association. Standards of medical care in diabetes-2006. *Diabetes Care* 2006;29(S1):S4–S42.

Cowie CC, Rust KF, Byrd-Holt DD, et al. Prevalence of diabetes and impaired fasting glucose in adults in the U.S. population. *Diabetes Care* 2006;29(6):1263–1268.

# 第76章 甲状腺機能低下症

## I はじめに
**A.** 甲状腺機能低下症は甲状腺ホルモンの作用が減少した状態である.
  1. **原発性甲状腺機能低下症**(99%)は甲状腺欠損である.
  2. **二次性甲状腺機能低下症**(1%)は下垂体,視床下部,視床下部下垂体門脈系の機能異常によるものである.

**B.** 疫学としては,甲状腺機能低下症は男性よりも 5〜7 倍**女性**に多い.50 歳以上の女性の約 10% にみられる.

## II 甲状腺機能低下症の原因
**表 76-1** にまとめた.**慢性自己免疫性甲状腺炎(橋本病)**は,甲状腺機能低下症の最も多い原因である.

> **HOT KEY** 自己免疫性疾患は,原発性副腎機能不全,1 型糖尿病,悪性貧血,Sjögren 症候群など他の自己免疫性疾患と関連している場合がある.

## III 甲状腺機能低下症の臨床症候
甲状腺機能低下症の臨床症候は甲状腺ホルモンの欠乏よる**代謝過程の遅延**から生じ,非特異性で,かつはっきりとしない.

**A. 症状**としては疲労,全身衰弱,寒冷不耐(低体温),脱毛,皮膚乾燥,筋肉痛,異常感覚(paresthesias),便秘,月経異常,体重減少,認知機能低下がある.

> **HOT KEY** 甲状腺機能低下症(hyp**o**thyroidism)は寒冷不耐(c**o**ld intolerance)を引き起こす.

**B. 徴候**としては徐脈,拡張期高血圧,嗄声,青白い皮膚,粘液水腫がある.腱反射弛緩相が遅延する.

表76-1 甲状腺機能低下症の原因

原発性甲状腺機能低下症
　甲状腺炎
　　慢性自己免疫性甲状腺炎(橋本病)
　　亜急性甲状腺炎
　　分娩後甲状腺炎
　　放射線照射
　医原性
　　放射性ヨード療法($^{131}$I)
　　甲状腺切除
　浸潤性疾患
　　炎症
　　肉芽腫症
　　悪性腫瘍
　薬物
　　抗甲状腺薬(例:メチマゾール,プロピルチオウラシル)
　　リチウム
　　ヨウ素
　　アミオダロン
　　サイトカイン
　　パーコレイト
　ヨウ素欠乏
　先天性疾患
　　甲状腺発育不全
　　甲状腺ホルモン合成障害
　特発性
　　甲状腺萎縮(おそらく自己免疫性)
二次性甲状腺機能低下症
　下垂体疾患による甲状腺刺激ホルモン(thyroid-stimulating hormone:TSH)欠損
　　産後梗塞
　　腫瘍浸潤(例:下垂体巨大腺腫)
　　肉芽腫症
　　感染症
　　放射線照射
　　特発性
　視床下部疾患による甲状腺放出ホルモン(thyroid-releasing hormone:TRH)欠損
　　腫瘍(例:頭蓋咽頭腫)
　　放射線照射
　　一過性の非甲状腺疾患

> **HOT KEY** 若年発症の甲状腺機能低下症は，精神発達遅滞や発育遅延の原因となりうる．

## IV 患者へのアプローチ

患者の臨床所見から甲状腺機能低下症が疑われたら，**臨床検査を行う**．典型例では，**甲状腺刺激ホルモン**(thyroid-stimulating hormone：TSH)が**上昇**し，**末梢甲状腺ホルモン〔すなわち，遊離サイロキシン**(free thyroxine：$FT_4$)と**遊離トリヨードサイロニン**(free triiodothyronine：$FT_3$)〕**が減少する**．

**A. TSH値**は，外来患者で甲状腺機能低下症が疑われた場合に最も優れた検査である．（甲状腺ホルモン低下の結果）下垂体前葉細胞にネガティブフィードバック作用をきたしてTSH値は上昇する．下垂体機能不全（すなわち，二次性甲状腺機能低下）が疑われる場合は，TSH値よりも末梢血$FT_4$値が役立つ．

**B. $FT_4$値**は診断確定に用いる．末梢血$FT_4$値が正常であるのにTSH値が上昇していれば，無症候性甲状腺機能低下症である．

> **HOT KEY** トリヨードサイロニン(triiodothyronine：$T_3$)値は，非甲状腺疾患や栄養失調により一過性に減少するため，甲状腺機能低下症の診断には有用でない．

**C. 抗甲状腺抗体価〔抗甲状腺ペルオキシダーゼ**(antithyroid peroxidase：anti-TPO)**抗体**や**抗サイログロブリン** antithyroglobulin **抗体〕**は甲状腺機能低下症と診断された場合に検査する．
 1. 陽性の場合，自己免疫性甲状腺疾患が背景にある．自己免疫性甲状腺炎の90％は抗甲状腺抗体が陽性である．
 2. 陰性の場合，おそらく非自己免疫性甲状腺炎（例：亜急性甲状腺炎）による一過性の甲状腺機能低下状態をきたしている．

> **HOT KEY** 無症候性甲状腺機能低下症のスクリーニング検査は議論の余地があるが，60歳以上の女性や高コレステロール血症，クレアチニンキナーゼの上昇，低ナトリウム血症，高プロラクチン血症，家族歴に甲状腺機能低下症のある人は，スクリーニング検査を考慮する．

## Ⅴ 治療

**A. 症候性甲状腺機能低下症**　甲状腺機能低下症の原因にかかわらず，治療はすべての患者に共通である．

1. **レボサイロキシン($T_4$)投与**（甲状腺ホルモン補充療法）＊

   a. **合併症のない若年成人**では，ほぼ完全補充に近い 75 〜 100 μg/日で開始する．レボサイロキシンは通常 1.6 μg/kg/日必要であるが，吸収不良や甲状腺結合グロブリンが上昇している（例：妊婦）患者では，それ以上の量が必要である．

   > **HOT KEY**　甲状腺癌の既往がある患者は，甲状腺刺激ホルモン（TSH）を低値に保つため，より高用量のレボサイロキシンを投与する．TSH は甲状腺を成長させ腫瘍を発生させる可能性があり，TSH を低値に保つことは癌再発や増殖のリスクを低下させるからである．

   b. **高齢者や心疾患のリスクがある患者**では，著しい症状がない限り，25 〜 50 μg/日で慎重に投与を開始する．1 か月に 25 μg ずつ，可能な範囲で増量する．この方法では，突然の心疾患イベントのリスクを減少できる（"少なく始めて，ゆっくり増量"）．

   > **HOT KEY**　鉄剤，スクラルファート，コレスチラミン，食物繊維，カルシウム，その他類似物質を含む総合ビタミン剤は，レボサイロキシンの吸収を阻害する．レボサイロキシン服用時は，他の薬物との間隔を開け，空腹時が好ましいことを患者に助言する．

2. **経過観察**

   a. **甲状腺機能の継続的評価**　甲状腺ホルモンの必要量は，加齢に伴い減少する．したがって，甲状腺機能が正常になるまで，少なくとも年に 1 回は甲状腺機能の評価を行う．

   　(1) **TSH 値は原発性甲状腺機能低下症**の患者をフォローするの

---

＊外来診療において，$T_3$ と $T_4$ の併用，または $T_3$ 単独による治療を支持するエビデンスはほとんどない（高分化甲状腺癌で $^{131}I$ の治療を受けた患者は除く）．

に有用である．TSH 値は，投与量変更後 6 〜 8 週間後経過したらチェックする．

> **HOT KEY**
> 甲状腺ホルモンの補充量を調節した後，甲状腺刺激ホルモン(TSH)値が平衡になるには約 6 週間かかる．

　　(2) **二次性甲状腺機能低下症**の場合，甲状腺機能の評価には FT$_4$ 値（TSH 値よりも）と臨床所見が有用である．
　b. **副腎不全のモニタリング**　早期の甲状腺ホルモン補充療法時に，二次性にコルチゾール代謝が上昇して副腎不全をきたす患者もいる．そのため，特に重症な甲状腺機能低下症，下垂体疾患，多腺性自己免疫症候群では，症状や徴候のモニタリングが必要である．
**B. 無症候性甲状腺機能低下症**　TSH 値が正常範囲よりも上昇したり，患者に中等度の症状が認められたり，甲状腺腫や抗甲状腺抗体が認められれば，レボサイロキシンの治療を考慮する．

## Ⅵ フォローアップと紹介
**A. フォローアップ**　プライマリ・ケア医を年に 1 回は定期受診させる．体調に変化が認められたときにはすぐに受診させる．
**B. 紹介**　以下のような状況では，内分泌内科医への紹介が必要である．
 1. 適正量で治療しているにもかかわらず，甲状腺機能の異常値が遷延している場合．
 2. 原発性よりむしろ二次性甲状腺機能低下症が考えられる場合．

### 参考文献
Lindsay RS, Toft AD. Hypothyroidism. *Lancet* 1997;349(9049):413–4177.
Weetman AP. Hypothyroidism: screening and subclinical disease. *BMJ* 1997;314(7088): 1175–1178.

# 第77章 甲状腺機能亢進症

## **I** はじめに
**A.** 甲状腺機能亢進症は甲状腺ホルモンの作用が亢進した状態である.
　1. ほとんどの症例では，甲状腺からの甲状腺ホルモンの過剰産生が原因である.
　2. 異所性甲状腺ホルモンや外因性因子が原因となることは少ない.
**B.** 甲状腺機能亢進症は**女性に多く**認められる．罹患率は全人口の0.2～0.4％である.

## **II** 甲状腺機能亢進症の原因
**A.** Graves病(Basedow病)は甲状腺機能亢進症の原因として最もよく知られており，異常免疫グロブリン(甲状腺刺激免疫グロブリン)が甲状腺を刺激して過剰にホルモンが分泌される．Graves病は20～40歳代の女性に多い.
**B.** **中毒性多結節性甲状腺腫，中毒性甲状腺腫**は自律性に甲状腺ホルモンが産生される.
**C.** **ヨウ素曝露**〔ヨードバセドウ(jodbasedow)**病**〕はヨウ素摂取や曝露(例：X線検査の造影剤)により甲状腺機能亢進症をきたす場合がある．ヨウ素は甲状腺ホルモン産生の基質として働く.
**D.** **亜急性甲状腺炎**(例：ウイルス感染症による)や**薬物**(例：アミオダロン)は甲状腺小胞を傷害分裂させ，甲状腺ホルモンを放出させる.
**E.** "**橋本病**"は自己免疫性甲状腺炎で，発症初期は甲状腺刺激ホルモン(thyroid-stimulating hormone：TSH)受容体刺激抗体により甲状腺機能亢進症をきたすが，後に慢性リンパ球性甲状腺炎のため甲状腺機能低下症が認められる.
**F.** **外因性甲状腺機能亢進症**は甲状腺ホルモンの不適切な摂取(例：減量目的の)や処方薬の過量投与が原因である.
**G.** **卵巣甲状腺腫**(甲状腺組織を含んだ卵巣奇形腫)は甲状腺ホルモンの異所性産生をきたす場合がある.
**H.** **胞状奇胎**は内因性TSH様作用のある絨毛性ゴナドトロピンを慢性的に産生する．まれに甲状腺中毒症の原因となる.
**I.** **下垂体腺腫**はまれにTSHを産生し，甲状腺機能亢進症となる.
**J.** **下垂体性甲状腺ホルモン抵抗性症候群**は臨床上，甲状腺機能亢進症

のまれな原因である．甲状腺腫をきたし，$T_3$値と$T_4$値は上昇し，TSH値は正常か，あるいは上昇する．
K. 甲状腺癌はしばしば放射性ヨードが集積するが，極めてまれに機能性甲状腺ホルモンを産生し，甲状腺機能亢進症をきたすことがある．

## III 甲状腺機能亢進症の臨床症状

本症のほとんどの臨床症状は，過剰な甲状腺ホルモンによって起こる**代謝過程の促進**によって生じる．
A. 症状には動悸，振戦，興奮と不安，温熱耐性低下，発汗，下痢，月経不順，脱毛，食欲増進，体重減少が通常みられる．
B. 徴候には頻脈，心房細動，微小振戦，腱反射亢進，近位筋力低下，甲状腺腫大，皮膚湿潤，眼瞼後退，女性化乳房がみられる．Graves病では眼症状(すなわち，眼球突出，結膜炎)と皮膚症状(例：前脛骨粘液水腫)をきたす．

> **HOT KEY**　高齢者では，検査所見からは明らかでも症状がほとんどみられないことがある(無欲性甲状腺機能亢進症)．

## IV 患者へのアプローチ

A. **病歴**　典型的な症状は本章のIII A を参照．
B. **身体診察**
  1. **びまん性で対称性の甲状腺腫大**は，特に眼症状や皮膚症状と関連があればGraves病が疑われる．
  2. **非対称性の甲状腺腫大**は，中毒性多結節性甲状腺腫や中毒性甲状腺腫が疑われる．
  3. **甲状腺の圧痛**は甲状腺炎が疑われる．
C. **臨床検査所見**は甲状腺機能亢進症の臨床診断と原因の確定に有用である．
  1. **臨床診断**　典型例では生化学検査でTSH値が低下し，末梢甲状腺ホルモン[すなわち，**遊離サイロキシン**(free thyroxine：$FT_4$)と**遊離トリヨードサイロニン**(free triiodothyronine：$FT_3$)]が上昇する．
     a. **無症候性甲状腺機能亢進症**　TSH値は上昇し，$FT_4$と$FT_3$値は正常である．

> 慢性的に過剰な甲状腺ホルモンに曝露されると,骨量減少や心疾患(例:左室肥大,心房細動)をきたすため,現在では無症候性甲状腺機能亢進症の治療を多くの専門家が支持している.

   b. **$T_3$ 甲状腺中毒症**では TSH 値は低下し,$FT_4$ 値は正常,$FT_3$ 値は上昇する.
   c. **TSH 産生下垂体腺腫**,**甲状腺ホルモン抵抗性症候群**は $FT_4$ 値と $FT_3$ 値は上昇するが,TSH 値は正常か,あるいは上昇する.
2. **原因検査**
   a. **放射性ヨードスキャン** 放射性トレーサー〔すなわち,iodine 123($^{123}$I)〕を投与すると,24 時間で取り込まれ(6 時間後に測定する場合もある),甲状腺の像が得られる.放射性ヨード取り込みの程度や分布の違いから,甲状腺機能亢進症の原因を鑑別する(**表 77-1**).

**表 77-1 甲状腺スキャンの結果,鑑別**

| 放射性ヨード取り込み | | 甲状腺機能亢進症の原因 |
| --- | --- | --- |
| 量 | 分布 | |
| 増加 | 均質 | Graves 病 |
| 増加 | 多発病変 "hot spot" | 中毒性多結節性甲状腺腫 |
| 増加 | 単発病変 "hot spot" | 中毒性甲状腺腫 |
| 減少 ("white out") | — | 甲状腺炎,外因性甲状腺機能亢進症 |

> 放射性ヨードスキャンは,最近ヨード曝露を受けた患者(貝類や海藻を摂食した者,放射性ヨードを含んだ薬物を投与された者)には無効である.この場合,放射性ヨード取り込みの亢進を証明するのに数か月待たなければならず,したがって代替検査として甲状腺超音波検査が有用である〔訳注:わが国の医療体制からいえば,先に甲状腺超音波検査を施行するのが簡便である〕.

   b. **抗甲状腺抗体価**は,Graves 病患者の大多数で陽性となる.

c. **甲状腺刺激免疫グロブリン**(thyroid-stimulating immunoglobulin：TSI)は Graves 病で特異的であるが，感度は低く，放射性ヨードスキャンが施行できないときに役立つ．Graves 病で TSI が陰性であれば，臨床的に寛解している．
d. **サイログロブリン値**は外因性甲状腺機能亢進症で低下し，甲状腺炎で上昇する．
e. **赤沈**(erythrocyte sedimentation rate：ESR)は甲状腺炎で上昇する．
f. **$\alpha$ サブユニット値**は TSH 産生下垂体腺腫で上昇する．

> **HOT KEY** 甲状腺機能亢進症患者の多くで，高カルシウム血症とアルカリホスファターゼ(alkaline phosphatase：ALP)が上昇しており，骨代謝の亢進を示唆している．

## Ⅴ 治療

可能ならば原因に応じた治療を行うべきであるが，中等度から重度の患者では原因検索を待たずに早急に治療を開始する．

### A. 薬物療法

1. **チオナマイド系**(チアマゾール，プロピルチオウラシル)は甲状腺産生阻害薬である．プロピルチオウラシルは $T_4$ から $T_3$ への変換を抑制する効果がある($T_3$ は生物学的活性がより高い)．チアマゾールは常用量よりも少ない量で効果がある．

   a. **適応**

   (1) **Graves 病** チオナマイド系が第 1 選択薬であり，患者は寛解しうる．

   > **HOT KEY** Graves 病の完全寛解を目標とするために，チオナマイド系は甲状腺機能が正常化した後，少なくとも 1 年間は継続する．

   (2) **中毒性多結節性甲状腺腫，中毒性甲状腺腫** チアマゾールやプロピルチオウラシルは，患者が放射性ヨード療法や手術を希望しないときに使用する．しかし，この薬物による治療では寛解にいたらず，生涯続ける必要があるため，好まれる方法ではない．

b. **用量** 典型的な開始量は次のとおりである.
  　(1) **プロピルチオウラシル**は 150 ～ 600 mg/日を 1 日 2 ～ 3 回.
  　(2) **チアマゾール**は 10 ～ 40 mg/日を 1 日 2 回. その後 1 日 1 回投与に変更する.
  c. **副作用** 最も多いのはアレルギー反応と消化器障害である. まれにプロピルチオウラシルは重篤な不可逆性肝壊死を起こし, またチアマゾールは可逆性の胆汁うっ滞を起こすことがある. いずれの薬物も, 約 300 人に 1 人の割合で顆粒球減少症を引き起こす. 治療を行う際, これらの副作用に注意し, もし症状が認められたら直ちに中止する.
  d. **妊娠** 妊婦の甲状腺治療薬としては, プロピルチオウラシルが好ましい. チアマゾールは胎児の先天性皮膚形成不全に関連する. 胎児の甲状腺機能亢進症や甲状腺腫の予防目的には, 最小量(プロピルチオウラシル 300 mg/日以下)を用いて甲状腺ホルモンを正常上限から軽度亢進状態で維持する.

> **HOT KEY** チオナマイド系を内服して咽頭痛, 発熱を認めたら, 顆粒球減少症を除外するために直ちに全血算(CBC)を確認する.

2. **ヨウ素酸ナトリウムとヨーパン酸**は胆嚢造影の際に用いられる経口薬だが, 米国では現在, 使用されていない. 甲状腺ホルモンの合成と遊離を阻害し, 同様に末梢血 $T_4$ 変換を阻害する.
  a. ヨウ素酸ナトリウムは(治療開始 1 ～ 2 日以内で)効果があるので, 甲状腺機能を急速に正常化させたり, 甲状腺機能が重症(甲状腺クリーゼ, 甲状腺切除の前処置)である場合に用いる.
  b. 甲状腺をヨウ素で飽和させるので, 放射性ヨードで治療する前には使用しない.
  c. 中毒性甲状腺腫, 中毒性結節性甲状腺腫でチオナマイド系を投与されている患者には使用しない. ヨウ素が甲状腺ホルモン合成のための基質を供給し, 甲状腺機能亢進症を再燃させるからである.
  d. ルゴール液やヨウ化カリウム(3 滴を 2 回/日)は Graves 病の術前処置として甲状腺の血管分布を適正化する. 過塩素酸カリウムは, 甲状腺ホルモン合成と遊離を急速に阻害する.
3. ***β* 遮断薬**はカテコールアミンの反応を減少させ, 末梢血 $T_4$ から $T_3$ への変換を減少させる. そのため, *β* 遮断薬は症状を軽減させるので補助治療として使用する.

4. **グルココルチコイド**は,さまざまな甲状腺疾患で用いられる.
   a. $T_4$ から $T_3$ への変換を減少し,重症で難治性の甲状腺機能亢進症や"甲状腺クリーゼ"(thyroid storm)の患者の治療に使用する.
   b. Graves 病の眼症の急性期治療において,免疫抑制剤として使用する.
   c. Graves 病の皮膚症状の治療に局所ステロイド薬として用いる.
   d. 症状が重篤であったり治療抵抗性の場合,短期間のグルココルチコイドを急性期の甲状腺炎に使用する.
5. **非ステロイド性抗炎症薬**(nonsteroidal anti-inflammatory drug:NSAID),アセトアミノフェンは甲状腺炎の頸部痛を軽減するのに用いる.
6. **コレスチラミン**は甲状腺クリーゼの補助治療として使用し,腸管循環で $T_4$ と結合して $T_4$ 値を適正化する.

B. **放射性ヨード($^{131}$I)療法**は,甲状腺がヨウ素を選択的に取り込むことを利用したものである. $^{131}$I は 1 回の投与で甲状腺の大きさや機能を著しく低下させることができる.
1. **適応** 中毒性多結節性甲状腺腫,中毒性甲状腺腫,Graves 病の治療にしばしば使用する.
2. **副作用** 良性甲状腺疾患の場合,治療用量では通常,耐性を生じる.
3. **レボサイロキシン置換** 一般的な放射性ヨード量を週から月単位で使用していると,治療後に甲状腺機能低下症をきたし,生涯にわたり甲状腺ホルモン置換が必要となる.

> **HOT KEY** 放射性ヨード療法は,高齢者では治療後甲状腺炎から甲状腺中毒症をきたし,心疾患を合併する(例:狭心症,心房細動)ことがあるため,注意が必要である.症状や甲状腺ホルモンの状態を注意してモニタリングし,β遮断薬や抗甲状腺薬を使用することで合併症の回避に努める.

C. **手術**は最終手段である.手術適応は次のとおりである.
1. 初期治療の失敗.
2. 甲状腺が腫大し,局所症状や閉塞症状が著明である.
3. 妊娠しており,薬物治療では甲状腺機能亢進症をコントロールできないとき(放射性ヨード療法は妊婦には絶対に禁忌である).

## Ⅵ フォローアップと紹介

**A. フォローアップ** 初期治療の間は頻繁（すなわち，1～2か月ごと）に受診させる．甲状腺機能正常化後は，3～4か月ごとに1回にし，1年間フォローを継続する．
 1. 甲状腺機能を定期的に検査し，治療の反応性を評価する．
    a. 放射性ヨード療法を施行した患者では，甲状腺機能低下症への進展リスクが高いため，甲状腺機能をモニターすべきである．
    b. TSH値は甲状腺機能が正常化した後，数か月は抑制されている（抗甲状腺薬または放射性ヨード療法により）．それゆえ，末梢血 $T_4$ 値の測定が有用である．

**B. 紹介**
 1. 甲状腺機能亢進症の診断や治療に難渋する場合や，患者の臨床症状に急変を認めた場合は，内分泌内科医に紹介する．
 2. 眼症があれば眼科医に紹介し，皮膚症状があれば皮膚科医にコンサルトする．
 3. 一部の患者（例：非常に大きな甲状腺腫）は，外科医に評価を求める必要がある．

---

**HOT KEY**
甲状腺クリーゼは甲状腺中毒症の急性増悪で，通常急速な全身状態の悪化をきたし，高熱，発作性心房細動のような著明な頻拍，精神状態の変化，悪心，嘔吐，痙攣を伴う．甲状腺クリーゼが疑われた場合は致命的になるため，集中治療下に置き，直ちに内分泌内科医へコンサルトする．

---

### 参考文献

Cooper DS. Antithyroid drugs for the treatment of hyperthyroidism caused by Graves' disease. *Endocrin Metab Clin North Am* 1998;27(1):225–247.
Gittoes NJ, Franklyn JA. Hyperthyroidism. Current treatment guidelines. *Drugs* 1998;55(4):543–553.
Lazarus JH. Hyperthyroidism. *Lancet* 1997;349(9048):339–343.

# 第78章 孤立性甲状腺結節

## I はじめに

A. 甲状腺結節は頻度が高く，米国では全人口の4～7％に触診可能の結節が認められる．画像技術の進歩（例：超音波）により，偶然に発見された甲状腺結節の数は増加している．超音波を用いた調査や病理解剖の研究では，対象症例の70％以上に少なくとも1つ以上の甲状腺結節が認められている．

B. 女性は男性に比べて4倍以上発症しやすい．

## II 鑑別診断

A. 良性コロイド結節
B. 良性濾胞腺腫
C. 悪性腫瘍
D. 囊胞
E. 炎症状態
F. 発生学的異常（すなわち，甲状舌管囊胞）

## III 患者へのアプローチ

精査の目的は，結節が悪性かどうか判断し，隣接臓器（気管や食道など）への圧迫を評価し，甲状腺機能を測定することにある．

> **HOT KEY**
> 孤立性甲状腺結節の大部分は良性である（約5％が悪性である）．

A. **病歴** 通常，甲状腺機能は正常で無症状である．確認すべき重要な質問項目は次のとおりである．
  1. 隣接臓器を圧迫して**局所症状**（例：嚥下困難，呼吸困難，慢性の刺激性の咳嗽，嗄声）を呈しているか？
  2. **甲状腺機能亢進**もしくは**甲状腺機能低下**による**症状**を認めるか？
  3. 頸部に外部放射線被曝の既往があるか（例：癌治療，痤瘡，胸腺肥大の治療による）？
  4. 甲状腺乳頭癌，甲状腺髄様癌，多発性内分泌腺腫症（multiple

endocrine neoplasia：MEN）Ⅱ型（MEN-Ⅱ型）の家族歴はあるか？
**B. 身体診察** 頸部を触診し，結節の弾性，大きさ，可動性，リンパ節腫脹，気管変位を評価する．必ず圧痛の有無を調べる．

> **HOT KEY** 悪性腫瘍のリスクファクターとして，20歳以下もしくは60歳以上の年齢，頭頸部の放射線治療歴，男性，急速な結節の増大や硬い結節，嗄声，リンパ節腫脹，甲状腺癌や多発性内分泌腺腫症Ⅱ型（MEN-Ⅱ型）の家族歴，がある．

> **HOT KEY** 以前から存在する結節の急速な増大や疼痛の増悪，またはその両方が起きた場合，原因は急性出血であることがほとんどで，悪性腫瘍によるものはほとんどない．

**C. 臨床検査**
  1. **甲状腺刺激ホルモン**（thyroid-stimulating hormone：TSH）は甲状腺機能の評価に必要である．
  2. **カルシトニン値**は甲状腺髄様癌やMEN-Ⅱの家族歴がある場合，測定を考慮する．
  3. **血清サイログロブリン値**は，高分化甲状腺癌の鑑別の際に測定すべきである．甲状腺切除術後は通常，サイログロブリンが甲状腺癌の腫瘍マーカとして有用である．

**D. 穿刺吸引細胞診**は診断の中心となる．熟練した専門家によって行われた場合，偽陽性率は5％以下，偽陰性は約1％である．
  1. 穿刺吸引細胞診は診断精度，簡便性，リスクの少なさで優れており，孤立性甲状腺結節の診断のための甲状腺ヨード摂取率の検査の役割を低下させた．
  2. 結果はおおまかに次の4種類に分けられる．具体的には次のとおりで，これをもとにさらなる精査や治療へと進める．
    a. **良性**
    b. **悪性または悪性腫瘍を疑う**
    c. **鑑別困難**
    d. **濾胞性腫瘍**

**E. 画像検査**は早期の評価ではほとんど役に立たない．なぜならば，画像検査では悪性腫瘍の除外や診断をすることができないからである．
  1. **超音波**は結節の大きさや硬さを測定できる．さらに，触診困難な

病変の穿刺吸引細胞診時にも用いることができる．超音波で微小石灰化のような特徴的所見を認めれば，悪性腫瘍に結びつく．
2. **CT と MRI** は隣接臓器の圧迫の程度を診断するのに役立つ．
3. **放射性ヨードスキャン**
   a. 放射性ヨードスキャンは，TSH が抑制されている場合に有用である．結節が"hot(集簇する)"であれば，おそらく穿刺吸引細胞診を行う必要はないであろう．
      (1) "hot"の結節は機能性で，画像上は周囲の甲状腺組織のヨード取り込みを表す．**"hot"に描出される結節は，まず悪性腫瘍ではない**．
      (2) "cold(集簇しない)"や"warm(集簇が弱い)"の結節は悪性の可能性がある．
   b. 穿刺吸引細胞診の結果が濾胞性腫瘍の場合，放射性ヨード検査を推奨する専門家もいる．結節がヨードを取り込んでいれば，悪性腫瘍のリスクは低下する，と考えられている．

# Ⅳ 治療

**A. 対処のアプローチ**　初期対応は甲状腺刺激ホルモン(TSH)と穿刺吸引細胞診の結果による(**図 78-1**)．しかし，もしも結節の急速な増大や局所の圧排症状を認めたならば，TSH 値や穿刺吸引細胞診の結果にかかわらず外科的評価をすべきである．

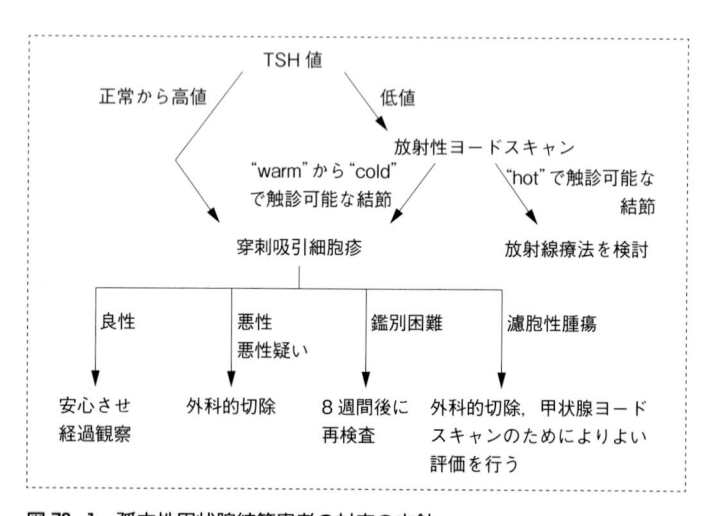

**図 78-1　孤立性甲状腺結節患者の対応の方針**
TSH：thyroid-stimulating hormone(甲状腺刺激ホルモン)

1. **TSH 値**
    a. TSH が**正常**か**高値**であれば，穿刺吸引細胞診の結果がその後の対応に影響する（下記の**Ⅳ**A2 参照）．
    b. TSH が**低値**であれば，放射性ヨードスキャンが有用かもしれない．結節が"hot"であれば，悪性である可能性は極めて低いので，放射線療法を検討すべきである．
2. **穿刺吸引細胞診の結果**
    a. **良性** 患者を安心させ，その後は結節の増大や局所症状の出現がないことを確認するまで経過観察すべきである．
    b. **悪性，悪性腫瘍の疑い** 診断の結果がリンパ腫でない限り，外科的治療を検討する．リンパ腫であれば化学療法の適応である．甲状腺髄様癌が疑われれば，患者と家族に関して多発性内分泌腺腫症Ⅱ型（MEN-Ⅱ型）について精査する必要がある．
    c. **鑑別困難** 再度，穿刺吸引細胞診が必要となる．前回の細胞診で炎症性変化があれば，次回に行う細胞診の結果を誤る可能性があるので，生検と生検の期間は適切な時間（8 週間）を空けるべきである．
    d. **濾胞性腫瘍** 細胞学的評価では正確に診断できない．悪性腫瘍の診断には被膜浸潤や脈管浸潤の所見が必要である．濾胞性腫瘍の約 10 〜 20%は手術時に悪性腫瘍だと判明する．このリスクを考慮し，多くの医師は手術を推奨しているが，悪性腫瘍の可能性を評価するために放射性ヨードスキャンを提唱する医師もいる（本章の**Ⅲ**E3b 参照）．
B. **治療法**
1. **甲状腺ホルモン投与** 甲状腺ホルモンは TSH 分泌を抑制するので，甲状腺結節は甲状腺ホルモンに反応して縮小するようである．
    a. 最近の前向き研究では，甲状腺ホルモン治療に反応する症例は 15%未満にすぎないといわれている．さらに長期投与では甲状腺ホルモン抑制のリスクを伴う（骨密度低下，頻拍性不整脈）．
    b. これらの理由により，甲状腺結節の治療に甲状腺ホルモン抑制を行うことには意見が別れており，限られた状況でのみ行うべきである．客観的な画像上の結節のサイズの変化といった方法（例：連続する超音波）によって，治療効果を判断すべきである．
2. **甲状腺全摘術** 多くの専門家は，頸部放射線照射の既往があり孤立性甲状腺結節を有する患者に対して，（穿刺吸引細胞診を行わずに）甲状腺全摘術を推奨している．この集団における悪性腫瘍の発生率は 30 〜 50%と高率であるためである．

## **V** フォローアップと紹介

甲状腺刺激ホルモン(TSH)が減少していたり,穿刺吸引細胞診で悪性の疑いがある場合,内分泌内科医や外科医への紹介を考慮する.

### 参考文献

Boigon M, Moyer D. Solitary thyroid nodules. Separating benign from malignant conditions. *Postgrad Med* 1995;98(2):73–74, 77–80.

Hermus AR, Huysmans DA. Treatment of benign nodular thyroid disease. *New Engl J Med* 1998;338(20):1438–1447.

# 第79章 カルシウム値の異常

## **I** はじめに

いかなる場合であっても，体内のカルシウムは99％が骨に貯蔵されている．残りの1％は血清中に存在し，そのうちの40％はアルブミンに結合し，10％は複合体（クエン酸，リン酸）となり，そして50％は遊離（イオン化）している．生物学的活性をもつのは遊離（イオン化）分画であり，それゆえこの分画が臨床的に重要である．

**A. 血清イオン化カルシウム値**は比較的狭い濃度域に保たれており（1.0〜1.3 mmol/L），基本的に副甲状腺ホルモン（parathyroid hormone：PTH）とビタミンDによって調節されている．

**B. 血清総カルシウム値** 通常は8.4〜10.6 mg/dLである（正確な幅は測定系によって異なる）．血清総カルシウム値の測定には，その他の血清蛋白（例：アルブミン）の濃度に左右されるので，解釈には注意が必要である．血清アルブミン値（正常は4 mg/dL）が1 mg/dL減少するごとに，血清総カルシウムは0.8 mg/dL増加すると考えられる．例えば，もし血清総カルシウム値が7.5 mg/dLでも血清アルブミン値が2 mg/dLであれば，補正総カルシウム値は9.1 mg/dL（つまり正常範囲内）である．しかし，この法則は概算であり，アルブミン値が極端な場合には当てはまらない．それゆえ，このような状況では血清イオン化カルシウムを検査するほうが好ましい．

## **II** 低カルシウム血症

**A. 低カルシウム血症の臨床所見** 徴候や症状の重症度は低カルシウム血症の程度と進行速度の両方に左右される．慢性低カルシウム血症の患者は無症状のこともあるし，一方，突然低カルシウム血症を生じた患者は重度の症状を生じるかもしれない．低カルシウム血症は神経系と筋細胞の興奮を高めるため，基本的に症状や徴候は神経筋および心血管系に生じる．

  1. **症状**
     a. 軽度の症状としては**筋攣縮，口唇や四肢の異常感覚**（paresthesia）がある．
     b. より重度の症状として**テタニー，吸気時喘鳴**（喉頭攣縮による），**痙攣，意識障害**がある．

## 2. 徴候

a. **Chvostek 徴候**（顔面神経を叩打すると表情筋が収縮する）
b. **Trousseau 徴候**（上腕動脈の血流を血圧計カフで遮断すると，手根の攣縮を生じる）
c. **錐体外路徴候**
d. **低血圧，うっ血性心不全**（congestive heart failure：CHF）の所見．**心電図上の QT 延長や房室ブロック**．
e. **白内障**（慢性低カルシウム血症の患者で）

## B. 低カルシウム血症の原因

> **記憶のコツ**
>
> **低カルシウム血症の原因は"HIPOCAL"**
>
> **H**ypoparathyroidism：副甲状腺機能低下症
> **I**nfection：感染症
> **P**ancreatitis：膵炎
> **O**verload States：輸液過剰
> **C**hronic renal failure：慢性腎不全
> **A**bsorption abnormalities：吸収不良症候群
> **L**oop diuretics and other drugs：ループ利尿薬やその他の薬物

1. **副甲状腺機能低下症**
    a. 副甲状腺機能低下症の原因としては，**副甲状腺障害**（例：手術，放射線照射，梗塞など），**自己免疫性障害，先天性障害**（例：DiGeorge 症候群），**浸潤性疾患**がある．
    b. 機能的副甲状腺機能低下症（例：PTH の分泌や活性の低下）は**二次性マグネシウム欠乏**を生じることがある．
2. **感染症** グラム陰性菌敗血症患者のうち 20％もの患者が後天性（副甲状腺ビタミン D 系の障害）による低カルシウム血症を生じる．この低カルシウム血症によって低血圧を生じることがあり，カルシウム補充に反応する．
3. **膵炎** 血清カルシウム値が 8 mg/dL 未満は，Ranson スコアの項目の1つである［訳注：わが国の急性膵炎重症度判定基準では，≤7.5 mg/dL］．カルシウム値は急性膵炎の重症度に相関する．
4. **輸液過剰** 時に，急速な血管内流量が増加した症例で低カルシウム血症を認めることがある．
5. **慢性腎不全** 腎臓で行われる 25-ヒドロキシビタミン D から 1,25-ジヒドロキシビタミン D への代謝が障害されると，腸管からのカ

ルシウム吸収が低下し，結果的に低カルシウム血症となる．
6. **吸収不良症候群**　カルシウム，マグネシウム，ビタミンDの吸収障害(いかなる理由にせよ)のある患者は低カルシウム血症を生じる．
7. **ループ利尿薬やその他の薬物**　サイアザイド系利尿薬(高カルシウム血症を生じる)とは異なり，フロセミドやその他のループ利尿薬は腎臓からのカルシウム排泄を増加させる．その他の薬物(例：ホスカルネット，クエン酸製剤，ビスホスフォネート)や輸血製剤もまた低カルシウム血症を生じる．

**C. 患者へのアプローチ**
1. **イオン化カルシウム値**を検査し，低カルシウム血症の臨床診断をつける．
2. あわせて**血清マグネシウム値**も測定し，低マグネシウム血症を除外する．補正すれば低カルシウム血症も補正され，それ以上の精査や治療が不要になる．
3. 次の**血清中濃度**を測定する．
    a. PTH
    b. 25-ヒドロキシビタミンDと，可能ならば1,25-ジヒドロキシビタミンD
    c. リン
    d. クレアチニン
    e. アミラーゼとリパーゼ(膵炎が疑われるとき)
4. **心電図**(EKG)をとりQT間隔延長があるか評価する．

> **HOT KEY**　副甲状腺機能低下症による低カルシウム血症は多腺性自己免疫症候群と関連している場合があるため，その他の内分泌障害の精査を考慮する(例：副腎不全)．

**D. 治療**
1. **重症例**　テタニー，不整脈，痙攣を生じているようであれば，救急外来へすぐに紹介する．
    a. **グルコン酸カルシウム**　1～2アンプル(1アンプル当たり93 mgのカルシウムを含む[訳注：わが国の製剤では，1アンプル5 mL当たり39.25 mgのカルシウムを含む])を初回投与として静注し，続いて0.5～1.5 mg/kg/時間の速度で持続静注する．
    b. **硫酸マグネシウム**　(2 gを10分間かけて)ほとんどの患者で投

与すること．もし低マグネシウム血症があれば，血清カルシウム値が正常化する前に補正しなければならない．

2. **軽症例** 比較的無症状であれば，カルシウム製剤とビタミンDの経口投与で通常は十分である．高カルシウム血症を最小限にとどめ，腎結石や腎石灰化症を予防する目的でカルシウムとビタミンDの投与量は，イオン化カルシウム値が正常下限を保つように定める．

   a. **カルシウム製剤** 通常，2〜4g/日を分2または分3で投与する．

   b. **ビタミンD** ビタミンDの半減期は比較的短いが効力は強く，生物活性も高いため，**カルシトリオール**(1,25-ジヒドロキシビタミンD)が最もよく用いられる．1回に0.25〜0.5μgを1日1回か2回投与する．しかし，高用量のエルゴカルシフェロール(ビタミン$D_2$)も有用であり，また価格もより安価である．

> **HOT KEY** 副甲状腺機能低下症の患者には通常，より高用量のカルシウム製剤とビタミンDが必要となる．

## E. フォローアップと紹介

1. フォローアップ

   a. 血清イオン化カルシウム値が正常化したならば，6か月ごとに測定すべきである．

   b. 24時間蓄尿での尿中カルシウム値を測定し，高カルシウム尿症(定義：カルシウムが400 mg/24時間以上)を生じていないことを確認すること．

2. **紹介**は，血清カルシウム値が変動したり，カルシウム製剤やビタミンDを多量に必要としたり，内分泌疾患を合併している場合には，内分泌内科医に紹介する．

# III 高カルシウム血症

## A. 高カルシウム血症の臨床所見
低カルシウム血症と同様に，程度と進行速度の両方が徴候や症状の重症度に影響する．

1. 症状は通常非特異的で，血清カルシウム値が12 mg/dLを超えてから出現する傾向にある．高カルシウム血症のよくある所見を覚える簡単な方法として，"abdominal MOAN(腹痛)，psychiatric GROAN(精神症状)，kidney STONE(腎結石)，urination ZONE(トイレ，つまり**多尿**)"と，韻を踏んで覚える．

a. **消化器症状**は便秘，悪心，嘔吐，食欲不振がある．
b. **中枢神経系**(central nervous system：CNS)**症状**：混乱，抑うつ，嗜眠，衰弱がある．昏睡から死にいたる場合もある．
c. **腎症状**は腎臓の濃縮能が低下する結果として，腎結石，多尿，多飲を生じ，腎不全となる．
 2. **徴候**としては高血圧，筋緊張低下，深部腱反射低下，EKG 上の QT 間隔短縮がある．
B. **高カルシウム血症の原因**　高カルシウム血症の 80 〜 90％の症例で，悪性腫瘍か副甲状腺機能亢進症が原因である．院内では悪性腫瘍が最も頻度の高い原因であるが，外来では副甲状腺機能亢進症が多数を占める．

> **記憶のコツ**
>
> **高カルシウム血症の原因は"My Favorite MISHAP"（私の好きな災難）**
>
> **M**edications：薬物（例：リチウム，サイアザイド系利尿薬）
> **F**amilial hypocalciuric hypercalcemia（FHH）：家族性低カルシウム尿性高カルシウム血症 (FHH)
> **M**alignancy：悪性腫瘍
> **I**ntoxication or **I**mmobilization：中毒（ビタミン D，A 過量内服），長期臥床
> **S**arcoidosis：サルコイドーシス（およびその他の肉芽腫性疾患とリンパ腫）
> **H**yperparathyroidism or **H**yperthyroidism：副甲状腺機能亢進症，甲状腺機能亢進症
> **A**ddison's disease or milk-**A**lkali syndrome：Addison 病，ミルクアルカリ症候群
> **P**aget's disease or **P**heochromocytoma：骨 Paget 病，褐色細胞腫

 1. **薬物**
a. **リチウム**　慢性的なリチウム使用によって PTH 分泌の閾値が変化し，副甲状腺機能亢進状態となる．
b. **サイアザイド系利尿薬**　腎臓のカルシウム再吸収を亢進する．
 2. **家族性低カルシウム尿性高カルシウム血症**(familial hypocalciuric hypercalcemia；FHH)　良性の常染色体優性疾患で，軽度の高カルシウム血症，低カルシウム尿症，時に高マグネシウム血症を生じるのが特徴である．腎臓と副甲状腺のカルシウム受容体が欠如しているため，腎臓のカルシウム再吸収と PTH 分泌の閾値がそ

れぞれ変化している．この疾患では PTH が軽度増加しており，そのため FHH を原発性副甲状腺機能亢進症と鑑別することが重要である．

3. **悪性腫瘍**　悪性腫瘍による高カルシウム血症にはいくつかの機序が関与している．
   a. 一部の腫瘍（例：乳癌，肺癌，腎細胞癌）は PTH 関連ペプチドを産生する．これは，最も重要な背景メカニズムである．
   b. その他の悪性腫瘍（例：多発性骨髄腫，おそらくいくつかのリンパ腫）では破骨細胞活性化因子を産生し，破骨性骨吸収を促進する．
   c. 高カルシウム血症は局所的骨溶解で生じることもある（全身性骨病変がある場合にみられる）．
   d. 一部のリンパ腫では，25-ヒドロキシビタミン D から 1,25-ジヒドロキシビタミン D への変換が亢進している．

4. **中毒**　理由ははっきりしないが，大量のビタミン D を内服している患者がいる．ビタミン A 中毒も起こることがあるが，ビタミン D 中毒よりははるかに少ない．

5. **長期臥床**は除外診断である．高カルシウム血症（骨吸収亢進の結果）は通常，小児や若年成人，骨 Paget 病患者が長期間臥床していた場合に生じ，しばしば高カルシウム尿症を伴う．

6. **サルコイドーシス，その他の肉芽腫性疾患**（例：結核，ベリリウム症）**とリンパ腫**　25-ヒドロキシビタミン D から 1,25-ジヒドロキシビタミン D への変換がマクロファージやリンパ組織内で亢進することにより，高カルシウム血症を生じる．

7. **副甲状腺機能亢進症**
   a. **原発性副甲状腺機能亢進症**では，副甲状腺機能亢進症患者の 80％以上が孤発性腺腫による．
   b. 4 腺過形成（four-gland hyperplasia，患者の 10％）は，時に多発性内分泌腫瘍（multiple endocrine neoplasia：MEN）のⅠ型やⅡ型（MEN-Ⅰ，MEN-Ⅱ），多発性腺腫（5％以下）と関連しており，また癌（1～2％）も副甲状腺機能亢進症を生じることがある．
   c. **三次性副甲状腺機能亢進症**では，長期間にわたり二次性副甲状腺機能亢進症（通常は末期腎不全患者）にみられ，副甲状腺の過形成が自律的になり高カルシウム血症を生じる．

8. **甲状腺機能亢進症**　甲状腺機能亢進状態の患者の 15～20％に高カルシウム血症を生じ，おそらく破骨性骨再吸収によるものである．

9. **Addison 病** 副腎不全が高カルシウム血症を生じる機序については明らかでなく，多因子性と考えられている．関連する1つの機序として，著明な血管内虚脱とそれによる血液濃縮があげられる．
10. **ミルク-アルカリ症候群** 炭酸カルシウム製剤(消化性潰瘍の患者や，カルシウム製剤を内服している慢性腎不全患者でしばしば処方されている)が過剰摂取された場合に二次性高カルシウム血症を生じる．
11. **骨 Paget 病(変形性骨炎)** 再吸収と骨形成の双方が過剰となるのが特徴で，骨構造が崩壊したときに骨格異常を生じる(例：脊椎後彎，脛骨彎曲，難聴を伴う頭蓋拡張)．少なくとも 2/3 以上の患者は無症状である．高カルシウム血症は長期臥床によって生じることがある．
12. **褐色細胞腫** 一部の患者では副甲状腺ホルモン類似ペプチド(parathyroid hormone-related peptide：PTHrP)が産生されている．しかし高カルシウム血症をきたす機序は完全にはわかっていない．

**C. 患者へのアプローチ** 低カルシウム血症と同様に，臨床診断をつけるために血清イオン化カルシウム値を測定すべきである．高カルシウム血症の存在を認めたら，原因の確定を行う．

1. **病歴** カルシウム，ビタミン D，ビタミン A の内服歴とサイアザイド系利尿薬やリチウム使用歴を問診する．
2. **臨床検査所見**は有用である．
   a. **血清 PTH，アルカリホスファターゼ**(alkaline phosphatase：ALP)，**リン値**を測定し，**副甲状腺機能亢進症**がないかどうか評価する．本症が存在すれば PTH 値は上昇，ALP とリン値は低下している．

---

**HOT KEY** 家族性低カルシウム尿性高カルシウム血症(FHH)患者ではしばしば血清副甲状腺ホルモン(PTH)値はわずかに上昇しており，副甲状腺機能亢進症と誤診してしまうことがある．高カルシウム血症患者の"正常範囲の"PTH 値は不適切であり，副甲状腺機能亢進症か FHH の存在を示している．

---

**HOT KEY** 活動性の骨 Paget 病患者では通常，アルカリホスファターゼ(ALP)値は上昇している．

b. **24時間蓄尿**で尿中カルシウム値とクレアチニンクリアランスを評価する．カルシウム排泄が低下（< 50 mg/24時間）していればFHHが強く疑われるため有用である．クレアチニンクリアランスは腎障害の有無の評価にも役立つ．
  c. 血清PTH値が抑制されており，高カルシウム血症を説明できないならば，次の検査が診断に有用である．
    (1) **血清PTHrP値** PTHrPが上昇していれば，潜在性の悪性腫瘍を示唆する．
    (2) **血清ビタミンD値**
        (a) 25-ヒドロキシビタミンD値はビタミンD中毒をスクリーニングする．
        (b) 1,25-ジヒドロキシビタミンD値は肉芽腫性疾患やリンパ腫による高カルシウム血症をスクリーニングする．
    (3) **甲状腺機能検査**は甲状腺機能亢進症を除外するために施行すべきである．
    (4) **血清電気泳動**は多発性骨髄腫の有無を評価する場合に適応となる．
    (5) **早朝血清コルチゾール値，副腎皮質刺激ホルモン**（adrenocorticotropic hormone：**ACTH）値刺激テスト**は副腎不全が臨床上で疑われる場合に，除外のため施行する．
**D. 治療** 血清カルシウム値を下げることと，高カルシウム血症の原因となった病態の治療を行う．
  1. **急性期治療** 意識障害，不整脈，そのほか不安定な医学的問題を生じている患者は，高カルシウム血症に対して積極的な治療を行うために入院させるべきである．
    a. **生理食塩液による補液**（初期輸液量1～2 L，その後250 mL/時間で患者の状態に合わせて継続）で通常，カルシウム尿排泄が開始される．
    b. **ループ利尿薬**（例：フロセミド）は体液量が正常の場合に施行する．体液欠乏状態であれば，高カルシウム血症を増悪させる．
    c. **ビスホスフォネート製剤**は静注で用い，高カルシウム血症の程度に依存することなく血清カルシウム値を減少させる．**パミドロン酸**は60～90 mgを2～4時間かけて点滴静注する．ゾレドロン酸は4 mgを15分以上かけて投与する．
      (1) 静注ビスホスフォネート製剤の効果発現には，少なくとも投与後24～48時間を要するため，早期の追加投与は行わない．
      (2) パミドロン酸の効果は数週間持続し，ゾレドロン酸ではさ

> **HOT KEY**
>
> ビスホスフォネート製剤を投与された患者の**顎骨壊死**が近年報告されている．リスクファクターとして，ビスホスフォネート製剤(特にゾレドロン酸)の長期間使用，化学療法や放射線療法の併用，口腔外傷や歯科的問題がある．このリスクおよび治療中には口腔内衛生を保つことについて，患者に説明すべきである．

らに長く持続する．

- d. **カルシトニン**(4 IU/kg 筋注または皮下注)は血中カルシウム値を適度に低下させる．特に静注ビスホスフォネート製剤の効果が発現するまでに用いる．
  - (1) 効果減弱作用(tachyphylaxis)のため通常，効果は持続しない．
  - (2) カルシトニンは骨粗鬆症による圧迫骨折の急性疼痛を緩和するのに有効である[訳注：わが国での適応はこの効能のみである]．
- e. **コルチコステロイド**は 25-ヒドロキシビタミン D から 1,25-ジヒドロキシビタミン D への変換を抑制する．特に肉芽腫性疾患に関連した高カルシウム血症を治療するのに有用である．
- f. **経口リン製剤**(250～500 mg を 1 日 4 回内服)はカルシウムと結合することで血中カルシウム値を低下させる．しかし，異所性石灰化と下痢を生じるため，使用機会は限定されている．
- g. **その他の手段**としては，治療抵抗性の高カルシウム血症に対し gallium nitrate や mithramycin といった薬物を考慮するが，いずれも非常に毒性が強い．最終手段としては，**腹膜透析**や**血液透析**を施行する．

2. **根本的治療** カルシウム値が妥当な程度に低下し，患者の症状が改善したら，治療対象は基礎疾患へと移る．
   - a. **原発性副甲状腺機能亢進症** 症候性患者に対する根本的治療は，通常は**副甲状腺摘出術**である．コンセンサスを得ているガイドラインでは，無症候性患者でも次の場合は手術を推奨している．
     - (1) カルシウムが 1.0 mg/dL 以上に正常上限を超過している．
     - (2) 高カルシウム尿症(常食摂取下で＞400 mg/日)
     - (3) 骨粗鬆症(腰部，脊椎，橈骨遠位で T スコア＜−2.5)
     - (4) クレアチニンクリアランスの 30％以上の減少

(5) 50 歳未満
(6) フォローアップ不可能，またはこれを希望しない無症候性で手術を施行しない患者は，血中カルシウム値を2年おきに，血中クレアチニン値と骨密度（腰部，脊椎，前腕）を毎年フォローすべきである．
  b. **その他の原因**（例：悪性腫瘍，サルコイドーシス）で**原疾患の治療を行うことで高カルシウム血症はしばしば改善し軽快する**．

> **HOT KEY** 家族性低カルシウム尿性高カルシウム血症（FHH）は治療不要である．

## E. フォローアップと紹介

1. **フォローアップ**は原疾患による．例えば，悪性腫瘍や副甲状腺過形成の治療後であれば，高カルシウム血症が再発の前兆となりうるので，定期的な血清カルシウム値の測定が有用である．
2. **紹介**は次のような場合では専門医に紹介すべきである．
  a. 急性の高カルシウム血症が通常の治療に反応しない場合．
  b. 専門医による原疾患の治療が最適である場合．
  c. 副甲状腺機能亢進症に対して外科治療の適応となるかどうか不明瞭な場合．
  d. 多発性内分泌腫瘍Ⅰ型（MEN-Ⅰ），MEN-Ⅱが疑われる場合．

## 参考文献

Barri YM, Knochel JP. Hypercalcemia and electrolyte disturbances in malignancy. *Hematol Onc Clin North Am* 1996;10(4):775–790.
Bilezikian JP, Potts JT Jr, Fuleihan Gel-H, Kleerekoper M, Neer R, Peacock M, Rastad J, Silverberg SJ, Udelsman R, Wells SA. Summary statement from a workshop on asymptomatic primary hyperparathyroidism: a perspective for the 21st century. *J Clin Endocrinol Metab* 2002;87(12):5353–5361.
Bushinsky DA, Monk RD. Calcium. *Lancet* 1998;352(9124):306–311.
Reber PM, Heath H 3rd. Hypocalcemic emergencies. *Med Clin North Am* 1995;79(1):93–106.
Rude RK. Hypocalcemia and hypoparathyroidism. *Curr Ther Endocrinol Metab* 1997;6:546–551.
Woo SB, Hellstein JW, Kalmar JR. Systematic review: bisphosphonates and osteonecrosis of the jaws. *Annals of Internal Medicine* 2006;144(10):753–761.

# 第80章 骨粗鬆症

## 1 はじめに

**A. 定義** 骨粗鬆症では，骨形成が骨吸収を上回った結果，低骨量と骨の微細構造の不整が特徴であり，骨折のリスクが増加する．

1. 世界保健機関(World Health Organization：WHO)では，**骨密度**(bone mineral density：BMD)に基づく分類を作成し，閉経以降の白人女性の脊椎や股関節に適用される(**表80-1**)．
2. **男性**の診断基準には議論の余地がある．骨密度の基準を性別に設けるべきか見解は一致していない．同じ骨密度であれば男女にかかわらず骨折のリスクは同等と考えられるので，男性に対しても同一のカットオフ値が用いられている(**表80-1**)．

**表80-1 WHOによる骨粗鬆症の定義**

| 定義 | BMD Tスコア*(DXA法) |
| --- | --- |
| 正常 | −1＜ |
| 骨量低値(または骨減少) | −1〜−2.5 |
| 骨粗鬆症 | ＜−2.5 |
| 重症(established)骨粗鬆症 | ＜−2.5で1つ以上の脆弱性骨折が存在する |

*Tスコア：若年で健康な母集団を基準にした標準偏差

**B. 疫学**

1. 骨粗鬆症による骨折を生涯で経験する割合は，女性の半分以上と男性の約1/3にのぼると推測されている．
2. 女性では，股関節骨折により，受傷後1年以内の死亡率が10〜20％増加する．股関節骨折による死亡率は男性でも増加する．

**C. リスクファクター** 骨粗鬆症の進行において，**年齢**が最大のリスクファクターである．その他のリスクファクターについては，**表80-2**に要約する．

表80-2 閉経後女性における骨粗鬆症と骨折のリスクファクター*

主なリスクファクター
　成人期の骨折の既往
　第一度近親の脆弱性骨折
　低体重
　現在の喫煙
　3か月以上のコルチコステロイド治療
追加のリスクファクター
　視力障害
　若年でのエストロゲン欠乏(45歳未満)
　認知症
　健康障害
　最近の転落歴
　カルシウムやビタミンDの摂取不足
　身体活動低下
　飲酒(2杯以上/日)

*米国骨粗鬆症財団ガイドライン

> **HOT KEY**
> 骨粗鬆症は脆弱性骨折が起きるまで無症状であるが，多くの患者で合併症を予防することは可能である．

## II 患者へのアプローチ

### A. スクリーニング

1. **骨密度測定** 骨粗鬆症患者の骨折のリスクは，骨密度測定により計測される骨量に直接相関する．つまり骨密度(BMD)が低いほど骨折のリスクが増す．

    a. **方法** 骨密度測定は骨量を測定する非侵襲性の検査であり，骨折のリスクを前もって安全かつ正確に評価する．最も一般的で，正確で，広く用いられている方法は**二重X線吸収測定法**(dual x-ray absorptiometry：DXA)である．

    b. **適応** 骨密度測定は次のようなグループを対象に行う．
    
    (1) 65歳以上の全女性
    (2) 表80-2に示したリスクファクターをもつ閉経後女性
    (3) 早期エストロゲン欠乏のある女性(例：45歳以前の閉経，閉経以前の両側卵巣摘出，更年期前の過少月経や無月経)
    (4) 長期のグルココルチコイド治療中か，治療を計画している

患者
(5) 原発性副甲状腺機能亢進症の患者
(6) 脆弱性骨折や X 線上で骨減少を認める患者
(7) 骨粗鬆症のリスクファクター(例：性腺機能低下症)をもつか，身長が 4 cm(1.5 インチ)以上縮んだ男性

> **HOT KEY**
> 男性のスクリーニング検査としての二重 X 線吸収測定法(DXA)は，現時点では推奨されていない．

　c. **結果の解釈**　骨密度の結果は，患者の測定結果と"健康な若年"集団の平均との標準偏差(**T スコア**)，もしくは一定年齢の性別ごとの集団の平均(**Z スコア**)を比較した標準偏差として表される．**表 80-1** の定義を参照．

> **HOT KEY**
> 棘突起後部での退行性変化があると，特に高齢患者で前後の脊椎密度を増加させ，骨密度の測定結果が誤って"正常に"なってしまう．側面二重 X 線吸収測定法(DXA)，骨塩濃度の半定量 CT，代替法による骨評価が評価として有用である．

2. **臨床検査**　現在，骨粗鬆症診断の確立した生化学マーカとして一般に用いられているものは存在しない．N-テロペプチドやオステオカルシンといった骨回転のマーカが骨破壊の促進の有無を調べるのに有用かもしれない．

### B. 骨粗鬆症患者の評価

1. **臨床検査**
　a. **一般検査**　すべての骨粗鬆症患者に対して適応となる生化学検査は限られている．
　　(1) **全血球計算**(complete blood count：CBC)と**一般生化学検査**(肝・腎機能)は診断未確定の既存の慢性疾患を除外する．
　　(2) **血清カルシウム**と**血清リン**
　b. **特異的検査**は特徴的な徴候や症状を認める患者から，続発性に骨粗鬆症が生じる疾患を除外する(**表 80-3**)．**表 80-4** にそれらの疾患の診断に必要な検査を表している．

表80-3 骨粗鬆症のリスク増加に関連する疾患と薬物*

| 疾患 | | |
|---|---|---|
| AIDS/HIV | 経,骨粗鬆症) | 吸収不良 |
| アミロイドーシス | 胃切除術 | 肥満細胞症 |
| 強直性脊椎炎 | Gaucher病 | 多発性骨髄腫 |
| 慢性閉塞性肺疾患(chronic obstructive pulmonary disease:COPD) | ヘモクロマトーシス | 多発性硬化症 |
| | 血友病 | 悪性貧血 |
| | 副甲状腺機能亢進症 | 腫瘍によるPTHrP分泌 |
| | 甲状腺機能亢進症 | 関節リウマチ |
| 先天性ポリフィン症 | 性腺機能低下症 | 脊髄離断 |
| Cushing症候群 | 低ホスファターゼ血症 | 熱帯性下痢(スプルー) |
| 糖尿病 | 特発性側彎 | 脳卒中 |
| 摂食障害 | 炎症性腸疾患 | |
| 女性選手三主徴症候群(食行動異常,無月 | 肝疾患 | |
| | リンパ腫,白血病 | |
| **薬物** | | |
| アルミニウム | releasing hormone agonists:GnRH)作動薬 | プロゲステロン(持続性薬物) |
| 抗痙攣薬 | | タモキシフェン |
| 抗癌剤 | | サイロキシン(超生理学的量) |
| グルココルチコイド | ヘパリン(長期投与) | |
| 性腺刺激ホルモン放出因子(gonadotropin- | 免疫抑制剤 | |
| | リチウム | |

*米国骨粗鬆症財団ガイドライン

(1) 可逆性で無症候性のビタミンD欠乏患者は高率に存在するので,血清25-OHビタミンD測定をすべての患者で検討する.
(2) **甲状腺刺激ホルモン**(thyroid-stimulating hormone:TSH)甲状腺ホルモン補充療法中の患者で測定する.
(3) 低カルシウム尿(<100 mg/日.ビタミンD欠乏やカルシウムの摂取不足が疑われる)や高カルシウム尿(>300 mg/日.原発性副甲状腺機能亢進症や腎性のカルシウム漏出が疑われる)の検査のために,**24時間蓄尿によるカルシウム**(クレアチニンも)を測定すべきであるという意見もある.

表 80-4 続発性骨粗鬆症の原因となる主な疾患

| 疾患 | 診断学的検査 |
|---|---|
| セリアック病 | 血清中抗トランスグルタミナーゼ抗体 |
| 慢性腎疾患 | 血中尿素窒素(BUN),クレアチニン |
| Cushing 症候群 | 24 時間尿中遊離型コルチゾール,デキサメタゾン 1 mg 抑制試験 |
| 摂食障害(神経性無食欲症) | 病歴,身体診察 |
| 副甲状腺機能亢進症 | 完全副甲状腺ホルモン(parathyroid hormone:PTH) |
| 甲状腺機能亢進症 | 甲状腺刺激ホルモン(thyroid-stimulating hormone:TSH) |
| 性腺機能低下症 | テストステロン(男性),月経歴(女性) |
| 肝疾患 | 肝逸脱酵素,肝機能 |
| 多発性骨髄腫 | 血清蛋白電気泳動,尿中蛋白電気泳動 |
| ビタミン D 欠乏症 | 25-ヒドロキシビタミン D |

> **HOT KEY**
> Z スコア-2.0 は,続発性骨粗鬆症を発見する手がかりとなる.

2. **単純 X 線写真**は正確な骨折の診断には不可欠で,骨折が臨床的に疑われる場合(例:転落後)には撮影する.

## Ⅲ 治療と予防
### A. 生活習慣の改善
1. **転落防止** 転落のリスクを減少させるものとしては,視力障害や聴覚障害の矯正,平衡感覚や歩行の評価,安定性に影響を与える薬物投与の回避,自宅のバリアフリー化(例:照明の改善,小型のじゅうたんのような危険な物を取り除く)がある.転倒リスクの高い患者ではヒッププロテクターを検討する.
2. **禁煙,節酒**
3. **習慣的な体重負荷運動** 体重負荷運動と筋力増強運動は転倒リスクを減らし,骨密度増加に一定の効果が得られるであろう.

### B. 栄養療法
1. **カルシウム**は骨成分に不可欠である.生涯を通じてカルシウムの十分な摂取を確保すべきである.

a. 米国科学アカデミー(National Academy of Sciences：NAS)では，50歳以上の成人では1日当たり最低1,200 mgのカルシウム摂取を推奨している．
b. 通常，米国の閉経後女性では食事からのカルシウム摂取は1日当たり600 mgである．そのため，しばしば補給が必要である．
2. **ビタミンD**は消化管でのカルシウム吸収量を増加させる．ビタミンD欠乏によって，二次性副甲状腺機能亢進症や骨粗鬆症が起きるかもしれず，実際それらはよく発症する．高齢者，慢性疾患を有する患者，有色人種でこれらの疾患を有する患者では，さらにリスクが高い．
    a. NASでは50歳以上の成人に対して，ビタミンDを1日当たり400〜600 IU摂取するように推奨している．
    b. 上記のビタミンD欠乏のリスクがある場合，ビタミンDを1日当たり800 IU摂取するように推奨している．

> **HOT KEY**　ビタミンDとカルシウムの両方を含む錠剤は有用であり，患者のコンプライアンスを改善させるであろう．

## C．薬物療法

1. **治療対象者**　米国骨粗鬆症財団(National Osteoporosis Foundation：NOF)では，以下の女性に対して骨折のリスクを減少させるために治療を推奨している．
    a. 骨密度Tスコアが−2.0未満(股関節二重X線吸収測定法)，リスクファクターなし
    b. 骨密度Tスコアが−1.5未満(股関節二重X線吸収測定法)，リスクファクター1つ以上(**表80-2**参照)
    c. 脊椎や股関節骨折の既往
2. **薬物の種類**
    a. **ビスホスホネート製剤**は，破骨細胞の活動を阻害し，骨吸収抑制作用をもつ薬物である．
       (1) **適応**　ビスホスホネート製剤は，米国食品医薬品局(Food and Drug Administration：FDA)により，骨粗鬆症の治療と予防目的で承認されており，多くの患者に第1選択の治療として行われ，骨折のリスクを50%以上減少させる．
    b. **投与方法**　ビスホスホネート製剤は，食前30分，もしくは就寝60分前に，コップ1杯の水で内服しなければならない．
       (1) **アレンドロン酸**(週1回70 mg，もしくは1日1回10 mg)［訳

注：わが国では週1回35 mgもしくは1日1回5 mg]
  (2) **リセドロン酸**(週1回35 mg, もしくは1日1回5 mg)[わが国では週1回17.5 mg, もしくは1日1回2.5 mg]
  (3) ibandronate(月1回150 mg)
 c. **副作用**は嚥下障害, 食道炎, 筋肉痛がある. 慢性腎臓病患者のビスホスフォネート製剤の経口摂取は, 十分には研究されていない.

> **HOT KEY**
> 
> ビスホスフォネート製剤については, 投与例での**顎骨壊死**が報告されているが, その大部分は経静脈投与された癌患者である. 骨粗鬆症でビスホスフォネート製剤を経口摂取している患者で骨壊死にいたる例はまれである. 医師は患者に歯の手入れを推奨し, 治療によるリスクと利点について説明すべきである.

 d. モニタリングとして骨密度測定を2～3年ごとに行うように推奨しているが, 骨密度の軽度の変化は, 骨折のリスク改善を過小評価する可能性がある.
 e. 最適な**治療期間**は定められていない. しかし, アレンドロン酸は, 骨の強度への影響なしに少なくとも7年間は安全に用いることができる. アレンドロン酸が5年以上投与されていれば, 投与終了後3～5年間での骨量の減少はわずかである.
 f. **経静脈投与のビスホスフォネート製剤**(例：パミドロン酸, ゾレドロン酸)は現在, FDAでは骨粗鬆症治療の適応を承認していない. これらは未認可であるが有用である. ゾレドロン酸の適応については現在研究中である.
3. **エストロゲン/ホルモン療法**(estrogen/hormone therapy：ET/HT)は破骨細胞の活動を抑制し, 骨吸収抑制作用をもつ.
 a. **適応** 現在FDAは, これらの薬物は骨粗鬆症の予防にのみ承認しているので, 他の治療法をまず考慮すべきである.
 b. **投与** 内服薬と経皮薬が存在する. 子宮摘出の既往がない女性では, 子宮癌のリスクの増加を防ぐために, **プロゲスチン**を含むホルモン療法を行うべきである.
 c. **副作用** 「女性の健康イニシアチブ」(Women's Health Initiative：WHI)では, 複合ホルモン療法を平均5.2年間施行した閉経後の女性において, 心筋梗塞, 脳卒中, 乳癌, 静脈血栓塞栓症のリスクが増加したことを発見した. しかしこの結果は, 他

の症例，異なる薬物量，異なるホルモンの組み合わせでも同様の結果となるとは限らず，ET/HT の治療前に患者と相談すべきである．

4. **カルシトニン**　骨粗鬆症患者においてカルシトニンは骨量の減少を予防する(しかし骨折は予防しない)と報告している研究もある．

   a. **適応**
      (1) FDA は女性では閉経後最低 5 年間の投与を承認している．カルシトニンは，ビスホスホネート製剤や他の治療が行えない患者に対して検討されることがある．
      (2) カルシトニン(50～100 IU/日)は脊椎骨折に起因する疼痛の治療法として効果的であることが示されている．
   b. **投与**　カルシトニンは経鼻スプレー(200 IU)や皮下注射で投与される［訳注：わが国では注射剤のみ］．

5. **副甲状腺ホルモン**〔(parathyroid hormone(1-34)：PTH)，**テリパラチド**〕は骨形成を促進し，FDA に初めて承認された蛋白同化薬である．

   a. **適応**　中等度から重度の骨粗鬆症で現在の治療に限界がある患者．
   b. **投与**　テリパラチド(20 μg)は，毎日皮下注射で投与し，投与期間は 2 年間以内である．
   c. **副作用**　高カルシウム血症(通常は無症状)，悪心，浮動性めまい，こむら返りがある．テリパラチドをラットに用いた研究で，高用量治療群に骨肉腫の発症を認めたことから，骨 Paget 病，放射線療法の既往，骨格の悪性腫瘍，骨転移に対しては本薬物を使用しないこと．
   d. **中止時**には，副甲状腺ホルモン(PTH)による骨密度の増加を維持するために，ビスホスホネート製剤のような骨吸収抑制作用薬の投与を開始すべきである．

6. **ラロキシフェン**は選択的エストロゲン受容体モジュレータである．一部の組織内でエストロゲン様に作用するが，その他の組織内では作用しない．

   a. **適応**
      (1) FDA では，閉経後女性の治療と予防に承認している．
      (2) ラロキシフェンは浸潤性乳癌のリスクを減少させるが，この浸潤性乳癌のリスク減少の目的では未承認である．
   b. **投与**　ラロキシフェン(1 日量 60 mg)
   c. **副作用**　のぼせ，悪心，こむら返りがある．ラロキシフェンで

は心疾患や心疾患死亡率の増加は認めないが，静脈血栓塞栓症や致命的な脳卒中のリスクが増加する．
 7. **米国食品医薬品局(FDA)未承認薬** 骨粗鬆症に対するFDA未承認薬として，その他のビスホスフォネート製剤(エチドロン酸，パミドロン酸，チルドロン酸，ゾレドロン酸)，カルシトリオール(合成ビタミンD誘導体)，フッ化ナトリウム，strontium ranelate，チボロンがある．

## 参考文献

Barrett-Connor E, Mosca L, Collins P, et al. Effects of raloxifene on cardiovascular events and breast cancer in postmenopausal women. *New Engl J Med* 2006;355(2):125–137.

Deal CL. Osteoporosis: prevention, diagnosis, and management. *Am J Med* 1997;102(1A): 35S–39S.

Manson JE, Hsia J, Johnson KC, et al. Estrogen plus progestin and the risk of coronary heart disease. *New Engl J Med* 2003;349(6):523–534.

National Osteoporosis Foundation. Physician's Guide to Prevention and Treatment of Osteoporosis; 1999, Updated September 2005. (Accessed July 18, 2006 at http://www.nof.org)

Rosen CJ. Postmenopausal osteoporosis. *New Engl J Med* 2005;353(6):595–602.

# Part XII

# 感染症

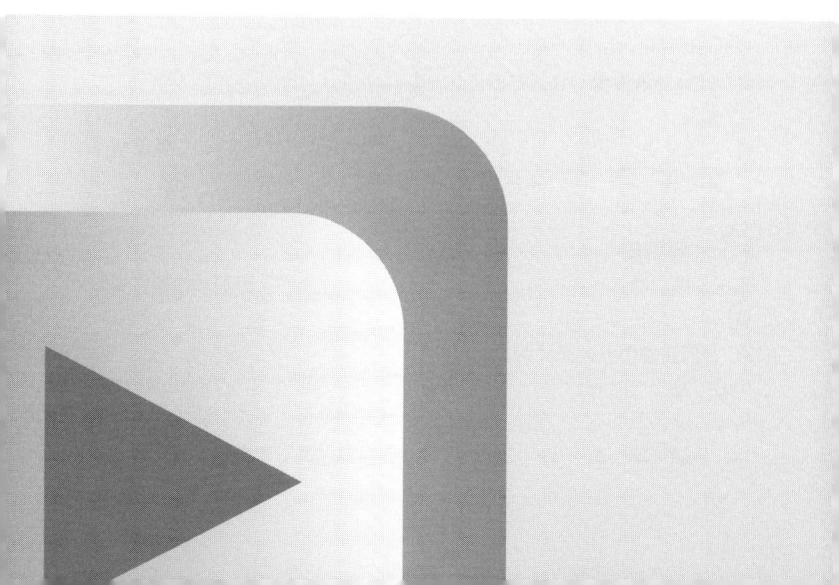

# 第81章 性感染症

## I はじめに
米国では性感染症(sexually transmitted diseases：STD)の患者数は毎年1,800万人以上にのぼると報告されている．STDはヒト免疫不全ウイルス(human immunodeficiency virus：HIV)感染，不妊，流産，肛門性器癌のリスクを高めるなどの重大な事態をもたらす．

## II 性感染症(STD)の予防
### A. 安全な性行為の実践についての教育とカウンセリング
1. ラテックス製コンドームの使用をすすめる．他の材質よりも破損や脱落の可能性が低いからである．理想的には，コンドームはすべての性行為(口腔，腟，肛門による性交)で使用すべきである．
2. STDやHIVの予防には**殺精子剤は効果がない**．
3. パートナーがSTDに罹患している場合は禁欲をすすめる．

### B. 無症候性STDを適切にスクリーニングする．
1. 女性の *Chlamydia trachomatis* や淋菌(*Neisseria gonorrhoeae*)のスクリーニングは，本章VII Eを参照．
2. 男性同性愛者(men who have sex with men：MSM)には，定期的にHIV，梅毒，尿道淋菌とクラミジア，咽頭淋菌(口-性器接触を行う場合)，直腸淋菌とクラミジア(肛門性交を行う場合)のスクリーニングを行う．

### C. STD患者の**セックスパートナー**には，カウンセリングや治療をすすめる．

### D. ワクチンで予防できるSTD(例：A型肝炎，B型肝炎)は，**曝露前予防接種**を施行する(本章X A，B参照)．

## III 性器潰瘍
米国では，陰部ヘルペス，梅毒，まれであるが軟性下疳が，性器潰瘍の原因として極めて高い．

### A. 性器潰瘍患者の診断評価
通常，病歴と身体診察だけでは疾患を十分に鑑別できない．そのうえ，潰瘍の原因となる2つの型の微生物に感染している場合もある．そのため，**性器潰瘍があるすべての患者は，梅毒血清反応や単純ヘルペスウイ**

ルス(herpes simplex virus：HSV)の**診断的検査**を行うべきである．軟性下疳のまん延している地域では，軟性下疳菌(*Haemophilus ducreyi*)の培養検査も行う．梅毒，軟性下疳の患者には **HIV 検査**が推奨され，また単純ヘルペスウイルスの検査も行うべきである．

> **HOT KEY**　性器潰瘍があるすべての患者に対し，梅毒血清反応や単純ヘルペスウイルス(HSV)検査を行う．

### B. 陰部ヘルペス
1. **原因**　陰部ヘルペスの多くの症例は HSV-2 型が原因であるが，20%は HSV-1 型による．
2. **疫学と感染**　米国では 30 歳以上の 25%は HSV-2 型を保有しているが，ほとんどが自覚していない．無症候性 HSV 感染者の性器にはウイルスが潜伏しており，**無症候性潜伏**とよばれている．事実，ほとんどの陰部ヘルペスはこの状態で感染している．
3. **臨床所見**
   a. **初期症状**　2～12 日間の潜伏期間を経て，小さな斑と丘疹が現れ，**小水疱**と**潰瘍**を形成する．病変は痛みを伴い，圧痛を伴う局所リンパ節腫脹をきたす．**発熱**，**筋肉痛**，**倦怠感**といった全身症状は多くの症例でみられる．通常，発熱は約 12 日続く．
   b. **再燃時症状**　初回の感染後，ウイルスは後根神経節に潜伏する．時として，再発を繰り返す．症状が起こる頻度はさまざまで，平均年 4 回ほどである．年をとるに伴い，再発回数は減少する．患者の半数に**前駆症状**があり，皮疹再発の数時間から数日前からチクチク刺すような感覚や電撃痛を自覚する．ほとんどの場合，再発は 5～10 日続くが，初発時よりも症状は軽い．

> **HOT KEY**　性器に出現したならば単純ヘルペスウイルス(HSV)感染のリスクは高まるが，HSV 感染のほとんどは無症候性のまま広まる．

4. **診断**
   a. 潰瘍部のスワブから **HSV の分離培養**をするのが陰部 HSV 診断のゴールドスタンダードである．しかし，培養の感度は病変が治り始めると急速に低下する．
   b. HSV-1 と HSV-2 の型特異的な**血清検査**は臨床診断に役立つ

(特に培養が偽陰性の場合).
5. **治療** 陰部 HSV の初発症状と再発症状のための診断選択については**表81-1**を参照.
6. **フォローアップ** 病変が軽快しなければ再受診とし,再燃がないかどうか6〜12か月ごとにチェックする.

## C. 軟性下疳

1. **原因** 軟性下疳菌によって発症する.
2. **疫学** 米国では通常,軟性下疳は散発的に発生する(例:風俗業や薬物使用者)か,軟性下疳のまん延地域(アフリカ,アジア,カリブ海)からの帰還者にみられる.軟性下疳の患者は HIV に混合感染している頻度が高く,また軟性下疳患者の 10% は,梅毒トレポネーマ (*Treponema pallidum*) や HSV に混合感染している.
3. **臨床症状** 軟性下疳菌は 4〜7日間の潜伏期間がある.**有痛性で不整形の硬化した潰瘍を 1 つ以上認めるが,複数のことが多い**.**横痃**(buboes)は圧痛のある炎症性の鼠径リンパ節腫脹で,化膿する場合もあり,患者の約 50% にみられる.
4. **診断**
   a. **確定診断**は潰瘍から拭い取った軟性下疳菌の培養による.培養には特別の培地が必要で,80%かそれ以下の感度で診断できる.
   b. **診断疑い**は,次のすべての項目を満たすことによる.
      (1) 有痛性の性器潰瘍が 1 つ以上あり,軟性下疳に特徴的な臨床所見を認める.
      (2) 潰瘍からの滲出液を検査しても HSV 陰性である.
      (3) 潰瘍の滲出液の暗視野検査や,症状出現後 1 週間以上経過後の血清検査で,梅毒を示唆する結果を得られない.
5. **治療**
   a. **抗菌薬療法**は次の推奨される方法から選択する.
      (1) セフトリアキソン 250 mg を筋肉注射で単回投与[訳注:わが国では適応外].
      (2) アジスロマイシン 1 g を経口で単回投与.
      (3) エリスロマイシン 500 mg を経口で 1 日 3 回,7 日間投与[訳注:わが国では 1 日 800〜1,200 mg を 4〜6 回に分割投与].
      (4) シプロフロキサシン 500 mg を経口で 1 日 2 回,3 日間投与[訳注:わが国では 1 回 100〜200 mg を 1 日 2〜3 回投与].
   b. 液体貯留のあるリンパ節は,吸引,切開,排膿処置を必要とする.
6. **フォローアップ** 症状の改善をみるために 3〜7日以内に診察する.HIV 感染者や割礼を受けていない患者は治療に反応しにくい.

表81-1 単純ヘルペスウイルス感染症の治療[*1]

| 臨床症状 | 推奨される投与方法[*2] | 治療解説 | セックスパートナーへの指導 |
|---|---|---|---|
| 初発症状 | ①アシクロビル400 mgを1日3回か，200 mgを1日5回，7〜10日間内服<br>②バラシクロビル1,000 mgを1日2回，7〜10日間内服<br>③famciclovir 250 mgを1日3回，7〜10日間内服 | 症状の重篤性と症状の持続を2〜4日間で緩和するが，再発の頻度や重篤なものには効果がない | 性交歴や性器ヘルペスウイルス感染を疑う症状がないか問診する |
| 再発時の一時的処置 | ①アシクロビル400 mgを1日3回か，200 mgを1日5回，5日間内服<br>②バラシクロビル500 mgを1日2回か，1 gを1日1回，5日間内服<br>③famciclovir 125 mgを1日2回，5日間内服 | 症状の改善を1〜2日間早める．前駆症状や症状が出現して1日以内に治療開始すること．症状が出たときに服用するように前もって処方しておく | 初発症状と同様 |
| 再発予防 | ①アシクロビル400 mgを1日2回，内服<br>②バラシクロビル500〜1,000 mgを1日1回，内服<br>③famciclovir 250 mgを1日2回，内服 | もし1年6回以上の再発があれば，予防の適応となる．再発は60〜70％に減らすことができ，無症候性潜状を80〜94％に減らせる | 初発症状と同様 |

[*1] 無症候性のときであってもコンドームを使用し，症状があれば性交を控えるように患者へ説明する．
[*2] 臨床現場では，ここで述べた治療のいずれかを第1選択とする．

7. **セックスパートナーへの指導** 10日以内に患者と性交渉をもったすべての人は治療を受けるべきである.

## D. 梅毒

1. **原因** 梅毒トレポネーマによって起こる.
2. **疫学** 米国では第一期・第二期梅毒の感染率が2000年に最低となった後, 上昇してきた. 主に男性同性愛者(MSM)の症例が増加したことによる.
3. **臨床病期** 梅毒の病期は表81-2に示す. 感染後1年間以内の**早期梅毒**は他人に**伝染性**である. この期間は第一期, 第二期, 早期潜伏期に分類する. それ以降の**後期梅毒**(後期潜伏期, 第三期)は**非感染**である.

> **HOT KEY**
> 神経梅毒は第三期にみられることがあるが, どの時期でも生じうる.

4. **診断**
   a. **血清学的検査** 表81-3に非トレポネーマ抗体検査, トレポネーマ抗体検査について記載した. 一般的にスクリーニングは非トレポネーマ抗体検査による. 陽性であれば, さらに特異的なトレポネーマ検査をする. 血清学検査は通常, どの病期でも有用である.
   b. 潰瘍からの滲出液や組織による**暗視野法**や**直接蛍光抗体法**は, 第一期と第二期の梅毒を判別できる検査であるが, 感度は80%程度でしかない.
   c. **神経梅毒の診断**は, 髄液の米国性病研究所(Venereal Disease Research Laboratory：VDRL)試験(梅毒反応試験)が陽性であれば確定する. この検査は高い特異度をもつが, 感度は30〜70%である. 血清学検査(トレポネーマ抗原検査)は髄液VDRL試験が陰性のときに必要となる. 他の髄液所見として, 蛋白値の上昇, リンパ球性細胞数増加を認める.

   次のような場合には**腰椎穿刺と髄液検査**を施行する.
   (1) 神経徴候や眼徴候あるいは症状があるとき
   (2) 活動性の第三期梅毒症状があるとき
   (3) 治療抵抗性
   (4) 後期潜伏性あるいは, 病期不明でHIV感染を起こしている場合
   (5) 非トレポネーマ抗体血清学検査≧1：32

## 表81-2 梅毒の各病期における現病歴や臨床症状

| 病期 | 時間的経過 | 臨床症状 |
|---|---|---|
| **早期梅毒** | | |
| 第一期梅毒 | 感染から3週間で発症し、自然寛解する | ①無痛性の潰瘍（下疳）、局所リンパ節腫脹を伴う<br>②下疳は接触部位で発症する（肛門性器、時に口周囲）し、通常は孤立性である |
| 第二期梅毒 | 下疳発症後、4〜10週経過して自然治癒する | ①斑点状丘疹（手掌と足底部にも認める場合がある）<br>②全身リンパ節腫脹、倦怠感、頭痛、発熱<br>③扁平コンジローム（間擦部位の丘疹病変は非常に感染しやすい） |
| 早期潜伏性梅毒 | 第二期梅毒が治った後〜梅毒感染1年以内 | 無症候性で、感染後1年未満のことが多い。ただし25%は第二期梅毒の再発である |
| **後期梅毒** | | |
| 後期潜伏性梅毒 | 第三期梅毒の前に該当し、数か月、またはそれ以上続く。経過不明の後期患者は後期潜伏性梅毒とみなす | 無症候性 |
| 第三期梅毒 | 未治療患者のおよそ1/3に発症する | ①肉芽腫性病変：皮膚や内臓内に生じる（気道、消化管、肝臓、骨）<br>②心血管系合併症：大動脈炎、大動脈弁閉鎖不全、動脈瘤<br>③神経梅毒（下記参照） |

（つづく）

| | |
|---|---|
| 神経梅毒 | 早期神経梅毒は感染後,数週間〜数年で生じる(どの病期でも起こりうる).後期神経梅毒は感染後,数年〜数十年で生じる(第三期の1症状) | ①早期神経梅毒は無症状であるが,(脳神経所見の有無にかかわらず)髄膜炎として現れることも,髄膜血管型/脳卒中として現れることもある<br>②後期神経梅毒は進行麻痺\*1,脊髄ろう\*2 をきたすことがある<br>③眼症状はどの時期でも生じうる |

\*1 進行麻痺とは,精神症状を伴って急速に進行する認知症を指す.
\*2 脊髄ろうは,脊髄後索の変性によって位置覚障害,深部反射消失,失調をきたす.視神経萎縮により,Argyll-Robertson瞳孔(輻輳反射は保たれるが,対光反射は消失する)をきたすこともある.

表81-3 梅毒血清検査

| 血清学検査 | 測定内容 | 陽転時期 | 臨床用途 | 感度（%） 第一期 | 第二期 | 潜伏期 | 第三期 | 特異度（%） |
|---|---|---|---|---|---|---|---|---|
| 非トレポネーマ抗体検査（VDRL、RPR） | カルジオリピン抗体を測定する。結合組織病や慢性感染症でも上昇する。偽陽性のこともある。偽陽性の場合、通常低力価である（1:8以下） | 下疳の後、1〜4週で陽性になる。抗体（第一期梅毒では偽陰性のこともある）。後期には活性が低下し、また治療後は陰転化する | ①梅毒のスクリーニング（トレポネーマ抗体検査で診断確定する）②治療後の効果判定（4倍以上の変化があれば有意）③脳脊髄液中のVDRLは神経梅毒の診断に用いる | 78 | 100 | 95 | 71 | 85〜99 |
| トレポネーマ抗体検査（FTA-ABS、TP-PA） | 梅毒トレポネーマ抗原に対する抗体を測定している。より早期に反応する。一度陽転すると終生陽性のままである | 非トレポネーマ抗体検査と比較し、より早期に反応する。一度陽転すると終生陽性のままである | ①非トレポネーマ抗体検査によるスクリーニング結果の確定②第三期梅毒の初期診断に役立つ（非トレポネーマ抗体検査の感度は低い） | 84 | 100 | 100 | 96 | 96 |

FTA-ABS: fluorescent treponemal antibody-absorbed（梅毒トレポネーマ蛍光抗体吸収試験）、RPR: rapid plasma reagin（迅速プラズマレアギン試験）、TP-PA: treponema pallidum particle agglutination（梅毒トレポネーマ凝集反応）、VDRL: Venereal Disease Research Laboratory（米国性病研究所）

5. **治療** 各病期ごとの梅毒治療は**表81-4**に示す．神経梅毒，梅毒性眼症状，妊婦やHIV感染者の梅毒は，感染症専門医に紹介して治療すべきである．

6. **フォローアップ** 治療後6，12，24か月には臨床的診察や血清学検査を行う．もし，抗体値が6か月(早期梅毒)または12か月(後期梅毒)で4倍まで下がらないか，あるいはどの時期でも4倍に増加したならば，治療失敗を疑って検査する．明らかな再感染がなければ，HIVを再検査したり，神経梅毒を疑い腰椎穿刺を施行する．再治療が必要となるかもしれない．

# Ⅳ 性器いぼ(尖形コンジローム)〔genital warts(condylomata acuminata)〕

**A. 原因** ヒトパピローマウイルス(human papilloma virus：HPV)6型や11型が原因となる(これらのウイルスはまれに肛門性器癌の原因となる)．

**B. 臨床症状** 性器いぼ(尖形コンジローム)は外性器に生じるが，子宮頸部，腟，尿道，肛門，口腔に認めることもある．これらは肌色をした外方増殖性(exophytic)の病変で，しばしば無症状であるが，有痛性でもろく，瘙痒を伴う病変となることもある．

**C. 診断** 診断は臨床所見のみでなされる．HPVのタイプごとの特別な核酸検査はない．次のような場合には，**生検**が必要になる．①診断が不確かな場合，②標準的治療による効果が得られない場合，③免疫不全患者の場合，④色素沈着，硬結，潰瘍がある場合．

**D. 治療** 治療はほとんどの場合，いぼの切除(根絶)であるが，再発しやすい．その他の治療については**表81-5**に示す．治療を行う際には次のようなことを考慮する．

1. いぼが自然に治る場合もあるので，治療の開始を引き延ばし，自然治癒を待ってもよい．
2. 化学療法：湿潤した軟らかないぼに効果的であるが，角化したいぼは焼灼したほうがよい．適応がある患者かどうか検討して使用する．もし効果がないようであれば，専門医に相談する．
3. 3サイクルの治療後も効果がなく，診断が変わらなければ，新しい治療法に変える．
4. 子宮頸部，尿道，肛門，腟といった**その他の部位のいぼの治療**は専門医へのコンサルトが必要となる．例えば，悪性新生物は**子宮頸部のいぼの治療**の前に除外しておかなければならない．

**E. フォローアップ** 再発がないかチェックするため，最も再発の多い3か月後に再診とする．より頻回なフォローアップを行えば，治療

表81-4 梅毒の病期ごとの治療

| 病期 | 推奨される治療計画 | コメント | セックスパートナーへの指導 |
|---|---|---|---|
| 早期梅毒（第一期、第二期、早期潜伏性梅毒） | ①ベンザチンペニシリンG 240万単位を単回筋注する<br>②ドキシサイクリン100 mgを1日2回、14日間。ペニシリンアレルギーの患者に使用する* | Jarisch-Herxheimer反応（JHR）は、頭痛や筋肉痛を伴う急性熱性反応である。梅毒治療を開始後最初の24時間で生じ、第一期梅毒でよくみられる。JHRは菌体が死滅するときの炎症反応によると考えられている | 90日以内に性交渉をもったセックスパートナーは、たとえ血清反応が陰性でも治療を開始しなければならない（血清はその時点では陽転化していない場合がある）。90日以上も前であれば、検査のうえ必要に応じて治療を開始する |
| 後期梅毒（眼病変や神経梅毒のない後期潜伏性梅毒か後期第三期梅毒） | ①ベンザチンペニシリンG 240万単位を1週間に1回、3週にわたり筋注する<br>②ドキシサイクリン100 mgを1日2回、28日間内服する。これはペニシリンアレルギー患者に使用する* | | 早期梅毒と同じ |
| 神経梅毒または眼病変 | 水性結晶ペニシリンG 300～400万単位を4時間ごとに10～14日間静注する | 治療は感染症専門医とともに行う | 早期梅毒と同じ |

*ペニシリン以外で梅毒治療を支持するデータは限られている。そのため、ペニシリン以外を用いるならば、より頻回の経過観察が必要。またコンプライアンスが保てそうでなければ、ペニシリン治療を行う際には、ペニシリンの皮膚テストや専門医のもとでの脱感作療法を考慮する。

表81-5 尖形コンジローマに対する治療

| 治療薬 | 治療詳細 | コメント |
|---|---|---|
| **自宅での治療** | | |
| podofilox 0.5%溶液 | 1日2回塗布を3日間。局所刺激を防ぐために溶液が乾いてから行動するようにする | 治療は4週間にわたり繰り返す。妊娠時は避ける |
| imiquimod 5%クリーム | 就寝時に、1週間で3回。6〜10時間で洗い流す | 16週間という長期間にわたり使われる。妊娠時は避ける |
| **医療機関での治療** | | |
| 凍結療法 | 液体窒素を局所塗布する | 1〜2週間ごとに繰り返す |
| podophyllin resin 10〜25% | ベンゾインチンキ剤化合物を使用し、完全に乾燥させる。局所刺激を減らすために1〜4時間で洗い流す。使用量は0.5 mL以下とする | 治療は週ごとに繰り返す。妊娠時は避ける |
| 三塩化酢酸や二塩化酢酸80〜90% | 少量を塗布する。過剰使用は拡散し、周囲の組織を傷害する | 治療は週ごとに繰り返す |
| 外科的切除(剪刀、メス、搔爬器、電気メスによる) | 訓練を受けた専門医が施行する | 病変が多数ある場合や大きい場合に有用である |

> **HOT KEY** 目に見える生殖器のいぼはヒトパピローマウイルス(HPV) 6型や11型が原因で生じる.これらのウイルスは肛門性器癌と関連がある.

による合併症を発見しやすくなる.
**F. セックスパートナーへの指導** セックスパートナーに陰部 HPV 感染がないかどうか確認する.

## Ⅴ 男性の尿道炎

**A. 原因** 淋菌性尿道炎は淋菌(*Neisseria gonorrhoeae*)によって起こる.非淋菌性尿道炎(nongonococcal urethritis:NGU)は *Chlamydia trachomatis* が原因の 15 〜 55％を占める.非クラミジア非淋菌性の原因の多くは知られていないが,*Ureaplasma urealyticum*,*Mycoplasma genitalium*,腟トリコモナス(*Trichomonas vaginalis*),単純ヘルペスウイルス(HSV)が原因となることはわかっている.

**B. 臨床症状** 淋菌性尿道炎の潜伏期間は 2 〜 5 日である.一方,非淋菌性尿道炎の潜伏期間は 1 〜 5 週間である.症状は尿道の不快感,瘙痒,排尿障害,粘液膿性の尿道分泌があるが,無症候感染もよくみられる.臨床症状だけでは淋菌性と非淋菌性の鑑別はできない.

**C. 診断** 診断へのアプローチの仕方や男性の尿道炎に対する治療を図 81-1 に示す.表 81-6 には淋菌とクラミジアの鑑別診断について述べる.淋菌の培養は現在でもなお診断のゴールドスタンダードである.尿道ぬぐい液,子宮頸部ぬぐい液,あるいは尿の核酸増幅法(nucleic acid amplification test:NAAT)は培養と同じくらい鋭敏である(しかし,女性の尿は男性に比べてわずかに感度が低下する).*Chlamydia trachomatis* に対する尿道ぬぐい液,子宮頸部ぬぐい液,あるいは尿の NAAT は,培養法と比べて感度がより鋭敏である.

**D. 治療** 図 81-1 の診断と治療のアルゴリズムと,表 81-7 の原因別の治療法を参照.要点は次のとおりである.

1. **淋菌性尿道炎患者**はしばしばクラミジアとの混合感染をきたしており,両方を治療しなければならない.
2. **非淋菌性尿道炎が明らかな患者**は淋菌の治療は必要ない.ここで注意することは,非淋菌性尿道炎の治療は *Chlamydia trachomatis* に準じるが,非淋菌性尿道炎と非クラミジア性尿道炎の原因菌もカバーしていることである.

**E. フォローアップ** 治療終了後も症状が持続し,再発するようであれば再診するように説明する.治療後検査は不要である.

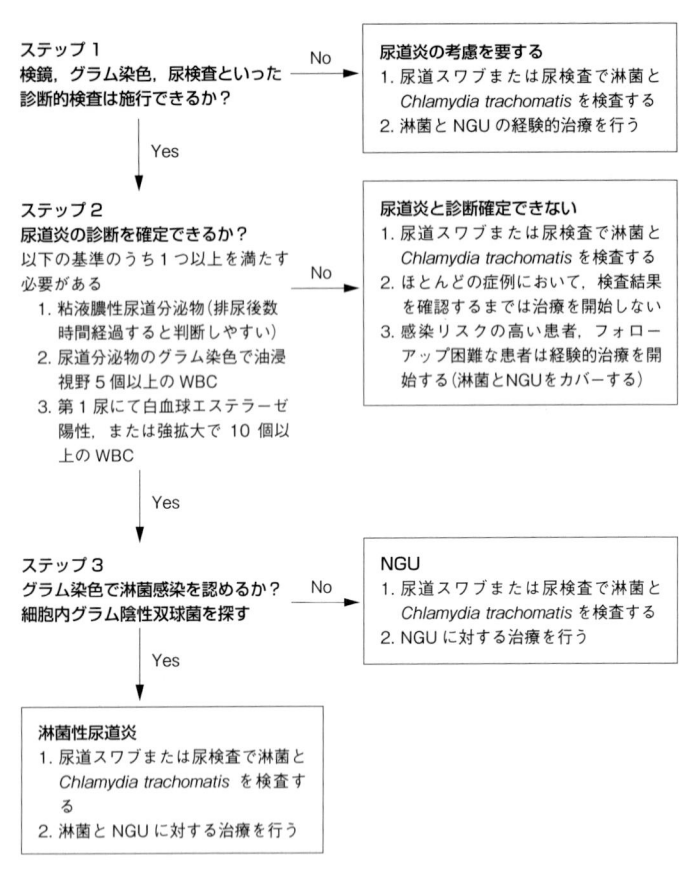

```
ステップ1                                    尿道炎の考慮を要する
検鏡，グラム染色，尿検査といった    No     1. 尿道スワブまたは尿検査で淋菌と
診断的検査は施行できるか？         ─────→     Chlamydia trachomatis を検査する
                                          2. 淋菌と NGU の経験的治療を行う
          │
          │ Yes
          ▼

ステップ2                                    尿道炎と診断確定できない
尿道炎の診断を確定できるか？                1. 尿道スワブまたは尿検査で淋菌と
以下の基準のうち1つ以上を満たす                Chlamydia trachomatis を検査する
必要がある                                 2. ほとんどの症例において，検査結果
   1. 粘液膿性尿道分泌物（排尿後数      No     を確認するまでは治療を開始しない
      時間経過すると判断しやすい）   ─────→  3. 感染リスクの高い患者，フォロー
   2. 尿道分泌物のグラム染色で油浸             アップ困難な患者は経験的治療を開
      視野5個以上の WBC                       始する（淋菌とNGUをカバーする）
   3. 第1尿にて白血球エステラーゼ
      陽性，または強拡で10個以
      上の WBC

          │
          │ Yes
          ▼

ステップ3                                    NGU
グラム染色で淋菌感染を認めるか？      No    1. 尿道スワブまたは尿検査で淋菌と
細胞内グラム陰性双球菌を探す        ─────→     Chlamydia trachomatis を検査する
                                          2. NGU に対する治療を行う
          │
          │ Yes
          ▼

淋菌性尿道炎
1. 尿道スワブまたは尿検査で淋菌と
   Chlamydia trachomatis を検査す
   る
2. 淋菌と NGU に対する治療を行う
```

図81-1 男性の尿道炎の診断・治療アルゴリズム．淋菌と *Chlamydia trachomatis* の診断的検査については本文を参照．
NGU：nongonococcal urethritis（非淋菌性尿道炎），WBC：white blood cell（白血球）

---

**HOT KEY**　非淋菌性尿道炎が遷延・再発する場合，腟トリコモナス（*Tricomonas vaginalis*）やドキシサイクリン抵抗性の *Ureaplasma urealyticum* が原因である．これらが原因であれば，メトロニダゾール（1回量2gを経口）やエリスロマイシン（500 mgを1日4回，7日間経口）で治療する．

## 表81-6 尿道炎と子宮頸管炎の診断的検査

| 診断的検査 | 感度 | 特異度 | 特徴 |
|---|---|---|---|
| **淋菌 (*N. gonorrhoeae*)** | | | |
| 尿道分泌物のグラム染色 | 90〜95% | 95〜100% | 迅速診断が可能．解釈は時に困難で，訓練が必要である |
| 子宮頸管，尿道の培養 | 95% | 100% | 抗菌薬感受性がわかる いまだに淋病の確定診断法とされている |
| 尿道，子宮頸管，初期尿 NAAT | 92〜99% | 92〜100% | 尿検査は非侵襲的 感度は培養には劣るが良好である (女性の尿検体は例外で，感度が85〜90%でしかない) |
| ***Chlamydia trachomatis*** | | | |
| 子宮頸管，尿道の培養 | 70〜85% | 100% | NAATよりも感度が低い |
| 尿道，子宮頸管，初期尿 NAAT | 90〜97% | 94〜99% | 尿検査は非侵襲的 感度が良く，クラミジアの診断確定に用いる |

NAAT : nucleic acid amplification test (核酸増幅法)

## 表81-7 尿道炎と子宮頸管炎の治療[*1]

| 淋菌性尿道炎と子宮頸管炎の治療[*2] | 非淋菌性尿道炎,クラミジア性子宮頸管炎の治療 | 尿道炎と子宮頸管炎のあるセックスパートナーへの指導 |
| --- | --- | --- |
| セフィキシム 400 mg を単回経口<br>セフトリアキソン 125 mg を単回筋注<br>オフロキサシン 400 mg を単回経口[*3]<br>レボフロキサシン 250 mg を単回経口[*3]<br>シプロフロキサシン 500 mg を単回経口[*3] | アジスロマイシン 1 g を単回経口<br>ドキシサイクリン 100 mg を1日2回, 7日間経口 | 60日以内に性交渉があれば, 全例治療対象とする. 60日以上経過していれば, 最も最近のセックスパートナーのみを治療対象とする |

[*1] 治療開始後7日間は性交を禁じる. 上記の治療法のうち, どれを第1選択としてよい.
[*2] 淋菌性尿道炎や子宮頸管炎と診断した場合, 全例でクラミジアに対する治療も行う. 治療は本表中央を参照.
[*3] 耐性菌が増加しているため, アジア, 太平洋, ハワイ, カリフォルニアでは淋菌治療にキノロン系を用いない.

## Ⅵ 子宮頸管炎

**A. 原因** 子宮頸部の感染はたいてい *Chlamydia trachomatis* や淋菌 (*N. gonorrhoeae*) により引き起こされる. しかし, 単純ヘルペスウイルスやヒトパピローマウイルスといった他の原因によることもある. また, トリコモナスなどの腟感染によって引き起こされることや複合感染をきたすこともある. もし頸管炎が粘液膿性排出物を伴っているならば**粘液膿性子宮頸管炎** (mucopurulent cervicitis:MPC) とよばれ, *Chlamydia trachomatis* や淋菌によってよく引き起こされるものの, ほとんどの場合, 原因を指摘できない.

**B. 臨床症状** 腟からの異常な膿性分泌や出血 (例:性行為後), 性交痛, 排尿障害, 下腹部痛がみられる. しかし, *Chlamydia trachomatis* や淋菌による無症候性感染もよくみられる.

**C. 身体診察** 粘液膿性子宮頸管内分泌〔粘液膿性子宮頸管炎 (MPC)〕があり, 子宮頸では炎症, 浮腫, 出血を引き起こすかもしれない. し

> **HOT KEY**
> クラミジアと淋菌の子宮頸管炎は診断が重要である．これらは骨盤内炎症性疾患を合併して不妊の原因となるからである．しばしば無症候性であるため，感染のリスクのある女性すべてに淋菌と *Chlamydia trachomatis* のスクリーニングが推奨される．

かしながら，そのような所見がなくとも頸管炎をきたしていることもある．

**D. 診断** 表 81-6 と本章 **Ⅴ** C における *Chlamydia trachomatis* と淋菌の診断的検査を参照のこと．

**E. リスクのある無症候性の女性のスクリーニング** 現在のガイドラインでは，25 歳以下で性交を行っている女性，あるいはすべての女性のうち，新しいあるいは複数のセックスパートナーと性行為をしている場合，性感染症（STD）の既往のある人，不適切なコンドームの使用を行っている場合は，スクリーニング検査が推奨されている．

**F. 治療** 通常，検査結果によって治療は異なってくる．男性の尿道炎と同様に，淋菌感染患者はすべてクラミジアの治療も同時に行う．クラミジアと淋菌の治療計画は**表 81-7** に示す．地域の淋菌やクラミジアの有病率が高かったり，再診に来なさそうな患者であれば，広く患者に対する淋菌とクラミジアの経験的治療を考慮してもよい．

**G. フォローアップ** もし治療後も症状が続いたり再発するようであれば，再診とする．治療の確認は不要である．しかし，*Chlamydia trachomatis* に感染した女性は数か月後にも高い頻度で感染が持続しているため，クラミジア感染の全女性は治療後 3～4 か月で再検査をする．

# **Ⅶ 骨盤内炎症性疾患**（pelvic inflammatory disease：PID）
第 47 章を参照．

# **Ⅷ 腟感染症**
第 48 章を参照．

# **Ⅸ 精巣上体炎**
第 42 章を参照．

## X 肝炎

### A. A型肝炎

1. **疫学と感染経路** A型肝炎ウイルス(hepatitis A virus: HAV)は糞口感染で伝播するが，性行為でも感染することがある．男性同性愛者(MSM)や違法薬物使用者の間で発生する．

2. **臨床症状**
   a. **急性肝炎** 潜伏期は2～6週間である．症候性感染は小児よりも成人に多く，80％以上の成人感染者が症状を認める．症状は当初は非特異的で感冒様であるが，進行するに伴い発熱，黄疸，右季肋部痛をきたす．劇症化するのは患者の約0.3％である．
   b. **慢性肝炎** HAVでは発症しない．

3. **診断**
   a. **トランスアミナーゼ** 通常上昇し，1,000 IU/mLを超えることもある．
   b. **血清学検査** IgM HAV抗体で診断する．全クラス抗HAV抗体検査が陽性でも急性感染と既感染を区別できない．

4. **治療** 支持療法のみである．肝代謝の薬物や肝毒性のある薬物は避ける．

5. **フォローアップ** 1～2週以内に再診させ，疾患の改善とトランスアミナーゼの正常化を確認する．

6. **セックスパートナーの治療** 患者のセックスパートナーがHAVの予防接種を受けていない場合，曝露後2週間以内であればHAV免疫グロブリンによる**曝露後予防**を施行する．2週間以上治療を遅らせたくない場合は，既感染の検索を考慮する．HAVワクチンによる長期予防も考慮すべきである．

7. **予防** MSMや違法薬物使用者(静注，非静注)にはHAVワクチンをすすめる．有病率の高い地域ではワクチン接種前に血清学検査を施行し，既感染者を除外すれば経済的である．

### B. B型肝炎

1. **疫学と感染経路** B型肝炎ウイルス(hepatitis B virus: HBV)は感染した体液に曝露して伝播する．米国ではほとんどのHBV感染は性行為に由来し，異性愛者が約40％，MSMが約15％である．

2. **臨床症状**
   a. **急性肝炎** HBVの潜伏期間は6週～6か月である．成人感染者の50％は症候性となる．臨床像はHAVと類似している．症例の1％に劇症化を認める．
   b. **慢性感染** 急性感染に引き続いて起こり，若年者のリスクが高

い．幼児の 90％，5 歳未満の小児の 60％，成人の 2 ～ 6％が慢性感染である．B 型慢性肝炎があると，肝硬変と肝細胞癌をきたしやすくなる．

3. **診断**
   a. **トランスアミナーゼ**　通常は上昇し，1,000 IU／mL を超えることもある．
   b. **血清学的検査**　HBV 感染のさまざまな段階における血清学的マーカー所見については表 81-8 に示す．

**表 81-8　B 型肝炎ウイルスの各段階における血清学的マーカー**

| 感染段階 | HBV 表面抗原 (HBsAg) | HBV 表面抗原抗体 (anti-HBs) | HBV コア抗体 (anti-HBc) |
|---|---|---|---|
| 急性感染 | ＋ | － | IgM |
| 慢性感染 | ＋ | － | IgG |
| 既感染，軽快後 | － | ＋ | IgG |
| 免疫獲得 | － | ＋ | － |

4. **治療**
   a. **急性肝炎**　HAV と同様に支持療法で対応する．
   b. **慢性感染**　インターフェロンアルファや抗ウイルス薬（例：ラミブジン）に反応する．肝疾患の専門医に精査加療を依頼する．
5. **フォローアップ**　1 ～ 2 週以内に再診させ，疾患の改善とトランスアミナーゼの正常化を確認する．B 型慢性肝炎は肝疾患の専門医に紹介する．
6. **セックスパートナーの治療**　患者のセックスパートナーが HAV の予防接種をこれまでに受けていない場合，曝露後 2 週間以内であれば HBV 免疫グロブリンによる**曝露後予防**を施行する．2 週間以上治療を遅らせたくない場合は，既感染の検索を考慮する．慢性 HBV 感染患者のセックスパートナーには HBV ワクチン接種をすすめる．
7. **予防**　性感染症（STD）の精査を行った患者にはすべて HBV ワクチン接種をすすめるべきである．有病率の高い地域ではワクチン接種前に血清学検査を施行し，既感染者を除外すれば経済的である．

> **HOT KEY**
> A型肝炎(HAV)とB型肝炎(HBV)はワクチン接種で予防できる．すべての男性同性愛者と違法薬物使用者にはHAVワクチン接種をすすめるべきである．性感染症と診断された全患者にはHBVワクチン接種をすすめるべきである．

**C. C型肝炎**

1. **疫学と感染経路**　C型肝炎ウイルス(hepatitis C virus：HCV)は感染血液に曝露して伝播し，通常は違法薬物の静注が原因である．血液製剤を介して感染することもあるが，供血者へのスクリーニング検査によって著減している[訳注：ほかには刺青，鍼治療など]．HCVの感染経路としての性行為には議論がある．単一パートナーとの性行為による感染はまれであるが，複数のセックスパートナーやSTDのパートナーとの性行為によって感染する可能性がある．

2. **臨床症状**
   a. **急性肝炎**　HCVの潜伏期間は8〜9週である．ほとんどの急性感染は無症候である．
   b. **慢性感染**　感染者の75〜85％は慢性化する．慢性肝炎の合併症を生じるまでは無症候のことが多い．

3. **診断**
   a. **トランスアミナーゼ**　慢性感染では断続的に上昇する．
   b. **血清学検査**　HCV抗体の検出によって診断する．

4. **慢性感染の治療**　インターフェロンアルファとリバビリンの治療が奏効する場合がある．専門医に精査加療を依頼する．

5. **フォローアップ**　C型慢性肝炎患者の治療を特に考慮する場合，肝疾患の専門医に紹介する．

6. **セックスパートナーの治療**　パートナーにもHCVの検査を行うべきであるが，曝露後の予防法はない．長期的なパートナーに対しては，性行為感染のリスクは低いながら存在していることを説明する．

7. **予防**　HCVに対する有効なワクチンはない．

## XI HIV

第82章を参照．

## XII 直腸炎

**A. 疫学**　性行為による後天性の直腸炎は通常，淋菌(*N. gonorrhoeae*)，

*Chlamydia trachomatis*，梅毒トレポネーマ(*T. pallidum*)，単純ヘルペスウイルス(HSV)が原因である．
- **B．感染経路**　直腸炎は肛門性交によって後天性に感染する．
- **C．臨床症状**　肛門痛，テネスムス，粘液便をきたす．
- **D．診断**　肛門鏡検査を施行し，肛門スワブを採取し，淋菌と*Chlamydia trachomatis*の培養のために提出する〔核酸増幅法(NAAT)は直腸検体では推奨されない〕．HSV が疑われる病変は培養に提出し，梅毒が疑われれば直接蛍光抗体法で診断する(暗視野法は直腸検体には推奨されない)．梅毒の血清学検査も施行する．
- **E．治療**　特定された感染病原体を標的とする．
  1. HSV が疑われる場合，陰部ヘルペスと同様に治療する(本章Ⅲ B 参照)．
  2. 肛門直腸部滲出液を認めた場合，検査結果を待たずに淋菌と*Chlamydia trachomatis*への経験的治療を開始する．抗菌薬はセフトリアキソン 125 mg を筋注単回＋ドキシサイクリン 100 mg を 1 日 2 回 7 日間内服を推奨する[訳注：わが国ではセフトリアキソン筋注は適応外]．
- **F．フォローアップ**　疾患が軽快したことを確認するためと，STD 啓蒙について助言するために，1 〜 2 週間後に再診とする．
- **G．セックスパートナーの治療**　患者で診断した特定のその疾患と同様に，患者のパートナーも精査と治療を行う．

### 参考文献

Centers for Disease Contol and Prevention. Sexually transmitted diseases treatment guidelines *MMWR* 2002;51:RR-6.

Golden MR, Marra CM, Holmes KK. Update on syphilis: resurgence of an old problem. *JAMA* 2003;290(11):1510–1514.

Kimberlin DW, Rouse DJ. Genital herpes. *N Engl J Med* 2004;350(19):1970–1977.

# 第82章 ヒト免疫不全ウイルス(HIV)/後天性免疫不全症候群(AIDS)

## I はじめに
多くの施設でヒト免疫不全ウイルス(human immunodeficiency virus：HIV)診療は専門医の手によるものになってきているが，HIV 感染症とその合併症，そしてこれらの治療に詳しいプライマリ・ケア医がいれば，患者は恩恵を受けることになる．

## II HIV の臨床的概要

**A. 感染** 米国内での後天的 HIV 感染の最も重要なリスクファクターは，男性対男性の性交渉，異性間性交渉(特に女性にとって)，静注薬物使用である[訳注：わが国では前二者が圧倒的に多い]．より頻度の低いものとして，針刺し事故，汚染された血液製剤の輸注，母子感染がある．

**B. 臨床経過**

1. **初期，急性期 HIV 感染症** 感染してから抗体陽転(すなわち，セロコンバージョン)するまでの期間をいう．多くの患者は急性 HIV 症候群をこの期間に発症し，発熱，全身倦怠感，リンパ節腫脹，斑丘疹状皮疹，咽頭炎を生じる．急性 HIV 感染症は，抗体陰性または判断不能(あるいは最近のセロコンバージョン)にもかかわらずウイルス量検査陽性($> 10,000$ コピー/mL)であれば診断できる．ウイルス量検査陽性だった場合，抗体のセロコンバージョンを確認しなければならない．

2. **慢性 HIV 感染症** この期間の HIV 感染症はほとんど無症状であるが，治療をしなければ，徐々に CD4 陽性 T リンパ球は減少しウイルス量は増加していく．後天性免疫不全症候群を発症する頻度はさまざまであるが，たいてい平均 10 年で発症する．

3. **後天性免疫不全症候群**(acquired immunodeficiency syndrome：AIDS)　①CD4 数が$200/\mu L$ 未満，あるいは② AIDS 指標疾患(例：ほとんどの日和見感染症，特定の悪性腫瘍，HIV 消耗性症候群，HIV 認知症)の発症，と定義される[訳注：現在わが国では②のみを AIDS と定義しており，①は採用していない]．

## C. HIV 感染症の診断

1. **血清学検査**は，酵素免疫測定法(enzyme immunoassay：EIA)による抗 HIV 抗体検査が HIV 感染症診断のゴールドスタンダードである．検査陽性は Western ブロット法により確認する．抗体検査では，感染後も陰性である"潜伏期間"があり，数週から 6 か月に及ぶこともある．感染早期には偽陰性のリスクがあるため，感染が強く懸念される行為を行った患者は，検査が陰性であっても 6，12，24 週後に再検査すべきである．
2. **ウイルス量検査**は HIV RNA を定量する検査であり，HIV 感染症の進行を追跡したり，治療の反応を評価したり，急性期 HIV 感染症を診断したりするのに用いる．
3. **HIV 迅速検査**は，よりさまざまな場面で用いられるようになってきている．指尖からの採血や唾液での検査が可能で，1 時間以内に結果が得られる．陽性の場合はすべて，血清学検査で確認することが必要である．
4. **陽性結果の告知**の際は，新たに診断された患者には精神面と行動面での援助が必要である．患者を支える人脈はあるか，必要なときに他の支援サービスを利用することはできるかを尋ねる．HIV は対処可能な慢性疾患であることを患者に強調すべきである．

> **HOT KEY**　急性ヒト免疫不全ウイルス(HIV)感染症を診断するには，鑑別診断としてあげられるかどうかが鍵である．急性期ウイルス感染症や伝染性単核球症様の症候群をきたしている患者をみたら，HIV 感染症を強く疑ってリスクファクターの有無を問診する．

# III HIV 感染症のプライマリケア

## A. 感染リスクを減らすためのカウンセリング(表82-1 も参照)

1. **性交渉**　HIV をセックスパートナーに感染させないため，そして他の性感染症(sexually transmitted disease：STD)に罹患しないために，性交渉中は**ラテックス製コンドーム**を使うように指導する．腸内細菌〔例：クリプトスポリジウム属(*Cryptosporidium*)，カンピロバクター属(*Campylobacter*)〕の感染リスクを減らすために，口腔と肛門の接触する性交渉は避けさせるべきである．
2. **静注薬物使用**　患者に静注薬物をやめるよう促し，薬物依存のリハビリテーションプログラムや，可能ならば methadone 療法施

表82-1 HIV感染者に推奨されるスクリーニング検査と感染リスク軽減策

| 疾患 | スクリーニング検査 | 検査の頻度 | リスク軽減策 |
| --- | --- | --- | --- |
| 結核 | ・ツベルクリン反応．硬結 5 mm 以上で陽性． | ・フォロー開始時<br>・結核のリスクのある患者は年1回の検査を行う | ・結核患者または結核疑いの患者との接触を避ける<br>・潜在性結核の治療（第83章参照） |
| 子宮頸部・肛門部扁平上皮癌*1 | ・子宮頸部細胞診を女性で行う<br>・肛門部細胞診を女性およびMSMに行う*2 | ・初診開始後1年間は半年に1回<br>・その後は異常所見がなければ年1回 | |
| 性感染症（梅毒，トリコモナス症，淋病，クラミジア） | ・性感染症のスクリーニングテストに関する第48章，第81章を参照 | ・フォロー開始時<br>・リスクファクターに応じて定期的なスクリーニングを | ・性感染症曝露のリスクを減らすため，性行為中はラテックス製コンドームを使用する |
| A, B, C型肝炎 | ・抗 HA IgG 抗体<br>・HBs 抗原，抗 HBs 抗体，抗 HBc 抗体<br>・抗 HCV 抗体 | ・フォロー開始時 | ・A型，B型肝炎ウイルスの免疫が未獲得の患者にはワクチン接種を考慮する*3<br>・HPV曝露のリスクを減らすため，性行為中はラテックス製コンドームを使用する<br>・口－肛門接触を避ける<br>・静注薬物使用者は針の共有を避ける |

| | | |
|---|---|---|
| トキソプラズマ症 | ・抗トキソプラズマ IgG 抗体 | ・フォロー開始時<br>・陰性なら、CD4 数が 100/μL 未満の場合に再検する | ・新規感染を避ける。生の肉を食べない、猫の糞を扱わない、土砂を触った手は洗う |
| CMV | ・抗 CMV IgG 抗体 | ・フォロー開始時<br>・陰性なら、CD4 数が 50/μL 未満の場合に再検する | ・新規感染を避ける。丁寧に手洗いする、輸血時はできる限り CMV 陰性製剤を用いる。性行為中はラテックス製コンドームを使用する<br>・抗体陽性患者は、CD4 が 50/μL 未満の場合、眼底検査を行う |
| 水痘帯状疱疹ウイルス<br>(VZV) | ・抗 VZV IgG 抗体 | ・水痘または帯状疱疹の既往が不明の場合、フォロー開始時に | ・抗体陰性患者が水痘または帯状疱疹患者と接触した場合、96 時間以内に VZV 免疫グロブリンを投与する |

CMV: cytomegalovirus(サイトメガロウイルス)、HPV: human papilloma virus(ヒトパピローマウイルス)、VZV: varicella-zoster virus(水痘帯状疱疹ウイルス)、MSM: men who have sex with men(男性と性交渉を持つ男性).
*1 HPV 感染とその結果による肛門部や子宮頸部上皮内新生物は、HIV 感染者でしばしばみられる。しかし肛門癌や子宮頸癌との関連は不明である。
*2 肛門部 HPV スクリーニングについて公式には推奨されていない。しかし一部の専門家は、女性と MSM の HIV 感染者には肛門部細胞診を子宮頸部スクリーニングと同じ頻度で行うように推奨している。
*3 B 型肝炎ワクチンは、免疫未獲得の HIV 感染者すべてに推奨される。A 型肝炎ワクチンは、慢性肝疾患併発者、MSM、静注薬物使用者に推奨されるが、免疫未獲得の HIV 感染者すべてに考慮すること。

設[訳注:麻薬中毒の治療に用いられる.わが国では未認可]へ紹介する.静注薬物使用を止められない患者には,針を共有したり使い回したりしないように指導すべきである.

3. **食事** 食中毒〔例:サルモネラ属(*Salmonella*),トキソプラズマ(*Toxoplasma*)〕のリスクを減らすために,**生卵や生肉は食べないようにする**.

4. **ペット** 感染性下痢の原因菌を保菌していることが多いため,**生後6か月未満のペットは飼わないようにすること**.バルトネラ属(*Bartonella*)とトキソプラズマに曝露しないためには,猫に引っ掻かれたり噛まれたりしないように,また猫の糞便を触らないようにそれぞれ気をつけるべきである.

**B. 初診時検査** 初診時に行うべき検査として,CD4陽性Tリンパ球数,HIVウイルス量検査,全血算(complete blood count:CBC),一般生化学検査,空腹時血糖と脂質検査,肝機能検査,尿検査,胸部X線写真がある.初診時,あるいはダプソン(DDS)やプリマキンのような薬物で治療を開始する前には,特に黒人患者や,地中海,インド,東南アジア出身の患者では,**グルコース-6-リン酸脱水素酵素**(glucose-6-phosphate dehydrogenase:G6PD)値をチェックしておく[訳注:これらの人種ではG6PD欠損症の頻度が高く,これらの薬物で溶血発作を生じることがある].

**C. フォローアップ中の検査**

1. **CD4陽性Tリンパ球数とHIVウイルス量**は,これらが安定している患者では3〜4か月ごとに検査する.治療開始後早期の患者や検査値が不安定な患者では,より頻回に検査する.

2. **薬物による副作用の評価**は全血算,一般生化学,肝機能検査(liver function test:LFT),空腹時血糖と脂質を定期的に調べ,薬物の副作用を生じていないか評価する.

**D. 推奨されるスクリーニング検査** 表82-1に示した.

> **HOT KEY**
> ヒト免疫不全ウイルス(HIV)感染者には,結核,サイトメガロウイルス(cytomegalovirus:CMV),トキソプラズマ症,帯状疱疹,ウイルス性肝炎,性感染症(STD.ヒトパピローマウイルス,梅毒)の簡潔なスクリーニングを行う.これらの感染症およびその他の日和見感染症に曝露するリスクを減らすように患者教育をすべきである.

### E．ワクチン接種
1. 推奨されるワクチンとしては，**肺炎球菌ワクチン**を5年おきに，**A型およびB型肝炎ウイルスワクチン**を免疫未獲得の場合（**表82-1**参照）に，**不活化インフルエンザワクチン**を毎年，それぞれ接種する．
2. 生ワクチンはHIV感染者には一般的に**禁忌**である〔例：ポリオ経口ワクチン，麻疹・流行性耳下腺炎・風疹混合（measles-mumps-rubella：MMR）ワクチン，チフス経口ワクチン，黄熱ワクチン，インフルエンザ経鼻ワクチン［訳注：わが国では経鼻ワクチンは未認可］〕．

### F．終末期の問題
医療従事者は患者に委任状（durable power of attorney）を用意しておくように勧めるべきである．さまざまな状況において希望する医療行為の範囲と，ホスピスケアの適応となるようであれば，それを希望するかどうかを記載しておく．

## IV 日和見感染症とHIV感染症のその他の合併症

### A．
HIVの合併症は一般的に，CD4数が患者の免疫抑制の程度を反映している（**表82-2**参照）．

### B．
臨床症状，診断，治療は**表82-3**に示す．

### C．日和見感染症の予防内服
1. **ニューモシスチス肺炎**（*Pneumocystis jiroveci* pneumonia：PCP）　CD4数が200/μL未満の場合，あるいは**口腔咽頭カンジダ症の既往がある場合**にはスルファメトキサゾール・トリメトプリム（sulfamethoxazole-trimethoprim（ST）合剤（DS錠を毎日1錠）を開始する［訳注：DS錠の力価は日本で販売されているST合剤の倍である．しかしわが国では通常1錠/日が用いられる］．代替手段として，ダプソン，atovaquone，ペンタミジン吸入がある．
2. **トキソプラズマ**（*Toxoplasma gondii*）**脳症**　CD4数が100μL未満でトキソプラズマ抗体陽性の場合には，ST合剤（毎日1錠）を開始する．代替手段として，ダプソン + pyrimethamine，またはatovaquone単剤もしくはpyrimethamineの併用がある．
3. **播種性非定型抗酸菌症**（*Mycobacterium avium* complex：MAC）　CD4数が50/μL未満であれば，アジスロマイシンを週1,200 mg経口投与，またはクラリスロマイシン500 mgを1日2回経口投与［訳注：わが国の保険適応量では1日800 mgを分2］．代替手段としてはrifabutinがある［訳注：わが国でatovaquone，pyrimethamine，rifabutinの投与が必要な場合は，エイズ治療薬研究班の臨床研究に参加して供給を受ける］．

## 表 82-2 CD4 陽性リンパ球数と HIV 関連感染性合併症と HIV 関連非感染性合併症[*1]

| CD4 陽性リンパ球数($/\mu L$) | 感染性合併症 | 非感染性合併症[*2] |
|---|---|---|
| < 500 | 細菌性肺炎<br>肺結核<br>水痘帯状疱疹ウイルス感染症 | 子宮頸部上皮内新生物<br>特発性血小板減少性紫斑病<br>Hodgkin リンパ腫<br>口腔内白板症 |
| < 200 | ニューモシスチス肺炎(Pneumocystis jiroveci pneumonia：PCP)[*3]<br>散在性ヒストプラズマ症、コクシジオイドミデス症<br>粟粒結核、肺外結核<br>進行性多巣性白質脳症(progressive multifocal encephalopathy：PML)<br>咽頭・食道カンジダ症 | HIV 関連認知症<br>末梢神経障害<br>non-Hodgkin 腫<br>Kaposi 肉腫<br>HIV 消耗症候群 |
| < 100 | 重症単純ヘルペスウイルス感染症<br>クリプトスポリジウム症<br>微胞子虫症<br>トキソプラズマ(Toxoplasma)脳炎 | 原発性滲出性リンパ腫 |
| < 50 | サイトメガロウイルス感染症<br>播種性非結核型抗酸菌症<br>細菌性血管腫症<br>クリプトコッカス髄膜炎 | 中枢神経系リンパ腫 |

[*1] 表に記した CD4 数は、合併症を分類するうえでの一般的な目安にすぎず、厳密に定義したものではない。
[*2] 表中で"非感染性"と記した腫瘍性疾患の中には、病原体と関連しているものもあり(例：Kaposi 肉腫や原発性滲出性リンパ腫はヒトヘルペスウイルス 8 型と関連している)。"感染性合併症"としても考慮する。
[*3] ニューモシスチス肺炎の病原体は Pneumocystis jiroveci と名称が変更されたが、略語は PCP のままである。

表82-3 HIVにおける日和見感染症の臨床所見, 診断, 治療[*1]

| 疾患 | 臨床所見 | 診断 | 治療[*2] |
|---|---|---|---|
| ニューモシスチス肺炎 | 亜急性の労作性呼吸苦, 発熱, 乾性咳嗽 | 胸部X線写真, 誘発喀痰または BAL での組織検査 | ST合剤. 室内空気 (room air) で $SpO_2$ < 70 mmHgかつ $A-aDO_2$ が35以上ならばコルチコステロイド併用 |
| トキソプラズマ脳炎 | 発熱, 頭痛, 錯乱, 黄症状, 痙攣 | 抗トキソプラズマIgG抗体, 脳CT/MRI, 脳生検 | ピリメタミン+スルファジアジン(ロイコボリンを併用する) |
| 播種性非定型抗酸菌症 | 発熱, 盗汗, 体重減少, 貧血, リンパ節腫脹, 肝脾腫大 | 抗酸菌血液培養, 生検検体の抗酸菌染色・培養 | クラリスロマイシン+エタンブトール± rifabutin |
| 細菌性肺炎 | 発熱, 湿性咳嗽 | 胸部X線, 血液培養, 喀痰培養 | 肺炎ガイドラインを参照 |
| サルモネラ, 細菌性赤痢, カンピロバクター | 下痢, 敗血症 | 便培養, 血液培養 | フルオロキノロン系 |
| クリプトスポリジウム症, 微胞子虫症 | 下痢 | 顕微鏡で便中病原体の確認 | 抗レトロウイルス療法にてCD4が100/μL以上を保つ. アルベンダゾール(一部の微胞子虫にのみ有効) |
| 細菌性血管腫症 | 発赤, 丘疹, 血管性病変(皮膚に最も現れやすい) | 組織生検, 血清学検査 | ドキシサイクリンまたはエリスロマイシン |
| 口腔咽頭・食道カンジダ症 | 口腔: 無痛性白苔. 食道: 後胸骨痛, 嚥下時痛, 発熱 | 臨床所見, KOH直接鏡検 | フルコナゾール |

(つづく)

| | | | |
|---|---|---|---|
| クリプトコッカス髄膜炎 | 発熱, 頭痛, 後部硬直と羞明を伴うこともある | 脳脊髄液と血清クリプトコッカス抗原, 脳脊髄圧亢進 | アムホテリシンB＋フルシトシンを2週間. その後フルコナゾールを8週間使用し, さらに維持療法を続ける |
| サイトメガロウイルス | 網膜炎, 腸炎, 食道炎 | 眼底検査. 血清抗原検査, PCR, 培養. 生検でサイトメガロウイルス封入体を認めることがある | ガンシクロビルまたはホスカルネット点滴静注. 経口バルガンシクロビル, ガンシクロビル眼内注射 |
| 水痘帯状疱疹ウイルス | 帯状疱疹 | 臨床所見. 病変部のウイルス培養 | 経口・点滴静注アシクロビル. ステロイドは推奨されない |
| 散在性ヒストプラズマ症, コクシジオイデス真菌症 | 全身性病変, 髄膜炎 | 尿中または血中ヒストプラズマ抗原, コクシジオイデス血清学検査と補体結合反応, 培養 | アムホテリシンB, イトラコナゾール, フルコナゾール(重症度と部位により使い分ける) |
| 進行性多巣性白質脳症 | 急速に進行する認知症と神経障害 | MRI. 脳生検. 脳脊髄液JCウイルスPCR | 抗HIV治療で改善する場合がある |

BAL：bronchoalveolar lavage(気管支肺胞洗浄), PCR：polymerase chain reaction(ポリメラーゼ連鎖反応), ST：sulfamethoxazole-trimethoprim(スルファメトキサゾール・トリメトプリム)

*1 代表的な頻度の多い日和見感染症を掲載した. 結核, 梅毒, 単純ヘルペスウイルス, その他の性感染症については第81章をそれぞれ参照.

*2 推奨される第1選択薬のみを記載した. 第1選択薬にアレルギーがあったり抵抗性である場合には, 代替治療が必要になる.

## Ⅴ 抗レトロウイルス療法

**A. いつ始めるか？**
1. 抗レトロウイルス療法(antiretroviral therapy：ART)〔訳注：highly active antiretroviral therapy(HAART)とよばれることも多い〕が**推奨される**患者
   a. CD4 数にかかわらず，AIDS(エイズ)指標疾患に罹患しているか，HIV の症状が重篤である患者.
   b. CD4 < 200/μL の無症候患者.
2. ART を**考慮すべき**患者
   a. CD4 が 201 ～ 350/μL の無症候患者.
   b. CD4 が 350/μL 以上で，HIV ウイルス量が 100,000 コピー/mL 以上の無症候患者. ただしこの群では治療を開始しないことが多い.
3. CD4 が 350/μL 以上で，HIV ウイルス量が 100,000 コピー/mL 未満であれば，治療を**導入すべきではない**(延期すべきである).

**B. 抗レトロウイルス薬の種類** 抗 HIV 薬には 4 種類ある．核酸系逆転写酵素阻害薬(nucleoside/nucleotide reverse transcriptase inhibitor：NRTI)，非核酸系逆転写酵素阻害薬(non-nucleoside reverse transcriptase inhibitor：NNRTI)，プロテアーゼ阻害薬(protease inhibitor：PI)，融合阻害薬である．各群の薬物と関連する副作用を**表 82-4** に示す.

**C. 未治療(drug naive)の患者にはどのようなレジメンで治療開始すべきか？** レジメンの選択には HIV 治療専門医が関与すべきであるが，通常，3 種類のレジメンがあり，そのすべてに最低 3 種類の薬物が用いられている.
1. **NNRTI ベースのレジメン(NNRTI 1 剤＋ NRTI 2 剤)**は ART 開始時によく用いられる．錠数を少なくできることと，NNRTI は PI よりも副作用が少ないこと，将来的に PI を"とっておく"ことが理由である．NNRTI の主な欠点は，薬物耐性が生じやすいことと，しばしば交差耐性を生じることである．NNRTI の中では，安全性と錠数の少なさからエファビレンツが好ましい.
2. **PI ベースのレジメン(PI 1 ～ 2 剤＋ NRTI 2 剤)**は ART 開始時のもう 1 つの選択肢である．抗ウイルス効果が明らかとなっているため，ロピナビル/リトナビルの併用が好ましい.
3. **NRTI 3 剤のレジメン**は抗ウイルス効果は低いため開始薬物として用いるべきではない．NNRTI や PI ベースのレジメンが施行できない場合に限定するべきである.

表82-4 抗レトロウイルス薬と副作用

| 薬物 | 商品名 | 副作用 |
|---|---|---|
| 核酸系逆転写酵素阻害薬 (NRTI) | | 全体の副作用[*1]：肝障害，ミトコンドリア毒性[*2] |
| アバカビル (ABC) | ザイアジェン® | 悪心，嘔吐，下痢，膵炎，過敏反応[*3] |
| ジダノシン (ddI) | ヴァイデックス® | 末梢神経障害（他のNRTIよりも起こりやすい），悪心，下痢 |
| エムトリシタビン (FTC) | エムトリバ® | 頭痛，悪心，不眠症，手掌・足底の色素沈着 |
| ラミブジン (3TC) | エピビル® | 頭痛，悪心 |
| サニルブジン (d4T) | ゼリット® | 末梢神経障害，乳酸アシドーシス／脂肪性肝炎（他のNRTIよりも起こりやすい），膵炎，高脂血症，脂肪萎縮[*4] |
| テノホビル (TFV, TDF) | ビリアード® | 悪心，嘔吐，頭痛，腎障害 |
| ザルシタビン (ddC) | ハイビッド® | (販売終了) |
| ジドブジン (AZT, ZDV) | レトロビル® | 大球性貧血，好中球減少症，筋障害，頭痛，悪心 |
| AZT + 3TC + ABC 合剤 | Trizivir® | 個々の薬物を参照 |
| TFV + FTC 合剤 | ツルバダ® | 個々の薬物を参照 |
| AZT + 3TC 合剤 | コンビビル® | 個々の薬物を参照 |
| 3TC + ABC | エプジコム® | 個々の薬物を参照 |
| 非核酸系逆転写酵素阻害薬 (NNRTI) | | 全体の副作用：皮疹，肝障害，相互作用が多い |
| エファビレンツ (EFV) | Sustiva®／ストックリン® | 中枢神経系症状（浮動性めまい，嗜眠，不眠，混乱，悪夢），催奇形性 |
| デラビルジン (DLV) | デスクリプター® | 錠数が多い，効力が低く一般的には用いられない |
| ネビラピン (NVP) | ビラミューン® | 皮疹を生じやすい (Stevens-Johnson症候群を含む)．肝障害は致命的となることがあり，CD4数が高い症例で起こりやすい |
| プロテアーゼ阻害薬 (PI) | | 全体の副作用：肝障害，代謝合併症（脂質異常，インスリン抵抗性，脂肪分布異常），消化管症状（悪心，嘔吐，下痢），薬物相互作用が多い |
| アンプレナビル (APV) | Agenerase®／プローゼ® | 皮疹，口囲異常知覚 |

| 薬剤 | 商品名 | 副作用 |
|---|---|---|
| アタザナビル(ATV) | レイアタッツ® | ビリルビン上昇、PR延長、脂質への影響は少ない、薬物吸収に酸が必要なためプロトンポンプ阻害薬の併用を避ける |
| ホスアンプレナビル(f-APV) | レクシヴァ® | 皮疹、頭痛 |
| インジナビル(IDV) | クリキシバン® | 胃結石症、腎障害、高ビリルビン血症、皮疹、頭痛、金属味、脱毛 |
| ロピナビル/リトナビル(LPV r) | カレトラ® | 下痢(高頻度)、喘息 |
| ネルフィナビル(NFV) | ビラセプト® | 下痢(非常に高頻度) |
| リトナビル(RTV) | ノービア® | 口唇・末梢異常感覚、味覚倒錯、無力症、P-450系を阻害するため薬物相互作用が多い(その他のプロテアーゼ阻害薬の"ブースト"に用いられる)*5 |
| サキナビル(SQV) | インビラーゼ® | 頭痛 |
| tipranavir(TPV) | Aptivus® | 皮疹、サルファ基をもっているためサルファ剤アレルギーの患者には慎重投与 |
| 融合阻害薬 | | |
| enfuvirtide(T-20) | Fuzeon® | T-20は皮下注射薬ではほぼ全例に注射部位に反応を生じる、細菌性肺炎の頻度が高くなる |

*1 全体の副作用は、各群のすべての薬物にあてはまる。さらに個々の副作用について記載した。
*2 ミトコンドリア毒性には、乳酸アシドーシス/脂肪性肝炎、膵炎、末梢神経障害、筋障害が含まれる。NRTIの中でも生じやすいミトコンドリア毒性は薬物ごとに異なる。この群のすべての薬物は、乳酸アシドーシス/脂肪性肝炎という致命的な副作用を生じることがある(特にddI、ZDVに多いが、とりわけd4Tには多い)。
*3 アバカビルの過敏反応は約8%に生じ、通常、使用開始後6週間以内に現れる。症状として発熱、皮疹、悪心、嘔吐、全身倦怠感、疲労、食欲低下、呼吸器症状がある。内服を続けると症状が悪化することがあるため、もし過敏反応が疑われるようならアバカビルは中止する。再投与すると過敏反応は重症化し、アナフィラキシーを生じることがあるため、過敏反応が疑われた場合、再投与してはならない。
*4 脂肪萎縮とは、顔面、上腕、大腿の皮下脂肪の減少と定義されている。
*5 リトナビルはシトクロムP-450 3A4(プロテアーゼ阻害薬を代謝する酵素)の阻害薬であるため、他のプロテアーゼ阻害薬に併用することで投与量を減らせる"ブースト"効果を発揮する。

**D. 避けるべきレジメン** 避けるべき組み合わせが数多くあり，それゆえ ART レジメンの決定には HIV 専門医が関与する必要がある．例えば，**毒性を増悪する**組み合わせ(例：ddI + d4T，アタザナビル + インジナビル)，**互いに拮抗して効果を減弱する**組み合わせ(例：d4T + ZDV)がある．

**E. 治療を困難にする因子**
1. アドヒアランスの低さはウイルス学的治療失敗と耐性化を招く．
2. 抗レトロウイルス(ARV)薬の副作用は**表82-4**に記載した．
3. 薬物の相互作用は NNRTI や PI にみられることがあり，肝臓のP-450 系の阻害による．例えば，スタチン系高脂血症薬の中にはPI と併用するとスタチンの血中濃度が著増するものがあり，有害になるので併用禁忌である．薬物の相互作用を確認するには，HIV 治療に詳しい薬剤師に相談するか，ネット上のデータベースで確認する(例：www.HIVinsite.com あるいは www.aids.meds.com など[訳注：わが国には www.psaj.com などがある])．

**F. 治療失敗と治療変更**
1. 治療失敗の定義は，**ウイルス学的失敗**(ウイルス量を抑制できない)，**免疫学的失敗**(CD4 数が改善しない)，**臨床的増悪**(HIV 関連合併症を発症・再発する)がある．
2. 治療失敗の原因は何か？　アドヒアランスの低さ，服薬継続不能，薬物動態的問題(例：薬物または食物との相互作用によって血中濃度が低下する)，薬物耐性がある．
3. 治療レジメンの変更は耐性検査の結果を総括し，込みいった選択を必要とするため，HIV 専門医とともに行うべきである．理想的には，新しいレジメンには少なくとも2つ以上の完全に有効な薬物を用いるべきである(耐性検査の結果を参考にするか，別の群の薬物を用いる)．

**G. 特殊な状況**
1. **急性 HIV 感染症**　急性期に ART を開始することを考慮してもよいが，早期からの治療が長期的に有益かどうかはまだ結論が出ていない．
2. **妊娠**　妊娠中であっても ART はきちんと施行する．ただし一部の薬物は安全性を考慮しなければならない(例：エファビレンツは催奇形性があるため推奨できない)．また，専門医へ相談すること．母子感染を防ぐため，母親のウイルス量は 1,000 コピー/mL 未満となるようにすべきである．
3. **曝露後予防**　医療従事者が HIV に曝露してしまった場合，抗レトロウイルス(ARV)薬は HIV 感染の危険を減らすことがわかっ

ている．職業上曝露があれば，院内の**針刺し事故対策部**に直ちに問い合わせる．

> **HOT KEY**
> 
> 抗レトロウイルス（ARV）薬の副作用は"種類ごと"に覚える．
> - すべてのNRTIは**ミトコンドリア毒性**（膵炎，末梢神経障害，筋炎，乳酸アシドーシス/脂肪性肝炎）を起こすことがある．例えば，末梢神経障害は**"d"のつく薬物**（ddI，d4T，ddC）で生じる．また膵炎はddIで最も多い．
> - すべてのNNRTIは**皮疹**を起こすことがある．
> - すべてのPIは**代謝障害**（脂質異常，インスリン抵抗性，脂肪分布異常）や**消化管症状**（悪心，嘔吐，下痢）を生じることがある．
> - すべての**ART薬**は**肝障害**を生じることがある．

## VI 有用なウェブサイト

HIV/AIDSに関するより詳細な情報源として，カリフォルニア大学サンフランシスコ校の無料オンラインHIVテキスト（http://hivinsite.ucsf.edu/InSite），Johns Hopkins大学AIDS情報サービス（http://www.hopkins-aids.edu），米国疾病管理予防センター（Centers for Disease Control CDC）のウェブサイト（http://www.cdc.gov/hiv/）がある［訳注：わが国では，HIV感染症治療研究会（http://www.hivjp.org/）などがある］．

### 参考文献

Aberg JA, et al. Primary care guidelines for the management of persons infected with human immunodeficiency virus: recommendations of the HIV Medicine Association of the Infectious Diseases Society of America. *Clin Infect Dis* 2004;39:609–629.

Centers for Disease Control and Prevention. Guidelines for preventing opportunistic infections among HIV-infected persons—2002 recommendations of the U.S. Public Health Service and the Infectious Disease Society of America. *MMWR* 2002;51:1–51.

The Panel on Clinical Practices for Treatment of HIV Infection convened by the Department of Health and Human Services (DHHS). Guidelines for the use of antiretroviral agents in HIV-1 infected adults and adolescents. AIDSinfo Web Site (http://AIDSinfo.nih.gov), 2005.

# 第83章 結核

## I はじめに

**A. 疫学** 米国での10万～15万人を含み,世界人口の1/3が潜在的な結核菌(*Mycobacterium tuberculosis*:TB)患者であるといわれる.米国では活動性結核は減少しているが,世界的にはヒト免疫不全ウイルス(human immunodeficiency:HIV)感染の増加とあいまって緩徐に増加している.

**B. 初感染および潜在性結核** 結核菌は咳によって広がる.エアロゾル化した菌体を吸入することによって肺へ到達し,肺胞マクロファージによって貪食される.初感染期の数週から数か月で肉芽腫が形成され,病原体の増殖,進展を防ぐ.その後,肉芽腫の中に菌が認められるが,休眠している段階となり**潜在性結核感染症**(latent TB infection:LTBI)とよばれる.

**C. 活動性結核**は1ないし2通りの発症の仕方がある.

1. 初感染時に免疫力が失われた状態(高齢者,免疫不全者,HIV感染者)であれば,そのまま活動性病変として発症し,**一次結核**とよばれる.

2. 同様に,後天的に免疫力が低下した場合(HIV,コルチコステロイド療法,悪性腫瘍),その際に潜在性病変が再活性化される,すなわち"内因性再燃"(**二次結核**)とよばれる発病様式である.一生のうちの再活性化のリスクは約10%といわれており,感染後最初の1～2年がその頻度は高い.

**D. 肺外結核**(extrapulmonary TB:EPTB)はHIV陰性成人の活動性結核の約15～20%を占め,HIV感染者では頻度はさらに高い.肺外結核ではリンパ節炎,胸水,脊髄病変(いわゆるPott病),髄膜炎,腹膜炎,尿生殖器疾患,心外膜炎が多い.播種性結核は複数の臓器病変をつくり,その頻度は結核患者の約1～3%である.

## II 活動性結核患者へのアプローチ

**A. 診断**

1. **病歴** 活動性肺結核患者には咳,血痰,発熱,体重減少,盗汗がみられる.肺外結核ではその臓器特有の症状を伴う.

> **HOT KEY** 結核はしばしば"擬態の達人"(great mimicker)とよばれる. あらゆる臓器を標的とし, あらゆる症状を引き起こすからである.

2. **身体診察** 慢性疾患の様相を呈し, 消耗してみえる. 胸部聴診では水泡音(クラックル)や呼吸音の減弱を認めることもあるが, 正常のこともある.
3. **胸部 X 線写真** 空洞性陰影, 結節影, 浸潤影, 胸水などがみられる.

   **Ghon 複合体(初期変化群)**:石灰化を伴う小さな瘢痕像が肺野および肺門リンパ節にみられる場合であり, **結核の既感染を考える**.
   a. **一次結核**は中肺野から下肺野にかけて多くみられる.
   b. **二次結核**は肺尖あるいは上葉の背側区域にみられる.
   c. **HIV 合併結核**は, いわゆる典型的な初期変化群あるいは再活性化のパターンはとらないこともある.
4. **ツベルクリン反応**(tuberculin skin test:TST) ツベルクリン反応陽性は結核の感染を示唆するが, 活動性病変かどうかは判断できない. 逆に活動性結核患者の約 20 〜 25%は偽陰性となるといわれており, ツベルクリン反応が陰性でも完全に結核を否定することはできない. ツベルクリン反応についての詳細は後述 Ⅲ A 2, 3 を参照.
5. **喀痰検査** 活動性結核が疑われる場合は 3 回の喀痰抗酸菌塗抹標本(いわゆる, スメア)および培養検査を行う. 塗抹標本では肺結核の 50 〜 80%が陽性となるが, 培養検査では 80 〜 85%の陽性率である. 培養には 3 〜 8 週間が必要であることに注意する.
6. **薬物感受性検査**は, 分離培養された菌についてすべて行う.

B. **治療**
1. **一般的注意事項** 薬物耐性, 薬物による副作用, アドヒアランス不良などといったさまざまな要素が結核治療には関与するので, 結核患者は感染症専門医あるいは結核専門医が治療するべきである.
   a. **直接服薬確認療法**(directly observed therapy:DOT) 抗結核薬の服薬管理がむずかしいときに用いられる手法である. 週 2 〜 5 回, 主治医または結核治療施設を受診し, 治療薬を受け取る必要がある.
   b. **届出** 活動性結核患者, あるいは結核が疑われる患者すべてが, 州, 地方の保健担当所へ届け出が必要である[訳注:わが国で

は結核患者と診断したときは，法律に基づき2日以内に最寄りの保健所長へ届け出る]．

2. **治療法**　一般的な治療は，最初の2か月は抗結核薬4剤で行い，その後4か月は2剤で治療する方法である．複数の治療薬を使用する理由は，結核菌に耐性を獲得させないためと，最大限の殺菌効果を得るためである．代表例を**表83-1**に示す．

3. **副作用および薬物相互作用**
   a. **イソニアジド(INH)**　副作用に肝炎，皮疹，末梢神経障害がある．糖尿病，尿毒症，アルコール依存症，栄養障害，HIV陽性，高齢者や妊娠などの末梢神経障害の高リスク者は**ビタミン $B_6$**(1日経口でピリドキシン25～50 mg［訳注：わが国ではピリドキシンとして30～60 mg］)を併用する．INHはフェニトイン，カルバマゼピンの血中濃度を上昇させる(ただしリファンピシンとの相互作用とで相殺される)ので，両薬物の血中濃度を測定すべきである．
   b. **リファンピシン(RFP)**　副作用に肝炎，皮疹，感冒様症状，血小板減少がある．患者には尿をはじめとする分泌液がオレンジ色になることを伝える．RFPはワルファリン，経口避妊薬，抗痙攣薬，methadoneなどといった多くの薬物の血中濃度を低下させる．治療効果維持のために，これらの薬物は増量する必要がある．
   c. **エタンブトール**　視力低下あるいは赤緑色覚異常といった視神経炎を引き起こす．
   d. **ピラジナミド**　副作用として肝炎，関節痛，高尿酸血症をきたす．

4. **治療開始前の臨床検査**　治療前には肝機能，腎機能，全血算を測定しておくべきである．さらにエタンブトールを使用する場合は視力，色覚検査を行うべきである．

> **HOT KEY**　すべての結核患者に対してHIV検査を施行すべきである．

5. **モニタリング**　治療を開始したら，月1回は再診して副作用の有無を評価すべきである．治療前値が異常値であったり，肝障害の徴候がみられたり，肝障害のリスクファクターがある場合(例：既知の肝臓病，肝臓病のリスクファクター，アルコール依存症)は，血液検査(例：肝機能)を確認すべきである．

表 83-1 成人の活動性結核の 4 剤での治療例[*1]

| 薬 | [訳注：わが国での推奨投与量] | 投与方法期間 | 副作用 | 注意事項 |
|---|---|---|---|---|
| イソニアジド (INH) | 最大 300 mg (5 mg/kg) | 1日1回 6か月[*2] | 肝炎, 末梢神経障害[*3] | 35歳以上(若年者でも適宜)では月1回は肝機能検査 神経学的診察 併用薬物の血中濃度測定 |
| リファンピシン (RFP) | 最大 450 mg (10 mg/kg) | 1日1回 6か月[*2] | 肝炎, 皮疹, 胃腸障害, 紫斑 | 併用薬物の血中濃度測定 肝機能検査 |
| ピラジナミド[*4] | 1.2 g (25 mg/kg) | 1日1回 2か月 | 肝炎, 関節痛, 高尿酸血症 | 肝機能検査 痛風が起これば尿酸値測定 |
| エタンブトール | 750 mg (15 mg/kg) | 1日1回 2か月 | 視神経炎, 皮疹 | 投与前に視力, 色覚検査を行い, 毎月視力変化の有無を問診する |

[*1] この治療法は耐性菌でないことが前提である. 専門医にその地域の耐性パターンと治療法が合うか確認するべきである. 2か月の連日投与の後, 週2～3回の直接服薬確認療法(DOT)も可能
[*2] 高リスク患者(例：65歳以上, 糖尿病, アルコール依存症, 慢性腎不全など)ではピリドキシン(経口 25 mg)の予防投与を考慮する.
[*3]
[*4] ピラジナミドは妊婦には禁忌である.

6. **薬物性肝炎** イソニアジド(INH)，リファンピシン(RFP)，ピラジナミドによる副作用であり，発熱，黄疸，食欲不振，右季肋部痛などの肝炎の所見を伴い，トランスアミナーゼの基準値から3倍以上の上昇，あるいは症状がなくとも基準値から5倍以上の上昇をもって診断する．もし肝炎が発症した場合は速やかに原因薬物を中止し，結核治療専門医へ相談する．

7. **治療反応性** 結核患者では，連続した培養検査で2回陰性になるまで喀痰培養を繰り返さなければならない．2か月間にわたって治療しても培養陽性の場合には結核治療専門医へ相談すべきである．

8. **特記事項**
   a. **多剤耐性結核**(multi-drug resistant TB：MDR-TB)とは，少なくともイソニアジド(INH)とリファンピシン(RFP)の2剤に耐性の結核菌をいう．MDR-TBの治療は専門医が行うべきである．
   b. **HIV合併感染**の際にはまず結核の治療を完遂させる．多くの抗レトロウイルス薬は抗結核薬(特にリファンピシン)との相互作用があるため，結核あるいは感染症専門医が治療すべきである．

## Ⅲ 結核のスクリーニングおよび予防

### A. 潜在性結核のスクリーニング
結核のスクリーニングの目標は潜在性結核患者をみつけて治療し，内因性再燃を予防することである．

1. **検査対象者をどう決めるか** 結核のスクリーニングは活動性結核に進行しやすい高リスク群にのみ行う．通常は結核感染のリスクが高い職場の雇用時にスクリーニングを行う以外は，リスクが低ければ不要である．高リスク群は，①最近の結核患者と接触があった人，②結核感染歴があり，活動性結核へ進行しやすい人(**表83-2**参照)の2群に分けられる．

> 覚えておこう．
> **HOT KEY**
> ・ツベルクリン反応(TST)を行うにあたり，以前に結核治療を受けていないかを確認すること．結核の既往が明らかならば，ツベルクリン反応は無意味である．
> ・ツベルクリン反応は活動性結核に進行しそうな患者のみに行うべきである．要するに"治療を前提としない検査は行わない"，ということである．

2. **ツベルクリン反応**(TST)　スクリーニングテストには**精製誘導蛋白**(purified protein derivative：PPD)を用いたツベルクリン反応を施行する．感染曝露の2〜12週間後に結核菌の一部を抗原とし，それに対する患者の過敏反応をみるものである．PPD溶液0.1 mLを前腕屈側に皮内注射する．48〜72時間後に(発赤ではなく)硬結径を測定する[訳注：わが国では発赤径，硬結径の両方で判定している]．

3. **ツベルクリン反応の解釈**　陽性の"カットオフ値"は患者の活動性結核への進展しやすさによって判断する．高リスク患者では硬結が小さくてもリスクが低い患者よりも意味があることになる(**表83-2**参照)．カルメット-ゲラン桿菌(bacille Calmette-Guérin：BCGワクチン)〔ウシ型結核菌(*Mycobacterium bovis*)から作られる〕接種を受けた患者はツベルクリン反応では結核感染がなくても交差反応を示すことがある．10 mm以上の硬結はワクチン接種後数年が経過していればみられないが，真のツベルクリン反応陽性とBCGによる陽性は区別がむずかしい．それゆえBCGワクチンの接種歴はPPDの解釈時には重要となる．

**表83-2**　ツベルクリン反応結果の解釈[訳注：硬結のみで判断していることに注意]

| 硬結径 | 陽性と考えるべき状況 |
| --- | --- |
| ≥5 mm | 家庭内発生，ごく近いところで結核患者との接触歴があるもの<br>HIV感染者およびHIV感染の高リスク者<br>胸部X線にて囊胞性変化のあるもの |
| ≥10 mm | 結核罹患率の高い国での出生者<br>低所得圏，低医療圏での生活歴<br>薬物中毒者，アルコール依存者<br>ホームレス<br>長期介護施設入居者<br>結核が再活性化しやすい状態のもの*<br>病院，施設などの就労者 |
| ≥15 mm | すべての患者 |

*結核が再活性化しやすい状態とは，糖尿病，慢性腎不全，悪性腫瘍，珪肺症，胃切除者，理想体重よりも10％やせている，コルチコステロイドや免疫抑制剤の投与などである．

4. **フォローアップ**
   a. **陽性者** ツベルクリン反応陽性者は全員，胸部X線撮影を行うべきである．もし肺結核の所見があれば結核としての必要な評価を行うこととなる(本章ⅢA参照).
   b. **陰性者** 2つの偽陰性の可能性がある．
      (1) **PPDに対する感受性**は経年的に低下するが，再びPPDに曝露すれば回復する．この場合，2回目の検査は1～3週間あけて行うと陽性になり，"**ブースター現象**"とよばれている．
      (2) **アネルギー**(例：HIV感染者)は結核菌に感染した患者においてPPD抗原に対する免疫応答が抑制された結果として起こりうる．カンジダ抗原などを対照としてツベルクリン反応をみることも可能であるが，現在では推奨されない．
5. **遊離インターフェロンγ(IFN-γ)測定** 新しいスクリーニング検査として，結核菌抗原の刺激によって患者のリンパ球から産生されるIFN-γ量を測定する方法が開発された．ツベルクリン反応と比べ，1回の来院で検査でき，判定者によって差が出ず，BCG接種の影響を受けずに真の結核感染をみつけられるという長所があるため，この検査は将来，結核のスクリーニング検査として重要になるだろう．

## B. 潜在性結核感染症(LTBI)の治療

1. **適応** LTBIの治療は，ツベルクリン反応が陽性で，胸部X線写真で肺結核の像がなく(異常がある場合は結核の否定のための十分な評価が必要)，そして活動性結核に進展しやすい高リスク(本章ⅢA1と**表83-2**参照)である患者に行う．

> **HOT KEY** 潜在性結核感染症(LTBI)の治療開始前に活動性結核を否定することが重要である．活動性結核での単剤治療は効果がなく，また結核菌の耐性化を引き起こすからである．

2. **投薬方法**
   a. **薬物** イソニアジド(5 mg/kg，最大300 mg/日)を毎日，9か月にわたり投与する．専門医によっては6か月の治療を行うことがあるかもしれないが，HIV感染者やX線写真上，囊胞性疾患がある患者では行うべきではない．INHは直接服薬確認療法(DOT)によって週2回のみ投薬することも可能である．代替としてはリファンピシン単剤投与もしくはイソニアジド

(INH)とリファンピシンの両薬物の4か月投与などがあげられるが，これらを選択する場合は投薬前に結核専門医に相談すべきである．
b. イソニアジド(INH)の**副作用**およびビタミン $B_6$ の予防投与については本章**Ⅱ**B3を参照．
c. **禁忌**
  (1) **肝疾患**　活動性肝炎および肝硬変末期の患者は相対的禁忌である．
  (2) **妊婦**　専門家のなかには潜在性結核感染症(LTBI)の治療は分娩後まで待ったほうがよいという意見もある．妊娠は活動性結核に進展しやすいということはなく，一方，イソニアジドによる肝毒性のリスクは高くなると考えられているからである．イソニアジドの胎児への影響は確認されていない．
d. **モニタリング**
  (1) **トランスアミナーゼ**　すべての患者で行う必要はないが，HIV感染者，肝臓病患者あるいはそのリスクファクターのある者，アルコール依存症，分娩後まもない女性では検査すべきである．
  (2) **月1回のフォローアップ**　すべての患者に対し，副作用の確認のため月1回の診察が必要である．診察時に異常があったり，肝炎の徴候がある場合，妊婦，分娩直後，肝毒性の高リスク患者では月1回の肝機能評価が必要である．薬物誘発性肝炎については本章**Ⅱ**B6を参照．

### 参考文献

Frieden TR, Sterling TR, Munsiff SS, Watt CJ, Dye D. Tuberculosis. *Lancet* 2003; 362:887–899.

Myers JP. New recommendations for the treatment of tuberculosis. *Curr Opin Infect Dis* 2005;18:133–140.

# 第84章 発熱に対するアプローチ

## I はじめに

### A. 正常体温と発熱

1. **発熱とは?** 正常口腔内温は36℃〜37.4℃(平均36.7℃)で日内変動があり、正常上限は午前6時で37.2℃、午後4時で37.7℃である。このため、朝37.2℃以上、または夕37.7℃以上の体温のとき、発熱とみなされる。

2. **体温測定** 平均直腸内温は口腔内温よりも0.5℃高く、平均腋窩温は0.5℃低い。鼓膜温はほかの方法で測定するよりも変動が大きい[訳注:わが国では通常、腋窩温を用いる]。

### B. 発熱の原因
通常、発熱は感染が基礎にあるが、非感染性の過程によっても引き起こされる。発熱の原因に対する系統的なアプローチを表84-1に示す。

### C. 不明熱(fever of unknown origin:FUO)
不明熱は、38.3℃を超える体温が3週間以上続き、少なくとも3回の外来受診または3日間の入院精査にもかかわらず診断がつかないものと定義される。FUOの最も一般的な原因は次の4つのカテゴリーに分ける。感染(例:結核、腹部膿瘍)、悪性腫瘍(例:リンパ腫)、炎症性疾患(例:成人Still病、側頭動脈炎)、種々の原因〔例:深部静脈血栓症(deep vein thrombosis:DVT)、薬剤熱〕。

> **覚えておこう**
> 
> **HOT KEY**
> - 高齢者、免疫不全患者、ステロイド内服中、非ステロイド性抗炎症薬(nonsteroidal anti-inflammatory drug:NSAID)内服中には、重症感染症であっても発熱を認めないことがある。
> - 低体温はしばしば最重症感染症の存在を示し、このため発熱と同じく詳細に精査すべきである。

## II 患者へのアプローチ

包括的な病歴と身体診察は発熱の原因を決定するための最初のステップ

表 84-1 発熱への系統的アプローチ*

| 分類 | 例 | 症状と徴候 |
|---|---|---|
| 感染症 | | |
| CNS | 髄膜炎,脳膿瘍,硬膜外膿瘍 | 頭痛,項部硬直,羞明,背部痛,巣症状 |
| ENT | ウイルス性 URI,副鼻腔炎,咽頭炎,歯性膿瘍,咽後膿瘍 | URI 症状,頰部痛,耳痛,咽頭痛,歯痛,リンパ節腫脹 |
| 肺 | 気管支炎,肺炎,肺膿瘍,膿胸,TB | 咳嗽,胸膜痛,呼吸困難 |
| 心血管 | 心内膜炎,心外膜炎,ライン感染,グラフト感染 | 最近の歯科処置,皮膚病変,胸痛 |
| 消化管 | 胃腸炎,肝膿瘍,肝炎,胆囊炎,胆管炎,膵炎,腹腔内膿瘍,虫垂炎,憩室炎,大腸炎,直腸周囲膿瘍 | 腹痛,下痢,悪心・嘔吐 |
| 泌尿生殖器 | 上部・下部 UTI,前立腺炎,PID,STD | 排尿困難,疝痛,腟・陰茎からの排膿,前立腺圧痛,CVA の叩打痛 |
| 筋骨格 | 骨髄炎,化膿性関節炎,筋炎 | 関節の疼痛・腫脹・発赤,骨痛,筋肉痛 |
| 軟部組織 | 蜂窩織炎,軟部膿瘍 | 軟部組織の発赤,疼痛,腫脹 |
| 全身性 | ウイルス感染症(急性 HIV 感染症,EBV,CMV),抗酸菌感染症,真菌感染症(ヒストプラスマ症,コクシジオイデス症) | 咽頭炎,リンパ節腫脹,皮疹,体重減少,盗汗 |
| リウマチ性疾患 | 全身性エリテマトーデス,関節リウマチ,血管炎 | 皮疹,関節痛,口腔内潰瘍 |
| 悪性腫瘍 | リンパ腫,腎細胞癌,肝細胞癌 | 体重減少,盗汗,リンパ節腫脹 |
| 血管性疾患 | 深部静脈血栓症,肺塞栓症 | 下腿浮腫,胸膜痛,呼吸困難 |
| 薬剤性 | 抗菌薬,抗痙攣薬,抗精神病薬,抗ヒスタミン薬,アロプリノール,ヒドララジン,ニフェジピン | 服薬歴を確認する |

(つづく)

> CMV：cytomegalovirus（サイトメガロウイルス），CNS：central nervous system（中枢神経系），CVA：costovertebral angle（肋骨脊柱角），EBV：Epstein-Barr virus（Epstein-Barr ウイルス），ENT：ear, nose and thraot（耳鼻咽喉），HIV：human immunodeficiency virus（ヒト免疫不全ウイルス），PID：pelvic inflammatory disease（骨盤内炎症性疾患），STD：sexually transmitted disease（性感染症），TB：tuberculosis（結核），UTI：urinary tract infection（尿路感染症），URI：upper respiratory infection（上気道感染症）．
> *この表は発熱に対する包括的な鑑別診断を示しているわけではなく，外来診療において最も頻度の高い原因のいくつかを示している．
> ［訳注：感染症の頻度は地域により変わる．わが国ではヒストプラスマ症やコクシジオイデス症はまれな一方，例えばツツガムシ病なども考慮すべき地域もある］

であり，しばしば手がかりにもなる．

## A. 病歴

1. **発熱の詳細** 発熱の期間はどれくらいか？ 発熱に何か特別なパターンがあるか（例：再発性，持続的）？ 病気の人と接触したか？ 何か随伴症状があるか？
2. **免疫状態** 患者は免疫不全状態か（例：悪性腫瘍，化学療法，ステロイドを含む免疫抑制剤，HIV）？
3. **既往歴** 基礎疾患がある場合，その疾患によって発熱が起こることがある（例：腫瘍熱，ループスの増悪）．しかし，これらの疾患は感染を併発するリスクにもなり，発熱しているのは基礎疾患による，とする前に感染を除外しなければならない．
4. **薬物歴** 処方薬として何を服用しているのか？ 免疫抑制を引き起こすような薬物（例：ステロイド）や薬剤熱の原因となる薬（**表84-1参照**）を探す．
5. **生活歴** 患者の性交歴はどうか？ 違法薬物の使用歴やその他のHIVリスクファクターはあるか？ あてはまるなら，性感染症（sexually transmitted disease：STD），膿瘍，心内膜炎，HIV関連疾患の検索を始めるきっかけとなるかもしれない．
6. **渡航歴** 最近旅行したか？ 旅行中に何か特定のことに曝露されたか（例：活動，食物，虫刺され，性行為）？ 旅行前の予防接種歴や旅行中の予防内服について尋ねる．これらの質問は，渡航者における鑑別診断を進める手助けになる（**表84-2参照**）．

### 表84-2 帰国した渡航者の発熱[*1]

| 疾患 | 分布 | 感染経路 | 症状と徴候 |
| --- | --- | --- | --- |
| **3週間以内の発症** | | | |
| マラリア | 熱帯,亜熱帯[*2] | ハマダラカの刺咬(夜間) | 48～72時間間隔の発熱・悪寒,脾腫,黒色尿("black water fever〔黒水熱〕") |
| デング熱 | 熱帯,亜熱帯 | ヤブカの刺咬(日中) | 頭痛,皮疹,高度の筋肉関節痛("break bone fever") |
| 腸チフス | 発展途上国 | 食物や水による便口感染 | 頭痛,腹部不快感,相対的徐脈[*3] |
| 黄熱 | アフリカ,南アメリカ | ヤブカの刺咬(日中) | 頭痛,嘔吐,黄疸,出血 |
| 急性HIV感染症 | 全世界 | 性的接触,血液曝露 | リンパ節腫脹,咽頭炎,皮疹 |
| レプトスピラ症 | 全世界 | 生水への曝露 | 頭痛,筋肉痛,結膜炎 |
| リケッチア疾患(例:ダニ媒介紅斑熱) | 全世界 | ダニ類の刺咬 | 頭痛,筋肉痛,皮疹,刺咬部の無痛性黒色痂皮 |
| **3週間以降の発症** | | | |
| マラリア,急性HIV症候群 | 上に同じ | 上に同じ | 上に同じ |
| 急性A,E型肝炎 | 全世界 | 食物や水による便口感染 | 倦怠感,悪心,黄疸,右季肋部痛 |
| 急性B型肝炎 | 全世界 | 性的接触,血液曝露 | 倦怠感,悪心,黄疸,右季肋部痛 |
| 住血吸虫症 | アフリカ,アジア,ラテンアメリカ | 生水への曝露 | 脾腫,腹水,胃食道静脈瘤,膀胱病変をきたすこともある |
| 狂犬病 | 全世界 | 動物咬傷 | 頭痛,咬傷部の瘙痒・知覚異常・脳炎や恐水症に進展する |
| アメーバ肝膿瘍 | 発展途上国 | 食物や水による便口感染 | 右季肋部痛 |

HIV:human immunodeficiency virus(ヒト免疫不全ウイルス)
[*1] この表は包括的な鑑別診断を示しているわけではなく,帰国した渡航者の発熱において最も頻度の高い原因のいくつかを示している.
[*2] 亜熱帯:熱帯に隣接し,熱帯と温帯の間にある地域.
[*3] 相対的徐脈:高熱の割に徐脈である状態.

> **HOT KEY**
> 発熱は,感染症による二次的なものでないとわかるまでは,感染症による二次的なものである,と考えるべきである.感染は発熱の最も大きい原因であり,致命的になりうるからである.

**B. 上から下へ(top to bottom)のアプローチ** 発熱の感染源を特定する1つの方法は,患者の頭から始めて下へと進めていくことである.表84-1では,感染のさまざまな原因を,頭からつま先へ進む形で整理してある.系統的に対応する症状を評価することは,鑑別疾患を絞るのに役立つ.

**C. 身体診察** 完全な身体所見をとる.骨盤や直腸の診察は骨盤内炎症疾患(pelvic inflammatory disease:PID),STD,前立腺炎,直腸周囲膿瘍などを評価するのに役立つ.

**D. 臨床検査** 病歴と身体診察は診断するのに十分な情報を与えてくれるが,しばしばさらなる検査が必要となる.

1. **全血算(complete blood count:CBC)と分画**
   a. 発熱を伴う**好中球減少症**は緊急事態であり,入院と広域スペクトル抗菌薬が必要である.
   b. **白血球(white blood cell:WBC)の左方移動は未熟 WBC の存在を示す**.しばしば重症な細菌感染を示唆する.
   c. **白血球減少は白血球増加と同じくらい懸念される所見である**.さらに,高齢者や免疫不全患者では,重症感染症であってもWBC 増加がないかもしれない.
   d. **血液塗抹**は造血器悪性腫瘍が疑われる場合に行う.

2. **電解質,血中尿素窒素(blood urea nitrogen:BUN)とクレアチニン** アニオンギャップの存在は重症感染症の存在を示すことがある.

3. **肝機能検査**〔例:ビリルビン,アルカリホスファターゼ(alkaline phosphatase:ALP),トランスアミナーゼ〕は肝胆道系疾患の可能性を評価するのに有用である.

4. **アミラーゼやリパーゼ**は膵炎が疑われたときに有用である.

5. **尿検査**は尿路感染(urinary tract infection:UTI)の可能性を評価するために行う.

6. **自己免疫血清学** 患者が膠原病の症状や説明できない発熱を呈した場合,リウマトイド因子や抗核抗体(antinuclear antibody:ANA)を考慮する.

7. **HIV 検査** HIV 抗体試験は患者が HIV のリスクファクターをも

つ場合や説明できない発熱の場合に考慮する．HIV ウイルス量は急性 HIV 感染が疑わしいときに必要となる．
8. **Monospot テスト**［訳注：Paul-Bunnell 試験の変法］は Epstein-Barr ウイルスによる伝染性単核球症を診断するのに有用である．ただし，感染初期には陰性になることがある．
9. **培養**
   a. **血液培養**は，発熱患者で薬物の静脈内投与を行っている患者や心内膜炎が疑われる患者では常に必要である．血液培養を行った患者は注意深いフォローアップか入院が必要である．
   b. **尿培養**は，発熱が説明できない場合には常に行うべきである．
   c. 結核を疑った場合には抗酸菌に対する**喀痰の評価**を行う（第83章参照）．
   d. **咽頭ぬぐい液**の迅速レンサ球菌抗原試験と溶連菌培養は，レンサ球菌性咽頭炎（"strep throat"）を疑ったときに必要になることがある．淋菌性咽頭炎のリスクファクターがある場合（例：最近の口－性器接触）は，ぬぐい液を淋菌培養へ提出することも考慮する．
   e. **脳脊髄液**（cerebrospinal fluid：CSF）**検査**と**培養**は髄膜炎が疑われたり，意識障害を伴う発熱のある患者や，頭痛や説明できない発熱のある HIV 感染者では必要である．これらの患者はほとんど全例，精査のために救急部へ搬送すべきである．
   f. **体液検査と培養**　腹水や胸水，関節液を伴う発熱患者は通常，感染を除外するために診断的穿刺が必要である．精査のために救急部へ紹介することも考慮する．
   g. **便検査**　下痢をしている患者では，曝露歴によって，便を培養や虫卵や寄生虫検査に出すことを考慮する．また，患者が最近抗菌薬を投与されていれば，*Clostridium difficile* 検査を考慮する．

> **HOT KEY**　発熱と皮疹を呈する患者では，診断がはっきりしないならば，皮膚生検を施行すべきである．

E. **画像**　病歴，身体診察，それまでの検査結果などに基づいて，狙いを絞って画像検査を行う．
1. **胸部 X 線撮影**は呼吸器症状や説明できない発熱があれば全例で行う．
2. **腹部/骨盤の CT** は発熱と腹部症状のある患者全例で考慮する．

腹部/骨盤CTは，潜在性の腹部膿瘍や悪性腫瘍をみつける場合があるので，不明熱精査の最初のステップでもある．
    3. **腹部超音波検査**は胆嚢と胆道を評価するのに役立つ．
**F. 説明できない発熱** 不明熱の場合，さらなる検査（例：心臓超音波検査，骨髄生検，白血球スキャン[訳注：炎症部位に集積するシンチグラム．ガリウムシンチとほぼ同じ目的で使われるが，感度がよい]）を，できれば最初の精査で見つかった異常をもとに行う．この時点で検査のターゲットを絞るために感染症内科医にコンサルトしてもよいかもしれない．

## Ⅲ 治療

**A. 一般的方法**
 1. **水分** 不感蒸泄の増加を代償するために水分補給を増やすよう患者にすすめる．
 2. **薬物の中断** 発熱の原因となりうる薬物を中断することは診断的でも，治療的でもある．
 3. **解熱薬** アセトアミノフェン（325～650 mgを4～6時間ごと[訳注：わが国では急性上気道炎の解熱・鎮痛に対して1回300～500 mg頓用．1日最大1,500 mgまで]）は発熱に対する第1選択薬である．NSAIDはまた発熱の治療に役立つ（例：イブプロフェン200～400 mgを4～6時間ごと[訳注：わが国では急性上気道炎の解熱・鎮痛に対して1回200 mg頓用．原則1日2回．1日最大600 mgまで]）が，より多くの副作用を生じる．
 4. **抗菌薬による治療** 通常，感染と診断したときに始める．感染を疑った場合，経験的抗菌薬と注意深いフォローアップが適応となることがある．

> **HOT KEY** 血液培養が必要ならば，抗菌薬を始める前に採血する．

**B. 入院**は以下のような場合に妥当である．
 1. 潜在的に危険な感染症が疑われる．
 2. 高齢者，免疫不全患者あるいは合併症のあるとき．
 3. 重度の脱水がある．
**C. フォローアップ** 発熱のある患者には非常に注意深いフォローアップが必要である．

## 参考文献

Roth AR, Basello GM. Approach to the adult patient with fever of unknown origin. *Am Fam Physician* 2003;68:2223–2228.

Ryan ET, Wilson ME, Kain KC. Illness after international travel. *N Engl J Med* 2002;347(7):505–516.

# Part XIII

# 皮膚の異常

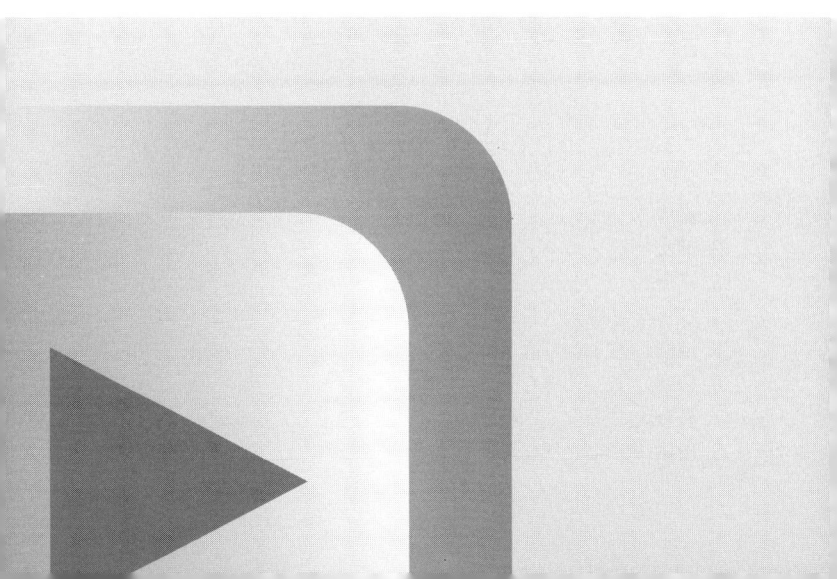

# 第85章 皮膚疾患へのアプローチ

## I 皮膚科領域の説明

皮膚科領域を説明する際，系統的な3段階アプローチを用いると，皮膚病変の分類（限定された鑑別疾患）が可能になり，コンサルト先や同僚との意思疎通がしやすくなる．

**A.** まず表85-1を用いて1次病変を分類する．1次病変とは，まだ自然進行や触診の影響を受けていない初期の皮膚変化のことであり，皮膚疾患の病因を探るうえでしばしば最も多くの手がかりを与えてくれる．1次病変の主な種類についても表85-1を参照のこと．

**表85-1 1次皮膚病変の分類**

| 病変の外観 | 病巣が直径0.5 cm以下 | 病巣が直径0.5 cm以上 |
| --- | --- | --- |
| 平坦かつ触知不可 | 斑（macule） | 斑（patch） |
| 隆起かつ触知可 | 丘疹（papule） | 局面（plaque） |
| 透明液の堆積 | 小水疱（vesicle） | 水疱（bulla） |
| 白色または黄色液の堆積 | 膿疱（pustule） | 嚢胞（cyst）または膿瘍（abscess） |
| 隆起および深部（皮下） | 小結節（nodule） | 腫瘍（tumor） |

**B.** 次に2次変化に注目する（すなわち，1次病変が出現した後に起こった変化のこと）．次に2次変化の例をあげる．
1. **鱗屑**
2. **痂皮**
3. **爪痕**
4. **びらん**（表皮の欠失）
5. **潰瘍**（表皮および真皮の欠失）
6. **裂溝**（表皮の明確な裂け目）
7. **苔癬化**（肥厚化した表皮およびはっきりとした皮膚線）
8. **硬結**（肥厚した真皮）

表85-2 斑の原因，臨床所見，主要な原因に対する治療法

| 病巣 | 原因 | 臨床所見 | 治療 |
|---|---|---|---|
| 薬疹 | 医薬品の副作用 | 病巣はしばしば斑であり，体幹のいたるところに分布し，鮮光色，融合性がある．手掌や病巣部，粘膜表面の病巣は重症化の恐れあり | 原因薬物の使用中止．経口抗ヒスタミン薬，局所ステロイド，止痒外用剤．重症化では入院が必要 |
| ウイルス性発疹 | 体内のウイルスによる皮膚反応 | 紅斑と丘疹（通常，薬疹よりも薄紅色で融合性．全身徴候や症状も出現） | 止痒外用剤，局所ステロイド，痒みに対する経口抗ヒスタミン |
| 黒子（"肝斑"） | 日光曝露 | 色素過剰や茶色斑 | 日焼け止め，漂白剤は有用性に乏しい |
| じんま疹 | 薬物，感染，自己免疫疾患，食物，物理的要因（冷気，日光，圧力） | 24時間以内に軽快する再発性掻疹 | 原因物質の回避，経口抗ヒスタミン |
| 多形性紅斑 | 単純ヘルペスウイルス（herpes simplex virus：HSV）．薬物（サルファ薬，フェニトイン，バルビツレート，ペニシリン），マイコプラズマ感染 | "的状"病変（暗い中心部と明るいハロー）．暗い円状病変はしばしば手掌に出現 | HSVに対するアシクロビルによる抑制．原因薬物の使用中止 |
| 中毒性皮膚壊死症 (toxin-mediated erythema：TEN) | A群溶血性レンサ球菌，黄色ブドウ球菌(Staphylococcus aureus)やその他の（未知の）原因 | 融合性，紅斑および丘疹（"紙ヤスリ"様），皮膚のひだに強調．しばしば掻痒を伴わない粘膜病変を伴う．患者は重篤感がある | 背景にある細菌感染への抗菌薬療法 |

表85-3 丘疹の原因，臨床所見，主要な原因に対する治療*1

| 病変 | 原因 | 臨床所見 | 治療 |
|---|---|---|---|
| 基底細胞癌 | 日光曝露，放射線 | 真珠様，半透明な丘疹，円形境界を伴う*2 しばしば毛細血管拡張症に合併．顔面は好発部位 | 生検や切除のために紹介 |
| 扁平上皮癌 | 日光曝露，毒物曝露 | 鱗屑または痂皮を伴う硬化丘疹．難治性潰瘍も存在を示唆する*3 日光曝露部位は好発部位 | 生検や切除のために紹介 |
| 疥癬 | Sarcoptes scabieiダニ感染 | 指間の水かき部分や性器の搔痒トンネル．陰茎の搔痒感（男性）．乳房の搔痒感（女性）は存在を示唆する所見．免疫不全者以外では顔面ではあまり認められない． 確定診断は，丘疹の深部の擦過に対して顕微鏡検査によって虫体または虫卵を確認することによる． | permethrin 5% クリームを頸部よりも下方全体に1昼夜塗布し，1週間継続する（接触者に対しても同様の治療を行う）［訳注：わが国ではγ-ベンゼンヘキサクロリド軟膏などを用いる］． 経口抗ヒスタミンおよび局所ステロイド（搔痒感は適切な治療を行った後も持続する） 衣服および寝具は温水で洗浄し，プラスチックの袋に入れて分離する |

*1 薬疹，ウイルス性発疹，多形性紅斑，あるいは中毒性皮膚壊死症も多く認めるが，表85-2 で述べているので参照．
*2 基底細胞癌は小結節と関連している．
*3 扁平上皮癌は斑や小結節と関連している．

表 85-4 斑に対する原因、臨床所見、治療

| 病巣 | 原因 | 臨床所見 | 治療 |
| --- | --- | --- | --- |
| 日光角化症* | 日光曝露 | 荒く乾燥した"紙ヤスリ"様の病変。視診より触診するほうがわかりやすい | 液体窒素、フルオロウラシルクリーム(5-FU軟膏®)、イミキモッドクリーム、ジクロフェナククリーム、化学薬を用いた剝離、光力学によるレーザー治療 |
| アトピー性皮膚炎 | 不明確、枯草熱、喘息、アレルギー性鼻炎の既往と関連 | 皮膚の搔痒性炎症(皮膚の擦過創はブドウ球菌およびウイルスによる皮膚感染発症リスクを増やす)<br>紅斑および鱗屑は通常、皮膚の屈側に生じる<br>皮膚線は顕著になるか苔癬化する | 局所ステロイド、経口抗ヒスタミン、皮膚軟化薬、石鹸および温水の回避 |
| 接触性皮膚炎 | 外因性抗原 | 旅行歴や職業歴が重要である。化粧用品や洗浄液への曝露について尋ねる | 原因物質の回避<br>局所ステロイド。病巣が拡大しているようであれば経口ステロイドの短期投与(7〜10日) |
| 乾癬 | 不確定、遺伝性とされている | 銀色鱗屑、主に股部の溝や軽度外傷の伸側表面に発生する<br>爪の点状凹窩<br>関節炎の存在 | 局所ステロイド、calcipoetriene クリーム、tazarotene ゲル<br>経口薬(acitretin)、メトトレキサート、ジクロスポリン)、光線療法、もし乾癬が広範囲にあれば生物学的に治療するために皮膚科医に紹介する |

(つづく)

| | | | |
|---|---|---|---|
| 脂漏性皮膚炎 | 不明確 | 慢性的な搔痒感および紅斑．顔面の皮脂腺での発生が最も活発 | 低力価ステロイドクリームと抗真菌薬の併用療法を試みてもよい<br>頭皮の抗ふけシャンプー |
| 脂漏性角化 | 不明確 | 硬化を伴う良性の皮膚成長．加齢とともに発生頻度は増加する | 搔爬，レーザー治療，液体窒素 |
| 白癬 | 真菌感染（皮膚糸状菌） | 隆起した境界と中心部の正常皮膚による環状の病変<br>病変の端（または境界）における細かい鱗屑<br>病変境界部の鱗屑を擦過すると水酸化カリウム（KOH）下で菌糸または出芽細胞を示す | 局所抗真菌薬．全身的抗真菌薬（例：グリセオフルビン500 mgを毎日．経口．4～6週間）は重症持続感染や顔面や頭皮の感染時に使用 |
| 乾燥症（重症皮膚乾燥症） | 加齢による皮膚．種々の内服薬（特に抗コレステロール薬） | 高齢者また冬季に多い．皮膚は鱗状で搔痒感があり，紅斑を伴う．しばしば下肢で認める | 皮膚軟化薬，低力価ステロイド．温水や石鹸は避ける |

*日光角化症は丘疹とも関連している．扁平上皮癌の前駆病変ともなりうる．

表85-5 小水疱および水疱の原因、臨床所見、治療

| 病変 | 原因 | 臨床所見 | 治療 |
| --- | --- | --- | --- |
| 膿痂疹 | レンサ球菌(*Streptococcus*)、ブドウ球菌(*Staphylococcus*) | ハチミツ色痂皮 | 適切な全身抗菌薬(例:ジクロキサシリン、第一世代セファロスポリン)、あるいは局所ムピロシン |
| 単純ヘルペス | 単純ヘルペスウイルス(herpes simplex virus:HSV)1型、2型 | 集合した小水疱、膿疱または打ち抜き型潰瘍 Tzanck塗抹による多核巨細胞が確定診断となる | 経口アシクロビル(400 mg 3回/日あるいは200 mg 5回/日、10日間)を初回発出現時および再発時の初期治療。播種性疾患または免疫不全患者では経静脈的アシクロビル投与を考慮 |
| 帯状疱疹 | 帯状疱疹ウイルス(varicella zoster virus:VZV) | 皮膚への分布は古典的 | アシクロビル(800 mg 経口 5回/日、7〜10日間、病巣出現から3日以内に)。免疫不全かつ重症患者では経静脈的投与を考慮 |

表85-6 膿疱および嚢胞の原因，臨床所見，治療

| 病変 | 原因 | 臨床所見 | 治療 |
|---|---|---|---|
| 痤瘡（皮脂産生増加や小脂腺，細胞閉塞，細菌増殖，炎症を起こす毛細胞脂腺障害） | 多因子性異常角化．痤瘡プロピオニバクテリウム（Propionibacterium acnes）の過増殖，ホルモン，痤瘡プロピオニバクテリウムに対する異常炎症反応 | 非炎症性病変（すなわち，面皰．"白色面皰"，"黒色面皰"といわれているもの）<br>炎症性病変（すなわち，膿疱，丘疹，小結節，嚢胞），瘢痕になりうる<br>多毛症および女性における月経不順は内分泌異常を示唆する<br>薬症はコルチコステロイド使用を示唆する | 非炎症性（面皰）痤瘡：過酸化ベンゾイル5%や局所レチノイドクリーム．治療開始時に，局所抗菌薬を中程度の炎症病変の場合には追加する<br>炎症性痤瘡：経口抗菌薬（例：テトラサイクリン500 mgを2回/日，またはミノサイクリン50〜100 mgを2回/日）<br>結節嚢胞性痤瘡：isotretinoin（Accutane®）療法<br>月経と関連した痤瘡：アンドロゲン効果の小さい経口避妊薬（例：Jasmine®），スピロノラクトン |
| 毛嚢炎（毛包の炎症） | ブドウ球菌（Staphylococcus）感染が最多の原因である<br>シュードモナス属（Pseudomonas）感染（"温水浴槽"毛嚢炎） | 毛嚢基盤の膿疱，主として摩擦部位 | 全身抗菌薬（例：dicloxacillin，またはセファゾリン500 mgを4回/日） |

| 病変 | 原因 | 臨床所見 | 治療 |
|---|---|---|---|
| 酒皶（顔面の皮脂腺炎症）* | 不明確 | 潮紅、敏感肌<br>毛細血管拡張症、炎症性丘疹および膿疱<br>中年から高齢の患者で認められる<br>症状は誘発因子により増悪（アルコール、香辛料、カフェイン、日光） | 局所的メトロニダゾール、クリンダマイシン、azelaic acid<br>テトラサイクリン、あるいはミノサイクリンの全身投与 |

*酒皶鼻になりうる。

### 表85-7 小結節の原因、臨床所見、治療

| 病変 | 原因 | 臨床所見 | 治療 |
|---|---|---|---|
| 嚢胞 | 不明確 | 孤立性で円形の被囊性皮膚病変で、頂点に孔をもつ | 病変内ステロイド局注、切除 |
| ケロイド（組織の過剰成長または修復） | 外傷 | 若年アフリカ系アメリカ人に最も多く認めやすい | 病変内コルチコステロイド局注（例：トリアムシノロンを10mg/mL）が病変消退に寄与 |
| 疣贅 | ヒトパピローマウイルス感染 | 皮膚線は病変を横切っては認めない<br>病変の皮を剥くと赤褐色あるいは黒色の点が認められる | 液体窒素、サリチル酸、podophyllin、レーザー治療 |

表 85-8 色素沈着病変の原因，臨床所見，治療

| 病変 | 原因 | 臨床所見 | 治療 |
| --- | --- | --- | --- |
| 悪性黒色腫 | 悪性変化およびメラノサイトの増殖 | Assymetry（非対称）<br>Border irregular（境界不明瞭）<br>Color irregular（色調不均一）<br>Diameter greater than 0.6 cm（直径が 0.6 cm 以上，ただし拡大傾向のある病変はすべて疑う）<br>Evolution（増大する） | 皮膚科医に生検を依頼<br>治療は浸潤の深達度に基づく |
| 母斑 | 不明瞭 | 5 mm 未満で明瞭な境界，均一な色調（ベージュから茶），対称性 | 経過観察 |

**C．**1次病変および2次変化を定義したら，病巣の詳細を記述すること．
1. **大きさ**
2. **色調**
3. **形態**
4. **分類**：病巣が互いにどのように位置しているか（例：孤立性，集合性，蛇行性，環状，皮節に沿っている，線状）
5. **配置**：病巣が体のどこに位置しているか（例：末端部，太陽光線の曝露が最も多い露出部位，全身）
6. **特記事項**：病変に関連して次のような所見があれば，鑑別診断を絞るのに役立つ場合がある — 毛細血管拡張症，点状出血，トンネル形成，紫斑，面皰壊死

## Ⅱ 主要な皮膚病変の診断および治療

主要な皮膚病変の原因・臨床所見・治療法は，1次病変の種類ごとに表85-2〜表85-8にまとめた．

### 参考文献

Fitzpathrick TB, Johnson RA, Wolff K, Suurmond D. Color Atlas and Synopsis of Clinical Dermatology Common and Serious Diseases, 4th ed. New York; McGraw-Hill, 2001.

# 第86章 瘙痒

## Ⅰ はじめに
かゆみは搔きたいという欲望を覚える感覚である．さまざまな皮膚疾患，非皮膚疾患がかゆみを引き起こす．

A. **原発性皮膚疾患** かゆみは皮膚病変の最も一般的な症状である．皮膚疾患がかゆみの原因であるならば通常，1次皮膚病変が存在する（第85章参照）．

B. **全身性疾患** 皮膚所見がない場合，重篤で広範囲な瘙痒はしばしば基礎にある全身性疾患に関係している．

## Ⅱ 瘙痒の一般的原因

A. **原発性皮膚疾患** 皮膚の炎症は皮膚かゆみ受容体を活性化し，求心性無髄C線維を通して脳へ信号を伝える．皮膚のかゆみは炎症の結果であり，普通，1次皮膚病変（第85章参照）としてみつかる．
 1. 乾燥症（乾燥肌）：極めて頻度の高い原因である．
 2. 虫刺症
 3. 寄生虫感染（例：疥癬，シラミ）
 4. 皮膚炎（例：アトピー性皮膚炎，貨幣状湿疹，接触性皮膚炎，刺激性皮膚炎，脂漏性皮膚炎）
 5. 扁平苔癬
 6. じんま疹，皮膚描記症
 7. 疱疹状皮膚炎
 8. 水疱性天疱瘡
 9. 毛包炎（好酸球性，細菌性）
 10. 痒疹（亜急性，結節性），慢性単純性苔癬
 11. 薬疹
 12. 表在性真菌感染

> **HOT KEY** 虫刺症，疱疹状皮膚炎，または慢性じんま疹の患者では，診察時に皮膚病変をしばしば見逃しやすい．

B. **全身性疾患** かゆみを引き起こす全身性疾患は大きく3つのカテゴ

リーに分けられる．代謝性，神経障害性，心因性の3つである．こういった疾患の患者は，剝脱，痂皮，鱗屑といった最も一般的な二次性の皮膚変化を呈するかもしれないが，原発性皮膚疾患はない(第85章参照)．原発性病変がないのにかゆみがあることは，背景に全身性疾患があるかもしれないと疑う手がかりになる．

1. **代謝性** 化学性/代謝性メディエータが末梢あるいは中枢神経系のかゆみ中枢を刺激してかゆみを引き起こす．
   a. 肝：慢性閉塞性肝疾患，C型肝炎(黄疸や肝不全の有無にかかわらず)，原発性胆汁性肝硬変．
   b. 腎：慢性腎不全(患者の15〜50％)，透析(尿毒症性瘙痒，患者の50〜90％)．
   c. 血液疾患：鉄欠乏性貧血，真性赤血球増加症(polycythemia vera：PV)，リンパ腫(特にHodgkinリンパ腫)，白血病，骨髄腫，菌状息肉症，そして肥満細胞症．Hodgkinリンパ腫に関係するかゆみは特に下腿でしばしば"焼けつくような"感覚と表現される．PV患者の30〜50％は水かゆみ症，すなわち水と接触した直後から急に起こり，120分ほど続くチクチクする不快なかゆみを呈する．
   d. 内分泌性：甲状腺機能亢進・低下症，糖尿病．
   e. リウマチ性：強皮症．
   f. 固形腫瘍：カルチノイド，脳腫瘍，内臓腺癌．
   g. 腸管寄生虫
   h. 薬物：麻薬，抗マラリア薬

2. **神経障害性** かゆみ信号を伝える求心性無髄C線維が刺激されて，かゆみを引き起こす．間欠的で激しいかゆみ発作や，突き刺すような感覚，焼けるような痛み，感覚異常(皮膚感覚の低下)，蟻走感(虫が皮膚の上を這っている感覚)といった，かゆみではない訴えが特徴である．
   a. 多発性硬化症：感覚異常を呈することがある．
   b. 腕橈骨瘙痒：通常，頸部脊柱管狭窄によって引き起こされる，橈骨神経への刺激による上腕外側の慢性間欠性瘙痒．
   c. 背部異常感覚 $T_{2〜6}$：脊髄神経後根での感覚神経障害で，肩甲内瘙痒と病変部の境界がはっきりした色素沈着が特徴である．
   d. 陰嚢/外陰/肛門の瘙痒：陰嚢，外陰，肛門の難治性で間欠的なかゆみで，腰仙部神経根症に関係している．原発性皮膚病変(例：乾癬，接触性皮膚炎)や感染(皮膚糸状菌)を否定した後の除外診断である．心因性かゆみのカテゴリーと大きく重なっていることがある．

e. 帯状疱疹後神経痛：帯状疱疹による急性発疹が軽快した後の皮膚に持続する痛み．
f. 結節性痒疹，慢性単純性苔癬：皮膚にダメージを与えるまで絶えず掻爬することが特徴である．結節に進行する患者(結節性痒疹)もいれば，よく境界された，上部が扁平な，皮溝のはっきりした皮膚病変(慢性単純性苔癬)に進行する患者もいる．これらの疾患の原因ははっきりしないが，皮膚原発性，代謝性，神経障害性，心因性といったかゆみの原因疾患の終末期を示していることもある．

3. **心因性** 皮膚はしばしば感情的な緊張が表れる場となる．自傷やさまざまな自傷につながる強迫的な行為を通して原発性精神疾患としての症状を呈することがある．心因性に起因するかゆみと診断することは除外診断であり，器質的な疾患を除外しなければならない．原発性皮膚疾患を除外するため皮膚科医へコンサルトするのがよいが，主な治療は精神的カウンセリングによる．
   a. 寄生虫症妄想：皮膚に寄生虫が感染しているという強い思い込みは，精神疾患がその根底にあることの徴候である場合がある．
   b. 神経症性擦瘍：強迫的に皮膚を刺傷する自傷行為につながる．うつ病や強迫性障害，不安障害などと関係している場合がある．
   c. 詐病：患者は二次的な利益のために皮膚を自ら傷つける．
   d. 抜毛症：うつ病や強迫性障害，不安障害などに関係しており，強迫的に毛髪を抜いてしまう．成人では重大な心因性疾患の徴候であることがある．

## III 患者へのアプローチ

**A. 病歴** 詳細な病歴をとる．かゆみの発症，部位，分布，期間，性状(例：持続的か，焼けつくようかなど)，重症度，増悪あるいは寛解因子について尋ねる．また基礎疾患，処方薬，薬物乱用，旅行，職業上の曝露，アトピーや皮膚疾患の既往歴や家族歴，入浴の習慣，ペットの有無について尋ねる．詳細なシステムレビューがあれば，基礎疾患を鑑別する手がかりとなる．

　以下の所見は，かゆみの原因が全身性でないことを示唆する．
1. 急性発症
2. 局所性瘙痒
3. 露出皮膚へ限局していること．
4. 家族や密接な接触者にもかゆみがあること．

**B. 身体診察** 原発性皮膚疾患を特定することに集中して身体診察する．全身の皮膚表面をみる．指間や趾間，腋窩，陰部では疥癬の特

徴であるトンネルを探す．舌圧子で腕の内側や背部を強く擦過して膨疹を認めれば，皮膚描記症を示唆する．リンパ節，肝臓，脾臓は触診してリンパ節腫脹や臓器腫大がないか確認する．特異的な皮膚疾患や原発性皮膚病変がみられないならば，基礎にある全身性疾患のスクリーニングを行うのが妥当であろう．

### C．必要な臨床検査
1. 全血算と分画，血清葉酸とビタミン $B_{12}$，鉄の測定
2. 甲状腺検査
3. 肝機能，肝炎血清学
4. 腎機能
5. 空腹時血糖値
6. リスクファクターがある場合：血清蛋白電気泳動，寄生虫と虫卵に関する便検査，ヒト免疫不全ウイルス(human immunodeficiency virus：HIV)検査を考慮すること．

### D．処置
1. 皮膚擦過：鱗屑がある場合，皮膚糸状菌感染を除外するため皮膚擦過物を水酸化カリウム(KOH)下で検鏡する．
2. 皮膚生検：特に初期治療が奏効しない場合，確定診断のために推奨される．

### E．画像検査
1. 胸部 X 線撮影：潜在性の癌を除外する．感度は低い．
2. 脊髄/頸椎 X 線撮影：神経根症によるかゆみの診断に役立つときがある(本章 Ⅱ B2 参照)．
3. 胸部または腹部 CT：潜在性の悪性腫瘍を除外する．胸部 X 線写真よりも感度が高い．臨床的な疑いが強いときや気になる症状や徴候があるときにすすめられる．

## Ⅳ 治療

基礎にある病因を同定して取り除かなくても，かゆみは症状を緩和することで最もよく治療できる．かゆみの原因が同定できなかったり治療できなかったりするかもしれないが，症状を和らげるための一般的なガイドラインがある．

### A．穏やかなスキンケア
患者に正しいスキンケアについて指導する．乾燥症(乾燥肌)はかゆみの原因となるうえ，他の疾患によるかゆみを増悪させる．積極的に乾燥症を治療するために少なくとも1日に2回は保湿する．ワセリンや Aquaphor® といった皮膚軟化薬はほとんどのクリームやローションよりも効果的に保湿でき，刺激性皮膚炎反応や接触性皮膚炎反応はほとんどない．局所に用いる薬物(例：

ステロイド軟膏)と一緒に皮膚軟化薬を使うならば,軟化薬は後で塗布する.皮膚軟化薬はかゆみが軽快するまでは使い続けるべきだが,かゆみがなくても毎日使い続ければ予防に役立つ.

1. **乾燥肌の原因となる習慣をやめる** 15分未満のシャワーをぬるま湯で浴びて,乾燥石鹸を避け(Dove®, Purpose®, Cetaphil®, Aquanil® といった刺激の少ない皮膚にやさしい石鹸を使う),腋窩や鼠径部では石鹸の使用を最小限にし,また皮膚が炎症を起こしていたり乾燥している部位では石鹸の使用を避ける.シャワーが終われば体をふいて,保湿のために湿気を帯びた皮膚にすぐに保湿剤を塗布する.
2. **避けるべきこと** 必要でないすべての化粧品,薬物,サプリメントをやめる.無香料の洗剤や石鹸を使い,柔軟剤は避ける.
3. **温度** かゆみは一般的に熱で悪化する.冷えたままにしておき,熱いお湯での入浴やシャワーは避ける.間欠的に氷嚢で治療すると,かゆみの最もひどい部分を鎮めるのに役立つ.メントール局所塗布は爽涼感があり,短期間であるがかゆみを緩和する(次項のメントールを参照).

**B. 局所抗瘙痒薬**

1. **皮膚軟化薬** 皮膚のバリアを修復するのに必要で,ほとんどすべての瘙痒の第1選択薬である.少なくとも1日に2回は塗布する.軟化薬(Aquaphor®, ワセリン, Eucerin®)は通常,クリームやローションよりも効果的である.
2. **メントール** メントールの爽涼感は短期間であるがかゆみを緩和する.メントール入りクリームには安価な市販薬がいくつかある(Sarna®, Aveeno Skin Relief Moisturizing Lotion with Cooling Menthol®, Eucerin Itch-Relief Moisterizing Spray®).
3. **麻酔薬** ひどいかゆみや局所的なかゆみへの補助的な薬物として皮膚の感覚をなくす局所麻酔薬を用いることがある.ごくまれに(例:肛門瘙痒),第1選択で唯一の治療として使われる.Pramoxine® は肛門/陰嚢/外陰瘙痒に役立つ.表面麻酔薬配合(eutetic mixture of local anesthetic:EMLA)クリームやリドカインゲル/パッチは神経障害性瘙痒や代謝性瘙痒(特に尿毒症性瘙痒)の一部や熱傷によるかゆみに役立つ.
4. **抗ヒスタミン薬** 局所抗ヒスタミン薬は用途が限られているが,じんま疹や皮膚描記症,湿疹性疾患による軽度のかゆみを短期間のあいだ和らげることがあるかもしれない.ジフェンヒドラミン(レスタミンコーワ®など)は市販薬として手に入るし,doxepin (Zonalon®)はより強く $H_1$ 受容体をブロックするので処方薬として

使われる．局所用 doxepin は，嗜眠状態や接触性皮膚炎の原因になることがある．

5. **カプサイシン** サブスタンスPを除去し，感覚神経を通した痛み信号の伝導を止める．長期間，定期的に使わなければならない．最初に使うとヒリヒリするのでしばしば患者は使用をやめてしまう．神経障害性瘙痒の治療に特に有効で，尿毒症性瘙痒の治療にも使われる．

6. **ステロイド** 局所コルチコステロイドはかゆみに対して最もよく処方される．薬効の範囲はクラスⅠ(strongest 例：クロベタゾール)からクラスⅥ(weakest 例：ヒドロコルチゾン)まである．炎症性皮膚疾患には最も効果的であるが，代謝性，神経障害性，心因性のかゆみに対しては炎症の要素がなければ効果は限られる．間違った量を使ったり大量に使うと，局所ステロイドは永続的な皮膚萎縮や異常な血管増生をきたすことがある．

7. **免疫抑制剤** タクロリムス(プロトピック®)と pimecrolimus (Elidel®)は局所免疫抑制剤で，ステロイドと同じように多くの炎症性皮膚疾患を治療するが，副作用はあまりない．しばしば，副作用を抑えるためにステロイドの代わりとして顔面，肛門生殖器，腋窩といった部位に使われる．局所薬としての発癌リスクがわからないものの，経口タクロリムスは悪性腫瘍のリスク増加と関係しているので，局所免疫抑制剤は"黒枠"警告となっている．現在のガイドラインでは，短期間のみ，2歳以上の小児，免疫抑制状態にない人に限って使うように提案している．

8. **permethrin** 5% permethrin クリームは妊婦以外で疥癬感染の第1選択治療薬である．1週間あけて2回塗布するのが適切な使用法で，～95％に有効である[訳注：わが国ではγBHC(γ-ベンゼンヘキサクロリド)軟膏などを用いる]．

C. **密封と物理的バリア** 皮膚の治癒を促進する間に外的な刺激に対しての物理的なバリアとなる薬物は，神経障害性あるいは心因性疾患に関係するかゆみの治療に有用である．例をあげれば，デュオアクティブ®のような親水コロイド包帯材や，UNNA boot® といったより広範囲を覆うことのできるものがある．Codran® はよく効くステロイドを含んだ接着テープで，結節性痒疹や慢性単純性苔癬の病変に使われる．

D. **紫外線光線療法** 紫外線(ultraviolet：UV)による光線療法は，全身性瘙痒を引き起こす病変の治療に役立つ．これは，湿疹のような1次皮膚病変によるかゆみから腎不全や肝不全といった基礎にある全身性疾患によるかゆみまでを含む．光線療法には UV を使うが，皮

膚癌を引き起こす有害な照射は最小限にしている．対照的に，一般の日焼けベッドはそのような有害な照射を取り除くことができず，光線療法と同等と考えるべきではない．

### E. 全身性治療

1. **抗ヒスタミン薬** 抗ヒスタミン薬は汎用の抗瘙痒薬として使われる．しかし，doxepin を除くほとんどの抗ヒスタミン薬は，代謝性，中枢性，心因性のかゆみに対してあまり効果がないので，使用は限られる．じんま疹や皮膚描記症は両方ともヒスタミンが関与しているので，抗ヒスタミン薬が非常に有効であり，第一世代抗ヒスタミン薬（ジフェンヒドラミンやヒドロキシジン）は，主にその鎮静作用により，夜間のかゆみ治療の補助に役立つ．経口 doxepin は抗ヒスタミン作用とともに抗うつ，抗不安作用もあるので，おそらく最も有益である．doxepin は広い範囲の瘙痒疾患の治療に使うことができるが，眠気が強くて患者が我慢できなかったり，高用量（＞ 100 mg）では不整脈を起こしたりする．

2. かゆみの治療に使われる**その他の全身性薬物**を以下にあげる．かゆみが重症になって抗ヒスタミン以外の補助的全身性治療が必要になった場合は，皮膚科医にコンサルトして用いるべきである．かゆみを治療する多くの全身性薬物は適応外使用であり，リスクと利益に十分に注意して処方するように心得ておくべきである．

   a. ナロキソン：慢性閉塞性肝疾患に関係したかゆみに用いる．

   b. オンダンセトロン：オピオイドに関係したかゆみに用いる．

   c. mirtazapine，パロキセチン：傍腫瘍性瘙痒や慢性単純性苔癬や結節性痒疹といった特発性瘙痒に対しても有効である．

   d. ガバペンチン：神経障害性瘙痒，特に帯状疱疹後神経痛に対して有用である．尿毒症性瘙痒にも有効である．

## Ⅴ フォローアップと紹介

A. 原因不明の瘙痒があり，乾燥症に対する治療や全身的な治療に反応しない場合は，皮膚科医に紹介する．

B. さまざまな治療にもかかわらずかゆみの続く患者は潜在性全身性基礎疾患を早期に発見するために頻回に再評価する（例：年に 2 ～ 4 回）．毎回の診察で，皮膚所見（1 次病変の証拠を探すこと）に特に注意し，リンパ節や肝臓，脾臓（悪性を示唆することがあるので，腫大を探す）の所見をとり，詳細なシステムレビューをとる．

## 参考文献

Beltrani VS. Pruritus and Pruritic Dermatoses. *Contemporary Dermatology* 2003;1(10);1–8.

Etter L, Myers SA. Pruritus in systemic disease: mechanisms and management. *Dermatol Clin* 2002;20(3):459–472.

Pruritus and Neurocutaneous Disorders. In James WD, Berger TB, Elston DE, eds: *Andrews' Diseases of the Skin*, 10th ed. Philadelphia, PA: Elsevier: 2006:51.

# 第87章 触知可能な紫斑

## I はじめに

**A. 触知可能な紫斑**(palpable purpura)とは小血管炎と中小血管炎の皮膚症状である．この臨床上の用語は，小さな(1〜2 mm)紫紅色で，圧迫によって退色しない隆起性実質性丘疹をいう．通常，ひとかたまりの病変，すなわち"一群(crops)"として現れ，一般的には下肢に出現するが，四肢の遠位や近位にも出現することがある．
  1. 病変は癒合して出血斑となり，潰瘍化することがある．
  2. 紫斑様の病変はしばしばじんま疹に伴うことがある．
  3. 膿疱，小水疱，壊死といった亜型が起こる．

**B. 血管炎**は血管の炎症と壊死を表す一般的な用語である．血管炎は原発性(原因や関係がわからない)のこともあれば，感染，薬物，全身性疾患(例：ループス，狼瘡)による二次性のこともある．臨床所見は侵される血管の大きさに関係しており，そのため血管炎は侵される血管の大きさによって分類する．
  1. 小血管(じんま疹と触知可能な紫斑)
  2. 中血管(皮下結節)
  3. 中小血管(末端臓器障害，網状皮斑，触知可能な紫斑，単神経炎)
  4. 大血管(虚血性跛行，壊死)

> **HOT KEY**
> 触知可能な紫斑はある特定のタイプの血管炎の臨床症状のことをいう．最も一般的には小血管炎で，頻度は低くなるが中小血管炎もある．
> 　小血管炎と中小血管炎が本章の焦点である．

## II 鑑別診断

**A.** 血管炎
**B.** 点状出血(第71章参照)
**C.** 色素性紫斑性発疹(良性毛細血管炎)
**D.** 敗血症性塞栓

## III 患者へのアプローチ

**A. 小血管炎**は主に後毛細血管細静脈を侵す.
1. **病因** 循環中の抗原/抗体免疫複合体が小血管の内皮へ沈着する. 頻度が高いのは皮膚, 腸管, 腎臓である. これらの免疫複合体は補体を活性化し, 血管障害, 血栓症, 出血, 閉塞(**図 87-1** 参照)につながる.

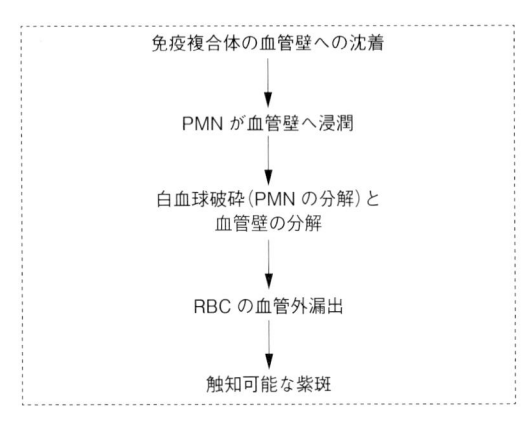

```
免疫複合体の血管壁への沈着
        ↓
PMN が血管壁へ浸潤
        ↓
白血球破砕(PMN の分解)と
血管壁の分解
        ↓
RBC の血管外漏出
        ↓
触知可能な紫斑
```

**図 87-1** 血管炎の病理. PMN：polymorphonuclear neutrophil(多形核好中球), RBC：red blood cell(赤血球)

2. **組織学** 基礎疾患が異なっていても, 小血管炎はすべて白血球破砕性血管炎(leukocytoclastic vasculitis：LCV)の組織像を共有している. 好中球が後毛細血管細静脈に貫壁性に浸潤して破壊しており, 白血球破砕(核塵), 赤血球の血管外漏出, 血管壁のフィブリノイド壊死を伴っている.
3. **病歴** 患者はかゆみ, 刺痛, 灼熱痛を訴える. 倦怠感, 発熱, 関節痛があることもある.
4. **身体所見**
   a. **皮膚** 病変の出現する部位は限られ, 外傷部位に起こることもある(パテルギー). 触知可能な紫斑やじんま疹がみられることもある. 小水疱, 水疱, 膿疱, 潰瘍といった亜形がある.
   b. **全身性合併症** 原因によってさまざまであるが, 肺, 腎臓, 腸管, 神経の各病変は除外しなければならない(**表 87-1** 参照).
5. **小血管炎の一般的な原因**

### 表87-1 血管炎の全身症状

- 全身症状(例:発熱,疲労,体重減少,食欲低下)
- 筋骨格系症状(例:関節炎,関節痛,近位筋肉痛)
- 臓器虚血による症状(例:腹痛)
- 肺,腎臓,神経系合併症による症状(例:喀血,呼吸困難,褐色尿,末梢浮腫,末梢神経障害)

---

**記憶のコツ**

## 小血管炎の原因は"Dr IINR"

**D**rug:薬物(10〜15%)
　最も高頻度:サルファ剤,ペニシリン,アロプリノール,フェニトイン,サイアザイド,キノロン,インスリン,経口避妊薬,レチノイド,タモキシフェン.
　末梢性好酸球増加症は全身症状のある薬物誘発性血管炎の79%でみられるが,皮膚症状のみの薬物誘発性血管炎では22%でしかみられない.
**I**diopathic:特発性(45〜55%)
**I**nfection:感染(20%)
　最も高頻度:A群レンサ球菌,結核
**N**eoplasm:新生物(<5%)
　M蛋白血症,リンパ増殖性疾患
**R**heumatic disease:リウマチ性疾患(20%)
　全身性エリテマトーデス(systemic lupus erythematosus:SLE),関節リウマチ,炎症性腸疾患,好中球性皮膚症

---

6. **小血管炎の亜型**
   a. 皮膚小血管炎は全身症状を伴わず,皮膚だけに限られる.除外診断だが,上記の「記憶のコツ」に示す原因のどれによっても起こりうる.

---

**HOT KEY** 紫斑性病変は頭からつま先にかけて増加していく.

---

   b. **クリオグロブリン血症性血管炎**(cryoglobulinemic vasculitis:CV)　クリオグロブリン免疫複合体が小血管の血管壁に沈着し,急性の炎症を引き起こす.
   (1) クリオグロブリンは低温で沈殿する免疫グロブリンであ

る.
(2) 関係する全身疾患：C 型肝炎ウイルス（最も一般的），ヒト免疫不全ウイルス（human immunodeficiency virus：HIV），自己免疫性疾患，リンパ増殖性疾患.
(3) 所見としては触知可能な紫斑があるが，これは寒冷，長時間の起立，外傷，薬物や感染に対する反応によって引き起こされることが多い.

> **HOT KEY** クリオグロブリン血症は耳輪の寒冷誘発性肢端チアノーゼの原因である.

c. **Henoch-Shönlein 紫斑病**（Henoch-Shönlein purpura：HSP）
IgA 優位の免疫複合体沈着による血管炎で，皮膚，腸，糸球体の血管を侵す.
(1) 小児では最もよくある全身性血管炎であるが，成人ではまれである.
(2) しばしば上気道感染の 1〜2 週間後に起こる.
(3) 診断的な四徴は次のとおりである.
- 触知可能な紫斑（殿部や下肢）
- 関節炎（特に膝関節と足関節）
- 疝痛性腹痛
- 腎炎（5％は進行性の腎臓病である）

> **HOT KEY** 腰よりも上の紫斑，発熱，赤血球沈降速度（赤沈，erythrocyte sedimentation rate：ESR）高値は腎障害の高リスクである.

d. **じんま疹様血管炎**は，かゆみというよりは焼けるような痛みの再発性浮腫性膨疹を呈する．体幹や四肢近位に好発する．そして癒合して非常に大きな病変となる．個々の病変は消退するのに 24 時間以上かかる．関係する疾患としては，慢性じんま疹，Sjögren 症候群，全身性エリテマトーデス（SLE）がある.

> **HOT KEY** 低補体価の患者は全身性症状（関節炎，肺症状，消化器症状）をきたしていることが多い.

e. **傍腫瘍性血管炎**はリンパ増殖性疾患やM蛋白血症によることが最も多い．

## B. 中小血管炎

1. **抗好中球細胞質抗体(anti-neutrophilic cytoplasmic antibody：ANCA)関連**
   
   a. **顕微鏡的多発血管炎**(microscopic polyangiitis：MPA)　壊死性血管炎で小血管を侵し，免疫複合体は少しあるか，あるいはほとんどない．壊死性糸球体腎炎がよくみられ，出血性肺毛細血管炎も起こることがある．中小動脈を侵す壊死性動脈炎もみられることがある．
   
   (1) P-またはC-ANCA〔ミエロペルオキシダーゼ(myeloperoxidase：MPO)または抗プロテイナーゼ3(anti-proteinase-3：AP3)〕が90％以上で陽性．
   
   (2) 皮膚：触知可能な紫斑．
   
   b. **Wegener肉芽腫症**(Wegener granulomatosis：WG)　上下気道の肉芽腫性炎症と小型から中型血管を侵す壊死性血管炎とを起こす．壊死性糸球体腎炎もよくみられる．
   
   (1) ANCAは75～80％で陽性となり，AP3であることが多い．
   
   (2) 皮膚：触知可能な紫斑，口腔潰瘍，丘疹状壊疽性病変，皮下結節，潰瘍．
   
   c. **アレルギー性肉芽腫症**(Churg-Strauss症候群)　気道の好酸球に富んだ肉芽腫性炎症と小型から中型血管を侵す壊死性血管炎とを起こす．喘息と末梢性好酸球増加症に関係している．
   
   (1) MPO-ANCAが60～70％で陽性である．
   
   (2) 皮膚：触知可能な紫斑，丘疹状壊疽性病変，皮下結節．
   
   (3) 心筋の炎症がよくみられ，死因の中では一番多い．

2. **自己免疫疾患**　SLE，全身性硬化症，関節リウマチは循環免疫複合体の沈着による血管炎を起こす．

3. **敗血症性血管炎**　血管障害は臓器の塞栓や補体の活性化の結果起こる．関係する微生物は以下のとおりである．髄膜炎菌，ブドウ球菌，A群レンサ球菌，肺炎球菌，緑膿菌，*Vibrio vulnificus*，リケッチア，カンジダ．

## Ⅳ 治療

A. 診断確定は生検による．通常，皮膚生検のために患者を皮膚科医に緊急に紹介すべきである．

1. ヘマトキシリン・エオジン(hematoxylin and eosin：H&E)：白血球破砕性血管炎を評価する．

2. 直接免疫蛍光法：血管壁の免疫グロブリン，補体/フィブリンを評価する．
B. 全身性合併症の程度を把握する．詳細な病歴，身体診察，システムレビューをとる．特に皮膚，腎臓，消化管，関節の合併症を評価する．最近の投薬，感染，新生物，自己免疫疾患の既往歴を聞き出す．
C. 推奨される診断時臨床検査は次のとおりである．
  1. 全血算と分画
  2. クレアチニン，肝機能，赤血球沈降速度（赤沈．ESR）
  3. 抗ストレプトリジン O（antistreptolysin O：ASO）価，B／C 型肝炎の血清学検査
  4. リウマチ系精密検査：抗核抗体（ANA），ANCA，リウマトイド因子，クリオグロブリン
  5. 補体価（C3，C4）
  6. 鏡検を含めた尿検査
  7. 便潜血
  8. 咽頭培養
  9. リンパ増殖性疾患の疑いのあるときは次を行う．
     a. 血清蛋白電気泳動（serum protein electrophoresis：SPEP）
     b. 尿中蛋白電気泳動（urine protein electrophoresis：UPEP）
     c. 免疫固定電気泳動（immunofixation electrophoresis：IFE）
D. 上記すべてを基本にして治療計画を立てる．

## Ⅴ フォローアップと紹介

触知可能な紫斑は通常，医学的緊急事態を示している．しばしば迅速な精査のために入院が必要である．フォローアップは原因と全身性合併症の範囲による．一般的に症状が改善し，全身性合併症が消失するまでは頻回に再診させる．

### 参考文献

Crowson AN, Mihm MC Jr, Magro CM. Cutaneous vasculitis: a review. *J Cutan Pathol* 2003;30(3):161–173.
Fiorentino DF. Cutaneous vasculitis. *J Am Acad Dermatol* 2003;48(3):311–340.
Jennette JC, Falk RJ. Small-vessel vasculitis. *N Engl J Med* 1997;337(21): 1512–1523.

# Part XIV

# 精神科

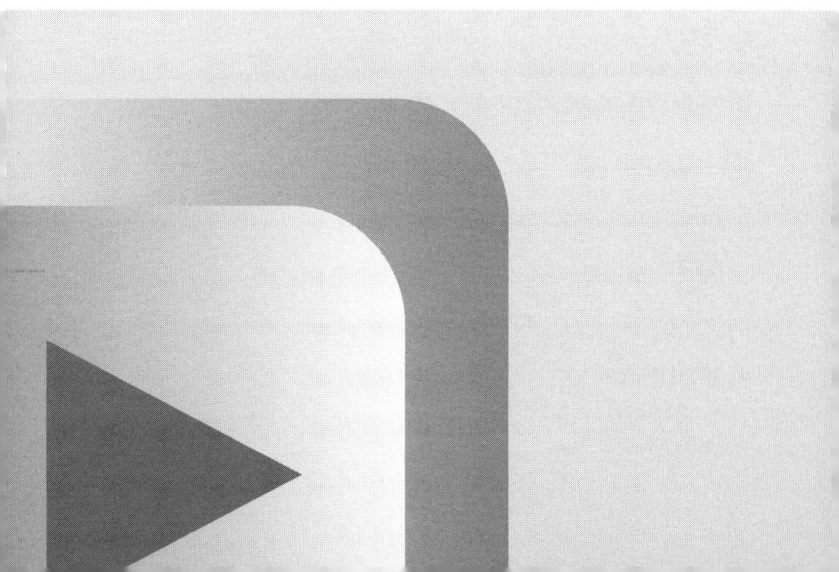

# 第88章 抑うつ

## I はじめに
**A.** 抑うつは**極めて頻度が高い**. 大うつ病の生涯有病率は, 男性で10%, 女性で20%である.
**B.** 医療現場では, 抑うつ患者の30～50%が見逃されている.
**C.** 抑うつのリスクファクターとして次のものがある.
  1. 女性は35～45歳, 男性は55歳以上
  2. 女性
  3. 抑うつの既往歴や家族歴
  4. 重篤な身体疾患
  5. 社会的ストレスの存在, 社会的支援の欠如
  6. 物質乱用(例:アルコール依存症)

## II 抑うつの臨床症状
発症形態は多様であり, これが高率に見逃される原因である. 次に抑うつを示唆する徴候を述べる.
**A.** 体重減少(特に高齢患者)
**B.** だらしのない様相
**C.** 怒りっぽい, または涙もろい情動
**D.** ぼんやりしている
**E.** 不安
**F.** さまざまな不定愁訴
**G.** 疾患に対して適切な治療を受けていない場合

## III 鑑別診断

> **HOT KEY**
> 鑑別疾患のほとんどに, 抑うつが併発しうる.

**A. 精神科的疾患**
  1. 気分変調, 双極性障害などといった他の気分障害
  2. 不安障害

3. 人格障害，特に境界型人格障害や強迫神経症
- **B. 正常の死別反応** 正常の死別反応を示す患者のうち約5％が，後に気分障害をきたす．
- **C. 神経学的疾患**
  1. Parkinson病
  2. 脳血管障害
  3. てんかん
  4. 認知症
  5. 頭部外傷
- **D. 物質乱用**
- **E. 内分泌疾患**（例：甲状腺機能障害，副腎機能障害など）
- **F. 薬物**
  1. コルチコステロイド，ホルモン補充療法（hormone replacement therapy：HRT）
  2. 降圧薬
  3. 鎮痛薬，特に麻酔薬や麻薬
  4. 中枢神経系に作用するすべての薬物

## IV 患者へのアプローチ

- **A. 診断の確定**
  1. うつ病の診断は，『精神疾患の診断・統計マニュアル（Diagnostic and Statistical Manual of Mental Disorders, 4th edition：DSM-IV）』のうつ病判定基準に従って行う．次頁の「記憶のコツ」の1〜5は，診断基準を覚えるのに有用である．
  2. 他の精神科疾患や内科疾患を確実に除外する．薬物や物質乱用障害が病気に関与している可能性も考慮する．
- **B. 自殺の危険性を評価する．**
  1. 自殺企図の既往がある患者（例：過去に4，5回以上の企図があるなど）は，今後も繰り返す可能性が高いが，実際に命を落とすことはあまりないようである．このパターンは人格障害が背景に関与していることが多い．
  2. 希死念慮について質問しても，自殺を誘導することにはならない．むしろ患者のリスクをはっきりさせる．次頁の「記憶のコツ」の"SAD PERSONS"は，自殺企図のリスクファクターを覚えるのに有用である．

## V 治療

大うつ病は70％が初期治療に反応して改善する．しかし，2年かそれ以

> **記憶の
> コツ**
>
> ### うつ病の診断は"1, 2, 3, 4, 5"
>
> 次のどちらか1つを満たさなければならない2つの指標
> 　　抑うつ気分
> 　　喜びの消失
> 3つの思考の障害
> 　　希死念慮
> 　　集中力の低下
> 　　罪責感
> 4つの身体症状
> 　　不眠
> 　　体力低下または疲労
> 　　焦燥または精神運動抑制
> 　　体重の減少または増加
> 5つ以上の症状を全体で認める

> **記憶の
> コツ**
>
> ### 自殺企図のリスクファクターは"SAD PERSONS"
>
> **S**ex：性（男性：女性＝4：1）
> **A**ge：年齢（白人の高齢者は最もリスクが高い）
> **D**epression：抑うつ（自殺の70％は抑うつエピソードの後に生じる）
> **P**revious attempts：自殺企図の既往
> **E**TOH use：アルコール依存症
> **R**ational thinking loss：理性の欠如（認知の遅延，精神病性のうつ病，以前からの脳器質性疾患など）
> **S**ocial support deficit：社会的支援の欠如
> **O**rganized plan：計画的な企図
> **N**o spouse：配偶者がいない
> **S**icknesses：病気（特に心筋梗塞の後）

上症状が続くこともあり，ほとんどの患者が再発する．

**A．選択的セロトニン再取り込み阻害薬**（selective serotonin reuptake inhibitor：SSRI）は大うつ病に対して処方される薬物として最も一般的であり，副作用は比較的軽度で，大量服薬した場合でも厄介な影響はほとんどみられない．

　**1．薬物**（表88-1）　フルオキセチンがこれまでに長く使われてきたが，他の薬物のほうが副作用や薬物相互作用が少ないため，好まれている．

## 表88-1 選択的セロトニン再取り込み阻害薬

| 一般名 | 商品名 | 利点 | 欠点 | 標準使用量 |
|---|---|---|---|---|
| パロキセチン | パキシル® | 鎮静作用が強い | 中止するときは漸減が必要 | 開始量：20 mg／日（高齢者は10 mg）<br>最大投与量：40 mg／日 |
| セルトラリン | ジェイゾロフト® | 賦活作用は fluoxetine よりも軽く、鎮静作用はパロキセチンよりも軽い | 胃腸症状が出やすい | 開始量：50 mg／日（高齢者は25 mg）<br>最大投与量：150〜200 mg／日<br>[わが国では開始量：25 mg／日、最大投与量：100 mg／日] |
| fluoxetine | Prozac® | 賦活作用強い<br>食欲低下をきたす可能性あり | 不眠や神経過敏をきたす可能性あり<br>半減期が長い<br>チトクロムP-450系を最も阻害する | 開始量：20 mg／日（高齢者は10 mg）<br>最大投与量：40 mg／日 |
| escitalopram | Lexepro® | 鎮静作用なし<br>エリキシル剤あり | 中止するときは漸減が必要 | 開始量：10 mg／日<br>最大投与量：20 mg／日、肝障害があれば10 mgまで、腎機能に注意 |
| citalopram | Celexa® | 鎮静作用なし<br>液剤あり | 中止するときは漸減が必要 | 開始量：20 mg／日<br>最大投与量 60 mg／日、高齢者や肝障害があれば40 mg／日まで |

（つづく）

| 一般名 | 商品名 | 利点 | 欠点 | 使用量 |
|---|---|---|---|---|
| フルボキサミン | ルボックス®（米国では発売中止）デプロメール® | 小児への使用も認可されている | 中止するときは漸減が必要 | 開始量：50 mg/日 夜に服用、肝障害があれば減量 最大投与量：300 mg/日［わが国では100 mg/分2で開始し、150 mg/日まで増量］、1回量100 mg以上であれば数回に分けて内服 |

### 表88-2 三環系抗うつ薬

| 一般名 | 商品名 | 利点 | 欠点 | 使用量 |
|---|---|---|---|---|
| ノルトリプチリン | Pamelor®、ノリトレン® | 起立性低血圧が最も起こりにくく、他の三環系抗うつ薬の2倍の効力がある | 抗コリン作用 | 開始量：25 mg/日 最大投与量：150〜200 mg/日［わが国では上限150 mg/日］ |
| desipramine | Norpramin® | 鎮静作用が最も小さい 抗コリン作用が最も小さい | 賦活作用、不眠がありうる | 開始量：50 mg/日 最大投与量：200〜300 mg/日 |
| アミトリプチリン | Elavil®、トリプタノール® | — | 抗コリン作用を高頻度にきたす | 開始量：50 mg/日 最大投与量：200〜300 mg/日［わが国では開始量30〜75 mg/日、最大投与量150〜300 mg/日］ |

2. **副作用** SSRI の最も一般的な副作用は,**焦燥,消化器症状**(例:悪心,嘔吐,下痢),**性的機能不全**(例:性欲減退,勃起不全)などである.また,自殺のリスクを高める可能性があるが,これについては異論も多い.SSRI はチトクロム P-450 系を阻害するので,**ワルファリン,フェニトイン,三環系抗うつ薬などの血中濃度に影響**する可能性がある.

> **HOT KEY**
> 選択的セロトニン再取り込み阻害薬(SSRI)の抗うつ効果が最大限発揮されるには 4〜6 週間を要する.効果発現まで時間がかかることを患者によく説明し,早まって内服を中止しないように患者に注意する必要がある.

**B. 三環系抗うつ薬**は比較的安価で非常に効果があり,これまでに長い間利用されてきた.重度の不穏,不眠,片頭痛,随伴する神経障害性疼痛があったり,SSRI 療法が成功しなかった場合に有用である.
  1. **薬物**(表 88-2)
     a. **アミトリプチリン**は三環系抗うつ薬で最もよく知られている薬物であるが,副作用の抗コリン作用は耐えがたいものがある.
     b. **ノルトリプチリン**,desipramine はアミトリプチリンと同等の効果があり,抗うつ薬としてだけでなく,神経障害性疼痛に対しても用いられる.これらはアミトリプチリンと同等の効果があるはずである.
  2. **副作用** 三環系抗うつ薬は副作用がやっかいであり(特に高齢者では),治療濃度域が狭いので,うつ病の治療に関しては SSRI のほうが好まれる.

**C. 非定型抗うつ薬**は表 88-3 に示す.

> **HOT KEY**
> 塩酸ブプロピオンは禁煙補助薬としての適応も米国食品医薬品局(Food and Drug Administration:FDA)から承認されている.

**D. モノアミンオキシダーゼ**(monoamine oxidase:MAO)**阻害薬**は使用にあたり絶対的なアドヒアランスが必要であり,また交感神経性の高血圧クリーゼを起こす可能性もあるため,初期治療として使われることはほとんどない.MAO 阻害薬には isocarboxazid(Marplan®),tranylcypromine(Parnate®),phenelzine(Nardil®)がある.

表88-3 非定型抗うつ薬

| 一般名 | 商品名 | 作用機序 | 利点 | 欠点 | 使用量 |
|---|---|---|---|---|---|
| bupropion | Wellbutrin® | ドパミンとノルエピネフリンの弱い阻害作用 | 65歳以上の高齢者に使いやすい 副作用がほとんどない | 脳器質疾患やてんかんのある患者には禁忌 | 開始量：75 mgを1日2回（徐放薬は150 mgを1日1回） 最大投与量：150 mgを1日3回（徐放薬は150 mgを1日2回） |
| nefazodone | Serzone® | セロトニン受容体のアンタゴニスト作用と再取り込み阻害作用 | 性機能障害作用はほとんどない 鎮静作用なし 過剰投与になりにくい | チトクロムP-450系の阻害 | 開始量：100 mgを1日2回 最大投与量：150〜200 mgを1日2回 |
| venlafaxine | Effexor® | セロトニンとノルエピネフリンの再取り込み阻害作用 | 賦活作用がありうる 副作用が軽い 性機能障害はほとんどない | 用量依存性の高血圧をきたす可能性あり | 開始量：37.5 mgを1日2回 最大投与量：375 mg/日を数回に分けて |
| duloxetine | Cymbalta® | 詳細不明．ノルエピネフリンとセロトニンの再取り込み阻害作用 | この二重の作用機序によって効果が出やすい患者もいる | 高血圧をきたす可能性あり | 開始量：40〜60 mg/日を数回に分けて 最大投与量：60 mg/日 |
| mitrazapine | Remeron® | 詳細不明．アドレナリン阻害作用とセロトニン阻害作用 | 鎮静効果があり，睡眠補助作用や抗不安作用も期待できる 消化器症状や性機能障害がない | 抗ヒスタミン作用があり，鎮静作用，口渇，食欲亢進，体重増加を引き起こすことがある | 開始量：15 mg/日 最大投与量：45 mg/日 |

**E. 精神賦活薬**は終末期の患者や，抗うつ薬に部分的にしか反応がない場合の補助薬として，精神科医から処方されるのが典型的である．dextroamphetamine（Dexedrine®）やメチルフェニデート（リタリン®）などが含まれる．

## Ⅵ フォローアップと紹介

### A. 経過観察

1. 薬物療法中の患者は1〜4週間ごとの診察が必要である．薬物療法は9〜12か月は維持すべきである．この期間を過ぎれば薬物の減量を試みてもよい．慢性化したり頻繁に再発する患者，重度の妄想や自殺企図のある患者では，もっと長期間，場合によっては無期限に，維持したほうがよいだろう．

2. 大多数の患者が最終的に再発する．再発したら，1年間は治療を試みるべきである．2回目の再発があれば，通常，生涯にわたる薬物療法が必要となる．

**B.** 精神科医への**紹介**は診断がつかない場合，精神病の特徴がある場合，治療に難渋したり非典型的な治療が必要な場合に必要となる．自殺の恐れがある患者は，直ちに精神科医に評価してもらう必要がある．

### 参考文献

Fancher T, Kravitz R. In the clinic: depression. *Ann Intern Med* 2007;146:ITC5-1–ITC5-16.

Gelenberg AJ, Hopkins HS. Assessing and treating depression in primary care medicine. *Am J Med* 2007;120:105–108.

# 第89章 アルコール乱用と依存

## I はじめに
A. アルコール乱用と依存は極めて頻度の高い問題であり、生涯有病率は約10％に達する．
   1. 米国では10万人が毎年アルコールによる合併症で死亡している．
   2. アメリカ人の約25％は、飲酒が家庭内トラブルの原因になっているとされる．
B. アルコール乱用と依存は、効果的な治療があるにもかかわらず、しばしば見過ごされたり、不十分な治療になることがある．

## II 臨床症状
患者本人、あるいは家族や友人は飲酒による行動異常や健康について懸念を抱いているかもしれない．しかし患者自らが話し出すことは多くない．それゆえ、医師は診察中に明らかになる社会的問題や医学的合併症に気づき、アルコール乱用を見抜くべきである．

### A. 社会的問題
1. 飲酒運転での逮捕、けんか、その他の飲酒に関連する行動
2. 飲酒のための欠勤や失業
3. 対人関係の問題
4. 繰り返される中毒や、いわゆる"一過性の意識消失(blackout)"

### B. 医学的合併症
多くの医学的合併症が過剰の飲酒によって生じる．一般的な例として、次のものがある．
1. 消化器系障害(例：胃炎、肝炎、肝硬変、食道静脈瘤、肝癌、膵炎、吸収障害)
2. 神経障害(例：運動失調、末梢神経障害、Wernicke脳症、認知症)
3. 心血管系障害(例：高血圧、頻脈、心筋症)
4. 血液系障害(例：貧血、血小板減少症)
5. 内分泌系障害(例：低血糖、ケトアシドーシス、低カリウム血症、低ナトリウム血症)
6. 外傷(例：自動車事故、転倒、家庭内暴力)

## III 飲酒のパターン
"1杯の飲酒"の定義は、蒸留酒(例：ブランデー、ジン、ラム酒、ウォッ

カ，ウイスキー）では1オンス（30 mL），ワインでは4オンス（120 mL），ビールでは12オンス（360 mL）である［訳注：わが国では，厚生労働省が1日平均で日本酒1合（180 mL），ビール中瓶1本（500 mL），ウイスキー60 mLを節度ある飲酒量として提唱している］．

**A. 低リスク群**　飲酒量は1日1〜2杯以下であり（女性や65歳以上の高齢者ならば1日1杯未満），飲酒機会があっても摂取量は3〜4杯以下である．この群は高リスクの状況下（妊娠，運転前，アルコールと一緒に摂取すべきでない薬を内服するとき）に断酒を実践できる．

**B. 高リスク群**　男性の場合，1週間に14杯以上，あるいは飲み会などの機会に4杯以上飲む者を"高リスク群"と定義する．女性の場合，1週間に7杯以上，あるいは飲酒の機会に3杯以上飲む者をいう．

**C. アルコール乱用**　次にあげる基準を満たしていれば，"飲酒問題"を抱えているといえる．
  1. 飲酒運転で逮捕されたことがある．
  2. 飲酒の結果として，友人や家族との関係を崩壊させてしまったり，社会的役割を果たさなかったことがある．
  3. 飲酒の結果として，仕事を失ったことがある．

**D. アルコール依存**　『精神疾患の診断・統計マニュアル（Diagnostic and Statistical Manual of Mental Disorders, 4th edition：DSM-IV）』において，次にあげる7つのうち少なくとも3つに当てはまる場合をいう．
  1. 意図していたよりも多く飲酒してしまう．
  2. 飲酒に対する渇望を持ち続けている．あるいは禁酒を試みるが失敗に終わったことがある．
  3. アルコールを調達するのに多くの時間を費やす．
  4. アルコールのために社会的，職業的活動をあきらめたことがある．
  5. 身体的，心理的問題を抱えていながらも飲酒をしたことがある．
  6. 耐性がみられる（身体的依存の徴候）．
  7. アルコール離脱症状がみられる．

## IV 患者へのアプローチ

アルコールに関連する問題の有病率が高いこと，介入の有効性が証明されていることから，すべての患者に対して飲酒についてスクリーニングする．次にあげる3つともすべて実行すべきである．

**A. 患者とアルコールについて話し合う**．「アルコールを飲みますか？」，「飲まないのなら，その理由は何ですか？」，「飲み方を教えてください」．

**B. CAGE 質問法**（下記の「記憶のコツ」）を用いる．アルコール乱用を検出するのに，簡便で十分に立証性をもった質問法である．
1. 飲酒量を減らさなければならない（cut down）と感じたことがありますか？
2. 他人があなたの飲酒を非難するので気にさわった（annoyed）ことがありますか？
3. 自分の飲酒について悪いとか申し訳ない（guilty）と感じたことがありますか？
4. 神経を落ち着かせたり，二日酔いを治すために，"迎え酒"（eye-opener）をしたことがありますか？

---

**記憶のコツ**

### アルコール乱用を検出する簡単な質問は"CAGE"

**C**ut down：飲酒を減らさなければと感じたか？
**A**nnoyed：他人からの非難が気にさわったか？
**G**uilty：飲酒の罪悪感があるか？
**E**ye-opener：迎え酒をしたか？

---

**C. 飲酒の仕方について質問をする．**
1. 1週間で平均，何杯飲酒をしますか？
2. 特別な日に，何杯飲酒をしますか？
3. 最近1か月で最高でどのくらい飲酒をしましたか？

---

> **HOT KEY**　アルコール乱用と依存は抑うつや不安と関係しているため，うつ病の有無について適切に診断し，治療を開始すべきである．

# Ⅴ 治療

> **HOT KEY**　患者の飲酒量を減らす，または止めさせるときに用いられる多くの戦略は，物質乱用障害の患者に対しても使える．

**A. カウンセリング**　スクリーニングテストにあてはまる患者のすべてがアルコール乱用者であるとは限らないが，該当者は飲酒の仕方や飲酒に関連したことについてのカウンセリングを受けるべきであ

る．短時間のカウンセリング診療(5〜15分)で，大酒家のアルコール消費を半分に減らすことができる．カウンセリングを設ける("FRAMES")のは，効果的な中断手法である．

> **記憶のコツ**
>
> **大酒家のためのカウンセリングは"FRAMES"**
>
> **F**eedback：検査結果をフィードバックする
> **R**esponsibility：患者に変化を起こさせる責任
> **A**dvice：節酒目標に関するアドバイス
> **M**enu：アルコール消費を減らすためのよい施策
> **E**mpathy：共感
> **S**elf-efficacy：自己効力感(自己啓発)

1. **検査結果をフィードバックする．**
   a. 率直に説明し，批評はしない．
   b. 健康に対する有害な影響についてはっきり懸念を述べる．
   c. 中立的で，非難しない言葉を使う(例："アルコール中毒"，"常習者"といったレッテルは避ける)．
2. **安全な飲酒量の上限，断酒について患者に教育する**　高リスク飲酒者や大酒家は，自身の飲酒習慣が異常であることに気づいていない．飲酒量の目標をはっきりと提案する．「1日に1〜2杯飲酒するくらいにとどめておくことを勧めます」，「少しでも飲むのは，危険だと思いますね」．酩酊状態で車を運転することは，自身や親しい人たちを死の危険にさらし，犯罪でもあることを説明する．
3. **アルコール消費量を減らすための"選択肢"を提供する**　次のどれが向いているか尋ねる．
   a. 飲酒を止めるまたは減らす日をつくる．
   b. 日記をつける．
   c. 誓約書をつくる．
   d. アルコール乱用，薬物乱用に対するカウンセラーから協力を得る．
   e. 集団カウンセリングに参加する．
   f. アルコール依存者の匿名互助会(Alcoholics Anonymous：AA)などの自助グループに参加する．
   g. 入院患者の解毒プログラムに参加する．
4. **共感と励ましを与える**　患者が困難なことを頑張ろうとしているのを理解していると伝えながら，患者の努力をサポートする．変わることができると実感させることで患者に力を与える(例：「飲

酒を止めようと努力している姿に感動しました」,「その決断があなたをゴールに導きますよ」).

## B. 外来患者の薬物療法
### 1. 一般的事項
**a. 外来治療の適応**　治療中には,短期記憶障害,判断力低下,運動機能低下がみられる.外来治療を成功させるためには次のことが必要である.
- (1) 精神的サポートを得られる家族と友人のネットワークがあること.
- (2) 重度の離脱症状やアルコール依存,薬物使用の既往がないこと.
- (3) 自動車の運転や機械類の操作を回避する意思をもっていること.
- (4) 外来治療プログラムをこなす能力や,外来患者用の薬物乱用集中治療プログラムをこなす能力をもっていること.

**b. 外来治療の禁忌**　以下のとおりである.
- (1) アルコール離脱の結果,幻覚,痙攣発作,せん妄の既往がある.
- (2) 重度のアルコール飲酒と耐性形成の既往がある.
- (3) そのほか薬物の乱用がある.
- (4) 妊娠している.
- (5) 自殺のリスクが高い.
- (6) 信頼できる社会的サポートシステムが不足している.

### 2. 薬物療法としてベンゾジアゼピン,カルバマゼピン,フェノバルビタールを使う場合もある.

**a. ベンゾジアゼピン**
- (1) **禁忌**　60歳以上や慢性閉塞性肺疾患(chronic obstructive pulmonary disease：COPD)がある場合は相対的禁忌である.
- (2) **副作用**　意識レベルの低下,運動失調,短期記憶障害,構語障害,焦燥がある.
- (3) **薬物の例(表89-1)**
  - (a) クロルジアゼポキシドは長時間作用型の薬物である.しかし,肝障害のある患者には禁忌である.
  - (b) オキサゼパム,ロラゼパムは肝障害のある患者に使用できる.

**b. カルバマゼピン**はヨーロッパで幅広く使用されている.しかし,離脱時の痙攣発作やせん妄を予防できない.短期間の治療プロ

### 表89-1 外来患者のベンゾジアゼピン系による解毒治療の手法*

| 薬物 | 投与方式 |
|---|---|
| クロルジアゼポキシド | 25～50 mgを6時間ごと，振戦が治まり，脈拍が100回/分以下，離脱症状が治まるまで投与する<br>6時間ごとに，薬物量を減量して25 mgにする．離脱完了まで1日におよそ20%ずつ減らしていく |
| オキサゼパム | 初日は6時間ごとに30 mgを投与する．鎮静状態を保つ<br>離脱完了までに1日に20%ずつ減量していく |
| ロラゼパム | 初日は6時間ごとに2 mgを投与する．鎮静状態を保つ<br>離脱完了まで20%ずつ減量していく |

*もし，離脱症状がこれらの薬物用量でコントロールできなければ，入院加療を検討すべきである

トコルでは，著明な血液毒性や肝毒性をきたすことはない．投薬は200～400 mgを2回/日，7日間行う．
  c. **フェノバルビタール**は有効なエビデンスに乏しいため，第1選択薬としては推奨されない．乱用の可能性は低いが，ベンゾジアゼピンよりも呼吸抑制のリスクが高い．そして，高用量を必要とするとき，安全域はベンゾジアゼピンよりも低いことがある．

3. **補助療法**
  a. **アドレナリン作動薬**(アテノロール50 mg/日を3～7日間，またはクロニジン0.1 mgを1日2回，3～7日間))は頻脈や高血圧のある患者に補助療法として有用な場合もあるが，アルコール離脱そのものの治療ではない．
  b. **栄養指導とビタミン補充**を行う．
    (1) ビタミン$B_1$ 100 mgを毎日経口摂取
    (2) 葉酸1 mgを毎日経口摂取
    (3) 複合ビタミン剤〔ビタミン$B_6$(ピリドキシン)，ビタミンC(アスコルビン酸)〕

4. **再発防止**
  a. **ジスルフィラム**は飲酒後の血中に蓄積されるアセトアルデヒド

の代謝を遅らせる．薬物を服用中にアルコールを摂取すると，1～3時間以内に顔面潮紅，血管拡張，頭痛，頻脈，発汗，過呼吸，悪心，嘔吐といった不快な症状が生じる．

- **(1) 投与方法** 4～5日間の断酒後に，1～3週間，ジスルフィラム0.5 gを経口で服用を開始する．維持量は0.25～0.5 g/日．効果は最終服用後も3～7日間続く．
- **(2) 副作用** 視神経炎，末梢神経障害，発疹，肝炎（まれ）．これもまた，まれではあるが精神病性反応が高用量服用の際や，併用薬（特にメトロニダゾールやイソニアジドとの）薬物毒性と関係している．
- **(3) 禁忌** 急性肝炎，重症心臓病，妊娠，重症慢性肺疾患，統合失調症または双極性気分障害，希死念慮，ゴムアレルギー，有機溶剤やアルコールへの職業的被曝，メトロニダゾールやイソニアジドの併用．

b. **ナルトレキソン**はアルコールと麻酔によるいずれの快感も妨げる．重症のアルコール依存やその家族歴がある場合，本薬物は最もよい適応である．

- **(1) 投与計画** 離脱症状が軽快したならばすぐに投与を開始する．25 mgの薬量を朝食時に摂取する．50 mgまで増やすことが可能である．
- **(2) 副作用** ナルトレキソンは通常は問題なく使用できるが，摂取後1時間くらいして悪心や腹痛が起こる場合がある．不安や倦怠感，不眠症はまれである．
- **(3) 禁忌** 次の患者には禁忌である．
  - **(a)** 麻薬依存のある患者や，麻薬を使用中止後2週間以内の患者
  - **(b)** 鎮痛にオピオイドを必要としている患者
  - **(c)** 急性肝炎患者
  - **(d)** 妊婦

c. **acamprosate（Campral®）**は断酒後の再発を防ぐ作用がある．カウンセリングしながら用いる．治療開始直後で，まだ飲酒をしている患者には効果がない．この作用機序ははっきり解明されていないが，興奮・抑制系の神経伝達物質をコントロールするものと考えられている．

- **(1) 投与方法** acamprosateはナルトレキソンで効果不十分であったり，治療抵抗性の患者に適応がある．4～5日間断酒後の患者に，1日に3回（1回666 mg）の経口投与から始める（腎機能障害のある患者では半量を用いる）．

(2) **副作用** 現在知られている副作用は一過性で軽いもので，下痢，消化不良，不安，睡眠障害，悪心，嘔吐，発疹，瘙痒を伴う．判断力や運動神経が鈍くなることもあるため，薬物の影響の程度がわかるまで運転や危険な機械の操作はすべきでない．また，抑うつや希死念慮がないか観察を続けるべきである．
(3) **禁忌** Campral® に対してアレルギーのある患者，妊婦，授乳婦，腎・肝障害のある患者に使用してはならない．

## **Ⅵ** フォローアップと紹介

**A．フォローアップ** アルコールの減量・禁酒を始めた患者は，最初は綿密に経過を観察すべきである(すなわち，1週間に1回〜1か月に1回)．これにより，医師は患者に支援や励ましを与えることができ，また飲酒を継続していないかどうか評価できることになる．

**B．紹介** 短期の介入では無効な患者やアルコール依存の診断に合致する患者は，断酒プログラムに紹介すべきである．

### 参考文献

Room R, Babor T, Rehm J. Alcohol and public health. *Lancet* 2005;365:519–530.
Williams SH. Medications for treating alcohol dependence. *Am Fam Phys* 2005;72:1775–1780.

# 第90章 精神病

## I はじめに
精神病の定義ともいえる特徴(すなわち,現実と非現実を見分けられない)は,**現実検討能力の障害**(すなわち,主観的な考えや経験を,客観的な現実と比較検証することができなくなっていること)である.

## II 精神病の臨床症状
最も一般的な症状は次のとおりである.
**A.** 思考内容の障害(妄想)
**B.** 知覚や認知の障害(幻覚)
**C.** 奇怪な会話や行動様式

## III 精神病の原因
すべての精神病は,究極的には脳の器質的疾患であり,一般医学と精神医学双方の範疇である.**原発性**と**続発性**の2つのカテゴリーに分類される.

**A. 原発性精神病**は他の病態によって引き起こされるもの以外をいう.
  1. **統合失調症** 本症は生涯にわたる疾患で,断続的に悪化していく精神病症状と,社会性の荒廃を特徴する.
     **a.** 有病率は1%と推定されている.
     **b.** 原因は未解明であるが,遺伝要因の強い影響があり,ドパミン系の機能不全があるのではないかと考えられている.
     **c.** 段階
     (1) **前駆期**は典型的には思春期や早期成人期に始まり,最初の急性精神病性症状が起こるまで数年間続くものである.患者は社会的な人間関係から引きこもり,身なりにはかまわなくなり,疑心暗鬼となり,学校や職業上での能力は徐々に悪化していく.
     (2) **急性精神病性エピソード**は妄想,幻覚,平板化あるいはその場にふさわしくない感情,解体した会話,一風変わった姿勢や行動,目的に合った行動ができないことなどが指標となる.急性期が過ぎれば精神病性症状が完全に軽快することもあるが,社会や職業上の役割の中での障害が残存す

ることもしばしばある.
2. **精神病症状を伴う気分障害** 精神病性症状は,気分障害の症状(うつ病や躁病)があるときのみ起こる.
3. **統合失調感情障害** 精神病性症状は,気分障害の症状の有無にかかわらず同様に生じる.
4. **統合失調症様障害** 統合失調症と似てはいるが,症状持続期間は1〜6か月のみで,社会機能の障害が残らないことが多い,という点が異なる.
5. **短期間の精神病様障害** 期間は1か月未満で,前駆期もない.
6. **妄想性障害** 了解可能で突飛でない,現実的にありそうな内容の妄想(例:"誰かが私の服を盗んだ"など)を1つ以上認めることが特徴である.
7. **統合失調症型人格障害** 魔術的な思考,妄想症,突飛な行動などを含む顕著な症状がある.
8. **分類不能な精神病**

> **HOT KEY**
> プライマリ・ケア医にとって,原発性精神病をよく知っておくことは,次の2つの理由から重要である.①このような患者が,最初にプライマリ・ケア医を受診することがよくある.②慢性期精神医学的疾患患者のケアを任されることがある.

B. **続発性精神病**は他の要因によって引き起こされる.意識障害(すなわち,せん妄),人物・場所・時間などの失見当識,知的能力の障害(例:計算力や記憶力の障害など)が重要な特徴としてあげられる.
1. **身体疾患に伴う精神病** この場合,精神病は,身体疾患に対する直接的な生理反応である(例:高カルシウム血症,低酸素症,悪性腫瘍).
2. **認知症に伴う精神病** 重度の認知症があると,多くは現実との接点を失うことにつながる.しかし中等度の認知症でも精神病症状を引き起こすことがある.認知症における精神病症状の特徴は,猜疑心,妄想症,被害妄想などである.
3. **物質誘発性精神病** 薬物中毒や離脱症状に伴って現れることがある.

# Ⅳ 患者へのアプローチ

A. **心理テストを施行する** 心理テストは以下の2つの理由から重要で

ある．①精神病の原因確定の補助になることと，②患者の状態を時間・日・月単位で把握するのにも使えることである．次の点に注意する．

1. **会話** 例えば，話す速さが極端に速かったり遅かったりしないだろうか？
2. **感情** 面接中の感情状態を観察する．患者の感情を表すのに，"抑うつ"，"多幸的"，"動揺している"，"不安気"などの言葉が使われる．
3. **気分** 過去2，3日以上，数週間，数か月の単位で続くこともある患者の感情状態である．
4. **思考過程** "支離滅裂"，"脱線"，"弛緩"などが患者の思考過程を表すのに用いられる．
5. **思考内容** 患者は妄想や幻覚を経験していないだろうか？
6. **認知機能** 簡易知能試験(Mini-Mental State Examination：MMSE)で評価する(第65章，表65-1参照)．

### B. 精神障害が原発性のものか続発性のものかに注意する．

1. **病歴** 認知症によるもの以外では，続発性精神病はせん妄をしばしば伴う(第65章 Ⅲ A 参照)．続発性精神病の特徴としては，意識障害，集中力の低下，認知障害，精神状態の急速な変動などがある．もし幻覚や妄想があっても一過性であり，体系化はしておらず，原発性精神病のそれとは異なる．

> **HOT KEY** 精神病は，しばしば身体疾患の一徴候である．特に高齢ではじめて発症した場合に多い．

2. **身体診察と臨床検査** せん妄や認知症に対しては身体所見を正確に取り，適切な臨床検査や画像検査を行う(第65章 Ⅳ A 2, B 2〜3 参照)．

### C. 緊急性を評価する
患者の精神病状態の原因や性質を見るには，少なくとも15分間は必要である．患者を帰宅させても安全か？ もし以下に述べるような徴候があれば，原因にかかわらず，精神科医への相談または入院加療が直ちに必要となる．

1. 患者が不穏で，自傷他害の恐れがはっきりしている場合．
2. 患者が，不注意で自傷他害の恐れがある場合．
3. 患者が食物，家，服などを自分で賄える状態でない場合．

### D. 原発性精神病であれば精神科医にコンサルトする
原発性精神病の新規患者であれば，ほぼすべての場合に精神科医へのコンサルトが必要となる．

## V 治療

精神科医にコンサルトしたうえで治療すべきである.

### A. 原発性精神病

1. **急性期の治療**　急性精神病症状のある患者は,精神科医へのコンサルトが必須である.
2. **慢性期の治療**　治療はプライマリ・ケア医でも可能である.目標は,できるだけ少ない量の抗精神病薬で,患者の精神病症状を最小限にすることである."非定型"抗精神病薬からまず始めるべきである(副作用を最小限に抑えるため).リスペリドン1～6 mg/日と同等の薬物で十分であろう.

   a. **特定の場合**
   
   (1) **精神病症状を伴う気分障害**　抗うつ薬(うつ病の加療のため)と気分安定薬(躁病の加療のため)を必要に応じて加える.精神病症状が軽減してきたら抗精神病薬を減量する.
   
   (2) **認知症**　特定の症状(例:不穏,妄想,攻撃性,幻覚)があり,窮迫していたり自傷他害のリスクがある場合にのみ,少量の抗精神病薬(例:リスペリドン 0.5～1.0 mg を1日1～2回)を使う.
   
   b. **患者の服薬コンプライアンスを確実にするために**　抗精神病薬の服薬コンプライアンスが低いと,再入院の最大の原因になる.次のような戦略で,コンプライアンスの改善を試みる.
   
   (1) 頻繁な再診を予定する(少なくとも月に1回).
   (2) 患者とその家族に対する,疾患についての教育を行う.
      (a) 家族との面談を予定する.
      (b) 『Surviving Schizophrenia: A Manual for Families, Consumers, and Providers』第3版のような,患者や家族向けの読み物をすすめる.
   (3) 家族や友達に援助を依頼する.
   (4) 副作用を最小限にするための調整を行う.
   (5) 経口薬の代わりに,長時間作用型の抗精神病薬の筋注(例:フルフェナジン 25～50 mg を2～4週ごと)を試みる.

### B. 続発性精神病
通常,治療は基礎疾患を診断して治療することである.このような患者はしばしば入院加療が必要となる.認知症に関連する精神病症状の治療は原発性精神病の治療と同様である(本章 V A 参照).

### C. 抗精神病薬による副作用の治療
1. **早期副作用**は過鎮静,抗コリン症状(例:口渇,鼻閉),起立性低

血圧，薬物性 Parkinson 症候群，急性ジストニア(拘縮)，アカシジア(運動情報不安)，そして悪性症候群(筋の固縮や高熱が特徴)などがある．早期副作用は1～2か月すると改善してくることもしばしばある．

> **HOT KEY** 効力の低い抗精神病薬(例：クロルプロマジン)は，過鎮静を起こしやすいが，錐体外路症状は起こしにくい．効力の高い薬物では反対のことがいえる(例：ハロペリドール)．

2. **晩期副作用**としては遅発性ジスキネジア(舞踏病状の不随意運動)，Parkinson 症候群，アカシジアなどがある．
3. **運動障害は次の方法で治療する．**
   a. **抗コリン薬**(例：ベンズトロピン 1 mg を1日2回，またはジフェンヒドラミン 25～50 mg を1日4回)
   b. **抗 Parkinson 病薬**
   c. **抗精神病薬の減量**
   d. **従来の定型抗精神病薬から，オランザピンやリスペリドンなどの"非定型"抗精神病薬への変更**

## Ⅵ フォローアップと紹介

次に述べるようなさまざまな方法，さまざまな専門家の援助が利用可能である．

**A.** 職業リハビリテーションプログラム，共同作業所や，通所リハビリプログラムなど

**B.** 心理療法士(行動や態度，コンプライアンスを改善しようと患者が注意を払うようになる)

**C.** 作業療法士

**D.** ソーシャルワーカ(地域の経済的支援を受けられるように)

### 参考文献

Bryne P. Managing the acute psychotic episode. *BMJ* 2007;334:686–692.
Gardner DM, Baldessarini RJ, Waraich P. Modern antipsychotic drugs: a critical overview. *CMAJ* 2005;172:1703–1711.

## 和文索引

### あ

アカシジア 608
アカルボース 463
亜急性甲状腺炎 473, 477
亜急性呼吸困難 142
アキレス腱損傷 306, 310
アキレス腱断裂 307
アキレス腱反射 362
悪性高血圧 231, 369
悪性黒色腫 435, 570
悪性腫瘍 138, 171, 252, 435, 473, 484, 485, 487, 494, 498, 552, 553, 554, 605
悪性症候群 608
悪性貧血 472
アザチオプリン 356, 357, 415
足関節骨折 303, 304, 308, 309
足関節撮影 308
足関節靱帯結合損傷 305, 308, 310
足関節前後ストレス撮影 308
足関節痛, 急性 304
足関節捻挫 304, 309
――の分類 306
アシクロビル 82, 242, 374, 409, 513
アジスロマイシン 130, 163, 168, 169, 191, 243, 275, 512, 524
アスパラギン酸アミノトランスフェラーゼ 218
アスピリン 31, 104, 120, 364, 373, 385, 424, 443
――療法 469
アスペルギルス属 58, 62
アセタゾラミド 176
アセトアミノフェン 19, 69, 222, 325, 330, 340, 364, 372, 373, 482, 558
アタザナビル 541
アデノイド 55
アデノウイルス 66, 71
アテノロール 94, 118, 372, 374, 601
アテローム性動脈硬化 381
アトピー性皮膚炎 565
アトルバスタチン 100
アドレナリン作動薬 601
アバカビル 540

アヘンチンキ 190
アマンタジン 163
アミオダロン 119, 400
アミトリプチリン 372, 374, 592, 593
アミノグリコシド 377
アミロイドーシス 109, 228, 352, 355, 399, 405
アムロジピン 95
アメーバ肝膿瘍 555
アモキシシリン 53, 130, 131
アモキシシリン・クラブラン酸 65
アラニンアミノトランスフェラーゼ 218
アルカリホスファターゼ 218, 495
アルコール 249, 428
アルコール依存(症) 214, 252, 253, 415, 596, 597
アルコール症 387
――患者 166
アルコール性肝炎 14, 222
アルコール中毒 115
アルコール乱用 596, 597
アルコール離脱症状 597
アルドステロン受容体拮抗薬 105, 112
アルブテロール 149, 150, 151, 156
アレドロン酸 504
アレルギー性気管支肺アスペルギルス症 437
アレルギー性結膜炎 41, 43
アレルギー性肉芽腫症 584
アレルギー性肺気管支アスペルギルス症 438
アレルギー性鼻炎 63, 67, 68
アレルギー反応 162
アロプリノール 345, 346, 424
アンジオテンシン受容体拮抗薬 94, 112, 470
アンジオテンシン変換酵素阻害薬 89, 138, 229, 470
安定狭心症 97
アンドロゲン欠乏 250
アンドロゲン不応症 256
アンドロゲン補充療法 269
アンピシリン 130, 131
アンプレナビル 540

## い

1型糖尿病 456, 472
1次皮膚病変 562, 572
1次予防 107
胃炎 180
イオン化カルシウム値 491, 492
胃癌 206, 212
息切れ
——, 急性の 147
——, 慢性の 147
移行上皮癌 231
医師-患者関係 2
意識障害 489
萎縮性腟炎 278, 280
異常感覚 489
胃食道逆流症 138, 139, 180, 199, 201, 204, 206, 207
異所性妊娠 180
イソニアジド 222, 400, 402, 412, 546, 547, 548, 550, 551
イチゴ状頸管 278
一次結核 544, 545
胃腸炎 180
一過性虚血発作 378
一過性脳虚血発作 83, 381
一酸化炭素拡散能 160
一酸化炭素中毒 369
一酸化炭素ヘモグロビン血症 422
溢流性尿失禁 284
いびき 174
胃不全麻痺 463
異物性滑膜炎 348
イブプロフェン 19, 69, 324, 330, 364, 372, 558
イプラトロピウム 68, 150, 155, 156
違法薬物使用 214
医療用血圧計 31
インジナビル 541
飲酒 426
インスリン療法中の糖尿病患者の周術期管理 16
インターフェロンアルファ 527, 528
咽頭炎 71
インドメタシン 344
陰嚢腫瘤 245, 246, 248
インピンジメント症候群 321, 323, 324
陰部神経 283
陰部ヘルペスウイルス 510, 511
インフリキシマブ 357
インフルエンザウイルス 25, 66, 71, 163
インフルエンザ桿菌 46, 62
インフルエンザワクチン 155, 535

## う

ウイルス性肝炎 222
——, 急性 14
ウイルス性結膜炎 41, 42
ウイルス性副鼻腔炎 62
ウイルス性発疹 563
植え込み型心臓除細動器 104, 112
う蝕 200
右心不全 108
うつ 195
うっ血性心不全 10, 85, 108, 110, 114, 133, 135, 142, 143, 144, 153, 213, 252, 253, 490
うつ病 213, 249, 598
腕落下テスト 323
ウレアーゼ呼吸試験 208
ウレアーゼ試験 208
ウレアプラズマ 239
運動障害 194
運動負荷試験 86, 103, 145

## え

永久不妊法 297
エイズ 214
エイズウイルス 30
壊死性外耳炎 57
壊死性筋膜炎 135
エストロゲン 134, 292
エストロゲン/ホルモン療法 505
エスモロール 117, 118
エゼチミブ 101
エタンブトール 546, 547
エナラプリル 94
エファビレンツ 540
エムトリシタビン 540
エリスロポエチン産生腫瘍 422, 423
エリスロマイシン 74, 169, 512, 522
エルゴタミン 373
エルシニア 188, 192
遠位指節間関節 338, 347
嚥下困難 200
炎症性疾患 552
炎症性腸疾患 185, 187, 188, 189, 272,

352, 354, 360, 436, 582
炎症性腰痛 359
円板状皮疹 353

## お

横痃 512
黄色ブドウ球菌 46, 53, 56, 185, 238
黄体化ホルモン 250, 256, 268, 292
黄熱 555
オキサゼパム 600, 601
オキシコドン 20
オクロノーシス 339
オセルタミビル 163
オッズ
　——，検査後 8
　——，検査後確率 7
　——，検査前 8
オーバーラップ症候群 352
オピオイド 20, 340, 364
オフロキサシン 524
オメプラゾール 202, 208
オランザピン 396, 608
オンダンセトロン 578

## か

外陰腟カンジダ症 277, 278
回外抵抗テスト 323
外耳炎 52, 56
外耳道狭窄 60
外耳道真菌症 58
外傷性滑液包炎 330
外傷の予防 30
外性器形成不全 258
疥癬 437, 564
咳嗽
　——，急性湿性 162
　——，非湿性 162
外側上顆炎 327, 328, 330
外側側副靱帯損傷 317
外側(腓骨)側副靱帯 312
回虫症 436, 438
外の動脈加圧強化法 106
回転性めまい 375
外反ストレステスト 315
海綿静脈洞血栓静脈炎 63
カウンセリング 598
顎関節症候群 63
顎骨壊死 497, 505
核酸系逆転写酵素阻害薬 539

核酸増幅法 521
拡散能 158
拡張期雑音 122
拡張機能不全 109, 110
　——，慢性 112
角膜潰瘍 37, 45, 46
過誤腫 171
下肢の浮腫 187
下垂体機能不全 257, 259, 261
下垂体腺腫 477, 479
仮性血尿 230
仮性半陰陽 256
鵞足滑液包炎 317
家族性低カルシウム尿性高カルシウム血症 493, 495, 498
下腿粘液水腫 133
下腿浮腫 132, 133
肩関節痛 302, 319
過多月経 263
ガチフロキサシン 169
滑液ガングリオン 335
滑液嚢胞 335
滑液包炎 312, 314, 317
滑液包穿刺 317
喀血 153
褐色細胞腫 89, 457, 495
喀痰 162, 200
滑膜炎，急性 300
家庭内暴力 4
カテコールアミン 435
カテージチーズ様の帯下 278
カナダ定期健康診断専門委員会 25
過粘稠度症候群 381
化膿性外耳炎 60
化膿性関節炎 300, 330, 347, 348, 349
化膿性結膜炎 41
化膿性中耳炎，急性 52
化膿レンサ球菌 46
ガバペンチン 22, 396, 578
過敏性腸症候群 187, 194, 195, 272
過敏性肺炎 436
カプサイシン 340, 577
カプトプリル 94
鎌状赤血球症 231, 417, 419
顆粒球減少症 481
顆粒球マクロファージコロニー刺激因子 435
カルシウム 489, 492
カルシウム製剤 492

カルシウムチャネル拮抗薬　94, 106, 117, 134, 372
カルシウムポリカルボフィル　196
カルシトニン　22, 485, 497
カルチノイド　171, 573
カルチノイド症候群　185
カルバマゼピン　22, 396, 600
加齢黄斑変性症　39
眼圧検査　37
眼圧亢進　371
簡易知能試験　391, 606
肝炎　14, 180, 436, 526, 532
　——，アルコール性　14
　——，急性ウイルス性　14
肝炎ウイルス　355
　——ワクチン　535
感音難聴　48, 49
眼外傷　46
感覚障害　383
眼窩周囲感染症　63
眼窩周囲蜂窩織炎　63
眼窩蜂窩織炎　44, 46
肝機能検査　218, 441, 556
眼球破裂　47
眼瞼炎　40
癌検診　32
眼瞼裂傷　46
肝硬変　13, 133, 135, 214, 596
肝 3-メチルグルタリル補酵素 A 還元酵素阻害薬　222
カンジダ　278
　——症　238
間質性膀胱炎　238, 244, 272
肝腫瘍　180
眼症状　478
眼振　375
関節液分析　344
関節炎　328, 342, 353
　——，化膿性　300
　——，感染性　302
関節可動域　321
関節形成術　341
関節血症　348
関節症，慢性　300
関節穿刺　300, 349
間接ビリルビン　218
関節リウマチ　214, 338, 339, 347, 349, 351, 352, 405, 435, 437, 582
乾癬　565

感染症　314, 553
感染性　435, 552
感染性関節炎　302, 314
乾癬性関節炎　347, 352, 354, 357, 360
感染性下痢　191
感染性心内膜炎のリスク　127
乾燥肌　566
乾燥肌　572
肝胆道系悪性腫瘍　206
感度　6
冠動脈疾患　10, 78, 85, 97, 200
冠動脈造影 CT　103
冠動脈バイパス術　106
肝膿瘍　180
カンピロバクター　185
感冒　66, 68
　——に対する対症療法　69
顔面神経　407
　——麻痺　407
寒冷不耐　472

### き

偽 Pelger-Huët 奇形　428
奇異性塞栓症（卵円孔開存）　381
気管支炎，急性　162
気管支拡張症　138, 140, 153
気管支鏡　129, 140, 141
　——検査　172
気管支喘息　138, 139, 160
気管支誘発試験　149
起座呼吸　142
希死念慮　589
寄生虫感染　436, 438, 572
偽性跛行　360
偽痛風　342, 348, 349
喫煙　98, 138, 139, 146, 422
基底細胞癌　564
亀頭炎　457
機能性下痢　184, 187
機能性性器出血　263
機能的ディスペプシア　207
キノロン　169
稀発月経　263
逆流性食道炎　148
吸気/呼気比　154
吸収不良症候群　185, 189, 491
球状赤血球症　417, 418
丘疹　562
急性 HIV 感染症　530, 531, 542, 555

急性ウイルス性肝炎　14
急性滑膜炎　300
急性化膿性中耳炎　52
急性気管支炎　162
急性呼吸困難　142
急性骨盤痛　271
急性細菌性前立腺炎　239
急性細菌性副鼻腔炎　64
急性ジストニア　608
急性湿性咳嗽　162
急性滲出性中耳炎　52，54
急性腎不全　226，229
急性石灰沈着性腱炎　334
急性喘息　149
急性足関節痛　304
急性乳様突起炎　52
急性尿失禁　283，285
急性の息切れ　147
急性副鼻腔炎　62，64
急性閉塞隅角緑内障　41，44
急性緑内障　368
急性リンパ性白血病　436
急速進行性糸球体腎炎　235
吸入の仕方　152
胸郭出口症候群　405
狂犬病　555
凝固障害　348
凝固予防　125
狭心症　97
狭心症同等症　97
胸腔穿刺　167
強直性脊椎炎　352，354，357，360
胸痛　76
　　——の原因　76
強迫性障害　195
強皮症　109，200，353，573
胸部Ｘ線撮影　557
頬部紅斑　353
胸膜性胸痛　79
棘上筋腱炎　319，321，322，323
局所エストロゲン療法　280
局所麻酔薬　576
局面，病巣の　562
虚血　368，370，372，376
虚血性心疾患　142
虚血性腸炎　180，185
巨赤芽球性貧血　414
起立性低血圧　84，87
偽リンパ腫　171

近位指節間関節　338
筋萎縮性側索硬化症　143
近位尿道交感神経刺激　283
禁煙　29，155
　　——カウンセリング　146
　　——プログラム　98
筋弛緩薬　364
菌状息肉症　573
緊張型頭痛　368，372
緊張性尿失禁　284，286
筋攣縮　489

### く

グアヤック便潜血反応陽性　209
隅角緑内障，急性閉塞　41，44
空腹時血糖値　458
クエン酸マグネシウム　197
くも状血管腫　200
くも膜下出血　369
クラミジア　71，162，510，532
クラミジア性結膜炎　41，42
クラミジア肺炎　166
グラム染色　301
クラリスロマイシン　163，168，169
グラルギン　465，466
クリオグロブリン血症　582
クリプトスポリジウム　185
グリベンクラミド　461
グルココルチコイド　345，357，457，
　　482，502
グルコサミン　340
グルコース-6-リン酸脱水素酵素値
　　417，534
グルコン酸カルシウム　491
クレブシエラ　165，238，239
クロゴケグモ（猛毒）の咬傷　178
クロナゼパム　22
クロニジン　95，134，249，601
クロピドグレル　104，385，427，443
クロフィブレート　101
クロミフェン　261
クロモグリン酸ナトリウム　68
クロルジアゼポキシド　600，601
群発頭痛　63，368，372

### け

頸管炎　278，280
頸管培養　273
経口糖尿病薬　460

経口避妊薬　89, 261, 269, 275, 292
経口リン製剤　497
憩室炎　180
頸静脈圧　80, 145
頸椎椎間板症　323
頸動脈洞マッサージ　86
頸動脈内膜切除術　385
経尿道的切除　254
経尿道的前立腺切除術　254
経皮経肝胆管造影　224
経皮的肝生検　224
経皮的冠動脈形成術　106
経皮ホルモンパッチ　296
頸部細胞診　267
痙攣　489
ケカビ　62
血圧のコントロール　92
血液透析　497
血液培養　557
結核　214, 231, 426, 436, 437, 438, 449, 532, 546, 582
――菌　544
――性腫瘤　246, 247
――, 多剤耐性　548
――, 肺外　544
血管炎　178, 352, 355, 417, 435, 580
血管性浮腫　179
血管内膜切除術　386
血管迷走神経性失神　83, 84, 86
月経困難症　271
月経前症状　267
血行再建療法　106
月状骨周囲脱臼　332
月状骨脱臼　332
血小板減少症　425, 596
血小板増加症　425, 432
結晶誘発性関節炎　339
血清 CRP　189
血清 hCG 値　273
血清 PTHrP 値　496
血清サイログロブリン値　485
血清セルロプラスミン　223
血清前立腺特異抗原　253
血清プロゲステロン値　267
結節性紅斑　133
血栓症　293
血栓性血小板減少性紫斑病　416, 427, 430
結腸癌　184

結腸ポリープ　185
血尿　230, 238
――, 運動誘発性　230
結膜炎　41
――, アレルギー性　41, 43
――, ウイルス性　41, 42
――, 化膿性　41
――, クラミジア性　41, 42
――, 細菌性　42
血友病　446
ケトアシドーシス　435, 596
ケトーシス　465
下痢　184, 463
――, 感染性　191
ケロイド　569
肩関節不安定症　322
嫌気性菌　53
限局性全身性硬化症（CREST 症候群）　354
肩甲下滑液包炎　321, 322
腱交差症候群　334, 336
肩甲上腕関節不安定症　319, 325
言語障害　383
検査後確率　7
検査前確率　5, 7
ゲンタマイシン　192
腱断裂　335, 336
原発性月経困難症　271, 273, 275
原発性高アルドステロン症　89
原発性甲状腺機能低下症　472
原発性精神病　604, 607
原発性胆汁性肝硬変　573
原発性肺腫瘍　171
原発性皮膚疾患　572
原発性副甲状腺機能亢進症　497
原発性副腎機能不全　472
原発性無月経　256, 261
腱板断裂　319, 322, 323
顕微鏡的血尿　230
顕微鏡的多発血管炎　584
肩峰下滑液包　302
肩峰下滑液包炎　319, 323

## こ

抗 HBc 抗体　527
抗 HBs 抗体　527
抗 HIV 抗体検査　531
抗 Parkinson 病薬　608
抗 Smith 抗体　353

降圧薬　94, 96
高アンドロゲン血症　268
抗うつ薬　395, 607
抗核抗体　227, 429, 556
　　──測定　236
　　──陽性　353
高カルシウム血症　88, 89, 206, 214, 480, 492, 605
交感神経（βアドレナリン作動性）刺激　283
抗凝固療法　119, 120, 124, 348
口腔処置　128
口腔内潰瘍　353
抗グルタミン酸デヒドロゲナーゼ　456
抗痙攣薬　22, 372
高血圧　13, 88, 115, 249, 383, 468
　　──の管理　93
高血圧緊急症　90, 92, 417
高血圧症　235
高血圧切迫症　90, 92
高血糖高浸透圧性非ケトン性昏睡　457
抗甲状腺抗体価　474, 479
抗甲状腺ペルオキシダーゼ抗体　474
抗甲状腺薬　473
抗好中球細胞質抗体　227, 584
抗コリン薬　156, 608
高コレステロール血症　32
虹彩炎　44
抗サイクリックシトルリン化ペプチド　352
抗サイログロブリン抗体　474
好酸球性肺炎　436
好酸球性蜂巣炎　437
好酸球増加症　436
抗酸菌　545
　　──塗抹標本　545
　　──培養検査　545
抗糸球体基底膜抗体　228
高脂血症　98, 234, 469
　　──患者の治療目標　99
　　──治療薬　100
後十字靱帯損傷　312, 317
甲状舌管囊胞　484
甲状腺癌　478
甲状腺機能亢進症　90, 184, 214, 339, 435, 494, 502, 503, 573
甲状腺機能障害　257, 259
甲状腺機能低下症　15, 175, 195, 339, 415, 472, 573

甲状腺クリーゼ　115, 143, 479, 483
甲状腺結節, 孤立性　484
甲状腺刺激ホルモン　250, 268, 474, 475, 485, 502
甲状腺刺激免疫グロブリン　480
甲状腺疾患　206, 249
甲状腺腫　477, 480, 484
甲状腺腫大　478
甲状腺髄様癌　484, 487
甲状腺全摘術　487
甲状腺中毒（症）　115, 143, 479
甲状腺超音波検査　479
甲状腺乳頭癌　484
甲状腺ホルモン　487
　　──抵抗性症候群　479
　　──補充療法　475, 487
抗膵島細胞抗体　456
抗精神病薬　395, 607
光線過敏症　353
拘束型心筋症　109
拘束性肺障害　159
好中球減少症　556
好中球増加症　434, 435
交通事故　30
後天性免疫不全症　214
後天性免疫不全症候群　530
喉頭炎　200
喉頭蓋炎　72
喉頭癌　153
行動療法　286
高トリグリセリド血症　222
抗二本鎖DNA抗体　353
高尿酸血症　343
抗ヒスタミン薬　68, 141, 576, 578
後鼻漏症候群　138, 139, 141
高プロラクチン血症　257, 259
抗平滑筋抗体　223
硬膜下血腫　388
硬膜静脈洞血栓症　368, 370
肛門機能障害　194
肛門直腸機能障害　195
肛門部扁平上皮癌　532
絞扼性尺骨神経障害　337
絞扼性神経障害　327, 330
絞扼性ニューロパチー　404
抗レトロウイルス薬　400, 542
抗レトロウイルス療法　539
股関節骨折　338, 499
呼吸困難

——，亜急性 142
——，急性 142
——，慢性 142
呼気流量 158
黒子 563
コクシジオイデス症 171, 437, 438
鼓腸 463
骨Paget病 495
骨関節症 319, 325, 338, 340, 347, 349, 355
骨髄異形成症候群 416, 425, 429, 435
骨髄炎 63, 214
骨髄腫 573
骨髄生検 414, 429, 558
骨髄線維症 432
骨髄増殖性腫瘍 432, 435, 442
骨スキャン 363
骨折 314, 327, 329
骨粗鬆症 33, 327, 360, 499
骨導 50
骨盤炎症性疾患 178, 271, 272, 274, 278, 280, 360
骨盤痛，急性 271
骨盤底機能低下 194
骨盤底筋 283, 284
——訓練 286
骨盤内炎症性疾患 180
骨密度 499, 500
コデイン 20, 140
コバラミン欠乏 414
鼓膜切開 53
鼓膜穿孔 60, 61
コラーゲン変異症 339
孤立性甲状腺結節 484
孤立性肺結節影 171
コリネバクテリウム感染 73
コリンエステラーゼ阻害薬 397
コルチコステロイド 68, 134, 156, 324, 330, 340, 345, 409, 435, 497
——注射 325, 330
コルヒチン 185, 345, 346, 357, 400
コレスチラミン 101, 482
コレステロール吸収阻害薬 101
コレラ菌 192
コロナウイルス 66, 71
混合性難聴 48, 49
コンドーム 289, 510, 531
コンドームカテーテル 286
コンドロイチン 340

コンパートメント症候群 133, 135

### さ

サイアザイド系利尿薬 493
細菌性咽頭炎 67
細菌性結膜炎 42
細菌性前立腺炎 239
細菌性腟炎 277, 278
細菌性副鼻腔炎 62, 67
——，急性 64
細隙灯検査 36
再生不良性貧血 425, 426
最大尿流率 253
サイトメガロウイルス 187, 449, 457
採尿器具 286
サイログロブリン値 480
サキナビル 541
坐骨神経痛 359
左室肥大 109
左心不全 108
嗄声 200
痤瘡 568
雑音 122
——，拡張期 122
——，収縮期 122
——，連続性 122
殺精子剤 510
サニルブジン 540
ザフィルルカスト 151, 152
サラセミア 412, 413
サリドマイド 216
サルコイドーシス 109, 115, 228, 352, 355, 399, 405, 408, 436, 494
ザルシタビン 540
サルファ剤 222
サルブタモール 149, 150, 151, 156
サルメテロール 151
サルモネラ 185
三角骨骨折 331
三環系抗うつ薬 22, 364, 372, 593
3次予防 107
三尖弁逆流症 123, 124
三尖弁狭窄症 124
酸素勾配 77
残尿感 252
残尿量測定 285
酸分泌抑制療法 201, 203, 208
霰粒腫 40

## し

ジアゼパム 378
ジアルジア 206
紫外線光線療法 577
耳介軟骨膜炎 56, 57
歯科処置 127, 128, 130
磁気共鳴胆管膵管造影 224
色素性絨毛結節性滑膜炎 348
子宮外妊娠 271
子宮筋腫 272
子宮頸癌 32, 278, 282, 532
子宮頸管炎 524
子宮頸管キャップ 292
子宮腺筋症 272
糸球体腎炎 133, 135, 230
——, 急速進行性 235
糸球体濾過率の推定 227
子宮脱 285
子宮内避妊具 261, 269, 272, 275, 297
子宮内膜症 180, 272, 273, 278, 360
子宮内膜生検 268, 269
子宮内膜ポリープ 272
子宮平滑筋腫 273
子宮類線維腫 272
シクロオキシゲナーゼ 2 阻害薬 211
シクロホスファミド 357
耳垢栓塞 60, 61
ジゴキシン 112, 117, 118, 119
自己抗体 351
自己免疫性肝炎 223
自己免疫性疾患 583, 584
自己免疫性溶血性貧血 417, 418, 420
自殺企図 589
四肢の浮腫 234
視床下部機能不全 257, 259, 261, 265
歯髄膿瘍 63
ジスキネジア, 遅発性 608
ジストニア 608
ジスルフィラム 601, 602
指節間関節 302
自然気胸 77, 79
持続的陽圧換気療法 176
ジダノシン 540
市中肺炎 165
歯痛 64, 368, 369
膝蓋腱炎 312, 314, 317
膝蓋腱反射 362
膝蓋大腿症候群 312, 314

膝窩嚢胞 133
疾患修飾性抗リウマチ薬 356
膝関節痛 302, 312, 338
失神 83
——, 血管迷走神経性 86
——, 薬剤性 87
——, 心原性 84, 86
——の原因 83
湿性咳嗽 162
湿性プレパラート 279
ジドブジン 415, 540
紫斑 580
ジヒドロエルゴタミン 373
ジピリダモール 385
ジフェンヒドラミン 578, 608
ジフテリア菌 71
シプロフロキサシン 191, 242, 243, 248, 512, 524
脂肪下痢 186
耳鳴 376
シメチジン 202, 208
若年性成人発症型糖尿病 456
瀉血 423
視野欠損 383
車前子 196
ジャンパー膝 312
住血吸虫症 231, 437, 438, 555
十字靱帯損傷 312
収縮期雑音 122
収縮機能不全 109, 110
——患者の治療の血管拡張薬 111
——, 慢性 111
周術期管理 12, 13, 17
——, インスリン療法中の糖尿病患者の 16
重症筋無力症 143
重層扁平上皮 199
手関節 302
——の疼痛 331
手関節骨折 333
手根管症候群 337, 404
手根中手骨関節 338
酒皶 569
手掌紅斑 200
出血時間 442
出血性疾患 14, 439
術前に行う心機能評価 11
術前評価 10
受動的起立試験 86

シュードモナス属　239
腫瘍　239, 244, 369, 562
腫瘍壊死因子α阻害薬　356
腫瘍内科医　23
腫瘍熱　554
腫瘍崩壊現象　343
腫瘤性疾患(病変)　140, 368, 372
上位頸椎の亜脱臼　351
上顆炎　327
消化性潰瘍　180, 206, 421
少関節炎　351
上気道ウイルス感染　66
上気道処置　128
小球性貧血　412
状況性失神　83
小血管炎　581
小結節　562
症候性慢性肝炎　14
硝酸薬　105
硝子体出血　38
小水疱　567
消退出血　261, 293
焦点発作　382
上部消化管造影検査　209
上部消化管内視鏡の適応　209
小胞子菌　186
漿膜炎　353
静脈性尿路造影　232
小脈と遅脈　123
上腕二頭筋腱炎　319, 321, 322, 324
食事療法　29, 99, 111
食中毒　185, 187
食道炎　199, 203
食道潰瘍　199, 201
食道拡張術　203
食道狭窄　199, 201, 203
食道痙攣　82
食道静脈瘤　596
食道生検　201
食道腺癌　199, 204
食道破裂　77, 79
除細動　117, 119
女性仮性半陰陽　256
女性半陰陽　258
処方薬性失神　87
自律神経不全　83
止痢薬　190
視力障害　33, 37
ジルチアゼム　94, 113, 117, 118

シルデナフィル　251
脂漏性角化　566
脂漏性皮膚炎　566
心因性失神　84
腎盂腎炎　180, 231
心エコー図　145
腎炎症候群　235
心音　80
腎外傷　230
心窩部不快感　206
心機能評価, 術前に行う　11
心筋逸脱酵素　102
心筋炎　115, 166
真菌感染症　171
心筋灌流シンチグラフィ　103
心筋虚血　77, 143, 144
心筋梗塞　77, 79, 81, 144, 293
心筋症　109
真菌性副鼻腔炎　62
神経管欠損　31
神経原性失神　83
神経原性跛行　360
神経根炎　359, 361
神経腫　376
神経障害　467
神経障害性疼痛　21
神経性食欲不振症　213
神経伝達速度　328
腎結石　180, 228, 235, 271, 272, 343, 492
心原性失神　84, 86
心原性脳塞栓　381
心原性バイオマーカ　102
心原性肺水腫　110
腎後性腎不全　226
腎細胞癌　231
心雑音　80, 122
腎疾患　353, 442
心疾患のリスクファクター　78
心室中隔欠損症　123, 124
真珠腫　53, 54
滲出性下痢　184, 186
滲出性中耳炎　52, 54
腎障害　343, 470
腎性腎不全　226
腎生検　236
真性赤血球増加症　421, 422, 423, 573
真性多血症　432
腎性蛋白尿　234, 236

腎前性腎不全　226
心臓カテーテル検査　102
心臓再同期療法　112
心臓超音波検査　124, 384, 558
心臓弁欠損　127
迅速血漿レアギン検査　236
身体化障害　195
靱帯損傷　314, 327, 332
　——断裂　329
　——捻挫　304
心タンポナーデ　144
伸展下肢挙上テスト　361
心電図　78, 85
浸透圧性下痢　184, 185
腎動脈狭窄症　89
心内膜炎　127, 214, 383, 436, 554
腎囊胞　230
心拍数コントロール　118
シンバスタチン　100
深部静脈血栓症　81, 133, 134, 135
腎不全　226, 229
　——，腎後性　226
　——，腎性　226
　——，腎前性　226
心房細動　114, 120, 478, 479
　——の合併症　116
　——の原因　115
心房中隔欠損症　115, 123, 124, 142, 381
じんま疹　563, 572
じんま疹様血管炎　583

## す

髄液検査　391, 401
膵炎　180, 490, 596
膵癌　206
水酸化カリウムプレパラート臭気試験　279
随時血糖値　458
随時尿蛋白／クレアチニン比　227, 236
錐体外路徴候　490
錐体路徴候　383
水頭症　374
水痘帯状疱疹ウイルス　533
水疱　562, 567
水疱性鼓膜炎　166
水疱性天疱瘡　572
水疱性類天疱瘡　437
髄膜炎　63, 368, 370, 372

髄膜症　371
睡眠検査　175
睡眠時無呼吸症候群　174
睡眠障害　69
頭蓋内圧亢進　90, 368, 370
スキンケア　575
スクイーズテスト　307
スクリーニング　31
スタチン系　470
頭痛　293, 368
ステロイド　58, 65, 149, 150, 325, 364, 372, 431, 554, 577
ストレス誘発テスト　285
ストロンギロイデス　206
ストロンチウム塩化物　22
スパイロメトリー　149, 153, 157
スピロヘータ感染　354
スマトリプタン　373
スルファサラジン　356, 357
スルファメトキサゾール・トリメトプリム合剤　64, 535
スルホニルウレア系　461

## せ

精液水瘤　246
生活習慣の改善　91
精管切除術　297
性（行為）感染症　30, 252, 289, 510, 554
　——尿道炎　238, 241
性器潰瘍　510
性機能低下症　249
正球性貧血　416
精索静脈瘤　246, 247
制酸薬　201
精子肉芽腫　246, 247
正常圧水頭症　388
正常月経　263
成人 Still 病　355
成人潜在性自己免疫性糖尿病　456
精神病　604
性心理療法　250
性腺刺激ホルモン　256
性腺刺激ホルモン放出因子　256
精巣炎　245
精巣癌　248
精巣上体炎　180, 231, 239, 244, 245, 246, 247
精巣捻転　178, 245, 246, 248

成長ホルモン 216
脊柱管狭窄 360
脊柱後側彎症 143
脊椎関節炎 354
脊椎関節症 187, 339, 350
脊椎すべり症 360
脊椎椎弓固定術 341
脊椎椎弓切除術 341
赤痢アメーバ 185, 187, 192
赤痢菌 185, 191
癤 57
石炭沈着性腱炎 334
赤血球増加症 154, 399, 421, 421, 422
接触性皮膚炎 57, 565
切迫性尿失禁 284, 286
セファゾリン 349
セフィキシム 524
セフトリアキソン 242, 243, 248, 274, 349, 512, 524, 529
セリアック病 186, 187, 188, 189
セルトラリン 395, 396, 591
セロコンバージョン 530
尖形コンジローム 518
潜在性結核感染症 544, 550
穿刺吸引細胞診 485, 486, 487
全失禁 284
前十字靱帯損傷 312, 317
舟状骨骨折 331
舟状骨脱臼 332
全身性エリテマトーデス 214, 347, 352, 355, 357, 369, 582, 583
全身性硬化症 352, 353, 354, 357
喘息 139, 141, 147, 153, 200, 204
――, 急性 149
――の悪化 200
選択的セロトニン再取り込み阻害薬 249, 395, 590, 593
先端巨大症 175, 339, 405, 457
前庭神経炎 380
先天性心疾患 127
先天性副腎過形成 256, 261
先天の形態異常 256, 273
蠕動運動の障害 184, 186
前頭側頭型認知症 388
前糖尿病状態 459
前方引き出しテスト 307
喘鳴音 147, 154
旋毛虫病 437, 438
前立腺炎 231, 239, 244, 252

前立腺癌 231
前立腺特異抗原 215, 216, 251
前立腺肥大(症) 231, 252, 284, 285

## そ

騒音性難聴 51
双極性障害 213
双合診 279
巣状糸球体硬化症 235
総胆管結石 180
総テストステロン量 250
早発性卵巣機能不全 257, 259
早発卵巣不全 261
総ビリルビン 218
僧帽弁逸脱(症) 123, 124, 125
僧帽弁解放音 123
僧帽弁狭窄症 123
僧帽弁閉鎖不全症 123
瘙痒 572
足関節骨折 303, 304, 308, 309
足関節撮影 308
足関節靱帯結合損傷 305, 308, 310
足関節前後ストレス撮影 308
足関節痛, 急性 304
足関節捻挫 304, 309
――の分類 306
足肢撮影 308
側頭動脈炎 38, 63, 369, 372
続発性月経困難症 273, 275
続発性精神病 605, 607
続発性無月経 256, 257, 259, 261
側副靱帯損傷 312, 316
鼠径ヘルニア 246, 247

## た

体格指数 213
大顆粒リンパ球白血病 436
第IX因子欠損 442
大球性貧血 414
大血管転位症 127
代謝性疾患 214
体重減少 213
第XIII因子欠損 440, 445
帯状疱疹 82, 179, 567
帯状疱疹後神経痛 574
大腸癌 32
大腸菌 185, 192, 238, 238
大腸内視鏡検査 33
耐糖能異常 459

大動脈解離　77, 79, 81
大動脈縮窄症　88
大動脈弁逆流症　123
大動脈弁狭窄症　123, 125
大動脈弁閉鎖不全症　123
第Ⅶ因子欠損　439, 440
第Ⅶ脳神経　407
第Ⅷ因子欠損　441, 442
第Ⅷ脳神経　376
多関節炎　351
タクロリムス　577
多形核好中球　166, 581
多形性紅斑　166, 563
多剤耐性結核　548
タダラフィル　251
脱臼　327, 329
　――, 月状骨　332
　――, 月状骨周囲　332
　――, 舟状骨　332
　――, 橈尺関節　332
脱臼骨折　329
ダナゾール　431
多尿　492
多囊胞卵巣症候群　257, 259, 261
多発性筋炎　352
多発性硬化症　376, 378
多発性骨髄腫　228, 442
多発性単ニューロパチー　398, 402
多発性内分泌腫瘍
　――Ⅰ型　494, 498
　――Ⅱ型　484, 485, 487
多発性囊胞腎　228
多発ニューロパチー　398
ダプソン　400, 535
樽状胸　154
単核球増加症　73, 436
胆管炎　180
単関節炎　347, 348
単球増加症　435
単光子放射型コンピュータ断層撮影法　391
短時間作用型硝酸薬　105
胆汁うっ滞　223
胆汁酸体外排泄促進薬　101
単純ヘルペスウイルス　238, 278, 374, 510, 524, 529, 567
　――感染　280
男性仮性半陰陽　256
弾性ストッキング　135

男性同性愛者　510
男性半陰陽　258
胆石症　206
丹毒　56
単ニューロパチー　398
胆囊炎　180
胆囊切除術　184
蛋白細胞解離　401
蛋白喪失性腸炎(症)　186, 187, 189
蛋白尿　232, 234, 353
　――, 腎性　234, 236
蛋白尿定量検査　227

## ち

チアゾリジン誘導体　462
チアミン　388, 389, 390
チオナマイド系　480
チクロピジン　443
致死的な胸痛　82
地中海熱　178
腟炎　241
腟癌　278, 282
腟感染症　238
腟鏡診　279
腟刺激痛　278
腟潤滑薬　280
腟トリコモナス　277, 278, 521
腟内複合ホルモンリング　296
遅発性ジスキネジア　608
遅脈と小脈　123
中間期出血　263
肘関節炎　302, 328
肘関節脱臼　328
肘関節痛　327
中耳炎　52, 60
中耳滲出液　66
中小血管炎　584
中心性めまい　375
虫刺症　572
虫垂炎　180, 271
肘頭部滑液包炎　328, 330
中毒性皮膚壊死症　563
腸炎　186, 189
　――, 虚血性　185
　――, 蛋白喪失性　189
　――, 放射線性　185
聴覚障害　48
聴覚消失　376
腸管虚血　271

腸球菌　238, 239
長時間作用型インスリン　463
長時間作用型硝酸薬　106
聴神経腫(瘍)　51, 376, 377, 378
超速効型インスリン　465, 466
腸チフス　555
調律コントロール　119
聴力・視力障害　33
直接ビリルビン　218
直像検眼鏡検査　37
直腸炎　528
直腸肛門機能不全疑い　197
直腸診　180
直腸脱　194, 285
貯蔵プール病　440, 443, 444, 445

## つ

椎間板ヘルニア　360, 362
椎骨圧迫骨折　360
痛風　338, 339, 342, 348, 349, 352, 355, 405, 435
痛風結節　343, 344
痛風腎　343
ツベルクリン反応　545, 548, 549

## て

手
　——の腱損傷　336
　——の靱帯損傷　335
　——の疼痛　331
低アルブミン血症　186, 234
低カリウム血症　195, 596
低カルシウム血症　489
低血糖　596
低酸素血症　154
低酸素症　422, 605
ディスペプシア　206
　——, 非潰瘍性　210
低繊維食　194
低体温　552
低蛋白血症　133
低ナトリウム血症　596
テオフィリン　115, 149, 150, 151, 156, 207
手関節　302
　——骨折　333
　——の疼痛　331
デキサメタゾン　374
デキストロメトルファン臭化水素酸塩水
和物　140
笛声　163
テストステロン　216, 250, 268
　——抵抗性　256
テストステロン欠乏症　256
デスモプレシン　446
テタニー　489
鉄芽球性貧血　412, 413, 414, 573
テトラサイクリン　222
テニス肘　327
テノホビル　540
デヒドロエピアンドロステロン・サルフェート　268
デヒドロエピアンドロステロン硫酸塩　258
テラゾシン　254
デラビルジン　540
伝音難聴　48, 49, 53, 60
てんかん　353
電気生理学的検査　86
デング熱　555
点状出血皮疹　371
伝染性単核球症　531

## と

統合失調症　604
疼痛管理　18
疼痛性肩拘縮　319
糖尿病　15, 179, 186, 187, 195, 206, 214, 226, 228, 252, 253, 339, 456, 573
糖尿病ケトアシドーシス　179, 457
糖尿病神経症　284
糖尿病ニューロパチー　249
頭部圧迫テスト　323
頭部外傷　376, 377
銅付加型 T380A IUD　297
75 g 糖負荷試験　458
動脈炎　368
動脈管開存症　123
動脈硬化　249
　——アテローム性　381
同名半盲　40
ドキシサイクリン　156, 168, 169, 192, 242, 243, 248, 274, 275, 524, 529
トキソプラズマ　436, 449, 533
　——脳症　535
ドキュセートナトリウム　196
特異度　6
特発性顔面神経麻痺　407

特発性血小板減少性紫斑病 427, 431, 443
特発性糖尿病 456
橈尺関節脱臼 332
突発的な息切れ 147
ドネペジル 397
トラゾドン 396
トランスフェリン飽和度 223
トリアムシノロン 301, 345
トリアムシノロンアセトニド 151
トリコモナス 524
トリコモナス症 238, 532
トリプトファン 438
トリメトプリム 191, 415
トルブタミド 461
トレポネーマ抗体検査 517

## な

ナイアシン 105, 457
内耳炎 51
内視鏡的逆行性胆管膵管造影 223
ナイセリア感染 73
内側(脛骨)側副靱帯 312
内側上顆炎 327, 330
内側側副靱帯損傷 317
内反ストレステスト 315
内分泌疾患 214
ナテグリニド 462
ナプロキセン 19, 275, 324, 373
鉛中毒 179
生ワクチン 535
ナルコレプシー 175
ナルトレキソン 602
ナロキソン 390, 578
軟骨炎 57
軟骨膜炎, 耳介の 57
軟性下疳 510, 511, 512
難聴 48, 51, 56
軟便 184

## に

2型糖尿病 456
2次予防 107
肉芽腫 171
肉眼的血尿 230
肉芽腫性疾患 494
ニコチン酸 100
ニコチン置換療法 98
ニザチジン 202, 208

二次結核 544, 545
二次性月経困難症 272
二次性高血圧 88, 92
二次性甲状腺機能低下症 472, 476
二次性徴 250, 258
二重X線吸収測定法 500, 501, 504
日光角化症 565
ニトロフラントイン 400
ニフェジピン 95
乳癌 32, 293
乳酸アシドーシス 460
乳汁漏出 257
乳頭浮腫 371
乳糖不耐症 185
乳様突起炎 52
ニューモシスチス-カリニ 143
——肺炎 535
ニューヨーク心臓協会心臓機能分類 108
尿意促迫 238, 251
尿管結石 231
尿細胞診 233
尿酸排泄薬 346
尿失禁 283
——, 溢流性 284
——, 急性 283, 285
——, 切迫性 284, 286
尿勢低下 252
尿蛋白電気泳動 227
尿中カルシウム値 492
尿中ヒト絨毛性ゴナドトロピン妊娠検査 273
尿道炎 231, 239, 244, 521
尿道括約筋 284
尿道狭窄 252
尿道培養 247
尿毒症 179, 195, 214, 418
尿培養 557
尿路感染症 180, 235, 238, 244, 252, 271, 272, 274
妊娠 143, 206, 259, 272, 405, 435
——関連出血 267
妊娠糖尿病 457
妊娠反応検査 181
認知症 213, 387, 596, 605, 607
——, 前頭側頭型 388
——, 脳血管性 388
認知能力 387

## ね

ネビラピン 540
ネフローゼ症候群 133, 135, 234, 235
ネルフィナビル 541
粘液膿性子宮頸管炎 524
粘液囊胞 335, 336
捻挫, 足関節 309

## の

脳炎 368, 370, 374
膿痂疹 567
脳血管障害 387
脳血管性認知症 388
脳出血 369
脳性ナトリウム利尿ペプチド 145, 153
膿性鼻汁 64
脳脊髄液 371, 557
脳塞栓, 心原性 381
脳卒中 116, 293, 378
膿尿 232
脳膿瘍 63
脳波 391
膿皮性壊疽 187
膿疱 562
囊胞 484, 562, 569
　──性線維症 63, 153
膿瘍 46, 214, 369, 554, 562
ノルトリプチリン 22, 592, 593
ノロウイルス 185

## は

肺炎 116
　──, 市中 165
肺炎球菌 46, 62
　──による肺炎 25, 165
肺炎球菌ワクチン 155, 169, 535
肺炎重症度指標 167
バイオマーカ 98
肺外結核 544
肺癌 138
肺気腫 153, 161
肺機能検査 148, 158
敗血症性血管炎 584
肺結節影, 孤立性 171
肺高血圧 108
肺水腫, 心原性 110
肺塞栓(症) 77, 81, 116, 143, 144
肺動脈弁 123

肺動脈弁閉鎖不全症 124
梅毒 352, 355, 384, 399, 510, 512, 514, 529, 532
梅毒血清反応 510
　──偽陽性 353
排尿記録 285
排尿筋 283
排尿後残尿検査 253
排尿困難 238
排尿躊躇 252
排便回数 184
肺胞気-動脈血 77
排卵性出血 267, 269
白赤芽球症 428, 434, 435
白癬 566
バクテロイデス 62, 278
拍動の最強点 145
麦粒腫 40
橋本病 472, 473, 477
播種性結核 544
播種性血管内凝固症候群 416, 417, 427, 439
播種性非定型抗酸菌症 535
播種性糞線虫感染症 437
播種性淋菌感染症 352
ばち指 154
白血球減少 556
白血球スキャン 558
白血球増加(症) 434, 556
白血球破砕性血管炎 581, 584
白血病 418, 425, 436, 573
発熱 369, 552
パニック発作 144
馬尾症候群 359, 361, 362, 365
パミドロン酸 22
パラインフルエンザウイルス 66, 71
バラシクロビル 513
針刺し事故 543
バルサルタン 94
バルデナフィル 251
バルプロ酸 222, 372, 396
パルボウイルス 355
パロキセチン 395, 396, 578, 591
ハロペリドール 396
斑 562, 565
汎血球減少 353
半月板損傷 316
半月板断裂 312, 314, 317
バンコマイシン 131, 349

## ひ

非アルコール性脂肪性肝炎 222
ヒアルロン酸関節注射 340
ピオグリタゾン 462
非オピオイド性鎮痛薬 19
皮下脂肪織生検 236
引き出しテスト 315
脾機能亢進 427
ビグアナイド 460
ピークフローメータ 150, 152
非月経性骨盤痛 275
腓骨筋腱損傷 306
腓骨筋腱の診察 307
膝関節痛 302, 312, 338
ビサコジル 197
肘関節炎 302, 328
肘関節脱臼 328
肘関節痛 327
非湿性咳嗽 162
微小血管性溶血性貧血 416, 417, 424, 427
微小変化群 234
非腎性蛋白尿 234, 236
ヒスタミン $H_2$ 拮抗薬 201
非ステロイド性抗炎症薬 134, 206, 207, 222, 269, 275, 317, 324, 330, 332, 344, 356, 359, 482
非ステロイド性抗炎症薬関連ディスペプシア 210
ヒストプラズマ 171
ビスホスフォネート(製剤) 491, 496, 497, 504, 505
肥大型心筋症 123, 124
ビタミン A 222
ビタミン $B_1$ 388, 601
ビタミン $B_{12}$ 388, 425, 429
——欠乏 414, 419, 428
ビタミン $B_6$ 546
ビタミン C 68, 106
ビタミン D 491, 492, 502, 504
——欠乏 503
ビタミン E 106
ビタミン K 446
——欠乏 439, 440, 441, 446
ビタミン欠乏 426
非定型抗精神病薬 607
ビデオ補助下胸腔鏡 173

脾摘出術 431, 435
ヒト絨毛性ゴナドトロピン 267
ヒトパピローマウイルス 278, 280, 518, 524
ヒト免疫不全ウイルス 30, 186, 216, 227, 228, 236, 289, 355, 415, 426, 449, 530, 583
ヒドララジン 134, 400
非トレポネーマ抗体検査 517
3-ヒドロキシ-3-メチルグルタリル補酵素 A 105
ヒドロキシウレア 433
ヒドロキシジン 578
21-ヒドロキシラーゼ 256
ヒドロクロロチアジド 95
避妊 30, 289, 292
皮膚炎 187, 572
皮膚生検 575
皮膚軟化薬 576
皮膚描記症 572
非(non-)Hodgkinリンパ腫 452, 454
肥満 33
肥満細胞症 573
百日咳 163, 436
表在性真菌感染 572
表在性リンパ節腫脹 452, 454
日和見感染症 535
ピラジナミド 546, 547, 548
ピリドキシン 400, 402, 546
ビリルビン
——, 関節 218
——, 直接 218
微量アルブミン尿 470, 471
非淋菌性尿道炎 521
ピロリ菌 206, 209, 211, 431
ピロリン酸カルシウム沈着症 338, 339, 342, 348
ビンクリスチン 400
貧血 14, 123, 143, 144, 412, 596
——, 小球性 412
——, 正球性 419
——, 大球性 414
——, 不応性 416
頻尿 238, 252
頻発月経 263

## ふ

ファモチジン 202, 208
不安障害 143, 144

不安神経症　213
不安定狭心症　97
フィナステリド　254
フィブリノーゲン異常症　440, 445
フィブリン酸　100
フィラリア症　436, 438
フェキソフェナジン　141
フェニトイン　400, 415
フェニレフリン　69
フェノバルビタール　601
フェリチン　223
フェンタニル　21
不応性貧血　416
負荷心エコー検査　103
不規則な機能性性器出血　263
吹き抜け骨折　47
腹腔穿刺　182
副睾丸炎　180
副交感神経刺激　283
副甲状腺機能亢進症　494, 501, 502, 503
副甲状腺機能低下症　490
副甲状腺ホルモン　506
複合ビタミン剤　31
副腎皮質刺激ホルモン　256
副腎皮質ステロイド　134
副腎皮質不全　15
副腎不全　214, 437, 476
腹痛　178, 492
　——を起こす全身性疾患　178
　——を起こす代謝性疾患　178
副鼻腔炎　62, 63, 368, 369, 372
　——, 急性　62, 64
腹部CT　557
腹部大動脈瘤　180
腹部超音波検査　209, 558
腹膜透析　497
浮腫
　——, 片側性　132
　——, 両側性　132
ブースター現象　550
不正性器出血　263, 296
不整脈　12, 84, 85, 143, 144
ブデゾニド　151
ブドウ球菌　238, 448
浮動性めまい　375
ぶどう膜炎　41, 44
部分トロンボプラスチン時間　439
不明熱　552
プラゾシン　95

プラバスタチン　100
プリン代謝　342
フルオキセチン　395
フルコナゾール　242
ブルセラ症　436
フルチカゾン　65
フルバスタチン　100
フルフェナジン　607
フルボキサミン　592
フルロキノロン系　274
フレカイニド　119
プレドニゾロン　150, 156, 301, 345, 346, 356, 409, 420, 431
プロクロルペラジン　373
プロゲスチン　505
プロゲステロン　269, 292
プロゲステロン補充療法　269
プロスタグランジン　251
フロセミド　491
プロテアーゼ阻害薬　539
プロテウス　239
プロトロンビン時間　218, 439
プロトンポンプ阻害薬　201, 210
プロパフェノン　119
プロピルチオウラシル　480, 481, 222
プロベネシド　346
プロラクチン　250, 268
糞線虫症　438
分泌性下痢　184

## へ

平均加算心電図　86
米国内科学会　25
米国予防医療専門委員会　24
閉塞性肺疾患　147, 159
ベクロメタゾン　141
ヘパリン　385, 427, 440, 441
　——起因性血小板減少症　427, 429, 430
ペプトストレプトコッカス　62, 278
ヘモグロビン $A_{1C}$　458, 459
ヘモグロビン尿症　230
ヘモクロマトーシス　109, 115, 223, 339, 352, 355
ベラパミル　95, 117, 118, 372, 374, 378
ヘルペスウイルス, 陰部　510, 511
変形性関節症　314, 317, 338, 347, 348, 350, 352, 355
変形性骨炎　495

片頭痛　63, 368, 369, 372, 376, 378, 382
ベンズトロピン　608
便潜血反応　32
　——，グアヤック　209
片側性浮腫　132
ベンゾジアゼピン　395, 600
ペンタミジン　457
扁桃周囲膿瘍　72
扁桃摘除　129
便秘　194, 272, 493
扁平呼吸　142
扁平上皮癌　564
扁平苔癬　572
弁膜症　12, 115, 417

## ほ

蜂窩織炎　56, 245
　——，眼窩　44
膀胱炎　231
膀胱鏡　233
膀胱結石　239, 244
膀胱脱　285
膀胱内圧測定　286
房室ブロック　490
放射性ヨード($^{131}$I)療法　482
放射性ヨード検査　479
放射性ヨードスキャン　486
放射線照射　426
放射線性腸炎　185
傍腫瘍性血管炎　584
胞状奇胎　477
疱疹状皮膚炎　572
蜂巣炎　133, 134, 135
包虫囊胞　171
保護装具　309
ホスアンプレナビル　541
ホスカルネット　491
ホスホジエステラーゼ 5 阻害薬　251
勃起不全　249
発作性夜間血色素尿症　417, 425, 426
発作性夜間呼吸困難　142
ボツリヌス菌　185
母斑　570
ポルフィリア(症)　178, 399, 400, 402
ホルモン代替療法　261
ホルモン避妊法　292
本態性血小板血症　432
本態性高血圧　88, 91

## ま

マイコプラズマ　71, 162, 166
　——肺炎　166
膜性腎症　234
膜性増殖性糸球体腎炎　235
マグネシウム欠乏　490
摩擦音　80
末梢血管疾患　468
末梢血塗抹標本　428
末梢甲状腺ホルモン　474
末梢神経障害　596
末梢性めまい　375, 376, 378
末梢プロゲステロン　261
麻薬　249, 387, 390, 602
マラリア　555
マルチゲートスキャン　104
慢性 HIV 感染症　530
慢性炎症性脱髄性多発神経根ニューロパチー　402
慢性咳嗽　138, 140, 200
慢性拡張機能不全　112
慢性化膿性中耳炎　52, 53
慢性肝炎, 症候性の　14
慢性関節痛　300
慢性気管支炎　153
慢性下痢　188
慢性硬膜下血腫　369
慢性呼吸困難　142
慢性骨髄性白血病　432
慢性骨盤痛　271, 272
慢性鼓膜穿孔　53
慢性細菌性前立腺炎　239
慢性自己免疫性甲状腺炎　472, 473
慢性収縮機能不全　111
慢性滲出性中耳炎　52, 55
慢性腎臓病　226, 228, 229, 490, 573
慢性じんま疹　583
慢性膵炎　206
慢性単純性苔癬　572, 574
慢性尿失禁　285
慢性の息切れ　147
慢性非細菌性前立腺炎　239
慢性副鼻腔炎　62, 63, 64
慢性閉塞性肝疾患　573
慢性閉塞性肺疾患　153, 165, 213
慢性リンパ性白血病　436
マンモグラフィ　32

## み

ミオグロビン尿症　230
ミグリトール　463
耳鳴　376
耳の皮膚炎　57
ミルク-アルカリ症候群　495

## む

無月経　256，263
無呼吸　174
無症候性甲状腺機能亢進症　478
無症候性甲状腺機能低下症　476
無症候性の円形陰影　171
胸やけ　199
無排卵性出血　265，268，269
無腐性壊死　348
無腐性舟状骨壊死　310
無欲性甲状腺機能亢進症　478

## め

迷路炎　51，376，377
メキシレチン　22
メサコリン負荷　139，140
メチマゾール　480，481
メチルキサンチン　156，151
メチルセルロース　196
メチルフェニデート　595
メチルプレドニゾロン　301
メトクロプラミド　373
メトトレキサート　356，357，415
メトプロロール　94，105
メトヘモグロビン血症　422
メトホルミン　185，460，461
メドロキシプロゲステロン　269
メドロキシプロゲステロン酢酸エステル　296
メトロニダゾール　191，192，242，274，400，522
メペリジン　373
免疫不全　554
免疫抑制剤　554，577

## も

盲係蹄症候群　414
毛囊炎　568
毛包炎　572
網膜症　37，470
網膜静脈閉塞　38

網膜動脈閉塞　38
網膜剥離　39
モキシフロキサシン　169
モノアミンオキシダーゼ阻害薬　134，593
モルヒネ　21
問題飲酒　33

## や

夜間酸素飽和度測定　175
夜間頻尿　238
薬疹　563，572
薬物性Parkinson症候群　608
薬物性肝炎　222，548
薬物中毒　384，605
薬物療法　91
夜尿　252

## ゆ

有鉤骨鉤骨折　331
融合阻害薬　539
疣贅　569
尤度比　6
　——，陰性　7
　——，陽性　7
遊離インターフェロンγ測定　550
遊離サイロキシン　474，478
遊離トリヨードサイロニン　474，478
輸血　418，419，430
癒着性関節包炎　319，321，322，323，324，325

## よ

溶血性貧血　166，435
溶血尿毒素症候群/血栓性血小板減少性紫斑病　416，417，427
葉酸　31，388，419，425，429，601
　——欠乏(症)　415，419，428
痒疹　572，574
腰椎穿刺　371
腰痛　359
陽電子放射断層撮影　172，391
抑うつ　4，33，195，493，588
横痃　512
ヨードバセドウ病　477
予防医療　24
予防接種　25
予防的抗菌薬投与　128
4腺過形成　494

## ら

ライノウイルス 66, 71
らい病 399
ラ音 154
ラクターゼ欠損 189
ラクツロース 196
ラニチジン 202, 208
ラベプラゾール 202, 208
ラミブジン 527, 540
ラロキシフェン 506
卵管結紮術 297
卵巣機能不全 265
卵巣甲状腺腫 477
卵巣疾患 257
卵巣障害 257
卵巣捻転 271, 275
卵巣嚢腫 272, 273
卵巣嚢胞 180
卵巣嚢胞破裂 271
卵巣不全 261
ランソプラゾール 202, 208
ランブル鞭毛虫 185, 186, 191
卵胞刺激ホルモン 250, 256, 268

## り

リウマチ性関節炎 328
リウマチ性疾患 206, 214, 369, 384, 553
リウマチ熱 122, 352, 355
リウマトイド因子 351, 352, 556
リケッチア疾患 555
リジノプリル 94
リスクアセスメント 85
リスク層別化 102
リステリア症 436
リストセチン誘発血小板凝集試験 445
リスペリドン 396, 607, 608
リズムコントロール 119
リセドロン酸 505
離脱症状 605
リチウム 435, 493
リツキシマブ 356, 431
リドカイン 325
リトナビル 541
利尿薬 91, 95, 111, 342, 343
リバビリン 528
リファンピシン 546, 547, 548, 550, 551
硫酸マグネシウム 491

良性コロイド結節 484
良性蛋白尿 234
良性発作性頭位変換性めまい 376, 377, 379
良性濾胞腺腫 484
両側性浮腫 132, 135
緑内障 370
——, 急性 368
——, 急性閉塞隅角 44
緑膿菌 53, 56
淋菌 71, 238, 239, 245, 273, 510, 521, 522, 523, 524, 525, 528, 532
——感染 354, 532
淋菌性尿道炎 521
リンパ管炎 448
リンパ球増加症 435, 436
リンパ腫 186, 452, 494, 573
リンパ性白血病 436
リンパ節炎 448
リンパ節腫脹 448, 451
リンパ増殖性疾患 582, 583
リンパ浮腫 133, 134

## る

類骨骨腫 348
涙滴細胞 428
涙嚢炎 41
類白血病反応 434
ループ利尿薬 491, 496

## れ

レギュラーインスリン 465, 466
レジオネラ 162
——肺炎 166
レセルピン 134
レパグリニド 462
レプトスピラ症 555
レフルノミド 356
レボサイロキシン 475
——置換 482
レボノルゲストレル 275, 297
——含有子宮内避妊具 292
レボフロキサシン 168, 169, 274, 524
連続性雑音 122

## ろ

ロイコトリエン拮抗薬 151, 152
老年性難聴 51
ロサルタン 94

ロスバスタチン　100
ロタウイルス　185
ロピナビル　541
ロペラミド　190
濾胞性腫瘍　485, 487
ロラゼパム　395, 396, 600, 601

ロラタジン　141

## わ

ワクチン接種　169
ワルファリン　120, 385, 439, 440, 441, 446

# 欧文索引

## A

α-グルコシダーゼ阻害薬 463
α サブユニット値 480
α 遮断薬 243, 251, 254
$α_1$-アンチトリプシン欠損症 154, 157, 223
5α-還元酵素阻害薬 254
A 型肝炎 25, 526, 555
A 群レンサ球菌 62, 71, 582
A 群レンサ球菌感染 71
　　──を疑う臨床所見 72
a 波 115
acamprosate 602
acetnonide 156
ACE 阻害薬 89, 94, 105, 138, 139, 140
ACP 25
acquired immunodeficiency syndrome (AIDS) 214, 399, 530
Acromegaly 450
ACTH 256
acute lymphocytic leukemia (ALL) 436
acute renal failure (ARF) 226, 229
Addison 病 179, 437, 438, 495
adrenocorticotropic hormone (ACTH) 256
AIDS 214, 399, 530
AIDS 関連胆管炎 180
AIHA 417
alanine aminotransferase (ALT) 218
albuterol 149
alcohol 115
alcohol abuse 399
alkaline phosphatase (ALP) 218, 495
ALL 436
ALP 218, 495
ALS 143
ALT 218
Alzheimer 病 388
amenorrhea 263
American College of Physicians (ACP) 25
amyloid 115
amyloidosis 399
amyotrophic lateral sclerosis 143
ANA 227, 429
Anaerobic bacteria 53
ANCA 227, 584
anginal equivalents 97
angioedema 179
angiotensin-converting enzyme (ACE) 阻害薬 89, 138
ankylosing spondylitis (AS) 354
anorectal dysfunction 194
anti-cyclic citrullinated peptide (CCP) 352
anti-GAD 456
anti-glutamic acid dehydrogenase (anti-GAD) 456
anti-ICA 456
anti-islet cell antibody (anti-ICA) 456
anti-neutrophil cytoplasmic antibody (ANCA) 227, 584
antinuclear antibody (ANA) 227, 429
antiretroviral therapy (ART) 539
antithyroglobulin 抗体 474
antithyroid peroxidase (antiTPO) 474
aplasia 426
Apley テスト 316
ARF 226, 229
ART 539
AS 354
ASD 124, 142
Asherman 症候群 258, 259, 261
aspartate aminotransferase (AST) 218
Aspergillus 62
Aspergillus niger 58
AST 218
atrial septal defect (ASD) 115, 124, 142
autoimmune hemolytic anemia (AIHA) 417

## B

β 作動薬 115, 150, 151, 155, 156
β 遮断薬 94, 105, 112, 117, 372, 378, 481
β ブロッカー 12
B 型肝炎 227, 352, 526, 555

B 型肝炎ウイルス 25, 526
B 型慢性肝炎 222
B 症状 449, 452
*Bacillus cereus* 185
Bacteroides 62, 278
Barrett 食道 199, 204
Basedow 病 477
BCG ワクチン 549
Bell's palsy 58, 407, 408
benign paroxysmal positional vertigo (BPPV) 377
benign prostatic hyperplasia (BPH) 252
Bernard-Soulier 症候群 440, 444, 445
black widow spider bite 178
BMI 213
BNP 145, 153
body mass index (BMI) 213
Bouchard 結節 339
BPH 252
BPPV 377
brain natriuretic peptide (BNP) 145, 153
Burkitt リンパ腫 453

## C

C 型肝炎 227, 528, 573
C 型肝炎ウイルス 528, 583
C 型慢性肝炎 222
C 反応性蛋白 98, 363
CABG 106
CAD 10, 78, 85, 97, 200
CAGE 質問法 598
calcium pyrophosphate deposition disease (CPPD) 338, 339, 342, 348
*Campylobacter* 185
*Campylobacter jejuni* 191
Canadian Task Force on Periodic Health Examination (CTFPHE) 25
*Candida albicans* 278
*Candida vulvovaginitis* 278
carboxyhemoglobinemia 422
cardiac asthma 148
cardiomyopathy 115
carpometacarpal (CMC) 338
CD4 陽性 T リンパ球数 534
cerebrospinal fluid (CSF) 371, 557
CHF 10, 85, 108, 114, 115, 133, 135, 142, 143, 144, 153, 213, 252, 490

*Chlamydia* 71
*Chlamydia pneumoniae* 162, 166
*Chlamydia trachomatis* 238, 239, 245, 273, 510, 521, 522, 523, 524, 525, 529
chronic kidney disease (CKD) 226, 229
chronic lymphocytic leukemia (CLL) 436
chronic myelogenous leukemia (CML) 432
chronic obstructive pulmonary disease (COPD) 153, 165, 213
Churg-Strauss syndrome 148, 437, 438, 584
Chvostek 徴候 490
CKD 226, 229
CLL 436
*Clostridiu botulinum* 185
*Clostridium* 187
*Clostridium difficile* 185, 191
*Clostridium perfringens* 185
CMC 338
CML 432
CMV 187, 533
coccidioidomycosis 438
cold intolerance 472
colotis 186
congestive heart failure (CHF) 10, 85, 108, 114, 142, 153, 213, 490
continuous positive airway pressure (CPAP) 176
Coombs 試験 417, 418
COPD 153, 165, 213
coronary artery bypass graft (CABG) 106
coronary artery disease (CAD) 10, 78, 85, 97, 200
*Corynebacterium* 感染 73
*Corynebacterium diphtheriae* 71
COX-2 阻害薬 211
CPAP 176
CPPD 338, 339, 342, 348
C-reactive protein (CRP) 98, 363
CREST 症候群 354, 355
Crohn 病 186, 206, 414
CRP 98, 363
*Cryptosporidium* 185
*Cryptosporidium parvum* 186
CSF 371, 557
CT 391

——，ガイド 172
CTFPHE 25
Cushing 症候群 89, 457, 502, 503
cyclic crampy pain 258
cyclobenzaprine 364
cyclooxygenase-2(COX-2)阻害薬 211
Cytomegalovirus(CMV) 187, 533

## D

D-ペニシラミン 357
deep venous thrombosis(DVT) 81, 134
degenerative joint disease(DJD) 314, 322, 338, 347, 348, 352
dehydroepiandrosterone sulfate(DHEAS) 258, 268
DeQuervain 腱鞘炎 332, 336
DHEAS 258, 268
diabetes millitus(DM) 399, 456
diabetic ketoacidosis 179
DIC 416, 417, 427, 439, 441, 443
DiGeorge 症候群 490
DIP 338, 347
disease modyfying antirheumatic drug (DMARD) 356
disseminated intravascular coagulation (DIC) 416, 417, 427, 439, 441, 443
distal interphalangeal(DIP) 338, 347
dizziness 375
DJD 314, 322, 338, 347, 348, 352
DM 399, 456
Down 症候群 457
dronabinol 216
dual x-ray absorptiometry(DXA) 500
DVT 81, 133, 134
DXA 500
dysfunctional uterine bleeding 263

## E

E 型肝炎 555
EB ウイルス 71, 449, 453
ED 249
EEG 391
EKG 85
electrocardiogram(EKG) 85
electroencephalogram(EEG) 391
embolism(pulmonary) 148
endoscopic retrograde cholangiopancreatography(ERCP) 223
enfuvirtide 541

*Entamoeba histolytica* 185, 187
*Enterococcus* 238
Epley 法 379
Epstein-Barr(EB)ウイルス 71, 449, 453
EPTB 544
ERCP 223
Erectile deficiency(ED) 249
*Escherichia coli* 185, 238
esomeprazole 202, 208
exenatide 462
extrapulmonary TB(EPTB) 544
exudative diarrhea 184

## F

faintness 375
famciclovir 513
familial hypocalciuric hypercalcemia (FHH) 493, 495, 498
febuxostat 346
fecal occult blood test(FOBT) 33
fever of unknown origin(FUO) 552
FHH 493, 496, 498
flunisolide 141
FOBT 33
Foley カテーテル 253
follicle stimulating hormone(FSH) 268, 250, 256
Fournier 壊疽 245, 247, 248
free thyroxine(FT4) 478
free triiodothyronine(FT3) 478
FSH 250, 256, 258, 268
FT3 478
FT4 478
functional diarrhea 184
FUO 552

## G

G6PD 417, 534
Gaisböck 病 422
gallium nitrate 497
*Gardnerella vaginalis* 278
gastroesophageal reflux disease(GERD) 138, 139, 199, 201, 204, 206, 207, 210
gatifloxacin 169
GERD 138, 139, 199, 201, 204, 206, 207, 210
GFR 227
Ghon 複合体 545

*Giardia* 205
*Giardia lambila* 185, 186
Glanzmann 血小板無力症 440, 444, 445
glipizide 461
glomerular filtration rate(GFR) 227
glucose-6-phosphate dehydrogenase (G6PD) 417, 534
——欠損 417
GnRH 256
gonadotropin-releasing factor(GnRH) 256
Graves 病 133, 477, 480
guaiac-positive stool 209
guanethidine 134
Guillain-Barré syndrome 143, 399, 400, 402, 403, 408

## H

*Haemophilus influenzae* 62
HAV 526
HBs 抗体 527
HBV 526
hCG 267
hCG 妊娠検査 273
HCV 528
Heberden 結節 339
Heerfordt 症候群 408
Heinz 小体 417
*Helicobacter pyroli* 206, 207, 209, 211, 431
——感染 207
——テスト 207
HELLP 417
——症候群 417
Hemarthrosis 348
hemolysis, elevated liver enzymes, and low platelet count syndrome(HELLP) 417
hemolytic-uremic syndrome(HUS) 416, 427
hemolytic-uremic syndrome/thrombotic thrombocytopenic purpura(HUS/TTP) 417
Henoch-Shönlein 紫斑病 583
heparin-induced thrombocytopenia(HIT) 427, 430
hepatic 3-methylglutaryl coenzyme A reductase(HMG-CoA) 還元酵素阻害薬 222

hepatitis A virus(HAV) 526
hepatitis B virus(HBV) 526
——免疫グロブリン 527
——ワクチン 527
hepatitis C virus(HCV) 528
——抗体 528
herpes simplex virus(HSV) 238, 278, 374, 380, 511, 512, 521, 529
——感染 280
herpes zoster 179
highly active antiretroviral therapy (HAART) 539
HIT 427, 430
HIV 30, 86, 216, 227, 228, 289, 352, 355, 415, 426, 427, 510, 530, 554
HLA B27 351, 354, 356
HMG-CoA 還元酵素阻害薬 100, 105, 222, 470
Hodgkin リンパ腫 435, 436, 452, 453, 454
Holter 心電図 86
hot flush 259
HPV 518
HRT 261
HSV 238, 278, 280, 374, 511, 512, 521, 529
human chorionic gonadotropin(hCG) 267
——妊娠検査 273
human immunodeficiency virus(HIV) 30, 86, 216, 227, 288, 289, 352, 355, 415, 426, 427, 510, 530, 554
——RNA 531
——関連疾患 554
——検査 236, 511, 556
——迅速検査 531
human papilloma virus(HPV) 518
——感染 280
HUS 416, 417, 418, 418, 42
HUS/TTP 417
3-hydroxy-3-methylglutaryl coenzyme A (HMG-CoA)阻害薬 105, 470
hydroxychloroquine 356, 357
hypertension 115

## I

$^{131}$I 482
I：E 比 154

IBP 359
ICP 90, 370
idiopathic thrombocytopenic purpura (ITP) 427, 431, 443
IgM HAV 抗体 526
impaired glucose tolerance 459
increased intracranial pressure (ICP) 90, 370
infection of the joint 348
inflammatory back pain (IBP) 359
INH 546, 547, 548
INR 120
inspiratory-to-expiratory (I：E 比) 154
intermenstrual bleeding 263
international normalized ratio (INR) 120
intersection syndrome 334
intrauterine device (IUD) 261, 269, 272, 275, 296
intravenous urography (IVU) 232
iodine (I)$^{123}$ 479
irritable bowel syndrome 194
isoniazid 412
ITP 427, 431, 443
IUD 261, 269, 272, 275, 297
IVU 232

### J

JAK2 変異 423
jodbasedow 病 477

### K

Kallmann 症候群 256
Kartagener 症候群 63
Kashin-Beck 病 339
Kegel 練習法 286
*Klebsiella* 165, 238, 239
Klein-Levin 症候群 175
Klinefelter 症候群 457

### L

Lachman テスト 315
LADA 456
Landolt 視力表 36
large granulocytic leukemia (LGL) 436
latent autoimmune diabetes in adult (LADA) 456
latent TB infection (LTBI) 544
lead 412

lead poisoning 179
*Legionella* 162
*Legionella pneumophila* 166
Lesch-Nyhan 症候群 343
Lewy 小体病 388, 389
LGL 436
LH 250, 256, 268, 292
LHRH 256
likelihood ratio 6
Löffler 症候群 436
LTBI 544
luteinizing hormone (LH) 250, 256, 268, 292
luteinizing hormone-releasing hormone (LHRH) 256
Lyme disease 352, 354, 356, 399, 408

### M

M 蛋白血症 582
MAC 535
magnetic resonance choloangiopancreatography (MRCP) 224
MAHA 416, 417, 426, 427, 429
MAO 阻害薬 134, 593
maturity-onset diabetes of the young (MODY) 456
McMurray テスト 316
MDR-TB 548
mediterranean fever 178
megestrol acetate 216
meglitinide 462
memantine 397
MEN 484, 485, 494
Ménière 病 48, 51, 376, 377, 378
menometrorrhagia 263
menorrhagia 263
Mentzer index 413
methemoglobinemia 422
metrorrhagia 263
microangiopathic hemolytic anemia (MAHA) 416, 417, 426, 429
microscopic polyangiitis (MPA) 584
*Microsporidia* species 186
Mini-Mental State Examination (MMSE) 391, 606
minoxidil 134
mithramycin 497
MMSE 391, 606
MODY 456, 457

monoamineoxidase(MAO) 阻害薬　134, 593
Monospot テスト　557
*Moraxella catarrhalis*　62, 166
motility disorder　184, 194
MPA　584
MPC　524, 525
MRCP　224
MRI　391
mucopurulent cervicitis(MPC)　524, 525
*Mucor*　62
multi-drug resistant TB(MDR-TB)　548
multiple endocrine neoplasia(MEN)　484, 494
── Ⅰ　494, 498
── Ⅱ　485, 487, 494, 498
*Mycobacterium avium* complex(MAC)　535
*Mycobacterium avium-intracellulare* complex 187
*Mycobacterium tuberculosis*(TB)　544
*Mycoplasma*　71
*Mycoplasma genitalium*　521
*Mycoplasma hominis*　278
*Mycoplasma pneumoniae*　162, 166

## N

NAAT　521
NASH　222
nedocromil　151
*Neisseria* 感染　73
*Neisseria gonorrhoeae*　71, 238, 245, 273, 521, 523, 524, 528
New York Heart Association(NYHA) 心臓機能分類　108
NGU　521, 522
NHL　453, 454
Nissen 胃底ひだ形成術　203
nitazoxanide　192
NMDA 受容体拮抗薬　397
NNRTI　539
nonalcoholic steatohepatitis(NASH)　222
nongonococcal urethritis(NGU)　521, 522
non-Hodgkin リンパ腫(NHL)　453, 454
non-nucleoside reverse transcriptase inhibitor(NNRTI)　539

nonsteroidal anti-inflammatory drug (NSAID)　134, 206, 207, 222, 269, 275, 317, 324, 325, 330, 332, 340, 344, 346, 356, 357, 359, 482, 558
──局所塗布　340
norovirus　185
NRTI　539
NSAID　134, 206, 207, 222, 269, 275, 317, 324, 325, 330, 332, 340, 344, 346, 356, 357, 359, 482, 558
nucleic acid amplification test(NAAT)　521
nucleoside/nucleotide reverse transcriptase inhibitor(NRTI)　539
NYHA 心臓機能分類　108
Nylen-Bárány 手技　377

## O

OA　338, 340, 347, 350, 355
ochronosis　339
OCP　292
OGTT　458
17-OH プロゲステロン　268
17-OH プロゲステロン濃度　258
oligomenorrhea　263
oncologist　23
oral contraceptive pill(OCP)　292
oral glucose tolerance test(OGTT)　458
osmotic diarrhea　184
osteoarthritis(OA)　317, 319, 338, 340, 347, 350, 355
Ottawa ルール　308, 316

## P

P 波　115
Paget 病　339
pantoprazole　202, 208
Pap スメア　32, 267
parathyroid hormone(PTH)　506
Parkinson 症候群　387
──, 薬物性　608
paromycin　192
paroxysmal nocturnal dyspnea(PND)　138, 139, 141, 142
paroxysmal nocturnal hemoglobinuria (PNH)　417, 425, 426
partial thromboplastin time(PTT)　439,

440, 441
Paul-Bunnell 試験　557
pelvic inflammatory disease(PID)　178, 271, 272, 274, 275, 278, 280, 360
*Peptostreptococcus*　62, 278
percutaneous transhepatic cholangiography(PTC)　224
percutaneous transluminal coronary angioplasty(PTCA)　106
PET　172, 391
PFT　148, 158
Phalen 徴候　404
PI　539
Pickwickian 症候群　175
PID　178, 271, 272, 274, 275, 278, 280, 360
PIP　338
PMN　166, 581
PND　138, 139, 141, 142
*Pneumocystis carinii*　143
*Pneumocystis jiroveci*　535
pneumonia severity index(PSI)　167
PNH　417, 425, 426, 427
polycythemia　399
polycythemia vera(PV)　421
polymenorrhea　263
polymorphonuclear neutrophil(PMN)　166, 581
porphyria　178, 399
positron emission tomography(PET)　172, 391
post void residual(PVR)　253, 285
postnasal drip syndrome(PND)　138
Pott 病　544
Pott's puffy tumor　63
PPD　549
PPI　201, 203, 210, 212
prediabetes　459
prednisone　345, 346, 356, 372, 409, 420
pregnancy　405
Prehn 徴候　246
prostate-specific antigen(PSA)　215, 216, 251, 253
prostatodynia　239
protease inhibitor(PI)　539
*Proteus*　239
*Proteus mirabilis*　238
prothrombin time(PT)　218, 439, 440

proton pump inhibitor(PPI)　201, 210
　――維持療法　204
　――試験　203
protriptyline　176
proximal interphalangeal(PIP)　338
PSA　215, 216, 251, 253
pseudohematuria　230
*Pseudomonas*　53, 239
*Pseudomonas aeruginosa*　56
PSI　167
psoriatic arthritis　347
PT　218, 439, 440
PTC　224
PTCA　106
PTH　506
PTT　439, 440, 441
pulmonary function test(PFT)　148, 158
purified protein derivative(PPD)　549
PV　421
PVR　253, 285

## Q

QT 延長　490
QT 延長症候群　70
QT 間隔短縮　493

## R

γ-グロブリン大量静注　431
γ-glutamyltransferase(γ-GTP)　218
RA　338, 339, 349, 351, 352, 416
Ramsay Hunt syndrome　57, 408
rapid plasma reagin(RPR)　236
rasburicase　346
Raynaud 病　200
Reed-Sternbrg(RS)細胞　452
refractory anemia(RA)　416
Reiter 症候群　405
rheumatoid arthritis(RA)　338, 339, 349, 351, 352, 405, 416
rhonchus　154
Rinne テスト　50
RIPA 試験　445
ristocetin-induced platelet agglutination (RIPA)試験　445
rosiglitazone　462
rotavirus　185
RPR　236
RS 細胞　452

## S

S 状結腸鏡検査　33
*Salmonella*　185
sarcoidosis　399, 405, 408
SCD　419
secretory diarrhea　184
selective serotonin reuptake inhibitor (SSRI)　249, 395, 590
sensitivity　6
sexually transmitted disease (STD)　252, 289, 554
Sheehan 症候群　257
*Shigella*　185
sickle cell disease (SCD)　419
single-photon emission computed tomography (SPECT)　391
Sitz マーカ検査　196
Sjögren 症候群　472, 583
SLE　214, 347, 352, 370
slowly progressive insulin dependent diabetes mellitus (SPIDDM)　456
SLR　361
Snellen 視力表　36
SpA　187, 339, 350, 354
specificity　6
SPECT　391
SPIDDM　456
spondyloarthritis (SpA)　187, 339, 350, 354
SSRI　249, 395, 590
*Staphylococcus*　239
*Staphylococcus aureus*　56, 185, 238
*Staphylococcus saprophyticus*　238
STD　252, 289, 554
steroids　149
stiff-man 症候群　457
Still 病　352
straight-leg raising (SLR)　361
　――テスト　362
strawberry cervix　278
*Streptococcus pneumoniae*　62
*Streptococcus pyogenes*　46
*Strongyloides*　148, 206, 437
sulfamethoxazole-trimethoprim (ST) 合剤　535
sulfinpyrazone　346
sulfonylureas (SU 剤)　461
swimmer's ear　56
systemic lupus erythematosus (SLE)　214, 347, 352, 370

## T

$T_4$　475
tegaserod　197
temporomandibular joint (TMJ) 症候群　63
theophylline　115, 149
thiazolidinediones (TZD)　462
Thompson テスト　307
thrombotic thrombocytopenic purpura (TTP)　416, 417, 418, 427
thyroid-stimulating hormone (TSH)　250, 268, 474, 485, 502
thyroid-stimulating immunoglobulin (TSI)　480
thyrotoxicosis　115
TIA　83, 378
tilt table test　86
Tinel 徴候　329, 404
tipranavir　541
TMJ 症候群　63
TNF　356
TNFα 阻害薬　357
torsade de pointes　70, 84
transient ischemic attack (TIA)　83, 378
*Treponema pallidum*　529
triamcinolone　156
*Trichomonas vaginalis*　278, 521
Trousseau 徴候　490
TSH　250, 268, 474, 475, 478, 485, 487, 502
TSI　480
TST　545, 548, 549
TTP　416, 417, 418, 427
tuberculin skin test (TST)　545, 548, 549
tuberculosis　438
tumor necrosis factor (TNF)　356
Turner 症候群　257, 457
TZD　462

## U

United States Preventive Services Task Force (USPSTF)　24
*Ureaplasma*　239
*Ureaplasma urealyticum*　239, 521

uremia  179
urinary tract infection(UTI)  238, 244, 252, 271, 272, 274, 275
USPSTF  24
UTI  238, 244, 252, 271, 272, 274, 275

### V

valve desease  115
vasculitis  178
VAT  173
VDRL 試験  356, 514
ventricular septal defect(VSD)  124
vertigo  375
*Vibrio cholerae*  192
video-assisted thoracoscopy(VAT)  173
vitamin deficiency  426
von Willebrand 因子  441, 443
von Willebrand disease(vWD)  440, 443
VSD  124
VZV  533

### W

Waldenström マクログロブリン血症  442
Weber テスト  49
Wegener granulomatosis(WG)  63, 584
Wegener 肉芽腫症  63, 584
Wernicke-Korsakoff 症候群  390
Wernicke 脳症  596
WG  584
whiff 試験  279
Whipple 病  352
whooping  163
Wilson 病  223, 339
Wolfram 症候群  457

### Y

Yergason テスト  323
*Yersinia enterocolitica*  192

### 数字付

1 型糖尿病  456, 464, 472
1 次予防  107
2 型糖尿病  456
2 次予防  107
3-hydroxy-3-methylglutaryl coenzyme A (HMG-CoA)阻害薬  105, 470
3 次予防  107
3-ヒドロキシ-3-メチルグリタリル補酵素 A  105, 470
3-ヒドロキシ-3-メチルグルタリル補酵素 A 還元酵素阻害薬  105
4 腺過形成  494
$5\alpha$-還元酵素阻害薬  254
$11\beta$-ヒドロキシラーゼ  256
17-OH プロゲステロン値  268
17-OH プロゲステロン濃度  258
21-ヒドロキシラーゼ  256
24 時間尿蛋白定量  236
75 g 糖負荷試験  458

**セイントとフランシスの
総合外来診療ガイド**　　　　　定価（本体6,200円＋税）

2009年10月30日発行　第1版第1刷 ©

著　者　スティーブン ベント
　　　　リアンヌ S. ゲンスラー
　　　　クレーグ フランシス

監訳者　清水　郁夫
　　　　（しみず　いくお）
　　　　徳竹　康二郎
　　　　（とくたけ　こうじろう）

発行者　株式会社 メディカル・サイエンス・インターナショナル
　　　　代表取締役　若松　博
　　　　東京都文京区本郷1-28-36
　　　　郵便番号 113-0033　電話（03）5804-6050

　　　　　　　印刷：双文社印刷/表紙装丁：トライアンス

**ISBN 978-4-89592-619-5　C3047**

**JCOPY**〈㈳出版者著作権管理機構 委託出版物〉
本書の無断複写は著作権法上での例外を除き禁じられています．
複写される場合は，そのつど事前に，㈳出版者著作権管理機構
（電話 03-3513-6969, FAX 03-3513-6979, info@jcopy.or.jp）の
許諾を得てください．